自然好孕

百科式孕期生活指导书

【美】吉纳维芙·豪兰德（Genevieve Howland）/ 著

秦红梅 / 译

马彦彦　张　帆 / 审定

国际文化出版公司

·北京·

图书在版编目（CIP）数据

自然好孕 ／（美）吉纳维芙·豪兰德著 ；秦红梅译
. —— 北京 ：国际文化出版公司，2023.9
ISBN 978-7-5125-1365-5

I．①自… Ⅱ．①吉… ②秦… Ⅲ．①妊娠期－妇幼
保健－基本知识 Ⅳ．① R715.3

中国版本图书馆 CIP 数据核字 (2022) 第 013926 号

THE MAMA NATURAL WEEK-BY-WEEK GUIDE TO PREGNANCY AND
CHILDBIRTH
Original English Language edition Copyright©2017 by Mama Natural Productions,
LLC
All Rights Reserved.
Published by arrangement with the original publisher, Gallery Books, a Division of
Simon & Schuster,Inc.

自然好孕

作　　者	[美]吉纳维芙·豪兰德
译　　者	秦红梅
责任编辑	吴赛赛
统筹监制	阴保全　雷　娜
出版发行	国际文化出版公司
经　　销	国文润华文化传媒（北京）有限责任公司
印　　刷	文畅阁印刷有限公司
开　　本	787 毫米 ×1092 毫米　　　 16 开
	30.5 印张　　　　　 642 千字
版　　次	2023 年 9 月第 1 版
	2023 年 9 月第 1 次印刷
书　　号	ISBN 978-7-5125-1365-5
定　　价	129.00 元

国际文化出版公司
北京朝阳区东土城路乙 9 号　　　邮编：100013
总编室：（010）64270995　　　传真：（010）64270995
销售热线：（010）64271187　　　传真：（010）64271187-800
传真：（010）64271187-800
E-mail：icpc@95777.sina.net

仅以此书献给
我的母亲艾丽斯，
是她使我懂得了
深沉的母爱。

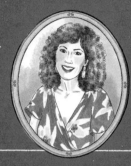

致读者

　　本书包含的是作者以及分享者的观点和理念，旨在就书中论述的主题为读者提供有益的信息。本书的出版并非是要提供医疗、保健或其他的专业服务。

　　所有关于食物或补充剂可能对身体有益的论断都未经食品和药品管理部门评估，因此不能用于诊断、治疗或预防疾病。

　　书中的信息意在激发读者在医护人员的配合下做出有益健康的选择，不能用作决定改变饮食结构、医疗诊断或者治疗过程的依据。本书的内容不是为了取代专业的医疗建议、诊断和治疗。对于任何与身体状况相关的问题，请务必向你的助产士、医生或其他获得专业认证的医护人员咨询。一定不要因为本书中读到的内容而忽视专业医疗建议或者延后寻求专业医疗建议。

　　最后，作者想说，你是一个美丽而聪明的女人，盼望能陪伴你走过这段美妙的生育之旅。

推荐序

作为中国妇幼保健协会促进自然分娩专业委员会首届主任委员和从事妇产科临床工作45年的医生，我很荣幸受邀为《自然好孕》这本书写推荐序。

《自然好孕》这本书由吉纳维芙·豪兰德女士编写，2017年英文版出版发行，在全球畅销，一直名列美国亚马逊同类榜单前列。

该书分享了吉纳维芙·豪兰德女士在美国备孕、怀孕、备产、分娩、产后护理等历时42周孕产全过程的生育体验。她作为两个孩子的母亲，分别经历了初产妇与经产妇的自然分娩过程。她细致入微的描写使人感叹作为母亲的坚强与伟大，也感受到了分娩的艰辛与曲折。非常难得的是，该书不是简单的分享孕产经历，而是通过讲述自身和她人的分娩经历，提出产科关键性的前沿问题：减少人为干预，选择自然分娩，努力母乳喂养。

随着社会与医学的进步，围产医学形成一门独立学科，赋予了分娩这个古老的话题更多的内涵，并演变得日益复杂。孕产妇死亡率是衡量一个国家和地区社会进步与否与医疗健康水平高低的重要标志之一。目前我国的孕产妇死亡率显著下降，已于2014年提前实现了联合国千年发展目标，2020年我国孕产妇死亡率下降至16.9/10万。《健康中国2030规划纲要》明确提出：2030年孕产妇死亡率下降到12/10万的目标。

在人类分娩越来越安全的情况下，我们也要重视过度医疗干预产生的不可忽视的问题。我国的剖宫产率，特别是无医学指征的剖宫产率在全世界都是很高的，尽管近十年国家卫生行政管理部门和学术团体在降低无医疗指征剖宫产、鼓励自然分娩方面做了大量工作，但距离世界卫生组织提出的目标还相差甚远。

作者结合自身的经历介绍了孕产妇所关心的衣、食、住、行，详尽介绍不同孕周的感受以及就诊时应注意的事项，需特殊检查的项目及意义，包括大家关心的无创DNA检查、羊水穿刺、超声检查等。该书还讲述了控制体重的重要性，如何正确饮食、重视营养，并教给大家一些食品的制作方法，理论与实际结合密切，对孕产妇来讲非常实用。现代社会电磁场无处不在，孕产妇对是否孕期可以看手机，用电脑存在许多疑问，该书都做了较好的讲解。作者通过自身在孕期牙齿患病的痛苦案例，回答了孕产妇为什么容易出现口腔问题，应该怎样预防处理；还现身说法介绍了如何应对痔疮。最难能可贵的是，作者向大家介绍了我们有所耳闻但缺乏实战经验的会阴按摩方法——用这种方法可以有效降低会阴侧切的几率。当然作者重点推荐了母乳喂养的好处与一些要注意的细节问题。

总的来说，该书作者以亲身经历加上直观的数据、旁征博引的资料清晰地表明了自己的观点——自然好孕。

作者虽不是医生，但对于硬膜外麻醉镇痛、催产素点滴催引产、剖宫产、自然分娩等医学问题有较为深入的了解和认识，书中提出的"级联式干预"不仅对于孕产妇有启发，也值得医学界同仁思考。

吉纳维芙·豪兰德女士在书中称导乐师为"接生天使"，充分肯定了导乐师在分娩中所提供的非医疗方面的护理和情感支持。中国妇幼保健协会2011年就通过促进自然分娩项目开展了导乐师职业范围、标准、准入制度的探讨；编写了导乐师培训教材；开展了导乐师培训，充分发挥导乐师在非药物镇痛中的作用。2013年由时任中国妇幼保健协会副会长庞汝彦女士带队，组织了我国产科专家赴美国纽约参观访问美国导乐师公司，大家受益匪浅，回国后借鉴了美国的经验，陆续开展了全程导乐师陪待产工作，取得了可喜的效果。近十年中国导乐师队伍不断发展壮大，受到广大孕产妇和医护人员的欢迎，中国的产妇同样可以享受到导乐师陪待产的服务。

作者虽然是美国人，但在对抗孕吐一章中叙述薄荷与生姜的作用，还介绍了中医的针灸与艾灸等中医疗法。博大精深的中医药学得到国外读者的认同，身为中国人，我的自豪感油然而生，也同时感到弘扬祖国传统医学是我们中国人义不容辞的责任。

总之，这是一本从孕产妇角度讲述如何做到"自然好孕"的好书：既全面又具体，既有实用性又有可读性，既突出科普性又兼顾专业性。

我作为国内推进自然分娩的项目成员之一，与作者的观点产生了强烈共鸣。我相信广大中国读者阅读这本书时一定会受益匪浅的。"自然好孕"不是随意可以做到的，当今提倡的自然分娩也不同于原始的分娩，随着时代的发展，有许多新知识、新技术、新理念，需要不断学习，方能与时俱进！

让我们携手共担促进自然分娩、保障母婴安康的社会责任！

马彦彦

2023.7.10 于北京

推荐序

　　我有幸接受出版方委托，对内容进行审定。本书以孕42周为单位，介绍孕期知识与主题，观点严谨，考据充分，是准妈妈们了解孕期，学习"自然怀孕与分娩"理念的一本可信读物。作者以孕妈的第一视角进行探索和写作，让读者更易代入，同步完成孕期的同时，也完成了自然妈妈的一种内在成长。本书提到的一些西方生育和孕产期保健观和做法不一定适合每一个女性，但还是一本适合反复阅读的书籍，每次阅读，都会让你对孕期有不同认识，更会对自然理念和生活选择有更深的理解。

　　阅读本书可以拓展读者对怀孕和分娩的认知视角。

　　其一，说到"自然怀孕与分娩"，很多人都会想到选择顺产，与之相对的"非自然怀孕与分娩"方式则是选择剖宫产，这种认识在本书中会被完全颠覆——是否选择剖宫产不是确定"自然"的唯一标准，"自然"的本质是对孕期生活顺应自然的认识和选择。一个女性通过认识怀孕的过程并做出选择，尽最大努力履行职责，那么最终无论是否剖宫产，是否接受药物介入，这个过程都被认为是"自然的"。

　　其二，对"自然妈妈"的概念有了更大的拓展。除了指导准妈妈对怀孕和分娩的认识与选择外，也可以将"自然"这一理念渗透到生活的更多方面。如何审视和选择"自然的"生活，才是自然妈妈们更为久远，也更为深入的生活主题。

　　这是一本适合女性备孕的书。在轻松愉悦的阅读中，以"周"为时间单位，让准妈妈们了解和熟悉孕期主题与知识；在温情的文字中，与内心的自我交流，并逐步明确自己对生活的选择。

　　这是一本适合女性的成长书。在备孕之前，甚至早在还没有进入婚姻前，女孩子们就应该读到这本书。它教会女孩孕育对婚姻的意义，更会让她懂得与什么样的人携手走入婚姻，

自然好孕

才会拥有幸福。

这更是一本适合与伴侣一起阅读的书。夫妻俩在一起为各项事务做准备时，能够共同参与，了解彼此，让丈夫更了解怀孕对女性的挑战和女性的种种不易，更明白共同面对这段珍贵的经历对彼此生活的重要意义。在当下时代，婚姻与孕育似乎要面对更大的压力，这本书在此时出版，也就有了更多的积极指导意义。祝愿每位女性都可以顺利地怀孕与分娩，更重要的是，找到适合的伴侣，拥抱幸福的生活。

张帆

2023 年 7 月

目录

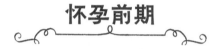

自然好孕

第四部分

特殊分娩

第五部分
约见助产士或导乐师，以及考察医院和分娩中心时问的问题

第六部分
妊娠丢失流产和死产

引言

"自然妈妈"的诞生

我赤裸着身体趴在分娩池里，一边呻吟，一边拼命用力，完全被一种原始冲动——一种迫切的需要——征服了，那就是屏息收肌，用力产出婴儿。此前，我坚持在阵痛和分娩期间播放催眠曲，期望这会减轻我的痛苦（事实并非如此），现在我几乎什么也听不见。在我身后，我丈夫坐在分娩池的池壁上，正在用力按压我的下背部（我出现了可怕的"背阵痛"，意思是胎儿脸朝外，我每次宫缩时，他头部最硬的部位都会挤压我的脊柱）。围在我们身边的有一位助产士、两位导乐师和架在三脚架上的一台摄像机。

我宫口扩张到了 8.5 厘米，分娩已持续超过 24 小时，其间一直在积极地屏气用力，感觉似乎已经坚持了有一年之久！又一次，我把下巴贴在胸口，收紧腹肌，从喉咙里发出一声呻吟。这时我看到了助产士鼓励的目光，心想：我究竟在这里干什么？

我曾经是一个对垃圾食品上瘾，曾超重 27 千克的人；一个早上起来不抽一根烟，不喝一两罐无糖汽水就撑不到 10 点的女人。

现在，我已经准备把曾经的计划和祈祷全都抛到窗外，请求——不，是要求——实施硬膜外麻醉，或者剖宫产！或者进行某种神奇的身体交换，让其他人来代替我分娩。

所以，你看，我并非是一个坚持始终的"自然妈妈"。

❧

虽然我从小到大饮食基本上是均衡和健康的，但食物总是对我有一种磁铁般的吸引力。例如，两岁时，我吞下了一瓶拜尔儿童维生素片！结果立刻实施了洗胃。在夏令营里，我主动提出去厨房帮厨，这样我就有机会饱餐各种美食。上了高中以后，我走向另一个极端，以米糕、无糖可乐和胡萝卜条为生。有一次，我在跑步机上看到一本女性杂志，随手翻了翻，一篇文章的标题引起我的注意："你是一个强迫型暴食者吗？"我想，对我来说答案肯定是"不"——我这么瘦，吃得又不多，怎么可能是那样的人？

但是，对文中的每个问题，我的答案都是肯定的。

上了大学后，我逐渐染上过度工作和深夜大吃大喝的恶习。体重开始增加，但是我不准备放弃令我感到舒适的精神寄托。食物可能会使我变胖并感到抑郁，但也让我对自己感觉更好——这真是莫大的讽刺，于是我的食量更大了。几年后，体重就增加了 30 千克。我内心深处很清楚，这无异于慢性自杀。我刚刚 23 岁，但是感觉自己已经死掉了——情感上、心理上和精神上。

那一年的跨年夜，我饱餐了一顿超实惠的麦当劳经济餐——我称之为"最后的晚餐"。虽然那时我还不是一个特别虔诚的人，但还是动手写了一封信：给上帝，给天使，给天堂里任何能倾听我的心声并对我伸出援手的人。暴饮暴食带来的痛苦终于超过了它所带来的短暂快乐。每天醒来都是面孔浮肿、肚子圆胀，腰围又增加一圈。和这种痛苦的折磨相比，对失去精神寄托后无法面对这个世界的担心变得微不足道。我已经跌到了人生谷底，不能再这样下去了，我发誓要弃旧图新。第二天早晨醒来后，我立刻着手改变我的生活。首先，我加入了一个暴食者互助小组，在这里我得知自己对吃糖上瘾（有些人吃了一两片饼干后就能停下来，而我的大脑告诉我，要把整盒全吃光）。我找到一位营养专家，给自己制订了一份饮食计划，决定把精制糖从我的食谱中彻底划掉。不大吃大喝成了我的新标准。一点糖都不沾，我吃惊地看到，接连几个月就这样过去了。不久，我决心把其他"拐杖"也戒除掉，诸如尼古丁、咖啡因和甜味剂，体重当然降了下来。但是，更神奇的事情发生了。戒了烟，不再暴饮暴食之后，我的焦虑感消失了，眼前顿时云开雾散。我开始经历更加充实的情感，拥有更清晰的思维。

我开始选择有机的、富含营养的食物。我把房间彻底整理了一遍，扔掉了粗劣的清洁用品和化学成分严重超标的美容产品。我开始全力追求一种自然的生活方式。

6 年后，我对自己充满自信，终于对一位男士动心了，我碰巧在一家很受欢迎的交友网站上看到了他的简介，他叫迈克尔。我们约好一起吃顿饭。等到服务员把菜谱送到我们面前时，我已经

最后的晚餐

被他迷住了。他本人看上去比照片帅气，而且非常幽默风趣。另外，他还有一份很体面的工作，在一家大型广告公司当创意总监。（虽然我可能过着一种更健康的生活，但却显得无精打采，并且对自己当公司小职员的工作缺乏激情。）

然而，迈克尔并没有被我迷住。

他问我愿意来杯鸡尾酒吗，我说不喝。

他问我愿意来道开胃菜吗，我告诉他会吃不下主菜。

他问我愿意来份甜点吗，我说不吃糖。

他叫来服务员结账，约会还没开始，就结束了。

我回家后哭了一场，这个故事很老套，但迈克尔确实使我内心荡起了涟漪。我出于礼貌，给他发了一封表示感谢的电子邮件。尽管他的回复很冷淡，但其中却包含了某种拨动我心弦的东西。我们的第二次约会比第一次好多了，我内心一开始荡起的涟漪最终发展成了深深的爱、相互的尊重和永久的陪

自然好孕

伴。所以我才说，我们之间不是一见钟情，而是"二见钟情"。

2007 年，我们在教堂里举办了一场美好的婚礼，开始居家过日子。两年多以后，我怀上了我们的第一个宝宝。鉴于我崇尚自然的生活方式，我对自然怀孕和分娩感兴趣也就不足为奇了。

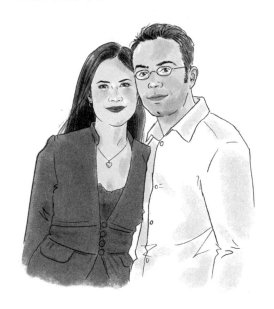

不要误解我。和很多女人一样，对于阴道分娩我也心有恐惧（有哪个女人一谈起它就真的感到兴奋不已呢），但是对于其他的分娩方式，我也没有格外的激情。

我是看着母亲肚子上一道长长的、凸起的疤痕长大的，那道疤痕从母亲的骨盆一直延伸到腹部——老式剖宫产术留下的纪念。所以我决定像记者一样去了解自然分娩：阅读所有能弄到手的资料，询问有过这样经历的朋友。我吃惊地发现，我知道得越多，越发意识到自然分娩对我来说是正确的选择。我进一步提升了我的"自然生活方式"：多

吃蔬菜，坚持锻炼，保持充足睡眠。我拜访了很多助产士和导乐师，选择了我的助产团队。因为我们在芝加哥的公寓有点儿拥挤，我计划去一个分娩中心分娩，这是在家中分娩和那种较为传统的产房分娩之间的折中方案。

当然，我也阅读了所有育婴书籍，但是没有遇到一本从自然怀孕与分娩的角度，以周或月为时间顺序写的怀孕同期指南。

我读到的大多建议，是从医学的角度或者基于恐惧的角度写的。

我后来确实找到一些自然理念的指导或建议（自然疗法或窍门），却发现这通常是人们所说的"老祖母的土方子"。这时我和我丈夫突然产生了一个疯狂的想法：为什么不能以一种完全不同的方式对待怀孕、分娩及之后的事情，并分享给大家呢？到我怀孕快 3 个月时，我们已经开始每周录一次视频，记录我的怀孕过程，并上传到优兔频道（YouTube）。没多久，我们开通了名为"自然妈妈"的博客。

随着粉丝数量的逐渐增多，我们意识到，录制视频和写博客可以不只是一时兴起。我从没有想到，我们的互联网事业和我们的宝宝同时诞生了。

后来我发现，网站的诞生相比而言要容易得多！

在分娩池里又折腾了一个多小时，婴儿还是不见踪影。我想爬出分娩池。

虽然我一直说要进行自然分娩，但并没有进行持续的锻炼来撑开胯骨并使其保持对

称。现在我感到有些后悔，因为我的助产士解释说，我的儿子卡在骨盆处下不来。我曾尝试喝过覆盆子叶茶，这种茶被称为"子宫收缩药"，具有增强盆骨底肌的功能，可惜我没能坚持喝下去。现在我也为此感到后悔，因为我感到子宫乏力，不再进行有力的收缩，自己也没有力量屏息收肌助产了。我意识到自己没有为分娩做好充分的精神准备。没错，我是准备了催眠光碟，但在整个孕期只听过几次。现在，经过4小时的用力，我开始分神，因为我感到疲惫、暴躁，还有点儿精神恍惚。有一阵子，我甚至想爬到床上睡一夜，第二天早上再继续努力。

这时我的助产士开始建议可能的干预措施：注射催产素、产钳助产，甚至真空吸引助产——这些方法我都了解过，但不希望使用。

但是我的分娩已经进入了第二天，很快就要耗光力气，因此我选择了一种最自然的加速分娩的方式：使用吸乳器（吸乳器会刺激催产素的产生，促进子宫收缩）。

真是个好主意：子宫收缩增强了，但是仍然不见胎儿露头。最后，我同意采用静脉滴注人工催产素，但前提是使用最低剂量。

这种"魔药"很快见效了。10分钟后，我不由自主就想用力，于是摇摇摆摆地走到产凳前，坐在上面，抓住我丈夫的手臂作为支撑。不久，婴儿就出生了。有一瞬间，我瞪大眼睛不相信地看着我的孩子，然后才伸手去抓他，本能地把他抱在胸前。听到他嘹亮有力的哭声，我流下了感激的泪水。是的，所有这一切，你在我的优兔频道里都能看到。

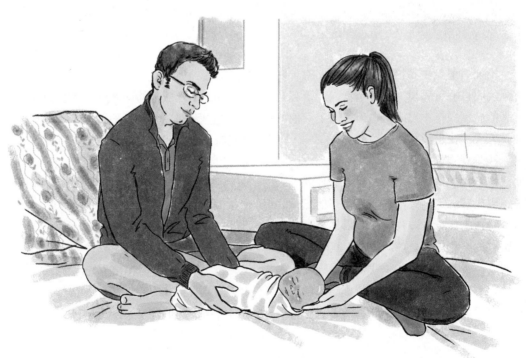

自然好孕

经过长达 27 小时的马拉松式分娩之后,格里芬在夜里 11 点出生了。疼痛感消失了——在他出生的那一刻就消失了——因为我被幸福的洪水淹没了,这主要是由于自然分娩带来的。虽然我几分钟前还精疲力竭、神思恍惚,现在突然就来了精神,和我丈夫以及我的分娩团队又说又笑。宝宝也显得很机灵,一双漂亮的灰色眼睛在捕捉着周围的一切,想要急切地探知这个新世界。

那天深夜,当宝宝第一次睡着之后,我和迈克尔叫了一大盒墨西哥外卖,在分娩中心狼吞虎咽地吃起来,边吃边啧啧称奇——对我们自己以及对格里芬。我们俩都不怎么相信我们刚刚所经历的一切。

这种强烈、美好、惊心动魄而又幸福的经历很容易促使我们的生活发生重大变化。

那时我就知道,我想再重新经历一次,我想生更多的孩子——我相信自然分娩。

但同时我也知道,下一次情况会有所不同。

为什么选择自然分娩

生儿育女是再普通不过的事情。

精子遇到了卵子,与卵子结合成为受精卵,准妈妈就怀孕了,她会感到恶心、疲倦,接下来 9 个多月里,肚子一天天变大。然而,关于如何更好地在子宫中孕育胎儿的问题,尤其是如何更好地将这个胎儿带入世界的问题,却成为争论的焦点。有很多相互矛盾的观点。有很多义正词严的声明和相互指责。这是一场极具个人色彩的辩论,也是一场带有很强政治意味的辩论,它已经持续了数百年甚至上千年。

那么,大家到底在为何而辩论?

在现代医学出现之前,婴儿通常是在家里出生的,而准妈妈们几乎都是由女性来照顾的——或者是女性亲属,也有可能会雇用助产士(甚至可以追溯到远古时代)。然而,到了 19 世纪中后期,一场争夺战爆发了。助产术与旧世界的民间医学被联系在一起,而新的职业医生——特别是男医生,他们中的很多人甚至从没见过女性生产过程——开始推广他们所谓的更加"现代"和"精深"的技术。几十年以后,一个名为约翰逊·德莱的美国产科医生呼吁禁止使用助产士,称她们既"罪恶"又"野蛮"。他还提出一种大胆的新观点:怀孕不是一种自然过程,而是具有"病原性"性质。换句话说，他认为怀孕也像生病一样。到20世纪30年代，在医院分娩普遍取代了在家分娩，这种情况一直持续，由助产士护理的分娩在逐年减少，直到最近才又有所改变。

在我们开始讨论之前，有必要指出的是：在过去，医疗操作是相当原始的，不止是妇产科，各科都是如此。有大量事例证明这一点。例如，最早在医生助产下的分娩进行得并不顺利。当时，在医院分娩比在家里分娩要危险得多，而且，产妇死亡率在20世纪初实际上增加了——在医院的感染率极高，原因之一是医生接诊完一个病人之后不知道洗手，接着又接诊另一个。然而，这些早期的惨痛教训为医学上的惊人发现铺平了道路。医生们懂得了感染和疾病是通过细菌来传播的。他们开发了更加先进和安全的外科技术，使得怀孕和生产这种从前非常具有健康风险的事情对大多数产妇和新生儿来说变得有保障了。

但是，伴随这些惠及生命的新突破的出现，其他一些不太好的趋势也呈现出上升的苗头。

举个例子：据世界卫生组织建议，一个国家理想的剖宫产率应该在10%到15%之间；然而，33%的美国妇女目前在实施剖宫产，是上述建议比例的两倍。为什么会这样？有各种各样的观点，包括有些产妇担心自然分娩会破坏自己的优雅形象。（这完全是瞎扯，只有1%到2%的女性是自主选择非必要的剖宫产。）但最有可能的原因是采用现代医学的方式对待分娩过程。

现在，标准的医院分娩可能是这样的：准妈妈在预产期到来时接受引产，分娩过程中的大部分时间都是平躺着的。她很可能与一台仪器相连，进行持续的胎儿电子监护。

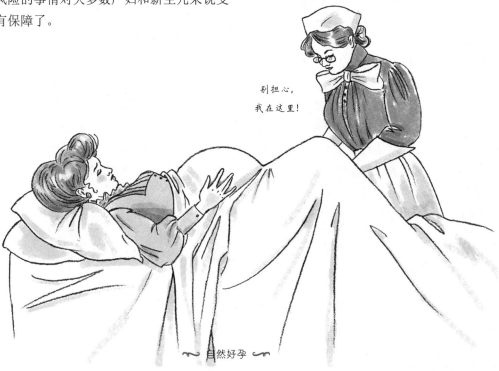

别担心，我在这里！

自然好孕

如果进展不够快，在 6 至 20 小时以后，她可能会被人工破水或者滴注催产素。医护人员可能会鼓励她接受硬膜外麻醉，而不是通过自然的缓解疼痛技巧来引导她。

你猜怎样？每一个这样非常标准且司空见惯的过程都会增加最终实施剖宫产的可能性。

如果你问，这有什么关系——谁会介意剖宫产率高不高呢？还是有许多需要介意的理由。首先，人们容易忘记，剖宫产是一种非常严重的、侵入性腹部手术，相关的风险和副作用比简单的自然分娩要大很多。同时，通过剖宫产出生的婴儿长大后患哮喘、过敏、肥胖和糖尿病的概率更高；而且，对他们进行母乳喂养的成功率也将降低。当然，并非每个产妇都能够或应该进行自然分娩，对需要进行剖宫产的产妇而言，剖宫产术可以挽救妈妈和婴儿的生命！但是，我认为，我们应该尽可能降低剖宫产比率。

遗憾的是，其他形式的医疗干预的使用也在增加。例如，自 20 世纪 90 年代至今，催产素的使用增加了一倍，纽约贝斯以色列医学中心 2013 年的一项研究发现，催产素可能会导致阿普加评分降低（一项评估新生儿健康状况的测试），还可能引起新生儿突发状况，从而转入重症监护室。硬膜外麻醉——大约 60% 的产妇接受过这种麻醉——会和准妈妈自然分泌的催产素相互作用，从而延长分娩时间，增加会阴撕裂的风险——又有谁知道这些信息？

除了种种身体上潜在的并发症，这种手段还会带来各种精神上的负面影响。

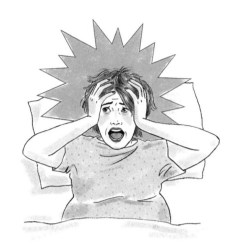

生育是女性的本能，我们越远离这种观念，就越会把准妈妈看成病人——她们就越有可能接受她们不想要，其实也不需要的各种干预。我们在生产过程中被过度"消毒"和"麻醉"了，以至于很多女性不知道自己的身体到底能做些什么，也没有意识到那些"现代"医疗服务的潜在副作用。例如，你也许认为接受硬膜外麻醉是常规护理，但是没人告诉你这会使你体内分泌的催产素减少，而催产素可以刺激子宫的收缩。当你在分娩过程中缺少屏息用力的强烈欲望时，你就会发现需要更多的药物来为你助力（这时人工催产素就派上用场了）。当催产素诱发的子宫收缩变得过于强烈时，你可能需要更多的止痛剂，而止痛剂反过来又会削弱你的动力，这样你就又需要更多的催产素。很快你就会发现，这已变成一种恶性循环。正因如此，人们也把这称为"级联式干预"。[1]

---

① 如果麻醉时间不正确，比如过早打麻醉，才对宫缩有影响。并非完全是作者提到的情形。——编者注

一旦进入循环，你原先准备的分娩计划就会在无形中泡汤。在不知不觉中，你的宝宝就会陷入困境，而你也为紧急剖宫产做好了准备。整个过程中你会有一种感觉：你不是在主导分娩，而是被分娩主导。在这种情况下，你不会有丝毫的幸福感，而是会感到痛苦、恐惧、屈辱和压抑。

难怪，在对待生宝宝这个问题上，钟摆正在从医学管理的角度荡开，重新回到更加自然的角度。

1989 年，在美国只有 3% 的分娩是由助产士完成主要护理工作，但是，在过去 25 年里，这个数字一直在稳步提高，现在已经接近 9%。在整个分娩过程中，持续的助产士护理对婴儿和母亲都有好处。在医院环境中，如果你有幸遇到一个倾向于自然分娩的产科医生，这会让你受益颇丰。

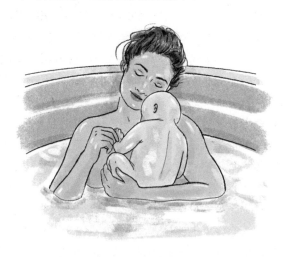

然而，选择自然分娩的一个最令人信服的理由，可能是最容易理解，却也是最容易被忽视的：生育是女性的本能。令一些女人讨厌的宽胯骨在分娩过程中会成为她们最好的朋友。在看令人感动的电视剧时让我们流泪的荷尔蒙，在我们分娩过程中起到一种很好的平衡作用。破坏了这种平衡，就会面临种种风险：分娩时间延长、胎儿受困、产妇焦虑增加以及乳汁分泌困难，等等。甚至与分娩有关的疼痛也是这一宏伟计划的一部分：这种疼痛会使准妈妈改变姿势，以便胎儿能向着产道移动，还可以使准妈妈知道什么时候该用力（以及什么时候不需要用力）。

生育是一种原始的本能事件——是自然发生的，无法被准确预知；而在大多数情况下，它并不需要过度的医学管理、治疗或听命于他人。

当妈妈们受到鼓励，开始相信自己身体内的古老智慧，当允许她们不受干扰地专注于过程时，不仅能缩短分娩过程，而且还能生出更加健康的婴儿——她们会感到自己被赋予了力量。

敬告所有妈妈

我相信，如果知道这些好处，会有更多的女性选择自然分娩。但是，支持自然分娩的观点有时会让人觉得目的性太强、太偏执。

很多时候，那些选择了硬膜外麻醉或通过剖宫产分娩的女性感觉自己被排除在"自然俱乐部"之外，仿佛她们的生育经历在某种程度上不如其他女性。

让我感到很痛苦的是，有些产妇希望自

自然分娩的惊人益处

自然分娩不是不使用任何药物，也不是为了证明什么。你知道吗？自然分娩的妈妈通常可以做以下事情：

享受零食

医学界长期以来有一种默认的说法，产妇在分娩过程中不能吃东西。为什么？因为在20世纪40年代，剖宫产通常在全身麻醉下进行，所以人们会担心产妇肺部吸入异物（即产妇在无意识的情况下把食物或液体吸入肺中）的危险。如今，在分娩过程中，吸入异物的危险几乎是不存在的，而且包括美国麻醉医师协会在内的许多组织都认为，限制食物是不必要的，也是毫无根据的。但是在大多数医院里，准妈妈们仍然会用口含碎冰片来代替饮食，特别是在接受硬膜外麻醉的情况下。

这里有个好消息：大多数助产士实际上支持在分娩过程中吃一点儿清淡且易于消化的食物。我还记得，在宫缩期间喝的苹果汁提升了我的能量。自然分娩的妈妈也可以在生产后立即进食，而通过剖宫产分娩的妈妈则需要再熬上几个小时，直到她们的身体从手术中恢复过来。

自由走动

如果你接受了硬膜外麻醉，静脉输液，或连续的胎儿电子监护，你可能被限制在床上，不能站起来四处走动，甚至不能去洗手间。（准妈妈往往不会意识到，在她们要求硬膜外麻醉时，可能也会被要求使用导尿管！）事实上，在大多数医院里，标准的分娩姿势是让妈妈平躺在床上，其实这么做只会挤压骨盆，使婴儿的通道变得更紧更小。然而，如果选择自然分娩，你就可以自由走动，感受你身体的暗示，并让地球引力发挥作用。我是四肢着地趴着生下二宝的，因为这是我觉得最舒服的姿势。

通过有益菌使宝宝获得免疫力

的确，想到要把西瓜大小的胎儿从你两腿间生出来，让人感到有些不可思议，但是，通过产道把你的宝宝生下来会对他们有益；通过产道出生的婴儿，会获得保护性细菌，以帮助他们建立全新的免疫系统，而当婴儿通过预先安排好的剖宫产出生时，他们可能会感染一些产房里的细菌，包括潜在的有害细菌，如葡萄球菌。通过产道出生也可以帮助婴儿从肺部排出羊水，这可能会降低他们患呼吸道疾病的风险。

→

享受高荷尔蒙

自然分娩的妈妈在生下宝宝的那一刻，会体验到荷尔蒙急剧增加的感觉——内啡肽（让你充满活力）和催产素像潮水般涌来，这种能带来美妙感觉的荷尔蒙会激发你去建立亲情连接。拥抱婴儿，进行眼神交流，皮肤接触以及用乳汁喂养都会增强荷尔蒙的分泌。然而，干预会破坏体内微妙的荷尔蒙平衡，这意味着妈妈可能不会得到同样的情感回报——那种胜似神仙的喜悦感，这源于你在分娩过程中的所有努力。

改善母乳喂养

我们知道，在出生后一小时左右进行母乳喂养，会使之后的哺乳保持长久而快乐，这在一定程度上是因为肌肤接触有助于更好地建立亲情连接、增加母乳分泌以及——信不信由你——减少婴儿哭闹。及早哺乳还能确保婴儿获得初乳——一种浓稠的、淡黄色的、像牛奶一样的物质，富含蛋白质、维生素 A、免疫细胞和抗体。初乳也有助于消化，帮助婴儿顺利排出第一次大便。然而，麻醉止痛药会对婴儿产生影响，就像对妈妈的影响一样：引起嗜睡和反应迟钝。因此，给嗜睡的婴儿哺乳往往很困难。通过剖宫产分娩的妈妈们总是不能立即进行母乳喂养，因为她们的身体可能还在恢复中。

早日返家

剖宫产主要是实施腹部手术，而硬膜外麻醉增加了会阴撕裂和仪器辅助分娩的可能性——所有这些都只会延长恢复时间。然而，进行自然分娩的妈妈在宝宝初次亮相后不久，就可以下床走路了。

然分娩，却不能如愿——也许是因为高危妊娠或不可预见的医疗并发症，她们可能感觉被贴上了标签。

我在使用了人工催产素后也感到了后悔，尽管剂量很小，而且我的分娩已经出现停滞，身体也需要帮助，但我仍然不由自主感到有点儿失望。然而，生孩子这种事情是不可预测的。对于所有女人来说，拥有百分百的无干预分娩经历不仅是不可能的，

而且也是不安全的。没有一种完全"正确"的分娩方式。尽管我相信自然分娩的好处，但任何一位妈妈都不必为自己的选择感到后悔。所以，我写这本书时，心里想着所有的妈妈——从那些只希望减少加工食品，或者尝试用自然疗法来治疗胃灼热和晨吐的准妈妈，不管你从哪一点上来说被归入"自然"妈妈，这本书都适合你。

这本书是要赋予你力量——而不是给你贴上标签。

我们将一起讨论所有与怀孕有关的话题，从孕期营养到对你家房屋进行消毒清扫。我们将讨论常规的测试和筛查（哪些是你真正需要的，哪些是你可能想要避开的），以及决定谁来加入你的分娩团队——只要一名助产士，或是一名导乐师，或是一名产科医生，或者三者都要。我将为怀孕期间的各种不适提供大量的自然疗法，比如乳房疼痛和晨吐，还会提供一些怎样为接受无干预分娩做最好准备的建议。你会看到来自辛西娅·梅森的专业性见解，她是一名专业助产士，她接生了我的两个孩子！另一位是莫拉·温克勒，一名注册护士兼专业导乐师，也是哺乳顾问以及自然妈妈在线分娩课程的共同主持人。你还会读到一些故事，会收到来自大量信奉自然之道的妈妈们的反馈。这些全是我在怀头胎时就希望知道的事情。我用最简单、最轻松的形式把这些材料组织起来：以周为顺序。但是，当你拿起这本书时，可以随意选择让你有共鸣的内容阅读，而不用去管其他的部分。任何女人都不应让自己与某位"自然妈妈"保持步调一致。

当我怀二胎时（生下格里芬两年半之后），因为有了怀头胎时所缺乏的知识，我在情感上、身体上和精神上都有了更充分的准备。的确，生第二胎通常比较容易，但这种巨大差异还是让我感到非常惊讶：没有27小时的分娩过程，没有在分娩池里爬进爬出。我的女儿帕洛玛在我到达分娩中心20分钟后就出生了。她几乎像炮弹一样从我体内射了出来，这就是为什么我称她的出生为"超级自然"分娩。

我不能说选择自然分娩总是很容易且完全没有痛苦，但其好处是深远的。你可以选择经历这些——鲜血、汗水和眼泪，以及幸福、欣慰和狂喜。

欢迎你加入怀孕妈妈的队伍：这是一条在你之前已经有数以亿计女性同胞走过的神圣之路。当你踏上这段蜕变之旅时，为你送上最好的祝福。但最重要的是，祝贺你！

你能相信吗？
你要做妈妈了！

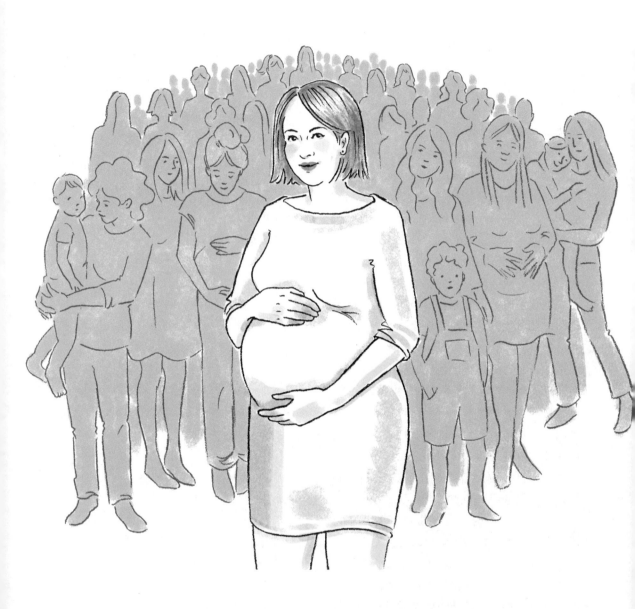

欢迎加入孕妈的队伍，在你之前已有数以亿计的女性
走过这条神圣之路。

〜 自然好孕 〜

认识一下 辛西娅·梅森

专业助产士、高级职业注册护士、护理学硕士

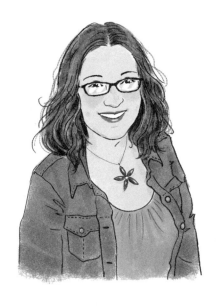

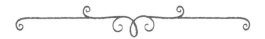

你好，祝贺你怀孕了！作为一名接生超过 500 名婴儿的助产士（如果把我在克利夫兰县医院当注册护士的经历也算在内的话，已经有超过 1000 个孩子了），我目睹了生宝宝是一件多么神圣，多么奇妙的事情。

在我刚开始我的职业生涯时，我想成为一名儿科医生——我爱孩子，我想帮助别人，所以去儿科似乎天生就适合我。然而，后来的实习和几次临床机会使我意识到，我在观念上与美国现有的医疗保健标准模式并不合拍。我所跟随的大多数有天赋的医生都只专注于身体上的问题，而不是去弄清如何避免这些问题的出现。而且，他们对预防医学或全面生活观毫不重视。

直到上大三时，我才明白情况并不全然如此。当时我在一个家庭计划诊所做接待员和导医，亲眼看到了专业助产士是如何一边照顾病人，一边鼓励她们拥有更健康、更全面的生活方式的。就像突然亮起一盏灯一样，我知道这才是我应该做的。在助产服务的世界里，我们称之为"受到了召唤"。

一年后，我获得了生物学学位，并在凯斯西储大学的弗朗西斯佩恩博尔顿护理学院继续攻读硕士学位。现在，我实现了我的梦想：嫁给了一个很棒的男人，我们有一对可爱的宝宝，每天早上（有时也在半夜），我都会冲下床，幸福满满地，准备迎接一个新生命来到这个世界。

认识一下　莫拉·温克勒

注册护士、专业导乐师、助产士学徒以及国际认证哺乳顾问

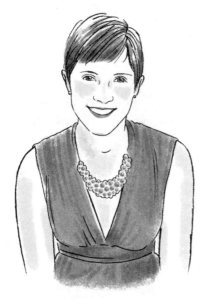

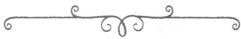

大家好，我叫莫拉·温克勒，一个注册护士、专业导乐师、助产士学徒以及国际认证哺乳顾问，同时我也是一位妻子以及两个孩子的妈妈。

我一直都知道我想帮助准妈妈们生下宝宝，因此我离开了我的家乡——纽约州的布法罗，到芝加哥上医学院。但经过一年多的实践培训，我意识到用医学的观点对待怀孕和分娩的做法并不适合我。我看到的是一种"干预第一"的分娩方法，这与我对生育的直觉截然相反。

我尤其记得在医院里的一天晚上，一位年轻妈妈的分娩比一些驻院医生所希望的缓慢，因此他们就建议对她进行"催破"，意思是给她滴注催产素，使她破水。幸运的是，更加冷静的主张占了上风，于是那个产妇在没有借助药物的情况下，按照自己的节奏自然分娩。但是可怕的事情在后面：那个主张"催破"的医生告诉我，这是他头一次经历"低干预"分娩。

几个月后，我从医学院退了学，去接受导乐师和助产士方面的教育，并取得认证。到目前为止，我已经参与了150多个孩子的出生，包括我自己的孩子（我的两个孩子都是在家里出生的）。我亲眼看到，自然分娩是多么的美妙。

第一部分

怀孕前期

准怀孕

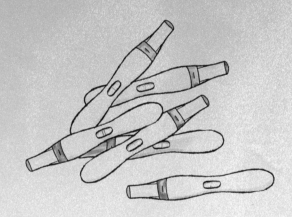

自然好孕

我在沃尔格林的药店里转悠，看着货架上摆放的大量家庭怀孕测试用品。迈克尔和我最近才开始尝试怀第一胎。尽管我的月经周期还要等五六天才到，但就像大多数积极尝试怀孕的女人一样，我在过去的一周里一直在留心任何可能的早期征兆：乳房有胀痛感吗？我比平时小便多吗？感到恶心了吗？我已经等不及了。我必须知道是否成功。我盯着货架，感到既渴望又担心，而且很快就有了在成为母亲过程中的第一个神奇发现：怀孕测试的费用很昂贵。

一方面苦于选择，另一方面又急于知道结果，最后我终于下定决心，选择了早孕测试棒：一条线代表"否"，两条代表"是"，月经周期五天前就可以进行有效测试。搞定！我买了三包测试棒，兴冲冲地回到家，撕开包装，仔细阅读使用说明，这时才意识到必须使用"晨尿"。

还有，99% 的准确率能信吗？如果测试得太早，未必会有那么高的准确率。

根据使用说明，在月经周期 5 天前测试，出现误测的可能性很大，我又把测试棒塞回到包装袋里，在这几天里尽量克制自己不去想它。说实话，这说起来容易，做起来真的很难。

两天以后，我从床上爬起来，走进卫生间，做好一切准备工作，然后等待结果呈现。在那令人备受煎熬的两三分钟里，我像一只困兽似的在房间里来回踱步，感觉就像等了一年。终于，我走向前，深吸一口气，拿出测试棒，结果发现，除了一条粉色线条外，还有另一条极其不明显的粉色线条。

"这是第二条线吗？"我大声喊道，尽管卫生间里没有别人。"这是第二条线吗？"接下来我做的事情就是像疯子一样跑到窗台前，高高举起测试棒，在最自然的日光下观察它。然后我把它送到我丈夫面前（他满脸困惑），随后立刻给我所有女性朋友发去信息。"这可靠吗？"我大喊着，一边疯狂地往谷歌搜索框里输入搜索信息。在极度疯狂的状态中，我突然想到，也许这次测试有问题。也许这次不准呢？于是我立刻跑到卫生间，把剩下的两根测试棒也用尿液浸泡了，把它们并排放在浴室的台子上。不幸的是，每一根显示的结果都一样：一条是很深的粉红色线，一条非常浅淡，几乎看不到。

这是在和我开玩笑吗？我心想。

隔壁房间里传来手机收到短信的提示音，我冲过去抓起手机，看到我的一个闺蜜（两个孩子的妈妈）告诉我去买一种能显示"怀孕"和"未孕"字样的测试工具。我怎么没想到呢？于是我匆匆收拾自己，钻进车里。

再次去沃尔格林。

当我返回商店，买了电子测试笔时，才意识到一个问题。我已经用光了"晨尿"，优质尿液已经没有了。我犹豫了一会儿，要不要碰碰运气呢？用不合格的尿样可能会浪费掉一支价格昂贵的测试笔，我愿意冒这个风险吗？当然愿意。

这时我看了一下表，第二个问题又来了：我要在 20 分钟内赶去一个会议现场。如果我要做测试，只能在沃尔格林的公共卫生间里进行。这和我想象的有出入，这可是见证我将要把一个新生命带到这个世界上的神圣时刻啊！顾不了那么多了。我冲进洗手间，把自己锁进一个隔间里，这时我发现了第三个问题：我不只是没有合格的尿液，而且根本没有小便了。我努力挤出最后一两滴，把测试笔放在纸巾盒上，忐忑不安地看着它。我瞪大眼睛看着指示窗里的那个小沙漏翻转一次，两次，三次……直到结果呈现。

没——有——！

我快速浏览了使用说明，发现"尿量不足"可能导致错误信息。我内疚极了。

我不知道是怎么做到的，但我及时赶到了会场，并顺利完成当天的工作，也没有影响下班后的计划——那是新年前夜，迈克尔和我在外面待得很晚。但在第二天早上6点半，我就从床上一跃而起，抓起测试笔冲进卫生间。我的膀胱里充满了合格的尿液。做了该做的事情后，我紧张地等待着。最后，我查看了结果。

我真的怀孕了。

你看，为了得到一个确信的结果，我测试了5次，这几乎令我精神崩溃。

宝妈提高生育能力窍门：扔掉脱脂乳品！

想要怀孕？那就确保你吃的是营养均衡、低糖、最好是有机的食品。如果可以的话，每天都吃几份有机全脂乳制品：来自牧场的有机全脂牛奶、全脂的希腊酸奶以及草饲奶酪（真正的奶酪，而不是那种色泽鲜亮的仿制奶酪块和奶酪片）。为什么要这样？哈佛大学公共卫生学院最近的一项研究表明，每天吃两份或更多低脂或无脂奶制品的女性患"排卵障碍性不孕"（即卵巢不排卵子）的可能性较大。相反，摄入全脂乳制品可能会降低这种风险。

宝爸提高生育能力窍门：吃有机食品！

说到怀孕，宝妈不是唯一应该做调整和准备的人。宝爸也需要做准备！位于波士顿的环境与生殖健康研究中心发现，食用带有大量残留农药的水果和蔬菜的男性，其精子数量和正常精子数量都低于那些食用残留农药较少的蔬菜和水果的男性。我们从中能学到什么？宝爸们在着手其他事情之前，首先需要审视并调整自己的饮食。接下来的几章中，你会找到更多关于如何帮助他做到这一点的信息。

自助式怀孕测试的准确率有多高？

在备孕过程中，你会感到兴奋——像个十几岁的孩子一样追逐你的伴侣，用一个基础体温计记录你的体温，精确计算你的排卵时间。每一个环节都不容忽视。

当然，为了生育这个唯一目的而昼夜不停地行房事可能有点儿……呃，不浪漫——我永远不会忘记，我躺在床上高举双腿，拼命"哄"丈夫的精子去和我的卵子见面的情景。但是，在成为母亲的过程中，可能再也

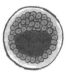

受精卵　　2 个细胞阶段　　4 个细胞阶段　　8 个细胞阶段　　桑椹胚　　胚泡

←———————— 4 天 ————————→

没有比为了确认是否怀孕，反复往测试棒上滴尿液更奇怪的事情了。

当我在脸书网（Facebook）上贴出我的故事时，从东海岸到西海岸的妈妈们也纷纷加入进来，分享她们同样荒唐而备受煎熬的经历。"我测试了 5 次！"一位妈妈写道。"我测试了 8 次！"另一个说。顺便说一下，这样的女性并不是少数。在一个受欢迎的婴儿用品公司最近进行的调查中，62% 的受访者说她们至少做了两次测试来证实这个好消息。即使这个数字再高出很多，我也不会感到惊讶。当你发现自己怀孕的时候，可能会感到又惊又喜，可能从此会发生翻天覆地的变化，所以一次小小的测试似乎不够正式或可靠，不足以信赖。当你怀疑地盯着还在颤抖的手中举的那根小小塑料棒时，可能会想：这真的准确吗？

然而，我怀第一胎时还不知道的是，一次测试可能已经足够了。自助式测试工具会筛选出一种叫作人绒毛膜促性腺激素（hCG），一种由胎盘绒毛膜细胞在怀孕期间产生的激素。由其他病因引起的人绒毛膜促性腺激素升高非常罕见（治疗不育症的药物有时也含有 hCG）。

在绝大多数情况下，即使是最不明显的双线或加号，也能确定你是有了身孕。

尽管得到假阳性测试结果的概率相对较低，但如果你真的怀孕了，得到假阴性结果的概率却相当高，特别是在你过早进行测试时。这种情况往往发生在你的身体还没有开始分泌 hCG 之前。

当然前提条件是：爸爸的精子必须和妈妈的卵子会合，并使其受精。如果你和你的伴侣把握住了时机，受精的卵子将转化成一个单细胞受精卵，这个过程需要 12 到 24 小时。然后，受精卵将开始进行一段 3 到 5 天的旅程，慢悠悠地通过输卵管到达你的子宫（整个过程中受精卵不断进行分裂，从一个细胞变成 2 个细胞，从 2 个细胞变成 4 个……）。一旦进入子宫，受精卵将再次发生转化——这次是一种叫作胚泡的东西，或者是一团充满液体的细胞群。它会植入你的子宫内膜，附着在海绵状组织中。很快，它就会分裂成两部分——一半会变成胚胎（也就是成长中的婴儿），一半会变成胎盘（在怀孕期间滋养婴儿的器官）。此时距离排卵已有 6 至 12 天，你的身体刚刚开始生产人绒毛膜促性腺激素。可能还需要几天的时间，你的尿液中才有足够的荷尔蒙，可以让你通过自助式怀孕测试检测出来。

如果你还没有进行第一次测试的话（也可以说是你一生中经历的最折磨人的一次尿检），那么要想获得准确结果，最佳时机就是在你错过月经周期一两天之后。如果你能坚持等上一个星期，得到准确结果的可能性就会上升到百分之百。虽然现在许多测试不再需要使用"晨尿"，但用"晨尿"会进一步提高测试的准确性：人绒毛膜促性腺激素水平通常在早晨达到最高值，这时的尿液最浓缩。如果你等不及了（谁会责怪你呢！），可能会得到一个否定的结果，但不要因此失去希望。这或许是因为你的尿液中没有足够的人绒毛膜促性腺激素，或者你购买的测试工具可能不是特别敏感。再等一个星期，然后再测试一次。

会是双胞胎吗？

在得到阳性的测试结果后，我开始幻想烤箱里是否有两个小圆面包，而不是一个。事实上，我有点儿盼望怀上双胞胎——一个男孩、一个女孩。但概率是多少呢？

实际上，这取决于你说的是哪种双胞胎。

在每1000例新生儿中，同卵双胞胎只有大约3.5%的比例，而且在过去的几十年里，这一比率没有发生变化。这是因为同卵双胞胎是一种罕见的随机事件：一个受精卵必须是自发地分裂成两个。

而异卵双胞胎则要常见的多——在过去30年里，其在双胞胎中占比达到了75%。原因是什么？大多数情况下是由助孕治疗引起的。例如，在体外受精的过程中，异卵双胞

〜 自然好孕 〜

怀孕后，我应该在什么时候给医生打电话？

在我看来，雇用一个助产士是你在准备自然分娩过程中做的最好决定之一。正如我们已经讨论过的，对于低风险、无并发症的妊娠来说，助产士护理与降低干预率以及母婴的健康密切相关。但是在某些情况下，助产士并不是你最好的选择。患有慢性疾病的女性（如糖尿病、高血压或癫痫等）或有过复杂妊娠或难产的女性，产科医生将更适合她们，他们甚至可能会将她们转诊给母胎医学专家，也就是所谓的"围产医学专家"。

然而，不管你选择谁，都要记住，大多数的医生都会在你6到8周时才安排你的第一次产前预约。对于低风险的妊娠，在最初的几周内，医生要做的事情并不多。尽管这可能会让很多女性稍感恐惧（我记得当我发现怀上第二个宝宝时，就给助产士打电话，她却说："祝贺你，十周以后见。"让我感到非常震惊）。记住，怀孕是一个自然的生物过程，而不是一次医疗紧急救护。

当迈克尔和我努力怀头胎时，我们很快就成功了，所以当时还没有组建我的分娩团队。一些女性在怀孕前会和助产士、导乐师和产科医生一一见面，然后作出选择；另一些女性从怀孕到分娩会始终坚持用妇产科医生。但是，如果你还不知道让谁加入你的团队中——或者你虽然选择了一个保健服务提供者，但又想改变主意——不要担心。我们将在接下来的几章中讨论这个话题。我们还会讨论如何应对"高危"妊娠。因为即使是"高危孕妇"也可以选择自然分娩。继续阅读吧！

胎的概率会增加20%~40%，这取决于子宫中植入了多少胚胎。像克罗米芬这样的生育药物，会刺激卵巢排出更多卵子，使异卵双胞胎概率增加大约10%~30%。

不过，近年来多胞胎比例的上升还有其他原因。我们在身高体重上普遍超过了我们的父母和祖父母。女性怀孕时间普遍推迟，35岁以上的女性会产生更多的促卵泡激素（FSH），这与怀双胞胎有关联。

自然分娩迈出的第一步

无论你正在尝试怀孕，还是已经怀孕了，现在是时候着手对你的生活方式作出重大改变了。从怀孕到分娩，周围的环境无时无刻不在影响着你的宝宝，但你可能直到怀孕的第5周或第6周，才意识到怀上了宝宝。那是因为，从精子和卵子结合的那一刻，你就算已经怀孕两周了，尽管此刻用自助式测试工具来证实怀孕还有些太早。

怎会如此？

也许你已经知道，一次正常的足月妊娠周期在 39 周到 42 周之间，或者说平均是 40 周。然而，你的预产期不是从怀孕的精确时刻计算出来的——要了解这一精确时刻几乎是不可能的——而是从你最后一次行经后开始计算。既然排卵（以及可能的受精）要到月经两周后才会发生，那么你在妊娠的

第一周和第二周根本就没有怀孕。我称之为"准怀孕"。

在这个早期阶段，要想增加自然分娩的概率，你能做的最好的事情不是报名参加产前瑜伽课程，或者参观其他分娩中心，而是下定决心要进行自然分娩。

这听上去可能非常简单，或者说是显而易见的——但事实是，很少有妈妈是在无意中实现自然分娩的。坦率地说，尽管现代医学界有值得肯定的一面，但它对你也有不利的一面。毕竟，80% 到 90% 的妈妈在分娩过程中至少接受过一种形式的干预（可能包括胎儿电子监护、静脉滴注液体或药物、硬膜外麻醉或者使用催产素促进子宫宫缩）。事实上，大多数女性会接受不止一种。因此，尽管人们可能会忍不住想，"我要尝试一下自然分娩"或者"我们到时会看情况"，但最终，这样的态度可能不会起作用。如果自然分娩是你的最终目标，最好在你怀孕早期就能坚定这一信念。

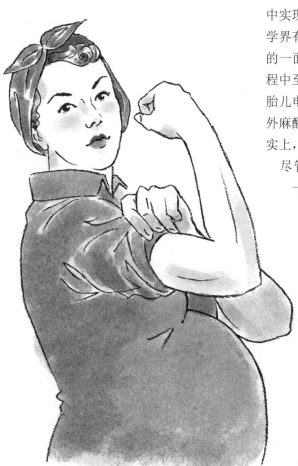

〜 自然好孕 〜

你选择自然分娩的理由是什么？

考虑一下你选择自然分娩的理由或者动机，是你迈出的至关重要的第一步，因为当你在这方面遇到困难——肯定会遇到这样或那样的困难——你的这些理由或动机就会成为你的"北极星"，指引你穿过那些黑暗时刻。

用心想想所有进行自然分娩最具说服力的理由，然后写在下面空白处，至少写出 4 条！

1 _____

2 _____

3 _____

4 _____

5 _____

看看其他"自然妈妈"怎么说

詹妮佛：这事儿很有趣，刚怀孕时，我想做剖腹产——因为这听起来更容易！后来我读了大量资料，做了一些研究，发现医疗干预经常会妨碍自然分娩，并影响母乳喂养。婴儿在我体内生长的过程中，我的健康得到了提升。怀宝宝的过程，让我对自己的健康有了更深入的了解。

卡罗琳：我知道既然我的奶奶能在家里通过自然分娩生下 8 个孩子——那我肯定也能做到！

杰西卡：我本来想要自然分娩，但却意外地接受了可能是完全不需要做的剖宫产。现在我做的与我第一次截然相反——剖宫产术后阴道分娩 (VBAC) 是我最大的动力！

迈出第一步

为你的小宝宝做好身体和家庭的准备

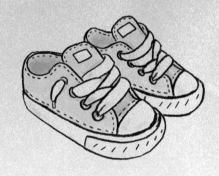

〜 自然好孕 〜

现在你已经做出自然分娩的决定——不管"自然分娩"可能对你意味着什么。那么议程上接下来的事项是：让宝宝的家在接下来的9个月里尽可能安全和舒适。这意味着你不仅要仔细观察你家中情况，同时还要考虑你子宫里的情况。无论你是在积极地备孕，还是已经怀孕，都要把里里外外好好打扫一番了。

再会，浓咖啡；别了，寿司；再见，普罗塞克起泡酒。

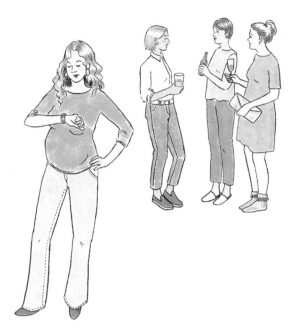

戒除你的陋习

如今，大多数女性——尤其是那些积极备孕的女性——已经对孕期服用违禁药物和吸烟的危害有了充分了解，因此这里不需要再赘述。只想强调一点，违禁药物的使用（可卡因、海洛因、安非他明等）会增加流产、早产、先天性缺陷和死胎的风险，更不用说对自身健康带来的严重危害。在怀孕期间吸烟也会导致同样后果，还会造成婴儿出生体重偏低以及增加婴儿猝死综合征（SIDS）的风险。如果你有吸烟习惯，需要马上戒掉。如果你不能立刻戒掉，向医生咨询利用戒烟辅助器的好处（以及风险）。也可以研究一些可以帮助戒烟的自然方法，比如锻炼、深呼吸，或者冥想。如果你和一个吸烟者同居一室，那就要和他认真地谈谈戒烟的问题——或者至少要到户外吸烟——因为吸二手烟也同样有害。

另一方面，说到饮酒问题时，似乎多了一些争议。2016年，美国疾病预防控制中心（CDC）发布了一份报告，报告中说：美国多达330万女性面临着"酒精暴露妊娠"的风险，因为她们：性活跃、爱饮酒，并且不避孕。

虽然没有确凿证据表明偶尔小酌——尤其是在怀孕期间——会给子宫里的胎儿带来严重风险，但在怀孕期间过度饮酒的危险则是众所周知的。胎儿酒精综合征是几种胎儿酒精谱系障碍中最严重的一种，会导致严重的神经损伤、生长缺陷和先天性缺陷。酒精穿过胎盘并进入胎儿的血液，可以说，在你饮酒时，胎儿也在饮酒。然而，声称想要"尽快"怀孕的美国女性中有75%并没有停止饮酒。而且，在美国，超过50%的妊娠是无计划的。这意味着，很多女性可能会继续饮酒而没有意识到自己已经怀孕了，这才是疾病防控中心发布那份引起争议的报告的原因所在。

的确，在一些文化中，在怀孕期间偶尔喝杯葡萄酒或几杯啤酒是很常见的。然而，对于准妈妈来说，没人能证明饮少量酒精是安全的。如果你想要怀孕，就要完全戒除。一旦你怀孕了（切记，前几周里你可能无法确认），更要彻底戒酒。

整理你的药橱

要想弄清楚哪些药物对准妈妈来说是安全的，最便捷的方法是把你所有的药物给你的助产士或医生看一遍。如果你正在服用处方药，例如降压药、抗抑郁药或哮

喘吸入剂，你可能需要换一种不同的牌子，或者在开始备孕时就停止服用。遗憾的是，许多的非处方（OTC）药物也不是特别安全。一些治疗感冒、咳嗽和过敏的药物，以及阿司匹林、萘普生和布洛芬往往都不建议孕妇服用。

多年来，如果孕妈妈需要治疗头痛或其他小病，泰诺（对乙酰氨基酚）被认为是最好的选择。然而，最近的两项研究对这种药物提出了质疑。发表在 2014 年美国医学协会《小儿科》杂志上的一项研究发现，那些

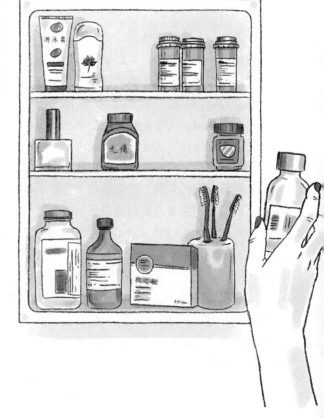

～ 自然好孕 ～

服用泰诺 6 周或以上的孕妇所生的婴儿患注意力缺陷多动症（ADHD）的风险更高。另一项研究发表在 2013 年的《国际流行病学杂志》上，该研究指出，当孕妇服用泰诺 28 天或更长时间后，会导致婴儿行为问题、语言发育迟缓和运动发育迟缓。但没有什么证据表明，服用泰诺一两次会对你的宝宝产生不利影响——在怀孕时持续发烧会导致流产和先天性缺陷。

我就曾在怀第一胎时，拔了一颗牙后服用了泰诺，在第 11 周时又服用了一些。但还是要强调：即使是那些我们曾认为安全的药物也可能是不安全的。

当然，长期使用任何非处方药都几乎是被绝对禁止的。

问题是，大多数的非处方药物在崇尚自然生活方式的人群中都是不受欢迎的。多年来，有证据表明，一些止痛药和退烧药会增加肝脏负担。大多数非处方药都含有一定量的非活性成分——染料、稳定剂和防腐剂，对此在意的妈妈会回避这些药物。然而，你还要留意天然的和草本的补充剂。例如，紫锥菊、圣约翰麦芽汁和银杏叶，都与女性的生育问题有关系。某些东西是"天然的"，并不意味着在怀孕期间服用就是安全的。尽管如此，我还是会提供一些安全的自然疗法——从头痛到晨吐，等等——所以不用担心，助力就快来了。

在怀孕期间使用草药疗法之前，一定要先咨询一下助产士或医生。然而，在剂量适中的情况下，姜根、荨麻、蒲公英根、红莓、甘菊和覆盆子叶茶都被认为是安全的。另一方面，要避开俄勒冈葡萄、艾叶、金印草、红三叶草、商陆、薄荷油、金钟柏和艾菊，因为这些对准妈妈来说可能是危险的。

清理你家中的化学制品

如果你喜欢自然和绿色的生活，也许在此前就已开始减少对有毒化学物质的接触——扔掉劣质的清洁用品，又或者选择了一种更温和的、不含刺激性染料和芳香剂的洗涤剂。但如果你还没有这么做，现在是个开始的好时机。某些化学物质（其中很多存在于常见的家庭用品中）与生育问题、流产风险的增加以及之后的健康问题脱不了关系。可恶的东西，我们现在就清理掉它们。下面是一些可能潜伏在你家里的"大坏蛋"。

赶走双酚 A

从塑料瓶、塑料食品储存器到某些袋装食品的保护膜（起防腐作用），双酚 A 无处不在，但它是一种"已知的内分泌干扰物"，也就是说它会扰乱你的荷尔蒙，从而打断正常的胎儿发育。尽管美国食品药品监督管理局还没有禁止双酚 A 的使用，也没有建议孕妇要避免使用双酚 A，但已经声明"关于双酚 A 对胎儿、婴儿和儿童的大脑、行为和前列腺的潜在影响存在一些担忧"。自 2012 年起，在婴儿奶瓶和吸管杯的生产中使用双酚 A 是违法的。

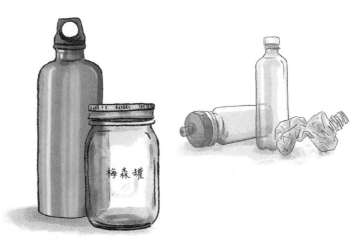

但对我们成年人来说，双酚 A 就是安全的吗？答案是否定的。

因此要减少接触双酚 A 的机会：

♡ 选择用不锈钢或玻璃水壶、婴儿奶瓶和水杯，来代替塑料用品。即使是不含双酚 A 的塑料用品也被证明有可能释放类似于双酚 A 的化学物质。

♡ 不要用塑料容器加热食物，也不要把热的食物或液体放进塑料容器里。这样做可能会导致化学物质渗入食物。相反，选择玻璃容器，比如耐热玻璃或梅森罐。

♡ 尽量避免食用罐装食品，或者选择那些不使用双酚 A 保护膜的品牌。

选择有机食品，远离农药残留

好吧，既然你已经扔掉了成堆的塑料食品储存容器（顺便说一下，你可以回收它们），接下来你要做的事情就是确保带回家的农产品也没有掺杂任何化学物质。我们已经知道，较高的农药残留会影响男性精子的健康，因此，如果说杀虫剂可能会影响到你胎儿的健康，你也不应该感到特别震惊了。例如，发表在《美国国家科学院院刊》早期版本中的一项研究发现，过度接触杀虫剂"毒死蜱"（美国国家环境保护局在 2015 年已禁止使用）可能会导致儿童大脑皮层异常，这是大脑负责记忆、语言、个性和肌肉运动的区域。与此同时，加州大学伯克利分校公共卫生学院的一项研究表明，在子宫内过度接触农药会导致低智商。另外，根据《儿科医学杂志》上的一项研究，在晚春或初夏时节怀上的胎儿（4 月到 7 月），其先天性缺陷的风险增加，这碰巧是地下水中农药含量达到最高值的时候。

的确，有机水果和蔬菜总体上比传统种植农产品贵很多，但想到能把无杀虫剂的食物带回家，这些花费都是值得的。因此，即使你手头很紧，也应该远离残留农药较高的水果和蔬菜，如果能选择残留农药较少的水果和蔬菜（谷物含有的残留农药较少），你也可以继续吃这些传统种植的农产品。

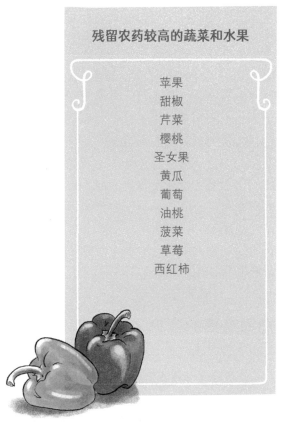

残留农药较高的蔬菜和水果

苹果
甜椒
芹菜
樱桃
圣女果
黄瓜
葡萄
油桃
菠菜
草莓
西红柿

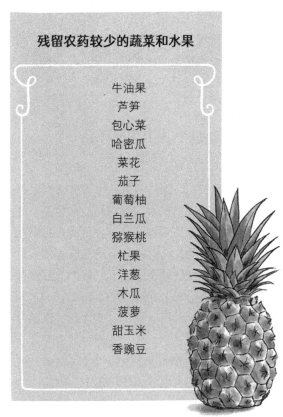

残留农药较少的蔬菜和水果

牛油果
芦笋
包心菜
哈密瓜
菜花
茄子
葡萄柚
白兰瓜
猕猴桃
杧果
洋葱
木瓜
菠萝
甜玉米
香豌豆

应对蚊虫多发季节

如果你在夏天怀孕了，需要考虑蚊虫防治问题。当然，大多数的叮咬都是无害的，但是其中有些小吸血虫会传播传染性疾病，如寨卡病毒和西尼罗河病毒，这两种病毒对妈妈和婴儿都是有害的。幸运的是，有一些简单的方法可以减少你对蚊虫的接触。

♡ 清除家中所有的积水——它们是蚊子幼虫的繁殖地。

♡ 尽量不要把皮肤暴露在外面，穿宽松长裙或长袖亚麻衬衫——浅色面料有助于散热。

♡ 太阳落山后就进屋。蚊子在黄昏时是最活跃的（也最容易叮人）。

♡ 寻找天然驱蚊剂。毫无疑问，以避蚊胺为主要成分的驱虫剂是有效的，尽管不太理想（避蚊胺是一种已知的神经毒素），但喷少量驱蚊剂给你带来的风险可能小于因蚊虫叮咬引起疾病的风险。然而，如果你生活在低风险地区，可以看看那些对孕妈来说较安全的天然驱蚊剂。最后，要当心香茅蜡烛。这种蜡烛里面通常含有人工香料，而不是纯精油。如果你家有户外通风口，最好涂抹香茅油来替代蜡烛。

检查你的个人护理用品

不幸的是，绝大多数的个人护理产品，包括洗发水、护发素、沐浴露、化妆品、牙膏、剃须膏、洗衣剂，等等，都含有大量的化学物质。这些化学物质可能是有害的，对此我们才刚刚开始全面了解。例如，酞酸盐是已知的内分泌干扰物（就像双酚A一样），与儿童肥胖、男性不育，以及注意力缺陷多动症的发生有关。然而，各种物品都可能含有酞酸盐，从除臭剂、发胶以及各种释放香气的东西到杀虫剂、地毯和浴帘。同时，对羟基苯甲酸酯类（人工防腐剂）、十二烷基硫酸钠（sls）、十二烷基醚硫酸钠（sles）被怀疑是内分泌干扰物，人们担心这两种物

质可能致癌。天哪！

问题是，我们不可能完全避免接触这些化学物质（除非你想生活在真空里！）然而，我们能减少对这些化学物质的接触，并优先考虑对我们来说最重要的事情。例如，如果有一种洗发水是你必须用的，你可以确保肥皂和洗衣剂不含对羟基苯甲酸酯和硫酸盐。只要有可能，选择百分之百的天然产品，比如由羊奶、燕麦片（我本人喜欢用）、植物油制作的肥皂，或者纯橄榄油肥皂。购买之前仔细阅读标签上的说明，避免使用成分中含有酞酸盐或聚乙二醇单十二醚的物品。

扔掉有毒的家庭清洁用品

我记得大学毕业后打扫自己第一次住的公寓时，不得不打开窗户，因为我觉得我要晕过去了。噢，那时候我对这些有毒气体的了解是多么的少！现在，劣质清洁产品和哮喘及呼吸道疾病之间的联系已经众所周知，但如果你怀有身孕，一定要特别注意：根据纽约州卫生署2010年的一项研究，怀孕期间从事清洁工作的女性产下的宝宝患有先天性缺陷的风险升高。

从好的方面来说，现在市场上有大量的天然清洁产品。不好的方面是，可能价格很贵。这里有三种超级简单、纯天然的DIY清洁方法：

通用清洁剂

在2升的水中加入半杯有机苹果醋和四

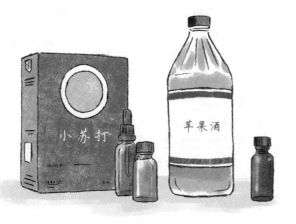

自然好孕

分之一杯小苏打，非常适合擦拭浴室设备、瓷砖地板、窗户和镜子，但不要用来擦拭大理石或木制家具。

除霉剂

将半杯 3% 过氧化氢加入到一杯水中，倒入喷雾瓶，喷在霉点上，等待一小时，再用海绵或刷子擦拭。如需要，再重复一遍。

洗手液

在一份橄榄皂液中掺入 8 份水——我们家是买布朗博士品牌的有机肥皂液（无味）。加入几滴你最喜欢的精油。不仅可以用来洗手，用来擦硬木地板效果也很好！

扔掉香衣片

你可能得重新考虑一下那些散发着芳草气息的衣服。织物柔软剂和烘干机香衣片是我们家庭中最具毒性的物品。根据发表在《空气质量、大气与健康》（Air Quality, Atmosphere and Health）杂志上的一项小型研究，有香味的洗衣产品含有 25 余种有害的空气污染物，包括已知的致癌物质乙醛和苯。

当心猫砂箱

如果你家养猫，你现在有了在接下来的 9 个月里不用给猫咪换砂子的理由（老公对不起了）。尽管发生的概率很低，但猫砂箱可能是弓形虫病的传播源，弓形虫病是一种会导致先天缺陷的寄生虫病。如果你必须自己换猫砂，那就戴上手套，事后彻底洗手，并确保每天都清理猫砂。做园艺工作时也要戴手套，一些野生动物的粪便也可能是弓形虫病的传播源。

要远离转基因食品吗？

转基因生物，即 GMOS，一些人认为它们将解决世界饥饿问题，另一些人则认为它们是对我们生存的威胁。那么，真相究竟是什么呢？

与许多纯粹主义者所想的恰恰相反，我们人类几千年来一直在"调整"我们的食物，使用异花授粉和选择育种，以收获最美味和最耐寒的作物。例如，现代的香蕉就是数百年来人类修修补补的结果。（据说古代的香蕉种子很大，里面看起来有点儿像秋葵。）然而，为了生产出具有所需性状的作物（如对害虫的抵抗力），科学家们将其他生物体中的基因——比如细菌——转移到水果和蔬菜中，培育出了转基因食品。最终的结果是出现了自然界中不存在的脱氧核糖核酸（以下简称 DNA）。尽管一些人认为转基因生物是完全无害的，但转基因作物在几十个国家已被禁止。然而，它们目前在美国是合法的，并且无须标明——这使得我们很难识别它们。

那么，"自然妈妈"该怎么做呢？对我个人而言，是通过避免食用那些常见的转基因作物加工的传统食物来限制对它的

下面是一些对妈妈和胎儿至关重要的营养素

维生素 A	支持眼睛、大脑、心脏和呼吸系统的发育。
维生素 B_6	帮助红细胞生成并缓解晨吐症状。
维生素 B_9（叶酸）	预防神经管缺损，并为胎盘提供营养。
维生素 B_{12}	促进血液的形成，并能防止出生缺陷。
胆碱	有助于大脑的形成、肝功能和健康的新陈代谢。
维生素 C	滋养羊膜囊和胎盘；对牙龈的健康有益。
维生素 D	帮助妈妈利用钙，增强宝宝的骨骼。
二十二碳六烯酸	促进婴儿大脑发育，有益于获得健康的出生体重。
维生素 K	有助于形成强壮的骨骼和健康的血液凝结。
钙	有助于骨骼和牙齿的发育和肌肉功能。
铁	有助于预防贫血、出生体重偏低和早产。
碘	增强免疫系统和健康的甲状腺功能。
镁	有助于保持正常的血压和血糖水平。
锌	支持免疫系统功能和酶的生成。

接触，包括玉米、大豆、菜籽油和甜菜（通常是加工食品中糖的来源）。这意味着几乎所有预制食品和快餐都被剔除了。另外，你也可以在可能的情况下选择有机食品。当然，更好的办法是寻找标有"非转基因"标志的食品。

如果你大部分食物都是在家做，并且尽可能选择有机食品，那么你就有可能回避掉大多数的转基因食品。

产前补充维生素

生孩子是一项艰苦的工作！整个怀孕期间，无论你体内是否有充足的维生素和矿物质，婴儿都会从你那里收走他需要的。所以说，确保你们两个都得到足够的营养是非常重要的。理想的情况下，妈妈们会从种类丰富的饮食中得到所需的一切营养。毕竟，在食物中天然存在的维生素是最具生物利用率的（意思是最容易被身体吸收）。天然健康食品中还含有多种重要的矿物质、植物营养素和辅助因子，它们以完美的方式协同运作，

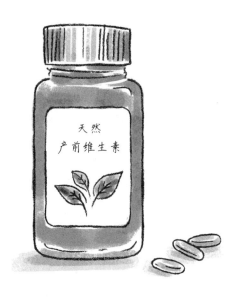

以达到最大的利用度。

但是，即使全是吃有机水果和蔬菜、草饲肉类、野生鱼、全谷物和健康脂肪的妈妈们，也可能出现营养不良问题。

土壤的消耗意味着今天种植的许多食物并不像几十年前的那样营养丰富。另外，我们大多数人平时都很忙碌，并不总是有时间或精力进行精挑细选。如果你经常定外卖或者喜欢吃加工食品——也就是所谓的"标准美国饮食"——几乎可以肯定你没有得到足够的营养。

在研究人员发现叶酸和铁缺乏与某些先天缺陷存在非常紧密的联系后，补充产前维生素已经成为一道标准的程序。大多数医生会告诉你，补充维生素在怀孕期间是很重要的。一些医生会建议你在尝试怀孕的半年前或一年前就开始服用。

不幸的是，无论是处方类，还是你可以在任何药店买到的那种非处方类产前维生素，都真的让人很难接受——胃灼热、消化不良、痉挛、恶心和便秘都是常见的副作用。它们都是人工合成高度加工的，维生素被从天然辅助因子中单独分离了出来。合成维生素的生物利用度比存在于食物中的天然维生素要低得多（这是产前维生素补充永远不能取代在怀孕期间坚持健康均衡饮食的一个原因）。具有讽刺意味的是，合成维生素也与许多健康问题联系在一起。例如，合成维生素 E 会增加出血性中风和前列腺癌的风险，对孕妇来说，婴儿会有先天性心脏缺陷的风险。另外，孕妇如果服用过量的合成维生素 A，可能会引起婴儿先天缺陷。这样我们就有了合成形式的叶酸——合成叶酸。

叶酸可以说是怀孕期间需要补充的最重要的营养素。低叶酸水平与神经管缺陷（即大脑、脊椎或脊髓的缺陷）之间的联系很紧密，美国政府在 1998 年就宣布，所有的精制谷物——面粉、面包、早餐麦片、大米、意大利面、面条——都必须补充合成叶酸。所以除非你百分之百食用无麸质食品，否则你就很可能在不知不觉中摄入了少量的合成叶酸，并且已经持续了近 20 年。然而，合成叶酸和叶酸是不一样的。虽然神经管缺陷的发生率确实下降了——在这个项目实施后的头十年里减少了 36%，但是有人担心，对于某些人来说，过多的叶酸可能是有害的。最近的研究也表明，多达半数的美国人在叶酸还原酶基因中存在突变，这使得将合成叶酸（甚至叶酸）转化为一种可用的形式变得非常困难。无用的合成叶酸开始在体内积聚，这会导致叶酸缺乏，以及其他健康问题。

那么，我们还有什么办法呢？

一般来说，你应该购买天然的，以食物为基础的产前维生素。

这样的维生素价格更贵，而且各种维生素和矿物质含量往往低于纯合成维生素，然而，它们的药性更温和，不会刺激胃，还更容易被身体吸收，不必要的填充成分也较少。请记住，仅仅因为标签上写着"天然"或"以食物为基础"并不意味着百分之百地没有合成成分。要仔细看标签上列出的真正原料——比如"橘子"或"针叶樱桃"，而不是"维生素 C"（没有解释维生素的来源）。

理想情况下，你所选择的产前维生素将会完全满足你怀孕期间每日对各种维生素的需要。然而，许多以食物为基础的产前维生素几乎不含钙或镁，所以我才确保吃大量有机的、全脂的乳制品，并在晚上服用补充镁，以获得好的睡眠。在你浏览货架的时候，还有两样东西需要注意：

维生素 A

自从研究发现服用大剂量（一天超过10000 国际单位）维生素 A 可能会导致先天性缺陷，包括头部、心脏、大脑和脊髓的畸形以后，许多制造商开始减少产前营养素中维生素 A 的含量。然而，一些保健服务提供者有点矫枉过正了，竟然建议他们的服务对象不要补充任何维生素 A。这是一个相当严重的问题。

维生素 A 对正在发育的胎儿来说是一种重要的营养物质，而缺乏维生素 A 也可能引起先天缺陷。

值得注意的是，上面提到的那项研究只关注了一种被称为视黄醇的预成型维生素 A，它主要来源于孕妇所服用的合成补充剂。而贝塔胡萝卜素是维生素 A 的植物性前体（也就是说，它可以转化为人体中的维生素 A），而并没有研究表明它和先天缺陷有关。不幸的是，纯合成贝塔胡萝卜素也不是很理想的补充剂，可能会增加吸烟者患肺癌的风险。啊，什么才是"自然妈妈"妈妈能做的！

大多数高质量的，以食物为基础的产前维生素，都采取了中间路线，并以"类胡萝卜素"或"天然贝塔胡萝卜素"的形式含有维生素 A，剂量在 3500 到 5000 国际单位之间。你也可以在饮食中加入天然的、以食物为基础的维生素 A，我们会在下一章中详细讨论这个问题。

叶酸

当说到叶酸这一至关重要的营养素时，你需要的是能提供真正叶酸而非合成叶酸的产前维生素，剂量应达到或者接近每日营养摄入量的百分之百（每天 800 微克）。与此同时，患有叶酸还原酶突变的女性需要寻找一种能提供"甲基化叶酸"的产前维生素（叶酸已经被转化成可用的形式）。这种叶酸在产品标签上会标注：L-5- 甲基四氢叶酸，L-甲基叶酸，或 L-5- 甲基叶酸盐。

我们才刚刚开始了解叶酸还原酶不足的现象及其影响。虽然基因检测是可行的，但许多有这种突变的人是无症状的。（尽管一些早期阶段的研究表明，有不明原因习惯性流产经历的女性可能会有叶酸还原酶突变。）

～ 自然好孕 ～

如果你怀疑自己可能有突变，或者有流产史，那么为了安全起见，可以服用含有甲基叶酸的产前维生素。它不会对你造成伤害，即使你没有突变，仍然会获得足够的叶酸。当然，如果你对营养补充物超级敏感，哪怕是纯天然的，你也应该去咨询你的助产士或医生，和他或她一起商量，选择最适合你的产前补充剂。

∽✑ 本周宝妈任务清单 ✑∽

- 挑选一种天然的、以食物为基础的产前维生素，然后开始服用。

- 无论你正在或可能要服用什么药物或补品，都要向你的保健服务提供者咨询，包括处方、非处方药和营养补充品。

- 限制你的酒精消费（或者完全放弃），即使你只是在备孕期。

- 考虑扔掉那些旧的、劣质塑料食品储存盒，消除接触有毒化学物质和内分泌干扰物的风险。

- 如果你要购买自助式怀孕测试工具，要记住，测试用品越敏感，"miu/ml"测量值就越低。换句话说，一个 20miu/ml 的测试工具会比一个 100 miu/ml 的测试工具更容易检测到尿液中的人体绒毛膜促性腺激素。怎么判断？阅读说明书！

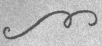

孕 3 周

安排好你的食谱

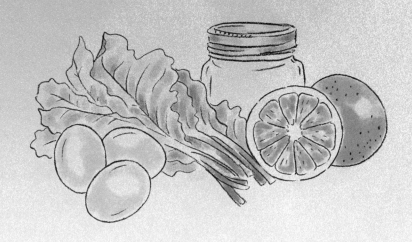

自然好孕

宝宝怎样了？

　　记住，你的预产期不是根据怀孕的确切时间计算出来的，而是从你最后一次月经的第一天开始——这意味着大多数女性在孕期的第一周和第二周实际上还没有怀孕。然而，第三周奇迹开始出现了。在爸爸的精子与你的卵子相遇后 12 到 24 小时之间，你们的遗传物质已经结合在一起，婴儿的性别已经确定，你的单细胞受精卵已经开始在输卵管中穿行。一旦进入你的子宫——在之后的三到五天里——胚胎将会植入子宫内膜，依偎在海绵状的组织中，为自己寻找到一个舒适的家。

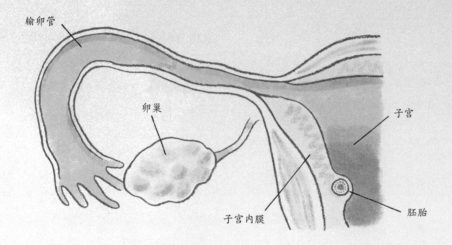

输卵管

卵巢

子宫

子宫内膜

胚胎

宝妈怎样了？

　　简单地说，没有什么变化。现在想通过自助式测试检测到你的小男孩或小女孩还为时过早——你的身体可能还没有开始产生人体绒毛膜促性腺激素，而且大多数妈妈甚至都没有意识到她们已经怀孕了。然而，有些女性可能会经历一些非常早期的体征和症状，包括疲劳、恶心、畏热或畏寒、嗅觉敏感或下体少量出血。乳房也可能感觉胀痛，乳晕可能看起来更黑。大戏开幕了！

宝宝一直在指望着你作出最好的营养选择，这已无须多言。种类丰富的水果和蔬菜、草饲肉、全谷物和健康脂肪的饮食不仅能帮助他成长，还能为他在离开子宫后的健康饮食打下基础。对妈妈的意义呢？丰富的营养不只是对胎儿有好处，用新鲜的有机食物滋养你的身体，会给你带来更多能量，同时也能提高你轻松、平安度过孕期的可能。（妊娠糖尿病和先兆子痫等并发症都可能因营养不良而引起或加剧，这些并发症通常要到怀孕后期才会出现，到那时再调整你的饮食可能为时已晚。）

如果你的目标是自然分娩，不受干预，吃得好是你能做的最重要的事情之一。

问题是，有一大堆相互矛盾的建议。
主要吃素食，还是蛋白质？
不要吃太多盐，还是每样东西都放盐？

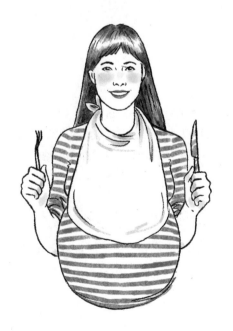

尽情吃鱼，还是像躲避瘟疫一样避免海鲜？

就个人而言，我认为不存在一种适合所有女人的"万能食谱"——这怎么可能呢？我们都有不同的营养需求、食物的过敏史、个人偏好和口味，因此"一刀切"的方法既死板又有局限性。我们把它划分为几个主要的食物组。但首先，让我们来解答许多妈妈心中最重要的问题。

我真的应该"为两个人吃"吗？

因为我的体重曾超重30千克，对于怀孕期间的体重增加问题，我可能比一般女性有更多顾虑。但当我从全局考虑这个问题——我正在孕育一个小生命，很快就克服了恐惧。不过这里需要指出的是，"为两个人吃"意味着在吃东西时既要想着自己，还要想着宝宝，而不是意味着要摄入双倍的卡路里——坦白地说，这对大多数女性来说既不健康，也相当困难。

传统观点认为，准妈妈们应该每天多摄入300卡路里的热量，从怀孕中期开始，到分娩前的12到13周里，每天大约多摄入500卡路里。然而，我不太喜欢计算卡路里。这很乏味，并且有点儿无关紧要，因为多吃一份薯条或饼干对你和宝宝的健康不会有任何帮助。事实上，吃太多不对的食物可能是有害的。如果你没有给你的身体提供足够的营养，胎儿就会从你的器官、组织，甚至骨骼中提取他需要的东西，让你变得虚弱、恶心和疲劳。

我吐得厉害，吃得很少，会饿着宝宝吗？

第一次怀孕期间，我注意到早上的水果冰沙里突然有一种塑料的余味。大约一周后，我发现了原因：我做冰沙用的冷冻水果是用塑料包装的。我丈夫开玩笑说，我怀孕的"超能力"并不体现在我肚子里养个孩子，而是体现在我能"在500米开外闻到甘蓝的味道"。说到气味，我的一个怀孕的朋友坚持让她的丈夫把钓到的所有鳟鱼都扔进冰箱里——幸运的是，他们车库里还有一台冰箱。

据估计，超过75%的女性在怀孕期间嗅觉会增强。有很多的理论来解释这点（例如，我们知道，高水平的雌激素与嗅觉增强密切相关），但一个最流行的说法和基本生存有关：在野外，吃变质或有毒食物的威胁是真实存在的。从逻辑来看，随着味觉和嗅觉的增强，准妈妈们能够更好地避开任何可能伤害到宝宝的东西。

当然，当你隔着三个房间能嗅出冰冻鱼的腥味时，那种强烈的气味可能更容易让你反胃，再加上日常的晨吐（80%的孕妇都有这种经历），在怀孕的头三个月里要吃下很多东西会有点儿困难——先放下额外的卡路里吧。但是，你也没有必要为此担心。

在这个阶段，胎儿仍然非常非常小。事实上，在怀孕的前三个月里，没有任何增加体重的必要；有些妈妈甚至会减轻0.5~1千克。趁着能吃下东西的时候，抓住机会吃一些营养丰富的食物。在你的冰沙中加入一个牛油果，或者吃一些干全麦面包片（而不是吃牡蛎饼干）。坚持下去——在怀孕中期的时候，晨吐就会慢慢减少（或者完全消失），所以你很快就会有食欲了。

因此不要再计算卡路里了，我想到一个更好、更简单的方法是计算营养。

你吃的食物会给你带来很多好处吗？例如，白米、生菜、芹菜和黄瓜等虽然对你来说并不一定有坏处（它们总比"热狗"强），但营养并不是特别丰富。吃它们会让你获得更多卡路里，但不一定能获得你和宝宝都需要的各种维生素和矿物质。相反，选择各种不同的深色水果和蔬菜（石榴、胡萝卜、甘蓝、蓝莓），高质量的蛋白质（草饲牛肉、海鲜和种子）和健康脂肪（全脂酸奶、有机黄油、椰子和橄榄油），这会让你获得足够的营养，而无须拿出一个食物量表，每天加总食物总量，或是记录卡路里。

三巨头：碳水化合物、脂肪和蛋白质

仔细了解一下该吃什么，不该吃什么，以及可以纵情吃什么。

健康的碳水化合物

碳水化合物的口碑很差，这真是太遗憾了，这主要是因为我们的快餐文化。我们比以往任何时候都热衷于高度加工的成品食物，而且正在为此付出代价：糖尿病、癌症、心脏病和肥胖症患者正在快速增加。我们的五脏六腑并不是顿顿都用来消耗速溶麦片、含有果葡糖浆的苏打水以及白面包的。

另一方面，健康的碳水化合物能够提高能量水平，支持肠道健康（通过为有益细菌提供养分），并滋养我们的肾上腺和甲状腺。人们很容易忘记水果和蔬菜也是碳水化合物的重要来源，更不用说纤维和植物营养素了。

每天至少吃6份（1杯／份）水果和蔬菜，再加上3到4份（半杯／份）的淀粉碳水化合物或全谷类食物。

健康的碳水化合物食物

根茎类蔬菜，如土豆、甜菜、胡萝卜、大蕉、芋头、山药和芜菁甘蓝。白薯要适量。

全谷物，如燕麦、藜麦、荞麦、单粒小麦，二粒小麦和小米。如果你适合无麸质饮食，渴望烘焙食品，那么椰肉、杏仁和木薯粉都是不错的选择。大米也很好，无论是糙米、红米、黑米还是野生稻。白米要适量。

新鲜水果，如浆果、石榴、苹果、梨、葡萄、甜瓜、猕猴桃、柚子、杧果、香蕉和

健康的碳水化合物

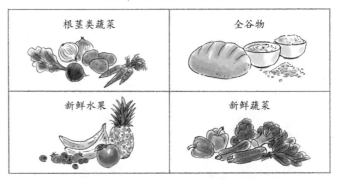

菠萝。换句话说，世界上几乎每一种水果都有各自的好处。然而，各种不同的水果要轮换着吃，以确保你获得各种各样的营养，并且不要躲开黄色和红色的水果，因为它们富含维生素A和C。

新鲜蔬菜，如绿叶蔬菜（甘蓝、菠菜、芝麻菜、羽衣甘蓝、莴苣等）、西蓝花、卷心菜、菜花、萝卜、甜椒和西葫芦。蔬菜应该是你饮食中重要的一部分。和水果一样，不同颜色的蔬菜轮换着吃，并确保吃大量绿色蔬菜，因为它们是叶酸的天然来源。

不太健康的碳水化合物食物

水果和蔬菜罐头，添加二氧化硫的干果和龙舌兰糖浆（果糖含量高）。

需要远离的碳水化合物食物

加工谷物（速食米饭、速溶燕麦）；膨化谷物；白面；不熟的青木瓜（可能刺激子宫收缩）；生芽菜，包括苜蓿芽和豆芽（它们特别容易受到包括大肠杆菌在内的有害细菌的影响）；还有人造甜味剂，比如阿斯巴甜、三氯蔗糖和糖精。

你是一个崇尚"原始饮食"的妈妈吗?

有些人吃低碳水化合物或原始饮食感觉最好,原始饮食是以我们旧石器时代的祖先可能吃的食物为基础:主要是肉类、鱼类、蔬菜、健康脂肪、鸡蛋和水果(省略乳制品和谷物)。但是,当你怀孕以后,原始饮食法还行得通吗?当然没问题。然而,如果你能耐受奶制品,我建议你更多考虑奶制品,包括一些全脂酸奶、开菲尔酸奶和奶酪,以获取少许脂肪、蛋白质和钙。(如果你有乳糖不耐症,要确保从其他食物中摄取这些营养。)你还需要吃大量的根茎类蔬菜和水果,以保证每天的碳水化合物摄入量达到或超过100到150克。如果你的饮食习惯比较特殊,一定要和你的医生或助产士联系。

健康的脂肪

十几岁的时候,我那么惧怕脂肪,以至于用水拌早餐麦片,因为脱脂牛奶有些太腻了。谢天谢地,现在我已经改变了这种饮食方式。

优质脂肪对健康怀孕是至关重要的。它们是生成胆固醇和荷尔蒙分泌的基础材料。与此同时,像二十二碳六烯酸(DHA)和二十碳五烯酸(EPA)等必需的脂肪酸对胎儿大脑的发育至关重要——事实上,研究表明,在饮食中摄入大量二十二碳六烯酸的准妈妈,早产的风险会降低,而婴儿也会拥有更健康的出生体重。不幸的是,美国对脂肪的反对——尤其是饱和脂肪——意味着现代的美国人在很多年里都一直在回避它,而偏爱低脂肪和无脂肪的食物(这些食物几乎总是含有糖分)。然而,在经历了50年的肥胖恐惧症之后,美国农业部终于更正了一些早期的错误建议:例如,新发布的膳食指南消除了长期以来对胆固醇摄入量的限制。你知道这意味着什么吗,妈妈们?鸡蛋——带着蛋黄,又回到菜单上了。

每顿饭至少要有一份额外的脂肪。(如一汤匙油或黄油,半杯牛油果,或四分之一杯坚果、种子或橄榄。)

健康的油脂食物

有机黄油、多脂鱼(如沙丁鱼和鲑鱼)、椰子油、特级初榨橄榄油、牛油果、新鲜的牛奶和奶油、天然椰子原浆、橄榄、高脂坚果(胡桃、澳洲坚果、松子、巴西坚果)、牛脂、高品质鸭或鹅油脂和猪油。

一种健康脂肪的回归：鳕鱼肝油

问问你的祖母（或者曾祖母），她怀孕的时候很有可能吃过鳕鱼肝油，或者给她的孩子——呃，也就是你的父母——每天一勺。鳕鱼肝油是欧米伽-3脂肪酸的极好来源，尤其是二十二碳六烯酸；它还富含维生素A、D和K，对婴儿的大脑、眼睛和骨骼发育至关重要。不幸的是，在20世纪90年代中期，它不再为人们青睐，因为一项研究将高水平的维生素A（每天超过1万国际单位）与先天缺陷风险的增加联系了起来。

但事实是这样的：在服用大量合成维生素A的女性中，这种联系是最强的——而不是来自食物的维生素A，在食物中，维生素A与多个辅助因子保持着一种天然的平衡比例。而且，同样值得注意的是，维生素A缺乏症也被认为会导致出生缺陷。

根据韦斯顿·A.普莱斯基金会的建议，我怀孕期间每天都要吃一茶匙高质量的鳕鱼肝油(没有添加合成维生素)，我感觉很棒。还有——原谅我有点儿吹嘘——我觉得我的孩子们都很聪明。所以，问问你的保健服务提供者，鳕鱼肝油（或者可能更易于服用的鳕鱼肝油胶囊）是否适合你。

不太健康的油脂食物

高欧米伽-6油，包括葵花油、芝麻油、红花油和花生油。

需要远离的油脂食物

人造黄油、工业油（菜籽油、大豆油、玉米油、棉籽油），"轻"橄榄油（里面可能混合了便宜的低质油，所以一定要选"特级初榨"）。还有反式脂肪，这是一种毒性很强的脂肪，美国食品药品监督管理局在2015年已禁止生产，但生产商要用几年的时间才能把存货全部售完。无论如何你要远离它们。仔细查看成分标签，任何带有"氢化"或"部分氢化"字样的食品都应该放回到货架上。

健康的蛋白质

蛋白质为骨骼、皮肤、头发、指甲、血液、肌肉和软骨提供基础原料—换句话说，身体里几乎每个细胞都离不开蛋白质。既然你正在孕育一个新的生命（你的宝宝），你

给你的谷物和豆子"洗个澡"

全谷物（如藜麦、燕麦、大麦）和豆类都富含蛋白质。与此同时，坚果和种子是健康脂肪的极佳来源。但是所有这些食物都含有抗营养物质——例如酶抑制剂和植酸——在野生环境条件下，这阻止它们在最佳生存条件出现之前过早发芽。怎么解决这个问题？这些抗营养物质对我们的身体来说是很难分解的，因此这些食物中天然存在的维生素和矿物质并不是很容易被身体吸收。幸运的是，中和它们很简单：只要加水就行。

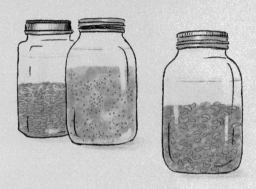

我们知道，充足的雨水会促进种子发芽，把坚果、谷物、豆类和种子在盐水或酸性水中浸泡一夜——洗去抗营养物质，实际上增加了维生素的含量（通过激活有益酶的产生），分解谷蛋白，促进消化。浸泡很容易，下面会讲述详细的方法。但你也可以购买浸泡过的、发芽的或发酵的这类食物。

浸泡谷物：把谷物放在碗里，加上温水将其覆没。一杯水里加一茶匙的酸（试试生苹果醋、柠檬汁或酸奶）。在室温下浸泡一夜，在早上冲洗并沥干水分，然后像往常一样烹饪。

浸泡豆类：把豆子放在碗里，加上温热的过滤水将其覆没。对于小扁豆、黑豆和鹰嘴豆，一杯水里加入一茶匙的生苹果醋、柠檬汁或酸奶。对于肾形豆（如斑豆或白豆），用少量的小苏打代替。在室温下浸泡一夜（如果你生活在炎热的气候里，可以放冰箱里），早上冲洗并沥干水分，然后像往常一样烹饪。

浸泡坚果和种子：把坚果或种子放在碗里，加过滤水将其完全覆没，再加半汤匙海盐，在室温下浸泡一夜，在早晨冲洗并沥干水分，然后用尽可能低的温度在烤箱里烘干（可能需要几个小时），或者放进食品脱水机里。如果是浸泡腰果，在四小时后就沥干水分，否则就会变得黏湿。最后把浸泡过的坚果和种子储存在密封的容器里。

就需要足够的基础材料来满足他的需要和你的需要。

每天吃 3 到 4 份（每份 85 克），或者至少 75 克蛋白质。85 克大概相当于一个鸡蛋或半杯豆类，相当于约 30 克蛋白质。

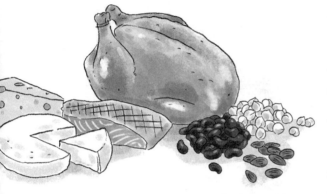

健康的蛋白质食物

土鸡蛋；野生低汞海鲜；有机草饲牛肉和野牛肉；草饲家禽（鸡、火鸡、鸭）；发芽或浸泡的扁豆、豌豆、黄豆、鹰嘴豆、有机全脂乳制品。（酸奶、开菲尔酸奶、陈年奶酪；有机豆豉和豆面酱；坚果；种子；营养酵母片；明胶／胶原蛋白；自制骨头汤。）

不太健康的蛋白质食物

美式传统猪肉；豆腐（未发酵的大豆很难消化）；罐装肉类；熏肉或烧烤肉类（更难消化，而且可能致癌）。

需要远离的蛋白质食物

生的或半熟的肉；生鸡蛋；生鱼（比如寿司）；未经高温消毒的软奶酪；热狗；熟食肉；高汞海鲜。

孕妇每天需要至少 1000 毫克的钙，包括 3 到 4 份乳制品或其他富含钙的食物。

避免选择熟食

虽然热狗和午餐肉都是熟食，但它们容易滋生一种叫作李斯特菌的细菌，这种细菌会在摄入后引发严重感染。熟食沙拉——土豆沙拉、火腿沙拉、鸡肉沙拉等也易于受到这种细菌的破坏。由于李斯特菌遇到高温就会被破坏，一些人认为，如果这些食物被加热到"滚烫"（大约 80℃），这些食物就可以安全食用，但我认为最好还是避开它们。不管怎样，它们对你没有多大好处。

自然好孕

怀孕期间的安全海产品

野生海鲜是地球上营养最丰富的食物：富含蛋白质和各种微量元素，如碘、硒、锌；还富含欧米伽-3脂肪酸。美国食品药品监督管理局、美国妊娠协会和营养与饮食学会都建议孕妇适度食用鱼类，只要每周限制在340克，或者说2到3份。

女性怀孕期间对鱼类食物的顾虑——以及它们曾经被认为是怀孕期间的禁忌的原因与汞有关，汞聚积在海洋、湖泊和溪流中，日久天长就会进入鱼的体内，变成甲基汞，这是一种毒性很强的神经毒素。高水平的甲基汞会引起成年人消化、神经和免疫系统方面的问题。对于子宫里的胎儿来说，这是非常危险的。

换句话说，你需要吃鱼，但要确定是健康的鱼——这是至关重要的。体型较小的鱼类是最好的，因为较大的鱼类往往积聚更高水平的汞。为了进一步减少污染物，一定要去除鱼皮，并确保把鱼煮透。

孕期可食海鱼（汞含量最低）

野生鲑鱼	沙丁鱼
鲱鱼	鳕鱼
虾	大西洋和太平洋鲭鱼
凤尾鱼	牡蛎（煮熟的）

孕期需限制食用的海鱼（每周不要超过170克）

蓝鱼	海鲈鱼
石斑鱼	长鳍金枪鱼或白金枪鱼

孕期禁食海鱼（汞含量极高）

剑鱼	方头鱼
大马林鱼	罗非鱼
鲭鱼	黄鳍金枪鱼
	鲨鱼

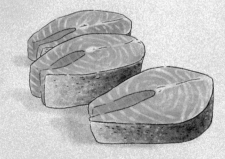

蛋白质和布鲁尔食谱

第一次怀孕的时候，我并没有增加蛋白质的摄入量。当然，我知道蛋白质对于婴儿的发育以及乳房健康和子宫组织的生长都是至关重要的。我在分娩课上听说过吃高蛋白食物的好处。虽然我对自己的饮食做了一些轻微调整，比如吃更多的希腊酸奶，在冰沙中撒上营养酵母片，但我并没有把吃更多的蛋白质作为优先考虑的事情，甚至没怎么考虑。到最后六到八周时，我的脚和脚踝肿得像棉花糖。

第二次怀孕期间，我疯狂地渴望蛋白质。典型的早餐是荷包蛋和牛油果。一整天，我不断地喝酸奶、吃肉（最好是红肉）、坚果和奶酪。当预产期临近时，尽管大腹便便，我也没有出现肿胀，一点儿也没有。

事实证明，高蛋白饮食不仅是一种避免肿胀的好方式，还可以避免怀孕期间的一些小不适。

产科医生托马斯·布鲁尔博士指出，先兆子痫（怀孕后期出现危险的高血压）是由于营养不足引起的血容量异常。在 20 世纪 50 年代和 60 年代，为了治疗病人的先兆子痫和妊娠期糖尿病，他开发了布鲁尔食谱。（这里有一些与人们直觉相背的信息：他还提倡用盐给所有食物调味。怀孕期间，血管里的血液循环增加了约 50%；充足的盐分摄入量有助于支持这种循环的增加。）然而，对于一些准妈妈来说，布鲁尔食谱很难遵循——除了其他要求外，仅蛋白质每天就需要 80 到 100 克，这个量很大，也值得商榷。例如，新的研究表明，先兆子痫可能与胎盘附着异常有关，而不是与饮食有关。布鲁尔还主张怀孕期间体重增加不受限制，而绝大多数医生会告诉你，这不仅不利于健康，而且很危险。尽管如此，我注意到我的两次怀孕经历的明显不同，许多助产士也同意怀孕的妈妈应该在她们的饮食中加入更多的蛋白质。

自然好孕

健康的饮料

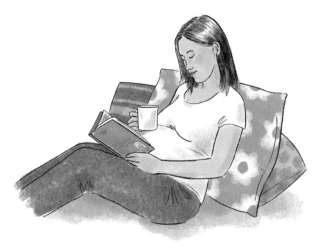

你已经知道保持充足的水分对你的整体健康很重要，在怀孕期间更是必不可少。你需要更多的液体来支持羊水的形成和母乳的生产。准妈妈们还在为两个人提供营养和清除废物，而水会帮助排出肾脏的废物，并保持消化系统的运转。另一个好处是：喝足够的水可以降低患尿路感染（UTI）和便秘的风险，这是怀孕期间会常出现的问题。所以，喝吧——尤其是当室外温度开始上升的时候。如果你直接从水龙头里接喝水，一定要使用过滤器。

每天补充你体重数字的二分之一盎司（1盎司约等于30克）的水分，其中大部分必须是过滤水或矿泉水（咖啡、含咖啡因的饮料都不算）。

健康的饮料

矿泉水或过滤水；自制柠檬汁或酸橙汁；酸樱桃或蔓越橘汁（不要添加糖）；椰子水；开菲尔酸奶；纯椰汁；天然杏仁露以及其他坚果露；适量的姜、柠檬或薄荷茶；有机全脂牛奶。

不太健康的饮料

咖啡；红茶、白茶或乌龙茶（每天不超过2杯）；天然苏打水；橙汁饮料和其他甜饮（高糖）；商店出售的（有添加剂或加糖的）米酒、杏仁露和椰奶。

应该远离的饮料

过量的绿茶（会影响叶酸的吸收，每天不超过一杯）；生奶；豆奶；炼乳；脱脂牛奶（缺乏营养）；普通苏打水或减肥汽水；佳得乐和其他运动饮料；红牛和其他能量饮料；即冲饮料和其他含有人工甜味剂的饮料；商店购买的、未经高温消毒的果汁。

孕妈能喝咖啡吗？

我不喝咖啡，但我看到许多热爱咖啡的妈妈每天早晨都要迫不及待地喝上一杯。然而，咖啡因是一种兴奋剂（会提高心率）和利尿剂（会使你脱水），所以怀孕期间切不可过度饮用。尽管许多针对动物的研究表明，咖啡因可能会导致早产，但对人类的研究还没有明确的结论：一些研究表明，每天摄入超过200毫克的咖啡因（相当于340毫升咖啡）和流产风险增加之间存在关联。而另一些研究没有发现每天摄入咖啡因少于300毫克的女性有任何不良反应。然而，我认为最保险的办法是限制自己每天喝一杯咖啡。在怀孕的头三个月（这一阶段流产的风险更高）考虑少喝一点，或者完全不喝。然而，没有必要快速戒掉，以免因放弃咖啡引起头痛！

如果你认为加倍饮用绿茶或红茶也许可以替代咖啡，奉劝你三思而后行。一些研究表明，这些茶——尤其是绿茶——可能会抑制叶酸的吸收。最好是每天限制在一杯之内，并且在怀孕的头三个月要完全避免。

你是汽水爱好者吗？如果偶尔想喝杯碳酸饮料，坚持喝天然苏打水或甜叶菊汽水，如泽维和维吉尔无糖苏打水。康普茶也可以缓解对汽水的渴望（后续你会读到更多关于这方面的内容。）

果汁怎么样？

从商店购买的未经高温消毒的果汁——包括大多数冷榨果汁——由于污染风险而被排除在外，但你可以自己在家里以安全的方式制作果汁。一定要把水果和蔬菜都洗干净，尤其是绿叶蔬菜。把三份水和一份醋混合在一起，喷洒在蔬菜上——比单独用水更能去除细菌和残留农药。你还需用不含淀粉的果蔬，如柠檬、酸橙、生菜、黄瓜和芹菜，来平衡水果和含糖的蔬菜（如甜菜和胡萝卜）中的糖分，以保持你的血糖稳定。

聊聊孕妇们的古怪口味

很长时间以来，人们就已经知道，我们的身体渴望得到它们需要的东西——例如，处于经期的女性渴望红肉，以弥补暂时的铁损失。人们都知道怀孕的女人会有一些相当古怪的渴望：腌菜和冰激凌，不加冰块的柠檬汁，吃什么都蘸辣椒酱。我第二次怀孕的时候，突然特别喜欢喝牛奶。我原本讨厌牛奶，但怀孕前期每天都要喝大约一升的牛奶。到了怀孕中期，我再也不想喝了，然后就真的不喝了。真奇怪！有些女人甚至渴望吞下不能吃的东西，包括黏土、泥土，甚至是洗衣粉。实际上有一个专门的医学术语来描述这种现象：异食癖。

对于引起这种种渴望的原因，医学界没有达成共识，但是很多人认为，这是你的身体在为宝宝的需要而呼救。显然，你在怀孕期间永远不会吃有害的东西——或者（如果你认为你有异食癖，给你的医生打个电话，不要感到为难，这种现象多得惊人）。但总的来说，我发现如果我们听从我们身体的暗示，它不会告诉我们去吃果脆圈和奶油夹心饼，而是吃健康的、未经加工的食物，也就是营养丰富，直接来源于大自然的食物。

所以，如果你想吃汉堡（富含锌和铁）、花生酱和果酱三明治（富含叶酸），就放心吃吧。是的，哪怕是少量腌菜（酸酸的味道会刺激消化）。相信这统统是那个伟大设计的一部分——因为这就是你需要的。

忏悔时间：我的孕期小偏好

我在怀孕期间最难戒掉的"恶习"不是咖啡或玛格丽特（一种鸡尾酒），当然也不是加工的熟肉。而是三文鱼寿司。事实上，我确实放纵了几次，但只是从一家声誉很好的餐厅买了寿司卷（当然，我本可以订购一些煮熟的寿司卷，但那些都不合我的口味）。我还吃过流蛋，把生蛋黄加在冰沙里，还喝过生奶。我知道。我在食品方面是个叛逆者。

生奶——我们的祖母们在怀孕期间肯定喝过——现在变得越来越受欢迎，部分原因是它的高营养含量（巴氏灭菌法破坏了重要的酶）。许多研究表明，生奶也具有广泛的健康益处，甚至可以预防哮喘、过敏和某些免疫系统的疾病。然而，食用生食会带来细菌污染的风险，这就是为什么美国疾病预防控制中心、食品药品监督管理局和美国儿科学会不建议在怀孕期间这么做——事实上，他们认为这么做很危险。因此，有些人会说我喝生奶是不负责任的，甚至会危及我尚未出生孩子的健康。

那么，我为什么还要这样做呢？

首先，我的身体渴望牛奶，我相信这些渴望的正确性。其次，我进行了深入的研究，作出了一个明智的决定——我觉得从中得到的回报大于潜在的风险。最重要的是，我去找的是一个认识并信任的当地农民，而不是一个普通的封闭式奶牛场。我知道很多有自然意识的妈妈对生奶的好处都很感兴趣，但是要明白，如果你选择吃"禁忌"清单上的东西，就会给你自身以及胎儿带来风险。如果你正在考虑吃生的、未经消毒的或未煮熟的食物，我建议你要仔细研究一下，一定要征求一下专业医生的建议。

怀孕期间可以吃花生酱吗？

由于儿童过敏的急剧增加，美国儿科学会 20 年前开始敦促怀孕的妇女不要吃花生和坚果。然而，研究表明：（a）这对减少坚果过敏是无效的；（b）这甚至可能是出现更多儿童过敏的罪魁祸首。因此，美国儿科学会在 2008 年改变了立场。底线是，如果你不过敏，那就随便吃这些坚果吧。事实上，我也逼着自己吃了一点花生酱（不是很喜欢吃），考虑它可能有预防过敏的作用。也许纯属巧合，我的孩子们都对坚果不过敏。

给素食主义者的建议

来自护士及导乐师莫拉

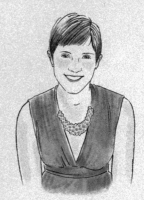

怀第一个孩子的时候，我在食素，但我很快就发现自己渴望蛋白质。一开始，我吃了很多的鸡蛋，但最终多汁的汉堡开始变得诱人。因为我一直在努力增加体重，所以我决定最好还是听从身体的呼唤，重拾吃肉的习惯——直到今天。

很多准妈妈们也面临着相似的困境，我也会鼓励她们去倾听自己身体的呼唤。如果你对目前的饮食感觉良好，你仍需要做一些调整。你每天需要补充额外的卡路里，以达到和一个吃肉母亲相同的水平（怀孕中期每天大约需增加 300 卡路里，在晚期每天需增加 500 卡路里），但是要特别注意以下的维生素和营养物质。

蛋白质：传统上，蛋白质（和铁）在肉类中的含量最高，尤其是红肉。为了确保你摄入足够的食物（每天至少 60 到 80 克），要多吃鸡蛋、高质量的奶制品、豆豉、豌豆蛋白粉、坚果和种子、豆类以及全谷物。如果能接受，也可以考虑在你的饮食中加入一些鱼或海鲜。

铁：除了豆类、坚果和种子，还可以在你的饮食中加入大量的深绿色蔬菜、干果，甚至赤糖糊。维生素 C（柑橘类水果中含量尤其高）可以进一步增强存在于植物中的铁的吸收。

钙：素食者可以依靠全脂乳制品和带骨海鲜（如果你是一个鱼素者的话），而纯素食者可以坚持吃绿叶蔬菜、豆类、豌豆和强化优质脱脂牛奶。

维生素 D：这种重要的维生素能促进钙的吸收，对素食者来说鸡蛋是维生素 D 的理想来源。与此同时，纯素食者应该尝试每天花 10 到 15 分钟接受阳光的直射或者根据血液检测结果进行补充。

维生素 B_{12}：在怀孕期间，你对这种维生素的需要不比平常更多，但是维生素 B_{12} 只存在于动物产品中。鸡蛋和奶制品可能是素食者的合适来源。然而，纯素食者绝对需要补充。幸运的是，大多数产前维生素里都含有维生素 B_{12}。为了更加保险，你还可以在饮食中添加强化营养酵母。

二十二碳六烯酸：这种被简称为 DHA 的必需脂肪酸对婴儿的大脑和眼睛发育至关重要，但它在多脂鱼和蛋黄中最为丰富。对纯素食者来说，唯一的来源是海藻油，但它不像鱼油那么有效。和你的助产士谈谈你该如何补充。

〜 自然好孕 〜

"分娩宣言"的力量

第一次怀孕的时候，我偶尔会听听"分娩宣言"——积极的鼓舞人的话，以促进在分娩过程中保持放松并消除恐惧——不过说实话，当时我认为这种做法毫无意义。然而，经过长达27小时的分娩过程后，我改变了态度。事实证明，疼痛是一种很好的激励！在第二次怀孕期间，我决定训练我的思想以及我的身体。在分娩前的几周里，在去医院的路上以及在分娩过程中，我都在听关于自然分娩的宣言，我真的相信它起作用了。

我的女儿是在我们到医院一个小时内出生的，她出生过程中我几乎没有感到疼痛！

这就是为什么你会在接下来每一章的末尾都会发现一条积极的宣言。我建议你反复朗读——大声对自己说出来，或者写下来，贴在你经常看到的地方。妈妈们，这对你们也有好处！

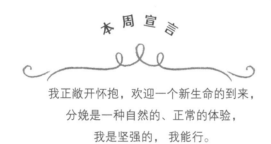

本 周 宣 言

我正敞开怀抱，欢迎一个新生命的到来，
分娩是一种自然的、正常的体验，
我是坚强的，我能行。

本周宝妈任务清单

- 下定决心吃干净、健康、天然的食物，这是滋养你和宝宝的最好方法。

- 增加蛋白质。考虑购买一种明胶蛋白粉，加进冰沙和奶昔里。如果你打算在冷饮中使用，选择一种非凝固的，如胶原蛋白肽。

- 如果你对服用鳕鱼肝油或其他营养品有疑问，和你的保健医生谈谈。

孕期运动

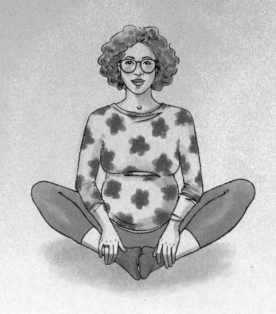

～ 自然好孕 ～

宝宝怎样了?

　　宝妈,这周发生了令人兴奋的事情。现在婴儿已经正式进入你的子宫并植入子宫内膜,他将开始从囊胚转变为胚胎。一种形象的说法是,你的小宝贝开始成长了!与此同时,羊膜囊正在形成并充满液体——从现在开始算起,大约36周后,它就会破裂(俗称"破水"),但在此期间,它会起到一些重要的作用:包裹婴儿,使他免受撞击,调节体温,并促进肺部的形成。因为他会在子宫里吞咽并"呼吸"羊水。"卵黄囊"现在也开始逐渐形成了。与鸡蛋的蛋黄完全不同,卵黄囊将滋养婴儿,直到接近孕中期胎盘完全成形的时候。

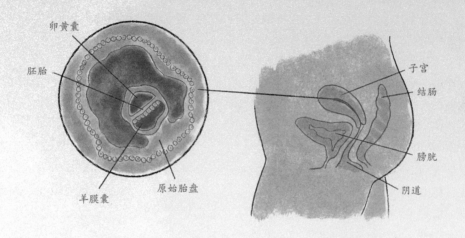

卵黄囊　胚胎　羊膜囊　原始胎盘　子宫　结肠　膀胱　阴道

宝妈怎样了?

　　你的身体终于开始产生人体绒毛膜促性腺激素(HCG)了,但是用自助式怀孕检测方法检测还是有点儿早。然而,大约有三分之一的女性本周会有一点儿出血症状(在植入子宫内膜的过程中,胎儿可能会破坏一些子宫内膜里的血管,导致子宫内膜脱落)。虽然卵植入期出血非常轻——可能只有一两滴——许多女性可能会误把见红当作是正常的月经。如何区分这两者呢?卵植入期出血量非常少,而月经通常会在经期的第一天或第二天出血量变多。卵植入期出血的颜色也可能比正常的月经周期更暗,或者呈褐色。在植入过程中,轻微的痉挛也是相当常见的。

在有宝宝之前，我有大把的空闲时间，为了保持良好状态，通常早晨要走 6 千米，这个习惯一直贯穿我第一次怀孕的整个孕期。然而，到了孕中期的时候，我注意到，沿途的跑步者和骑行者看到我不断变大的肚子，开始频频回头。也许我是个偏执狂，但从我身边经过的大多数人似乎都想弄明白，我为什么不待在家里，坐在沙发上，双脚支着，吃着糖果。

你可能会认为，在我们这个支持锻炼的国家里，那些健身爱好者们会为我加油，但是关于怀孕期间锻炼危险的警示故事和传说一直存在。毕竟，在并不算很遥远的过去，人们还认为准妈妈们的身体非常脆弱，不堪一击，不能进行太多消耗体力的事情。例如，20 世纪 40 年代加拿大政府发行的一本小册子警告人们，即使是观看体育比赛对孕妇来说也可能太刺激了——更别提参加运动——根据加拿大《妈妈和宝宝》（*The Canadian mother and child*）杂志上的说法，就连听声音太大的收音机也很危险，因为"可能对神经系统造成真正的伤害"。

这里还有另一个极端，一位 20 世纪 20 年代的美国医生在书中这样写道：孕妇如果想生一个漂亮女孩，就应该让脑子里避免出现长相丑陋的人。当然，我们现在可以对这种建议嗤之以鼻。即便是近年来流行的指导，也仍然会把准妈妈看成"重点保护对象"：在 20 世纪 80 年代和 90 年代初期，孕妇们被警告，不要让心率每分钟超过 140 次，因为剧烈运动会使胎儿缺血和缺氧。事实证明，这也不是真的——美国妇产科医师学会在 1994 年把这条建议从他们的指导方针中去掉了。

现如今，虽然有那些老套的担忧和警告，但我们知道定期锻炼实际上是你能为自己身体和宝宝做的最好的事情之一。开始或坚持一个锻炼习惯可以：

♡ 降低出现妊娠期糖尿病和先兆子痫（危险的高血压）等并发症的风险。

♡ 促进和调节你的情绪，多亏所有那些让人感觉良好的内啡肽。

♡ 使你的体重保持在健康范围内——在宝宝出生后会更快恢复体形。

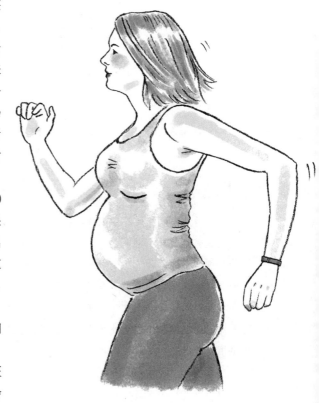

自然好孕

怀孕期间什么时候不该做运动

虽然绝大多数孕期女性都可以从运动中受益，但对一些准妈妈来说，运动是不适宜的。如果你有心脏或肺部疾病，或是有早产风险，或是出现前置胎盘，医生可能会建议你静养。

有时，怀多胞胎的女性也会被建议限制锻炼——骨盆肌肉由于托着子宫里的胎儿，已经承受了很大压力，剧烈运动可能会给它添加更大的压力。

如果你认为那些被迫"卧床休息"的女性也不得不放弃健身房，那么你可能会惊讶地发现，"活动限制"——限制妈妈的运动以避免早产——现在已经不提倡了。事实上，美国妇产科医师学会并不推荐严格的卧床休息——研究证明，这么做不仅没有好处，而且还有很多副作用，包括肌肉和骨骼的损失，以及血栓风险的增加。不幸的是，一些医生仍然会开这样的处方——尽管卧床休息可以有不同的含义，从每天休息几小时到几乎不进行任何身体运动。如果你的医生建议你卧床休息，你当然应该听从这个建议，但要和他讨论细节方面的问题。理想的情况下，你可以找到一种方法，既能保证宝宝的安全，又不至于完全不动。

最好的消息是，你不需要加入任何健身俱乐部，或者报名参加高强度的动感单车课程来获得好处：对大多数女性而言，每天只需 30 分钟的适度锻炼就能让她们受益。

新手可以从每天 10 分钟开始，逐渐增加到半小时。

但是如果你以前从来没有锻炼过呢？如果你超重或肥胖，或者好多年没有运动过，现在肯定不是运动的时候，对吧？

你错了。

久坐不动的女性在怀孕期间不应该锻炼的说法也是一个误区。虽然在开始之前你应该咨询你的助产士或医生（在这里要进行必要的医疗免责声明），但绝大多数的女性

都能从少量适度的有氧运动和力量训练中受益。所以，带上你的瑜伽垫、哑铃或步行鞋，让我们来锻炼身体吧！

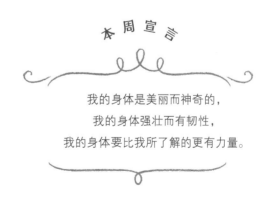

本周宣言

我的身体是美丽而神奇的，
我的身体强壮而有韧性，
我的身体要比我所了解的更有力量。

彩椒沙拉

因为此时此刻你的羊水和胎盘正在形成——那么就通过增加维生素 C 的摄入来为它们提供养分吧。你可能认为橙子是这种重要营养的最好来源，但是你知道吗？彩椒中维生素 C 的含量是橙子的三倍。这就是为什么本周的食谱不是以柑橘为基础，而是提供一系列富含维生素的蔬菜！

成分	调味料
1 个红色有机彩椒	1/4 杯橄榄油
1 个黄色有机彩椒	2 汤匙生苹果醋
1 个绿色有机彩椒	1 瓣大蒜，碾碎
2 条有机黄瓜	海盐和黑胡椒粉
0.5 千克有机圣女果	
1 个牛油果	

先把蔬菜洗干净，把彩椒和黄瓜切成小块，把圣女果一切两半。把蔬菜装在一个大碗里，先放置一旁。在一个小碗里把调味料调匀，倒在沙拉上并搅拌。在上面饰以新鲜牛油果。可分食几次。

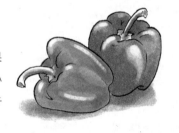

哪种锻炼适合你

如果准妈妈以前是健身房的常客、骑行爱好者，或者花大量时间在户外跑步，那她可能或多或少会延续自己的惯例。过去人们担心剧烈活动或跑步可能会对胎儿造成挤压或者"动胎气"，但基本没有医学证据支持这种观点。然而，接触运动是需要避免的——足球、篮球，因为这可能会对你的腹部造成冲击，还要避免一切伤害风险较高的活动。不得不遗憾地告诉你，你参加高山滑雪、定点跳伞和轮滑竞赛的日子统统结束了，至少是在接下来的 8 到 9 个月里都不用想了。不过要记住，即便是精力非常充沛的女性也可能需要改变锻炼方式，尤其是当肚子日益增大时。事实上，你可能会发现，根本不需要像以前那样努力，你就能出一身汗。

在你怀孕期间，全身的血流量会增加50%。

因为你的心脏需要比平时更加努力地为全身泵血，所以你在锻炼时可能会比以前更容易感到累。你可能还会发现自己的呼吸很快就会变得急促。这是因为准妈妈不仅要给自己提供氧气，还要通过血液把氧气输送给胎盘和宝宝。换句话说，你是在"为两个人呼吸"，因为婴儿的肺还远未发育完全（即使已经完全发育成熟，他的肺仍然不会起作用，因为里面充满了羊水）。在怀孕的头三个月，不断升高的荷尔蒙会引发你的肺部进行更深的呼吸（尽管不是更频繁）。

说到荷尔蒙，其中一种叫松弛素的激素开始松开或"放松"支撑关节的韧带。这使得你的骨盆骨更加容易扩张（为正在成长的胎儿以及他最终的出生腾出空间），但这也会让你的韧带更容易扭伤。另外，由于身体的中间部位变重，这也会改变你的重心，影响你身体的平衡。

由于这些原因，低强度和无冲击性的运动对准妈妈们来说是最适合的，特别是对那些平时不太锻炼的女性。最好的项目包括：

走路

走路可能就像把一只脚放在另一只脚前面一样简单，但是当那个大日子逐渐临近的时候，走路可以让你的整个身体保持良好的状态，而不会给膝盖、臀部和脚踝带来不必要的压力。平时爱锻炼的妈妈可以每周走五天，每次至少半小时，最好是在空气新鲜有阳光的户外进行。如果外面特别炎热，在跑步机上也可以。对于没有办健身卡的妈妈来说，有空调的购物中心是另一个不错的选择。

为了避免背部绷得太紧，尤其是当腹部变大的时候，一定要注意你的姿势：抬起头，肩膀放松，手臂弯曲。在怀疑中期和后期，由于跌倒或失去平衡的可能性增加，最好避免崎岖道路或者不平整的地面。户外跑道（尝试去当地的高中）可以为你提供理想的锻炼条件。

你知道吗？
锻炼可以促进婴儿大脑发育

根据蒙特利尔大学研究人员的一项研究，每周进行三次中等强度、每次长达20分钟的锻炼可以促进宝宝的大脑发育。想知道他们是怎么得出这个结论的吗？研究对象在进入怀孕中期以后被随机分成两组：一组是在怀孕期间经常进行锻炼的人，另一组是那些久坐不动的人。婴儿出生以后，研究人员将124个软电极连接到每个婴儿的头部，以测量大脑中的电活动（通过一种称为脑电图的程序）。研究结果表明，经常运动的女性所生婴儿拥有更成熟的脑活动。"表明他们的大脑发育得更快。"首席研究员说。很有意思，对吗？尽管如此，我还是无法想象一个婴儿脑袋上连着124个电极的景象。啊，这就是科学。

对于那些状态不佳的妈妈来说，走路是最好也是最容易的运动方式。你所需要的只是一双像样的鞋子！美国妇产科医师学会建议，从每天运动5分钟开始，每周增加5分钟，直到你能毫不疲倦地走30分钟。

瑜伽

如果你已是个小有成就的瑜伽修行者，不要有所顾虑，继续铺开你的瑜伽垫吧——但是你可能需要放弃高温瑜伽。尽管几乎没有关于高温瑜伽对怀孕的影响的研究，但是关于过热给怀孕带来的危险，我们确实知道很多，包括增加先天缺陷的风险。（所以你可能听说过孕妈应该避免桑拿和热水浴的说法。）

一个很好的替代方法是产前瑜伽，顾名思义，它是为准妈妈量身定做的。因为瑜伽教的是集中呼吸（还有拉伸和冥想），而在怀孕中期和后期，由于子宫压迫隔膜，准妈妈开始有呼吸急促的现象，瑜伽的呼吸法是非常有帮助的。正念瑜伽提倡者会告诉你，定期练习可以减轻疼痛，促进分娩。产前瑜伽课程也能给予你情感上的支持。如果你在当地找不到产前瑜伽课程，那就找一个"和缓瑜伽"或"复原瑜伽"课程吧。

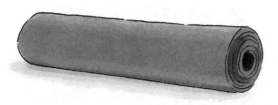

游泳

你可能听过无数关于怀孕妇女受腰痛折磨的故事。然而，无论一个准妈妈在陆地上感觉有多么沉重，她们在水中都会觉得几乎没有重量，所以游泳和水上运动可以使疲劳、疼痛的关节和酸痛的肌肉得到充分放松，对于心血管系统也有惊人的好处。

水会对水中的一切物体施加压力——当你潜入湖泊或泳池深处时，就会感觉到压力越来越大，冲击着你的耳膜。当你站在水里时，脚和脚踝处的静水压力最大，会迫使血液向上回流。这就是所谓的"静脉回流"。促进静脉回流有助于减轻肿胀，并增加羊水。相比之下，慢跑或跑步之后，重力使所有血液都流向下肢，这会让你感到头晕。静水压力向上的力量还有助于为盆底肌和腹部提供助力。

如果你害怕接触氯，将少许的椰子油和四分之一茶匙的非转基因维生素 C 混合，涂抹在皮肤上，可以帮助你减少接触。更好的办法是，找一个盐水池或者干净的天然水池游泳。

有氧运动

无论你是尊巴舞还是"Boot camp"（健身软件）的粉丝，都可以继续参加你最喜欢的课程，前提是你不需要把蹲举和弓步做得像怀孕前那样标准。毕竟，现在的目标不是减肥或突破个人记录——而是为了你和宝宝的健康。当谈到强度时，最新的经验法则是，你应该能做到边锻炼边讲话。如果你呼吸急促，说不出话来，就说明你把自己逼得太紧了。一定要给自己足够的时间热身和降温。如果你需要做出调整，就降低你的强度，或者换到一个更加轻松的课程。

无论你选择何种锻炼方式，要在怀孕期间保持身体健康，最重要的是倾听你身体的需要。

一些准妈妈在怀孕期间跑步、做有氧运

动感觉都很好。但其他妈妈并不都是如此。头痛、头晕，或在运动后感到极度疲劳都是你锻炼过度的标志。如果你出现流血或肢体肿胀、胸痛或子宫轻微收缩，停下你正在做的事情，立刻就医。

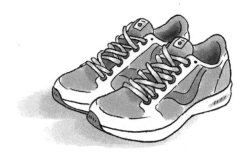

本周宝妈任务清单

- 和你的助产士、医生或医疗服务提供者谈谈哪种类型的锻炼适合你。

- 考虑报名参加产前瑜伽或水中有氧运动课程。这是一个保持良好情绪以及与其他的准妈妈们交流的不错途径。

- 看看你的伴侣是否想要参与其中。在这段特殊的日子里，一起锻炼会让你们的夫妻关系更加亲密和谐。

选择分娩地点

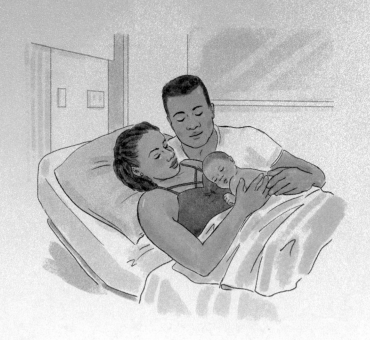

自然好孕

宝宝怎样了?

欢迎正式进入胚胎期!婴儿的细胞自被孕育以来头一次开始快速增殖分裂——一些细胞注定会成为血细胞,而其他细胞很快就会成为肾脏或神经细胞。婴儿的主要器官,包括大脑、心脏和脊髓,已经开始发育,他的身体开始长高。他可能仍然很小——实际上只有 1 毫米左右——但这是他成长过程中一个里程碑式的阶段。本周和下周,他最容易出现由外部因素引起的先天缺陷,包括过度饮酒、吸毒和接触某些药物。

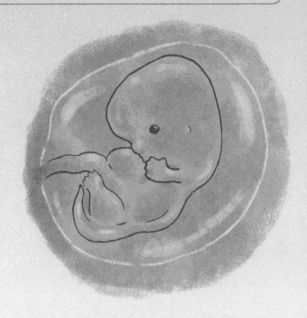

宝妈怎样了?

如果你之前不知道自己怀孕了,这周可能就会知道——因为,妈妈们,你的月经正式停止了。恭喜你(如果你刚刚证实自己怀孕了,一定要再去读孕 3 周和孕 4 周的内容,里面有一些关于饮食和锻炼的信息)。尽管大多数宝妈最近几周不会经历太多身体方面的变化,但可能已经感受到一些情绪方面的影响,诸如各种情绪的交替出现:狂喜、感激、焦虑,甚至是担心,这完全是正常的,尤其是当你第一次怀孕的时候。有些妈妈可能希望记录宝宝独特的"出生故事",那现在就动手吧!拿出一个日记本或剪贴簿,记下你的打算、想法和感受。然而,在激动的同时,别忘了照顾好自己:吃营养均衡的食物,服用产前维生素,增加休息时间。

虽然这只是怀孕的早期阶段，但你可能已经开始想象分娩时的情形了——那会是什么样子的？谁会和你在一起？需要多长时间才能把孩子生出来？你甚至可能想到了（或担心）疼痛。但是你有没有考虑过你想要在哪里分娩呢？

这个问题可能看上去有点儿奇怪。毕竟，绝大多数的美国女性（大约98%）会在医院里分娩。

然而，现在的妈妈们没有意识到，她们有更多的选择。你的分娩地点的选择在很大程度上能决定谁给你助产。

对我来说，做出去分娩中心的决定有点像《金发姑娘和三只熊》里的金发姑娘的经历。

我知道我不想在一家传统医院里分娩。刺眼的荧光灯，电子胎儿监视器持续的哔哔声，冰冷的金属马镫……这些听起来都不怎么吸引我。但我也知道我不想在家里生。尽管在家分娩听起来很诱人，可是我和迈克尔当时住在芝加哥附近的一套小公寓里。我们没有大的开放空间以及大浴缸，也没有任何特殊的分娩设备。所以我最终去了一个分娩中心。它在某些方面具备家的舒适，一张大床、柔和的灯光、一个漩涡式浴缸，好吧，我承认它比我的家还舒适。同时兼备医院里的一些医疗资源。既不缺人情味，又不像我自己的公寓那么拥挤。对我来说，分娩中心是正确的选择。

分娩中心是什么？

在美国，分娩中心是像家一样舒适温馨的机构，特别强调低干预和自然分娩。那些在医院里通常被认为是标准的护理项目，包括连续的胎儿电子监护、静脉注射、硬膜外麻醉和滴注催产素，在分娩中心都不是必须的——在很多情况下，这些干预措施往往不被采取或干脆不具备。与传统由妇产科医生负责的产科病房不同，助产士是主要的护理人员。

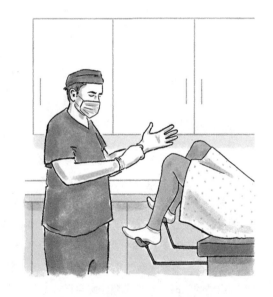

说出来你可能不信，说到分娩中心，在很多方面，它比医院要更加安全。

例如，根据美国分娩中心协会的一项研究，在15500名选择中心分娩的女性中，只有不到6%的人最终实施了剖宫产——相比之下，在医院分娩时，同样低风险女性中有

24% 的人会实施剖宫产，或者说，在医院分娩的女性实施剖宫产的比例高达 30% 以上。2013 年发表在《健康服务研究》（*Health Services Research*）上的一项研究发现，在分娩中心分娩的女性进行仪器辅助分娩的可能性较小（如产钳助产或胎头吸引术），分娩早产婴儿的可能性也较小。发表在《新英格兰医学杂志》（*New England Journal of Medicine*）上的一项关于俄勒冈州超过 75000 名低风险分娩案例的研究也发现了类似的结果。

在分娩中心分娩的妇女被催产的可能性较小，会阴撕裂较少，剖腹产的可能性也更小，而且她们的宝宝被送进新生儿重症监护室（NICU）的比例更低。

在美国之外，在其他助产士护理和分娩中心更为普遍的地方——女性也可以看到类似的结果。事实上，英国国家医疗保健卓越研究所于 2014 年发布了新的指导方针，鼓励低风险的女性考虑在家或分娩中心分娩，这样会降低她们接受手术干预、发生感染和

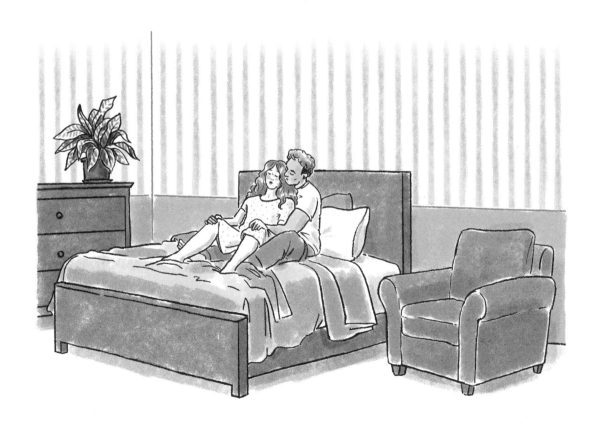

其他并发症的概率。

除了确保母婴健康和安全外，分娩中心还可以提供许多其他好处。

更加舒适

分娩中心通常配备了一些家庭的舒适设施：电视、立体声系统、为客人准备的柔软沙发、厨房，以及为妈妈准备的大号床（而不是医院的轮床），这意味着可以留给爸爸足够的空间躺在妈妈身边休息和恢复体力。还有，在分娩中心，你总是有自己独立的房间，绝不可能在一群陌生人中间分娩和康复。大多数分娩中心也会允许你选择停留时间，这意味着你可以想什么时候回家，就什么时候回家。

具有家庭氛围

如果在医院里分娩，你可能至少在某些时候会和宝宝分开——可能是在夜间，如果医院的规定不允许宝宝"住进来"，你就不得不把他送到婴儿室。医院通常也会严格执行探视时间。但是在分娩中心则不同，宝宝从来到这个世界的那一刻起就会一直陪伴着你，直到你带他回家。你那些前来探视的亲友们也不会被拒绝。

无须破费太多，享受一流护理

正如你所想象的那样，在医院里分娩的费用差别很大——你住在哪个州，你在哪家医院分娩（公立还是私立），你的分娩方式是什么样的（自然分娩还是剖宫产）都是决定你花多少费用的因素。不幸的是，不管你最终采用哪种分娩方式，费用都在攀升。根

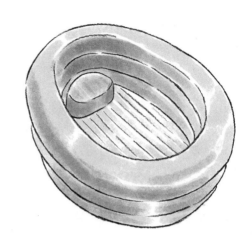

据《纽约时报》（*the New York Times*）一篇文章的分析，从 1996 年到 2013 年，生一个宝宝的成本增加了两倍。

那么，这个数字究竟是多少呢？

美国女性的生产费用比世界上大多数发达国家都高。

根据美国妊娠协会的数据，医院分娩的平均费用从 6000 美元到 8000 美元不等——但是这些数字可能（并且经常）要高得多。储文健康分析公司在 2013 年的一份报告中指出，自然分娩的平均价格为 3 万美元。加州大学旧金山分校的一项研究发现，2011年，加州女性进行一次并不复杂的自然分娩，费用从 3200 美元到近 4 万美元不等。常规剖宫产手术的费用高达 7 万美元。

分娩中心的费用很可能要少一些。美国助产士学会和美国分娩中心协会都将平均价格定在 2000 美元左右。停留时间长短也会影响整体费用——停留时间越短，支付费用越少。

分娩中心适合你吗？

也许你从来没有考虑过在医院外分娩，但如果你现在开始觉得分娩中心似乎很有吸引力，我也不会感到意外。不过，有必要指出的是，分娩中心是针对那些低风险的、情况并不复杂的妊娠。尽管护士和助产士是受过高度训练的医疗专业人员——在下一周里我们将用更多篇幅讨论她们的认证和资格——她们不能进行手术分娩（更不用说剖宫产了）。患有慢性病及妊娠并发症的母亲，包括妊娠期糖尿病和先兆子痫、多胞胎孕妇，或者其他被认为是"高危"的产妇，通常建议在医院里分娩。

如果上述情况对你来说都不存在，你还需要知道分娩中心实际上有两种不同类型。

独立分娩中心

这些独立机构通常由一个助产士或一个助产士团队成立和经营——报名在其中一家分娩意味着选择其中一名助产士为你的主要保健服务提供者（而不是自己找医生或助产士）。你产前需要做的一切准备工作都将在这里进行，包括定期检查、超声波检查和基因检测。记住，如果你已经看过专业医生，仍然可以转到分娩中心；有些分娩中心甚至会在你怀孕后期时接收你。尽管独立中心通常不会有内部的妇产科医生，但你的助产士在必要时可以咨询产科和儿科医生，或者如果你出现了并发症，成为高危产妇，她们会为你推荐一名医生。还有一件重要的事情需要指出：独立分娩中心不提供硬膜外麻醉，因为这需要专业麻醉师来完成。如果你想进行硬膜外麻醉，将会被要求转到医院。

医院附属分娩中心

医院附属下的分娩中心会提供和独立中心相似的设施（想想大床和漩涡式浴缸），可能在一个独立的楼内，也可能在医院内部，

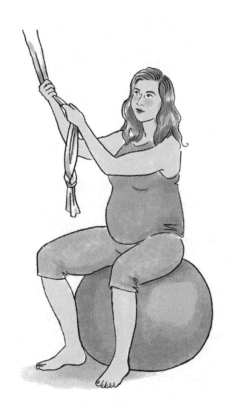

但不会是常规产科病房的一部分。

在医院附属分娩中心，谁负责护理你一事，情况各不相同。一些产科医生会同意为你在分娩中心接生。一些中心与多名助产服务行业人员有联系，所以在选择保健服务提供者时，你可以有很多选择。然而，即使你是由助产士接生的，医院附属中心通常也会有医生及注册护士，他们会以某种方式参与分娩过程中，不管参与程度如何。例如，在我女儿出生时，我的助产士、导乐师和一名医院护士都参与了接生。虽然孕妇在这里进行自然分娩的机会肯定比医院产房里要高很多，但要知道，一些医院附属下的分娩中心比独立分娩中心干预率高，部分原因是他们必须遵守医院的制度、计划和标准。

无论你选择哪种类型，这两类分娩中心都可以在你出现并发症的情况下把你转到医院。如果你想知道万一出现紧急状况怎么办，你并不孤单——这可能是准妈妈们在决定去哪里分娩时最常想到的问题，尤其是那些对任何替代方式或非传统方式都持怀疑态度的人。

然而，在分娩中心出现紧急状况是相当罕见的。

在你怀孕的过程中，你的助产士一方面会跟踪你的整体健康状况，记录宝宝的发育；另一方面，她也会一直密切关注分娩中心对你来说是否是最安全的、最好的选择。如果出现并发症——也许你在妊娠晚期出现高血压——在大日子到来之前，她会提前把你转到医生那里。

如果分娩期间发生意外情况，分娩中心

和开办分娩中心的助产士有医院转移协议和相应的安排。分娩中心配了氧气、婴儿复苏设备和某些药物，助产士接受过相关训练。然而，大量的临产转院案例，都是出于非紧急状况：要么是准妈妈最终想要做硬膜外麻醉，要么是她的分娩推迟了（许多分娩中心不能或不愿使用催产素或其他引产药物，遇到这些情况，就有必要转到医院了）。

在上面提到的美国分娩中心协会的那项研究中，只有 1.9% 的临产转院案例是出于紧急医疗状况。

如果你的助产士有医院的特权，并且你被转移到非紧急病房，她仍然有护理你的机会——并为你接生——即便是在医院。如果发生紧急情况，她可能会配合医生的工作，这取决于你需要的护理。（助产士不能做剖宫产手术，但如果你需要，有些助产士可能会做些辅助工作。）同样要记住的是，如果你选择了一家医院附属的分娩中心，那么离普通的产科病房，甚至是手术室可能也就一步之遥。

谨防医院分娩中心的"偷梁换柱"

随着更自然的生育方式越来越受欢迎，一些医院开始称他们的常规妇产区为"分娩中心"。然而，一个不是由助产士开办或与助产士合作的分娩中心，不会给你提供同样的护理标准——你通常会在生产时受到友好的干预，会被动地接受从医疗管理视角作出的处理方式，尽管是在一个更漂亮、更像家的环境里。

如何在你的家乡找到一个分娩中心

为了满足日益增长的自然分娩选择的需求，更多的独立分娩中心和医院附属分娩中心已经在全美范围内兴起——自 2010 年以来已经有超过 100 家这样的中心开张了。然而，美国的一些地区——尤其是农村地区——仍然得不到这方面的服务，所以你的选择可能会受到限制，这取决于你住在哪里。你还需要看看你的医疗保险，无论是在独立分娩中心分娩，还是在医院附属的分娩中心分娩，通常都涵盖在医保范围内，但制度有很大差异。要知道，如果你的自付费用较高，哪怕你在分娩中心接受一次没有保险的助产服务，其费用实际上也可能低于在医院分娩时扣除保险后的自付费用。

要找到你家附近的分娩中心，我当时是这么做的：

♡ 访问美国护士助产士学会网页，点击"找一个助产士"工具。我还没有决定好是去见助产士还是妇产科医生，这也是一个了解我所在地区情况的好方法。

♡ 全美大约三分之一的分娩中心都是由美国分娩中心认证协会认证的。该协会使用的标准是由美国分娩中心协会制订的。请注意，医院附属的分娩中心——包括我生宝宝的那家中心——很少被认证，部分原因是他们必须遵守医院的制度。

♡ 最后，不要低估来自朋友和家人的建议。群发一封电子邮件，或者在你的脸书页面上发布一条信息，或者尝试老式的方法，用搜索引擎进行搜索，你就可以看到你的朋友去的分娩中心是否有执照和认证。

一旦你找到一个看起来很适合你的分娩中心（或两个），下一步就是打电话，安排一次参观，这将给你一个机会去了解更多关于这个中心的信息、与工作人员见面以及得到你最关心问题的答案。最重要的是，让你对这个地方有一种直观了解。不管一个分娩中心在网上看起来多么可爱，没有什么能与你对这里的第一印象相媲美。如果你不想在那里分娩，那就继续再找找看！

想在医院分娩吗？

如果你怀的是多胞胎，或者你有慢性疾病或者妊娠并发症，医院的妇产楼就是你应该去的地方——这是确保你和宝宝的健康和安全的最佳场所。如果你希望有专业医生为你接生（前提是他或她不在分娩中心），或者如果你在标准的产科病房里感觉更舒服的话，医院也可能是你的正确选择。

你在哪里感觉最安全，最可靠，哪里就是你应该去的地方。

但是，在一家医院安顿下来，并不意味着你失去了其他选择机会。

是的，你仍然有很多选择机会。

尽管通常的做法是先选择你的医生——尤其遇到高危妊娠——但选择你喜欢的医院也是有可能的，然后再去找一个附属的保健

服务提供者。毕竟，各家医院给你提供的护理会有很大差异，即使是位于同一城区的医院也可能如此。

例如，一些医院会允许妇产科医生或助产士为你接生，甚至是在普通的妇产楼里。一些医院还提供私人产房——例如在待产、分娩和恢复（LDR）房间中，只有在需要实施剖宫产的情况下，才会让你离开。一旦宝宝出生，你就会被转移到一个半私密性的产后区。如果医院提供待产、分娩、恢复和产后（LDRP）房间，从住院的那一刻到收拾行李回家，你就一直待在一个地方。

对于你的房间允许进入的人数、你停留的时间，以及是否允许婴儿"入住"（有些医院要求婴儿睡在育婴室里），医院有各种各样的制度。如果你觉得可能想要或者需要一些干预（比如止痛药物），你要记住，不是所有医院都有一个全天候的麻醉师，这可能会影响你获得硬膜外麻醉的时间，同时也会影响你在实施紧急剖宫产时的麻醉质量。

并不是所有的医院都有新生儿重症监护病房（NICU），这也可能会影响你决定在哪里分娩，特别是如果你过去有过难产经历或者这次怀孕面临一些问题的话。

你也需要考虑价格：不同医院之间的费用可能差别很大（在前面提到的基于加州的一项研究中，最便宜和最昂贵的自然分娩之间的差别是35000美元）。你也要核对一下你的保险。一些计划可能会对一些便利设施收取额外费用，比如私人房间，或者要求你住满天数以获得全额保险。

自然好孕

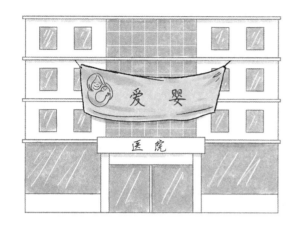

最后，如果自然分娩是你的优先选择，要知道，干预率高的医院更有可能强制使用连续胎儿电子监测和静脉输液，或者可能鼓励你躺着分娩，这些都会增加你最终需要做剖宫产的可能性。

如果你打算坚持让你的常规产科医生为你接生，看看他或她现在在哪家医院。遗憾的是，有些妈妈直到怀孕中期或后期才考虑去哪一家医院。到那时，你很可能已经和你的医生建立了密切的关系，再更换医生的话至少是一件麻烦事。如果你所在的地区有多家医院，可以考虑多考察几家医院。事实

上，如果你还没有决定要在哪里分娩，我建议医院和分娩中心你都去看看。扩大你的选择范围！有些医院会安排个人单独参观，而另一些医院是安排多人集体参观。你将有机会参观登记区、家庭候诊室、分娩室和产后楼层——如果医院提供 LDR 和 LDRP 房间，这两种房间都要查看。

家庭分娩安全吗？

尽管美国家庭分娩只占不到 2% 的比例——每年大约有 3.5 万例——但这个数字在逐年上升。事实上，仅在过去的 10 年里，就有 56% 的增长。这不应该令人惊讶。毕竟，没有一个地方像家一样。

就像在分娩中心分娩一样，家庭分娩可以让你拥有更多的亲密感、更大的隐私和更高的舒适度，因为你可以睡自己的床，吃自己的食物，用自己的浴室，和朋友及家人在一起。你还会面临更少的生育干预，出现并发症的可能性更低（包括会阴撕裂），最终降低剖宫产的可能性，对于低风险和无并发

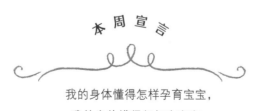

本 周 宣 言

我的身体懂得怎样孕育宝宝，
我的身体懂得如何生宝宝。
在这条路上，有无数富有经验的妈妈与我同行。

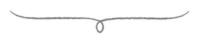

症的妊娠来说，在家分娩具有和分娩中心同等甚至更好的安全性。

是的，很安全。

多年来，在美国针对家庭分娩所进行的可靠研究很难获得。大规模的研究和报告往往依赖从出生证明收集的数据，这些数据没有区分无计划无辅助的家庭分娩和有计划的由受过高度训练的高素质医生或助产士参加的家庭分娩——很明显，由不合格的助产人员辅助的，或者甚至是没有辅助人员的家庭分娩，会增加出现消极后果的风险。还有一些研究值得怀疑或带有偏见，其意图是吓唬人们远离这种行为。值得庆幸的是，这一情况正在发生转变，部分原因是2014年发表在《助产与妇女健康》杂志（*Midwifery&Women's Health*）上的一份具有开创性且覆盖范围很广的报告，使用的数据出自北美助产士联盟。研究人员回顾了2004年至2009年期间1.7万例有计划的家庭分娩，发现只有5.2%的女性最终会进行剖宫产手术，需要用硬膜外麻醉及催产素来促进分娩的比例也很低（4.5%）。只有11%的女性被转移到医院，而且往往出于非紧急情况。此外，86%的婴儿在产后6周完全靠母乳喂养（其中近97%的婴儿都有过母乳喂养经历）。

总的来说，研究人员得出的结论是，大多数家庭分娩的女性结果都很好。

尽管如此，人们对于家庭分娩仍存在争议。美国妇产科医师学会并没有直接推荐或支持这种做法，尽管它承认"家庭分娩的绝对风险很低"，并认为如果产妇愿意的话，

她们都应该有选择在家分娩的权利。另一方面，美国的护士助产士学会则认为，对于低风险产妇来说，家庭分娩是一种安全的选择，并积极支持这种做法。但对于那些选择在家分娩的妈妈来说，面对来自朋友和家人的担忧（甚至是不赞成）是很正常的。有一件事绝对是真的，如果你正考虑在家里生宝宝，就需要严肃对待这件事。你需要为自己的健康付出足够的努力（因为吃得好和经常锻炼可以降低妊娠并发症的风险）。你需要选择一个合适的、已经得到许可和认证的医疗服务提供者。你还应该参加自然分娩培训课程。最重要的是，你要广泛搜集并阅读相关资料。

适合进行家庭分娩的产妇应该具备以下条件：

♡ 身体非常健康。几乎每个了解分娩的人都同意，考虑在家里分娩的妈妈不能有慢性疾病或妊娠期并发症，包括糖尿病、妊娠糖尿病、高血压或先兆子痫，也不能有早产风险或复杂妊娠史。此外，护士助产士学会建议以下情况在医院分娩：过期妊娠（超过42周）、多胞胎、臀位胎儿，或者剖宫产术后阴道分娩（VBAC）。虽然许多妇女能够在家顺利产下臀位胎儿和进行剖宫产术后自然分娩，但胎儿死亡率超过同等情况下在医院中的死亡率。根据发表在《助产与妇女健康》的一项研究，二者的比例分别是5:222和5:1052。

♡ 致力于自然分娩。很明显，在家分娩意味着放弃硬膜外麻醉药和其他的止痛药，以及大多数其他形式的干预措

施——除非你转到医院去。

♡ 住在一家甲等医院附近。产科中有一种流行说法："从决定到切口30分钟"，意思是所有的医院和医疗中心都应该能够在作出决定的30分钟内实施一项紧急剖宫产手术（在某些紧急情况下，医生认为应该更快进行）。问题是，你住在哪里很关键——如果开车到医院的时间超过30分钟，可能意味着家庭分娩对你来说不是最好选择。你还要考虑到你所在城市的交通状况，甚至是天气——你要在寒冬腊月、大雪纷飞的日子分娩吗？你的估计要尽量保守，以保障安全。

♡ 最后，核对你的保险项目。家庭分娩并不总是涵盖在保险范围内，但没有保险并不意味着这个计划就要泡汤。在很多情况下，其花销可能仍然低于你在医院自付的那部分费用。

水中分娩如何？

尽管浸泡在水中分娩的做法并不完全是新鲜事儿——医学文献中第一次有记录的水中分娩出现在19世纪早期，但这种做法直到20世纪90年代才真正开始在美国流行起来。它的部分吸引力在于，温暖的水为产妇分娩提供了一个放松的环境，同时也大大缓解了分娩带来的疼痛。而且，由于婴儿在羊水中漂浮了9个月，人们一致认为，水中分娩为婴儿来到这个世界提供了一个过渡。但

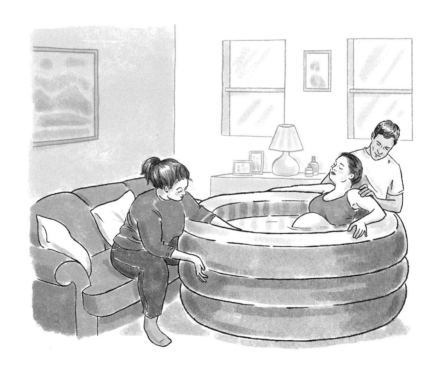

尚可接受的沙丁鱼

婴儿的主要器官在这周开始发育，正是吃些富含脂肪的鱼的好时机。这些鱼富含欧米伽 –3 脂肪酸——一种我们的身体无法生成的营养物质。用柠檬和大蒜烤的野生鲑鱼很美味。如果你把鳕鱼肝油和一点儿沙丁鱼混在一起，鱼肝油很容易咽下去。还有沙丁鱼……然而现在桌面上很难见到了。这真是一个遗憾。沙丁鱼罐头不仅价格便宜，对生态环境无害，而且富含欧米伽 –3 脂肪酸、钙、硒和维生素 D，所以我要和大家分享三种去腥味儿的方法。

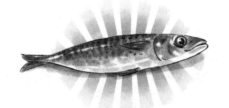

- ✂ 试着用洋葱和芥末酱炒沙丁鱼，搭配糙米饭吃。

- ✂ 在番茄酱中煮一些沙丁鱼，并配上全麦意大利面。

- ✂ 用原味酸奶、芥末酱，生苹果醋和大葱做一份沙丁鱼沙拉。

对素食妈妈来说，含有丰富的欧米伽 –3 脂肪酸的植物包括亚麻籽油和奇亚籽。

是水中分娩安全吗？

和有关分娩的许多方面一样，你得到的答案很大程度上取决于你问的对象是谁。

2014 年，美国妇产科医师学会和美国儿科学会发表了一份相当有意义的联合声明，对水中分娩的潜在危险发出警告，并建议将这一程序只限制在"恰当设计的临床试验"。它的确存在一些风险：一个风险是新生儿可能被感染，尤其是如果分娩池没有经过正确消毒，婴儿就会吸入被污染的水；另一个风险是溺水的可能性。尽管新生儿的第一次呼吸一般发生在露出水面之后，但这一过程中，婴儿可能会吸进肺部一些水。

但这些风险发生的可能性大吗？不一定——这就是争议所在。

在上述两家学会的联合声明中，他们援引的统计数据和研究结论都受到了相当严厉的质疑，尤其是来自美国护士助产士学会的质疑。事实上，护士助产士学会不仅认为水中分娩对低风险产妇来说是一种安全合理的选择，而且还指出，妇产科医师学会和儿科学会的联合声明"没有确切地反映出大量且不断增长的研究成果"，而这些成果则凸显了这种做法的安全性或益处。就拿感染的可能性来说吧，总体风险是相当低的。大量的研究，包括 2005 年发表在《母婴医学》杂志（*Maternal-Fetal&Neonatal Medicine*）上的一项研究，发现水中分娩根本没有增加感染的风险。同时，分娩时间会减少，会阴切开术率会降低，对止痛药物的需求也较少。与此同时，2016 年发表在《助产与妇女健康》上的一项研究发现，没有证据表明水中分娩对新生儿造成伤害。

这一切意味着什么呢？

简而言之，如果你对水中分娩感兴趣，可以和你的助产士或医生谈谈你的想法。要知道，并非每一个分娩机构都配备了水中分娩设施，也不是每位产妇都是合适的人选。如果你考虑在家进行水中分娩，一定要找一个熟练的护理服务提供者，他们可以确保你的设备干净而安全。

想找一个折中的办法吗？还是和你的服务供应者谈谈，在分娩池中度过分娩期，但婴儿不在水中出生——在分娩过程中浸泡在水中是上述三家学会都支持的做法。

本周宝妈任务清单

- 看一看你的医保计划，了解你的选择。你的保险是否涵盖医院里提供的特殊便利设施（如私人房间）？无论你是在医院附属的分娩中心，还是独立的分娩中心分娩，都涵盖在医保范围内吗？在家分娩呢？

- 了解你所在城市的分娩地点。有些城市可能有很多医院附属的分娩中心，但没有独立的分娩中心。有些城市可能既有公立医院，也有私立医院。看看你生活的地方有什么。

- 接下来，当你准备参观当地的医院或分娩中心时，翻到本书第五部分。我列出了很多需要咨询的具体问题，比如干预率、可用的疼痛缓解方法和便利设施。

- 不确定你想雇用哪种类型的保健服务提供者？下周我们将专门聊聊助产士——她们所接受的培训、认证、教育水平。我也会给你一些如何寻找支持自然分娩的产科医生的建议。

与助产士会面

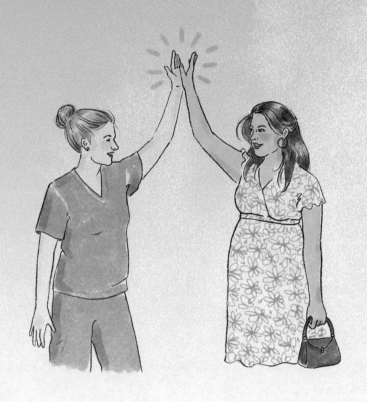

自然好孕

宝宝怎样了？

你的宝宝长得很快——现在已经有一粒豌豆那么大了！本周，他的小胳膊和小腿已经开始冒出芽了。他还有个尾巴，不过别担心——这在几周后就会消失。虽然你听不到，但他的小心脏已经在以每分钟近 100 次的频率跳动了。他的"神经管"，也就是神经系统的最早形式，正在形成——此时那些富含叶酸的产前维生素对你来说非常重要。最后要说的是，他的大脑已经开始发育成三个不同的部分：前脑、中脑和后脑。

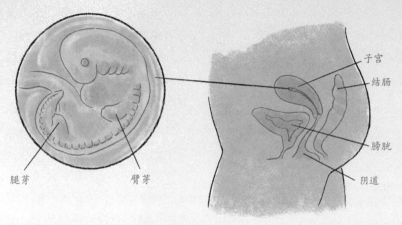

子宫
结肠
膀胱
阴道

腿芽　　　　　臂芽

宝妈怎样了？

本周你的身体也发生了很多变化，虽然从外表上看不出什么。猜猜其中什么变大了？是你的乳房。一些孕妈妈需要添置几个新胸罩——是的，即使现在仍旧是怀孕早期，一些妈妈的胸罩可能就已经不合尺寸了。如果你是这种情况，可以考虑买一包胸罩加宽带，这种带子可以使胸罩宽度增加 3 至 8 厘米。在你正式使用孕妇胸罩或哺乳胸罩之前，这可以让你对付一阵子。你可能注意到乳房还发生了一些其他变化，包括：表皮毛细血管明显，这是由于血流量和血容量增加造成的；乳晕变深（有助于哺乳时吸引婴儿的视线）；乳晕上出现肉色小疙瘩，这些小小的突起被称为"蒙氏结节"，能分泌一种油性液体，在哺乳时起保护和润滑乳头的作用。

助产士和医生有什么不同？

我静静地坐在等候区，打量着整个房间，看看这个地方是不是真的适合我。

到处散落着关于自然生活的杂志。

接着我注意到一张咖啡桌上堆放着一些大相册，就过去翻了翻，不由瞪大了眼睛：袒露的胸脯、裹在襁褓中的新生儿，还有正在分泌的乳汁。照片一张接着一张，妈妈们的脸上都洋溢着因产下宝宝而带来的满足感。说老实话——乍一看，我被这些照片吓了一跳，但同时也受到了感召。我意识到这就是我想要的分娩方式，以尽量自然的方式，也意识到我需要一位助产士来帮我成全这个心愿。

产科医生是医学博士（MD）——或者在某些情况下，是整骨医学博士（DO）①——这意味着他们完成了 4 年的医学院学习之后，再加上至少四年的实习期培训，然后才向美国妇产科医师学会申请认证（专家，包括母胎医学专家，也就是围产医学专家，需要接受更多培训）。产科医生可以私人行医，也可以在医院或诊所工作。除了提供产前护理和接生婴儿的服务，他们还可以当初级保健医生——你每年做巴氏涂片检测（用于筛查子宫颈癌）时可能会见到的那种。但我们很容易忘记，产科医生是外科医生。这使得产科与大多数其他领域有所不同（毕竟，你

---

① 与我国医疗体系不同，该学位为美国独有，医学院的课程设置与医学博士基本相同，但两者理念有所区别，前者更关注患者的整体健康，包括心理和生理健康。——编者注

可能不会去找脑外科医生治疗链球菌性喉炎或流感）。大多数产科医生对生育持有"医学管理"的观点，并且倾向于依赖技术，经常依赖持续的胎儿电子监护、静脉输液和药物以及引产术。总的来说，产科医生是最有可能在分娩过程中使用干预措施的保健服务提供者。

而助产士们接受的训练就是要专注于服务对象的全面健康和疾病的预防。她们是自然分娩的热心支持者，提供个性化的（而不是常规的）护理，并授权妈妈们自己做出明智的选择。

总的来说，由助产士助产的分娩比产科医生助产的分娩干预要少，而且产妇和婴儿会得到同等的，甚至更好的照顾。与产科医生一样，她们也接受了全面的医学培训。有三种不同类型的认证助产士，下文会有详细介绍。

在寻找保健服务提供者的过程中，你可能会遇到另一个术语："无认证助产士"。

找到一个适合你的助产士

你选择的助产士类型在某种程度上取决于你想在哪里分娩。医院和医院附属的分娩中心几乎全都雇用护士助产士（CNM）。而独立的分娩中心的工作人员可能由护士助产士、注册职业助产士或无认证助产士（她们或许没有得到认证）组成。对于家庭分娩而言，要选择一个助产士可能有点儿棘手。

如果你计划在家分娩，美国妇产科医师

注册护士助产士（CNM）

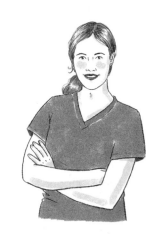

注册护士助产士在护理和助产服务方面都接受过培训——是已经完成了研究生水平的护理—助产教育项目，并且获得了美国助产教育认证委员会认证的注册护士。她们在所有 50 个州均有执业资格，可以在私人诊所、独立分娩中心或医院附属的分娩中心工作，或者在医院或公立诊所里与医生和护士一起工作。一些注册护士助产士也可以提供家庭分娩服务。像产科医生一样，她们可以当初级保健服务提供者，并且通常可以开一些药物（这一点各州之间的情况存在差异）。

注册助产士（CM）

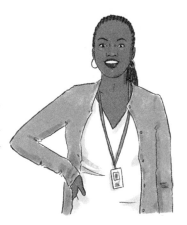

注册助产士没有护理学学位，但完成了与注册护士助产士相同的研究生水平的护理—助产教育项目，并接受了相同的认证考试。注册助产士可以在五个州进行执业：在纽约、新泽西州和罗德岛州有执业许可证，在特拉华州经允许执业，在密苏里州获得授权后可执业。然而，只有在纽约，注册助产士才被允许开处方。

注册职业助产士（CPM）

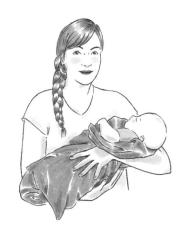

注册职业助产士有点儿复杂。她们从一个完全不同的管理机构获得认证——北美的助产士登记处，获得这个资格对学历没有具体要求。接受的训练与前两者也有所不同。注册职业助产士要么毕业于一个得到认可的助产教育项目，要么完成一个学徒计划（不过所有的注册职业助产士都必须通过笔试和技能评估测试）。注册职业助产士是唯一要求具有非医院场所的接生知识和经历的认证。

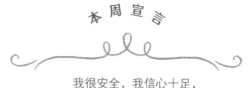

学会和美国妊娠协会都建议选择一个注册护士助产士或医生。然而，注册护士助产士往往不参与家庭分娩。注册职业助产士和无认证助产士最有可能提供这类服务，但她们的执业范围又受到限制，只在全美28个州内有执业许可。

你能接受什么层次的培训和教育水平，完全由你个人来决定，但别忘了，你也要选择一个和你能谈得来的助产士。我也知道一些助产士会推荐泰诺，苯那君和流感疫苗——这些都是我敬而远之的东西。不要想当然地认为她会和你分享你的人生哲学，或者像你一样具有自然生活理念；你要找一个尽可能尊重你的选择的人。记住，你在雇用她。她是为你工作的！

要找一个助产士：

记住，你可以先寻找一个独立的或医院附属的分娩中心，然后再挑选一个保健服务提供者。

寻找有自然生活理念的产科医生

毫无疑问，在计划自然分娩时，助产士可以说是一笔巨大财富。然而，在某些情况下，雇用助产士对你来说也许不可能，或者不可取。那也不要担心！和产科医生在一起，你仍然有可能进行自然分娩，但是你需要找一个优先考虑低干预和自然分娩，并且会尽量尊重你的感受、愿望和分娩计划的医生。

要找到一个支持自然分娩的医生，可以这样做：

♡ 找人推荐。你经常去看的医生（你的产科医生或全科医生）可能认识某个适合你的人，但是要把网撒大些——当

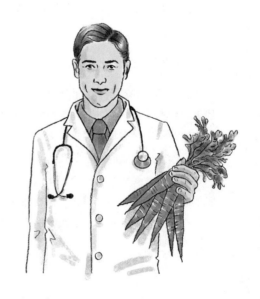

精油的安全使用

精油突然间风靡起来，它可以成为你的纯天然药箱里的一名很不错的成员。但安全使用是至关重要的，尤其是在怀孕期间，因为精油是纯度和效力都很高的植物油。例如，一滴纯薄荷精油就相当于大约25杯薄荷茶！因此，作为一个好的经验法则，在怀孕的头三个月里要限制你对精油的使用——一周不要超过一到两次，因为此时胎儿最娇弱。使用时要坚持以下的指导原则：

✤ 使用前要把精油稀释成1%的浓度。试着在一茶匙的基底油（也就是冷榨植物油，如橄榄油）中加入一滴精油，看看是否适合你的皮肤。顺便说一下，脚部适合抹油，因为脚部皮肤很厚，不易渗入娇嫩的黏膜中。

✤ 精油熏香是另一种让你受益的好方法，因为芳香疗法刺激大脑边缘系统，调节情绪、记忆和幸福感。选择一种优质香薰设备，加一些水和几滴精油，在通风良好的房间里香薰20到30分钟。

✤ 怀孕期永远不要服用精油。

说到可供选择的精油种类，很多精油在怀孕时偶尔用一下都是安全的，包括佛手柑、雪松、芫荽、乳香、葡萄柚、薰衣草、柠檬、红木、檀香和茶树等等。不过，要经常查看一下混合油的成分表，因为里面可能包含怀孕期间不适合使用的油。当然，也可以征求助产士或医生的建议。

地的分娩专家、哺乳顾问和导乐师都能给你提供很好的信息。你还可以在产前瑜伽或游泳课上向其他的妈妈打听。请记住，整骨医学博士和家庭执业医生有时看待问题的观点比医学博士更全面。

♡ 寻找一个医院附属的分娩中心。不管你打算在哪里分娩，在医院附属的分娩中心和普通的产科病房里担任助理工作的产科医生，往往比他们的同事更具有自然生活理念。先找一个看起来不错的分娩中心，然后再确定人选。

♡ 寻找一个助产士。"什么？我正在找医生，为什么还要找一个助产士呢？"你可能会这么问。因为在私人诊所里一些助产士经常与妇科医生合作，雇用助产士的医生很可能会尊重助产士的护理模式，并优先考虑自然分娩。一旦你找到了一些有希望的人选，就可以约见他们，向他们提一些问题，进一步了解情况。本书第五部分列出的问题可供你参考。宝妈，祝你好运！

关于寻找合适的助产服务提供者的建议

来自助产士辛西亚

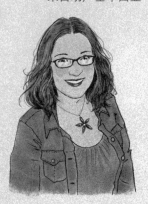

一般来说，只要是提供咨询访问、见面会或开放参观日的机构，往往都会把客户的最大利益放在心上。作为一名保健服务提供者，我希望准妈妈们选择最能满足她们特殊需求的助产士或医生！这么多年来，什么样的客户我都见过。例如，一些人来到我的办公室，却不知道什么是注册护士助产士，或者注册护士助产士在产妇分娩时做什么；另一些人则想寻找一个能与自己的价值观和信仰更接近的服务提供者。在她们来访时，我经常引用实践统计数据（例如，我们的硬膜外麻醉或剖宫产率）来解释标准的护理程序。

然而，人们很少讨论的一个问题是，是什么吸引来访者来见助产士，我个人很想弄清这个问题。掌握这方面的信息可以让我对客户有一个整体印象，并帮助我更清楚地了解她对产前护理的期望。这也让我对她的心理和精神需求——在她日常生活中起支撑作用的东西，有一定的了解，继而了解她现在的健康状况。有些时候，很明显我不是她合适的人选——例如，就像大多数注册护士助产士一样，我不提供家庭分娩服务。但在这种情况下，我会尽我所能给她介绍可以给她提供所需服务类型的同行。

在寻找过程中，另一件要记住的事情是：虽然了解一个服务提供者的接生经验很重要，但我强烈建议妈妈们不要基于这一条信息就低估刚毕业的助产士——虽然她可能没有很多接生经验，但她从前可能做过导乐师或哺乳顾问，或者可能有更老练的助产士所不具备的生活或工作经验。最终选择时要从整体考虑。当你意识到找对了人的时候，往往是出于直觉。

自然好孕

羽衣甘蓝和熏肉

怀孕期间，我们听到人们谈论最多的可能就是叶酸这种营养素了，这样做是有充分理由的。充足的叶酸水平可以降低婴儿患神经管缺陷的风险，如脊柱裂。既然神经管在本周开始形成，现在正是补充羽衣甘蓝（富含叶酸）和熏肉的好时候。熏肉？不吃猪肉怎么办，那就用一团牛油果盖在羽衣甘蓝上面，脂肪会改善矿物质的吸收。

配料：

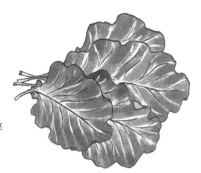

4 片优质培根，切成段

1 头小黄洋葱，剁碎

2 瓣大蒜，剁碎

1 撮海盐

半茶匙现磨黑胡椒粉

1/4 杯生苹果醋

一大块羽衣甘蓝（约 450 克），去除茎部，剁碎

1 杯鸡汤

用中火煎培根至微黄，加入洋葱，翻炒约 5 分钟至半透明；加入大蒜、盐和胡椒，再翻炒 1 分钟。加入苹果醋，慢炖，直至半干。最后，加入羽衣甘蓝和鸡汤，把火调到中低档，慢炖约 15 分钟，至羽衣甘蓝发软并变成深绿色。可以分 4 次食用。

本周宝妈任务清单

- 查阅助产士的职业资格。注册护士助产士被准许在美国所有州执业；无认证助产士可能不被准许。

- 如果你还没有开始参观分娩中心和医院，并与保健服务提供者会面，那么现在该着手做这件事情了。助产士通常会在孕 8 到 10 周安排你的第一次产前预约，而产科医生可能想早一些见到你（有时是在第 6 到 8 周之间）。

- 计划在医院让产科医生为你分娩？我建议你雇用一个导乐师；在产房里，她可以成为你的选择的有力支持者。我们会在第 16 周时专门讨论关于导乐师的话题。

晨吐的自然疗法

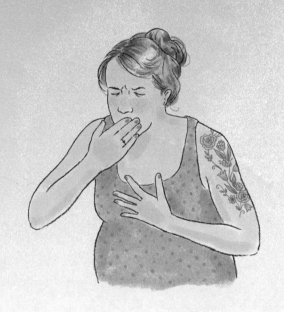

宝宝怎样了？

对宝宝来说，本周是进展明显的一个成长周。上周他还只是像一粒豌豆那么大，本周，他的体型将会翻倍，变得和蓝莓差不多大小。你的小爱因斯坦也在认真进行着脑力锻炼，他每分钟都在增加大约 100 个脑细胞。他的小脸慢慢地开始像妈妈和爸爸的一样——至少开始看起来像人的模样了：鼻头、眼睑、嘴巴和舌头都在形成。一些重要的内脏器官已经开始发育，包括肾脏、肝脏、阑尾和胰腺。肢芽更加明显，手和脚也显现出了形状——但是还没有出现可爱的小手指和脚趾。

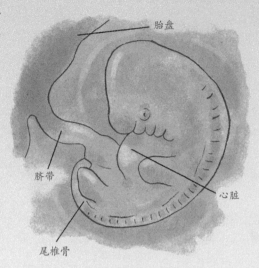

胎盘

脐带

心脏

尾椎骨

宝妈怎样了？

本周你的体重可能会有一点波动：可能会增加一到两磅，也可能会减少一点儿，因为——我很遗憾地告诉你——很多准妈妈开始晨吐了。如果你感到头晕或恶心，或者仅仅是想到某种食物，比如砂锅焗金枪鱼，就想往厕所里跑，别担心，这完全正常。你还可能出现其他症状：疲倦、乳房疼痛、荷尔蒙急剧增加。但如果你没有任何症状呢？需要担心吗？这是不是一个不好的信号，表明胎儿出了问题？不是，放心吧，宝妈。不是每个女人都要经历晨吐的折磨。所以心存感激吧，不要再为此感到害怕。

晨吐是什么引起的？
这里有三个理论依据

一个蓝莓大小的东西（或人）怎么能让我觉得如此……难受？这是我在怀二胎期间经常思考的一个问题。你看，我第一次怀孕的时候很顺利：偶尔有点儿小恶心，但不至于让人发脾气。而第二次呢？呵！区别太大了。我反复警告我的丈夫——他永远不要让这种事情再次发生（"这种事情"指的是怀孕）。谢天谢地，我并没有呕吐，但整天犯恶心。此外，我还感到疲惫不堪。

多达 80% 的准妈妈会经历某种形式的"妊娠呕吐"，这个术语比"晨吐"更科学、更准确，因为"犯呕"几乎在任何时间都会发生，不管白天或夜晚。有些妈妈可能会在下午，而另一些妈妈可能会在任何时候突然

感到不适。在这段时间里，头晕、胃酸、胃酸反流以及对某些气味敏感也很常见。

不幸的是，对于大多数孕妈妈来说，晨吐可能只是怀孕带来的众多"乐事"之一。好消息是，它通常是可以控制的，而且在怀孕三个月末时，会逐渐消退。

当胎儿处于如此关键的发育阶段时，为什么我们许多人还会把吃下去的早餐吐出来呢？事实上，我们至今还不是很清楚晨吐是什么引起的，以下是三种最常见的理论：

理论 1：荷尔蒙是祸端

当你在创造一个新生命时，你的身体里会"充斥"荷尔蒙。还记得进行自助式怀孕测试时需要充足的荷尔蒙吗？就是人体绒毛膜促性腺激素（hCG）。现在当大量荷尔蒙充斥在你体内时，人体绒毛膜促性腺激素常被认为是让女性感到恶心的"罪魁祸首"，

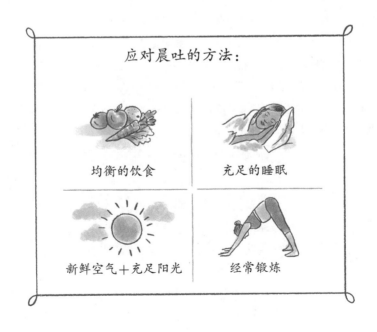

应对晨吐的方法：

均衡的饮食　　充足的睡眠

新鲜空气＋充足阳光　　经常锻炼

～～ 自然好孕 ～～

也许是因为它在此时处于"巅峰状态"。在孕 9 周至 12 周期间，当晨吐症状最严重时，hCG 在每毫升尿液中含量高达 300000mIU。相比之下，你买的怀孕测试工具可能只需每毫升尿液中含 20mIU 的荷尔蒙就能呈现阳性！

人体绒毛膜促性腺激素水平的升高会触发卵巢分泌更多的雌激素。使用激素避孕或接受激素替代疗法的女性，体内雌激素水平都会升高，通常也会出现恶心症状。

你还会产生更多孕酮，这不仅有助于放松你子宫内的肌肉，还能抑制早期宫缩，同时也放松了你的胃和肠道的肌肉，使得消化效率降低，导致胃灼热和胃酸反流（以及打嗝和肠胃胀气）。真是"美好时光"！

理论 2：源于生存需要

在孕 3 周那一章我们曾经说起过，准妈妈对气味高度敏感也许和生存有关——如果她能更好地嗅出野外变质、腐烂或有毒的食物，依照逻辑，她就可能更好地保护正在发育的宝宝。根据康奈尔大学的几位生物学家的说法，晨吐的原理与此相似，让妈妈们避免或吐出可能有害的食物。

在怀孕的前三个月，你的免疫系统会受到抑制——这使得你的身体不太可能把婴儿标记为"外来入侵者"并进行攻击，但这也让你更容易患上食源性疾病。这也许可以解释为什么日本女性在所有发达国家中出现晨吐的比例最高（至少根据康奈尔大学研究人员的说法是这样的）。极易受到污染物影响的生鱼是日本人的一种主食。而在晨吐比例最低的国家中，人们的饮食主要是由"更安全"的植物产品，如豆类和玉米构成。有趣的是，那些经历过晨吐的女性流产的可能性要小得多，而且更有可能生下健康的宝

抗晨吐冰沙

　　在什么也不想吃（或者吃什么都会吐）的情况下，可以尝试一些液体营养。肉汤、天然姜汁和蔬菜或水果浓汤都是不错的选择。另外，冰沙的效果特别好，因为搅拌器会为你做一些"预消化"工作，这可能会缓解你的胃部不适。（一些孕妈也发现凉或冷冻食物更容易吞下去，而且也不会反胃。）这种冰沙专门用来补充在呕吐过程中失去的一些营养物质。它还有一个附加的好处：你的另一半可能也会认为它很可口。

配料：

冷冻香蕉（富含钾）

3/4 杯椰子汁（钾和镁等电解质含量高）

1/2 杯冷冻的熟燕麦（纤维和复合碳水化合物帮助稳定血糖）

1 到 2 汤匙全天然杏仁黄油（富含蛋白质和健康脂肪）

1/2 茶匙有机姜粉或 1 茶匙磨碎的姜（用于抗呕吐）

1 汤匙生蜂蜜（增加甜味）

冰（可选）

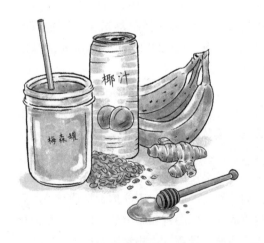

加入搅拌机中并打成果泥，要想添加矿物质和蛋白质，加入少许海盐和一勺蛋白粉。也可以将一粒益生菌胶囊倒入冰沙中，以改善肠道菌群。

宝，这也表明恶心和呕吐可能是一种保护性措施。

理论3：一种营养不良的征兆

一些专家认为，晨吐至少部分地是由低血糖引起的，尽管没有研究支持这一理论。不过，空腹时恶心肯定更严重，所以你会想尝试吃点东西，哪怕只是吞些干面包片。

另一些专家则认为，准妈妈们经常缺乏重要的维生素和矿物质，可能会导致或加重这种恶心的感觉。

8种不同的维生素共同构成了B族——如果你读过前面的章节，就会熟悉其中的一种：叶酸，也就是维生素 B_9。然而，有几项研究表明，补充维生素 B_6 可以显著减缓晨吐症状。这一点我可以证明——在第二次怀孕的头三个月里，在助产士的建议下，我每餐都服用 50 毫克的 B_6。这样有助于抑制恶心，而且，如果哪次我忘记服用了，就会发现恶心的感觉又回来了。

有证据表明，大多数美国人，无论是否怀孕，都有一定程度的镁缺乏。

我们在孕三周那一章略微提到土壤耗竭——有大量研究支持这种说法，包括 2004 年得克萨斯大学奥斯汀化学和生物化学系的一项具有里程碑意义的研究——现在种植的水果和蔬菜并不像几十年前那样营养丰富。再加上生活压力和高糖饮食（这是使镁大量消耗的另外两个因素），难怪我们中的许多人都迫切需要补充矿物质。

你可以服用镁补充剂——甘氨酸镁，但是还有一种简单方法可以让你获取这种具有镇静作用的矿物质——直接通过皮肤。我用的是外用镁油，可以像涂润肤霜一样涂在胳膊和腿内侧（皮肤较薄的区域）。镁对肠道也很有好处。我发现它能促进消化。

如何减轻晨吐

现在我们已经对晨吐原因有了一定了解——下面让我们开始动手缓解它吧。首先，你需要从以下最基础的事情做起，尽量做得最好：

♡ 保持饮食营养既丰富又均衡。

♡ 保持水分。有时晨吐可能只是由脱水引起的。以盎司（1 盎司约等于 30 毫升）为单位，每天的饮水量要达到你体重数字的一半。在水里加入新鲜的柠檬会有帮助，本书孕 13、14 周的章节有自制饮品的几种配方。建议你提前翻过去看看。

♡ 保证充足睡眠（每晚至少 8 小时）。

♡ 经常锻炼（即使只是在街区周围散步）。

♡ 经常呼吸新鲜空气，晒太阳。一个有趣的事实是：接受阳光的照射时，你的身体会产生维生素 D，这对镁的吸收至关重要。

如果你发现某些气味或香味——比如你丈夫的古龙香水——突然变得让你反胃，可以考虑在接下来的几周里改用无味的化妆品和家居用品（或者要求你丈夫换香水）。即使很难吞下食物，也尽量不要让肚子空着。

恶心加空腹意味着可能吃不下午饭。

为什么我的喉咙在冒火？

你见过那些"吞火"的街头艺人吧？就是那些为了娱乐，把火焰剑刺进喉咙的家伙们？我认为这幅场景准确地表现了伴随妊娠而来的严重胃灼热（尽管任何有这种经历的女人都可以证明，这件事毫无乐趣而言）。虽然胃灼热并不一定会导致晨吐，但肯定无助于它的缓解。胃灼热的感觉有点儿像胸部有一块炙热熔岩，并会在嘴里留下一股怪味。为什么会这样？

孕酮不仅能放松肌肉，还使得胃和食道之间的阀门打开，使胃酸更容易返上来，从而引起那种火烧火燎，令人烦躁的感觉。胃灼热可能在怀孕前期出现，并往往会在怀孕后期加剧，因为胎儿开始压迫妈妈的消化器官和横隔膜，把胃里的东西向上推。胃灼热是相当普遍的妊娠反应，许多妈妈都会在某个阶段经历不同程度的胃灼热。

> 好消息是，你吃的东西和你的饮食习惯会对其产生影响，
> 并且可能有助于消除你的一些晨吐症状。

尽量避免造成刺激的酸性食物：生洋葱、油炸食品、精制糖以及含咖啡因的饮料或苏打饮料。相反，你可以选择一些更温和的食物，比如酸奶、杜果和甜瓜之类的水果、肉汤和发芽糙米。至于饮食习惯，试着把午饭作为主餐，换句话说，不要在睡觉之前吃东西，避免饭后立刻躺卧，因为这样会使胃里的东西重新进入食道。

一些妈妈也可能从助消化的食物中得到很大安慰。例如，熟木瓜、菠萝和牛油果富含天然酶，有助于分解肉类、小麦（麸质）和奶制品（酪蛋白）中难以消化的蛋白质。同时，自然发酵的食物，如酸菜、酸奶、味噌——可以增加肠道内的有益菌，进一步缓解消化不良现象。不过，要当心人工发酵的食物，它们是不具有这些好处的。怎么区别呢？真正的发酵食品通常保存在冷藏区，而且不含醋。你也可以向你的助产士或医生咨询能否服用盐酸补充剂——具有讽刺意味的是，胃灼热有时恰恰是由胃酸过多引起的。

还有一个方子：尝试在热茶中加入一些被碾碎的茴香籽、薄荷叶或一茶匙姜末——这些都是用来缓解消化问题的老办法。

自然好孕

如果清淡的食物现在对你来说最美味，那就试着选择营养丰富的食物，比如加海盐的糙米、抹牛油果油的全麦吐司、骨汤、香蕉和天然的杏仁黄油。你可能会发现，临睡前吃些零食，或早上起床前吃点儿饼干也会有所帮助，这在一定程度上能保持你的血糖稳定。

当然，即使你为自己的健康付出很大努力，恶心、头晕，或者想吐个痛快的冲动也会冷不防就冒出来。以下是帮助我渡过难关的一些最有效的天然疗法。

薄荷

薄荷中含有薄荷脑，这是一种能麻木知觉的物质，这也是薄荷几个世纪以来就被用来治疗恶心、胃部不适、呕吐、头痛以及痛经的原因之一。我到处寻找不含糖或阿斯巴甜的薄荷，终于发现赞德牌薄荷草本含片两者都不含（在网上和许多健康食品商店均有售）；我通常每顿饭后吃一片。薄荷茶也是不错的选择（在怀孕期间，适量饮用）。

姜

回想一下童年时代，胃部不适时你是否喝姜汁汽水？生姜是治疗恶心的另一种古老疗法，生姜之所以有疗效，部分原因是它含有生姜醇和姜烯酚，两种能够使消化系统放松的天然化学物质。尽管在怀孕期间食用姜很安全，但最好还是配合食物服用，因为大剂量会导致子宫痉挛。在恶心的时候，一杯姜茶或者自制的姜汁会很管用。天然姜汁和咀嚼片可在大多数健康食品商店买到。

椰子油

幽门螺旋杆菌（或幽门螺杆菌）是一种经常在肠道中发现的细菌——据美国疾病预防控制中心称，世界上大约有三分之二的人感染这种细菌。虽然大多数人不会出现任何症状，但从长期来看，这种细菌会导致胃炎和胃溃疡。最近的一些研究，包括 2014 年发表在《美国医学科学杂志》（*American Journal of the Medical Sciences*）上的一项研究表明，幽门螺旋杆菌感染与妊娠剧吐之间存在关联。

有一种治疗感染的方法，也许还能使严重的晨吐得到一些缓解，那就是椰子油。椰子油含有丰富的月桂酸，这是一种抗菌脂肪酸（也存在于母乳中），同时也是已被证实的细菌杀手。烹饪的时候，试着使用特级初榨椰子油代替橄榄油，或者加入一些冰沙和奶昔——每天吃两到三汤匙。你可能还需要向你的助产士咨询能否服用一种月桂酸甘油酯补充剂。月桂酸在体内会转化为月桂酸甘油酯，而月桂酸甘油酯被证实对幽门螺旋杆菌具有明显的抑制作用。

针灸

针灸是一种刺激人体不同穴位的古老疗法，通常是将微小的针插入皮肤表层，这样可以改善肌体功能和平衡。研究表明，针灸有助于缓解晨吐症状，尤其是刺激所谓的P6 穴位（内关穴）时。

要找到 P6，先攥一下拳头，可以看到腕部有两根筋，P6 在这两根筋中间，然后放松手指，腕横纹上 2 寸、两根筋中间的点就是内关穴。研究表明，每隔两小时刺激这个点5分钟，可以有效缓解恶心。但是还有一种毫不费力，可以24小时不间断进行刺激的方式。那是一种弹性腕带，叫作"海员手环"，手环上面有小塑料钉，可以在P6上施加恒定且无痛的压力。我在怀孕期间戴过，大多数药店和亚马逊网店都有售——确实有帮助，但请注意：带上它可就暴露了你的孕妈身份。你也可以到你所在的地区看针灸师，以获得更具个性化的护理。

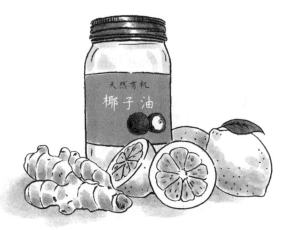

看看其他"自然妈妈"怎么说

克里斯蒂娜：我在怀孕头三个月感到恶心，但还不至于难以忍受。我的胃口很小，有时除了菠萝、杧果或西瓜，别的什么都不感兴趣。

科特尼：从第6到16周，我不管在白天还是黑夜都会感到恶心。饿了的时候，我感到很不舒服，所以每隔一两个小时就试着吃些东西。生姜硬糖很有帮助。我还戴防止晕船的海员手环。

艾米丽：喝一杯掺了一茶匙苹果醋的水，效果超级棒！

妮琪：海员手环很神奇。而糖姜片就像是隐藏的瑰宝！

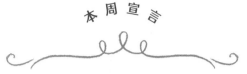
我在处理不适时可以做到优雅而平静，
如果宫缩带来的不是痛苦，
而是赋予你力量，会怎样？

本周宝妈任务清单

- 去趟杂货店，多储备些柠檬、新鲜生姜或天然姜汁汽水、椰子汁和薄荷糖。这样，当你突然感到恶心时，手头就有现成的东西了。

- 和你的助产士或保健医生谈一谈，看看补充维生素 B_6 是否适合你。也可以问问补充镁如何，或者只使用外用涂剂或喷雾。

- 晨吐可能会拖很久，但这也表明一切正常。如果这种症状把你完全拖垮了，或者你一天到晚不停地呕吐，那你可能出现了妊娠剧吐。不要犹豫，立刻给你的助产士或医生打电话。

妊娠早期体检和筛查

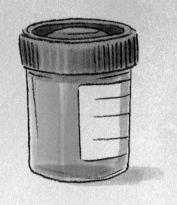

〜 自然好孕 〜

宝宝怎样了?

　　宝宝终于长出十个手指和十个脚趾了(尽管可能是蹼状的)。他也会动了。这可是第一次呢,宝宝开始自发时断时续地做些极其轻微的动作,尽管你几乎感觉不到,因为宝宝仍然很小,而且被你的子宫包裹着——值得指出的是,胎儿的第一次运动,经常被误认为是胃里有气体流动。他的尾巴现在快没了——哇!他的容貌变得更加精致,眼睛开始移向脸的中心。肘部已经形成,胳膊开始弯曲,蜷在身体两侧,腿在变长。猜猜宝贝现在有多高? 有13厘米了!

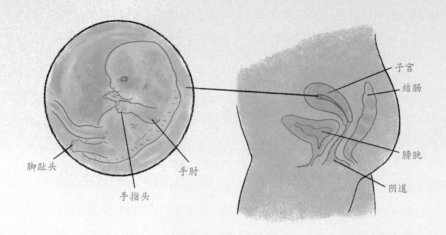

脚趾头　　手指头　　手肘　　子宫　结肠　膀胱　阴道

宝妈怎样了?

　　第一次怀孕的时候,在第8周时我正在做一份全职的办公室工作,真得很辛苦。在公司忙碌了一天,我疲惫不堪地回到家,简单吞下一些食物,然后倒头就睡。所以,如果你感到非常累,要知道这完全正常。你的身体正在为创造一个小生命而倾其所有。与此同时,孕酮水平的升高往往会带来血压和血糖水平的降低,这可能会让本已困乏的妈妈感到几乎要昏睡过去。还有,如果你发现自己因为打不开泡菜罐子或者因为听到一首阿黛尔的歌就掉眼泪,这也是正常的。荷尔蒙的波动,再加上疲惫,甚至会让最坚强的妈妈都变得有些伤感。这一切都会过去,但你最好在房间各处都摆上纸巾盒。

建立一种伙伴关系

从你手里拿着阳性怀孕测试结果到你的第一次产前预约，这期间漫长得会让你感觉像是永无止境。我前面已经说起过，我记得给我的助产士打电话，告诉她这个好消息，她却说："十周后见。""十周！她疯了吗？"如果在这之前宝宝出现意外怎么办？如果我搞砸了怎么办？如果我的宝宝有什么需要怎么办？但后来我提醒自己：在最初的几个月里，她，或者任何人都没有办法"解救"我的孩子。所以我屈服了。我在煎熬中等待着。直到等到时间到来。

如果你已经见过几个保健服务提供者，并正式选择了你的助产士，很可能对你的助产士的经历、教育背景和对自然分娩的观念有了一定的了解。如果你还没有任何人选，现在是时候了。请参考本书第五部分列出的见面时提的问题。你至少要知道她在引产、疼痛处理以及对干预依赖方面的立场。你可能还会有一些关于你出现的症状或正在吃的食物的问题。但请记住，助产士与妇科医生不同，她们不仅负责监测你身体的健康状况，还会关照你的情绪，所以，如果你有任何方面的焦虑或恐惧，都可以向她们倾诉，不要有什么顾虑。你们俩正在建立一种伙伴关系，你和她在一起时越坦诚，越真实，她在你分娩时就越能提供支持。无论是营养、整体健康，还是针对从晨吐到便秘等各种不适的自然疗法方面，你都可以向她进行咨询。当你需要各种专业人员时，她还可以向你推荐，比如导乐师或按摩师。

饮食失调与妊娠

体重的增长、想要增加摄入卡路里、频繁的呕吐，这些都可能导致一些妈妈患上厌食症或暴食症等饮食失调症。一定要向你的助产士或医生开诚布公，这一点在此刻比以往任何时候都更加重要。如果你正在与身材形象、体重增加，减肥药物等问题作斗争，就去找一个善解人意的顾问。与此同时，营养学家可以帮助你为你和宝宝制订一套健康的饮食计划。在怀孕期间注重保持体型并没有什么错（事实上，这是受到鼓励的），但是不要过度注重，比如试图控制体重的增加。另一方面，也不要狂吃海塞没有营养价值的垃圾食品。要知道，你的情况并不是少数。数以千计患饮食失调症的妈妈（也包括我自己！）照样拥有美好的妊娠和分娩。你所能做的最重要的事情就是去获取一些支持。

自然好孕

评估你的健康

你的助产士会问你很多问题。要准备好详细讨论你和配偶的病史，以及家族病史。事实上，你需要问问双方的父母和亲戚们，家族成员中是否出现过与妊娠有关的疾病，尤其是与基因有关的疾病。就像我，因为我母亲做过两次剖宫产，因此我想让助产士帮我分析自然分娩的机会有多大。

一定要提到你曾患过的所有妇科疾病，比如巴氏涂片检测结果异常，上一次妊娠出现的问题，包括流产以及人流手术。也别忘了你正在服用的药物。写下你最近一次月经开始的日期，因为这将被用来推算宝宝的预产期。如果你有焦虑症或抑郁症病史，一定要让你的助产士或医生知道，因为这些可能会增加你患产后抑郁症的风险（但在你分娩之前可以进行治疗）。根据你的病史和妊娠情况，你的助产士会评估你是否适合在分娩中心或家庭分娩——如果你有这种意向的话。

> 得了子宫肌瘤？不要担心——在多数情况下，子宫肌瘤不会影响你进行自然分娩。

做一次体检

除了标准的常规检查——记录身高和体重，测量血压等，你的助产士可能要对你进行骨盆检查，还有巴氏涂片宫颈细胞检测。不过，如果操作让你感到不舒服，骨盆检查可以不做，巴氏涂片检测可以推迟到婴儿出生后一周再做。另外，她还可能会做腹部触诊，检查你的宫高，这是一种测量子宫大小的方法，以评估胎儿的发育情况。

历经无数的常规检查和基因筛查

这么说也许有些夸张，但从现在起直到妊娠结束，你要做的检查次数足以让每个妈妈头晕脑胀。如今，我们已经能筛查出染色体异常，如唐氏综合征和18-三体综合征（爱德华兹综合征），能检测到从泰-萨克斯病到囊性纤维化的遗传病。我们要进行血液检测和DNA筛查。我们要做超声波检查和胎盘脐血取样。而这些只是在孕期头三个月里要完成的。

有些检查是必需的，例如，你的助产士需要知道你的血型，还需要确立一个基准数据，以便监测你的身体状况，提防贫血、先兆子痫、妊娠糖尿病等症状的出现。但是要知道，其他检查都是可以选择的。实际上，孕期检查过程中让人倍感压力的不是接受检查本身——大部分检查仅仅需要抽几滴血——而是决定是否要进行某项检查。有些妈妈急于知道宝宝是否有任何潜在健康问题，以便做好思想上的准备或者应对计划（可能是在分娩过程中和分娩之后安排专门的护理）。另一些妈妈则认为，对遗传疾病的检测只会引起焦虑，所以干脆跳过不做。还有一些妈妈不想让子宫内的宝宝接触过多的超

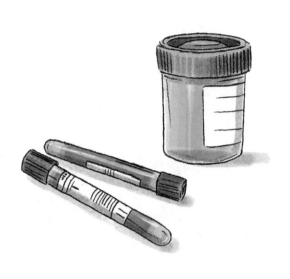

如果你得了生殖器疱疹，要告诉医生。若在分娩前或分娩中急剧发作，有时可能需要实施剖宫产（以防婴儿感染病毒）。刚发现自己感染了人乳头状瘤病毒吗？要知道这是一种最常见的性传播病毒，约有7900万美国人感染，对妊娠几乎没有影响。

基本血检和尿检

毫无疑问，所有产前检查中最不具侵入性的是血检和尿检。你的助产士会安排验血，检查你的血型以及"全血细胞计数"（测量你的红细胞计数、白细胞计数、血红蛋白计数、血球容积和血小板水平）。她还会为你筛查一系列的性传播疾病，包括艾滋病毒、梅毒、衣原体和淋病，如果不及时治疗，所有这些都可能对胎儿造成伤害。她还会检查你是否有一种叫作猕因子的因子（或Rh，俗称熊猫血），这是一种在血液中发现的蛋白。

世界上大多数人都有这种蛋白质，换句话说，他们是Rh阳性。如果你也是阳性，就没问题了。然而，Rh阴性妈妈可能需要

声波或侵入性检测。

关键是：你有选择权。

请记住，你做的所有检查都可以分为两种类型：筛查型和诊断型。筛查型检查是用来检测婴儿患有某些遗传疾病的可能性。诊断型检查则更为明确，但往往也更具侵入性，所以通常在初步筛查表明存在某种潜在健康问题后，医生才要求你做诊断型检查。下面是一份供你选择的检查项目清单：

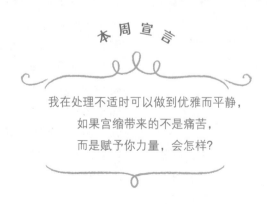

本 周 宣 言

我在处理不适时可以做到优雅而平静，
如果宫缩带来的不是痛苦，
而是赋予你力量，会怎样？

自然好孕

一些额外的治疗。由于 Rh 因子是一种遗传性状，所以尽管妈妈是阴性，胎儿也可能是阳性（假设他的爸爸也是阳性），这样一来妈妈和胎儿的血型就是不相容的。尽管听起来很吓人，但这在目前还无关紧要，当胎儿在子宫里时，妈妈的血液和胎儿的血液不太可能融合。然而，若是真发生了融合——比如说在分娩过程中就有可能发生，特别是妈妈需要干预的情况下，这时母体将会产生 Rh 抗体。如果她将来又怀上另一个 Rh 阳性的婴儿，这些抗体会穿过胎盘进入胎儿血液中，可能引起新生儿溶血症，因而带来严重后果。幸运的是，这个问题是可以预防的。Rh 阴性妈妈将在孕 28 周注射一针 RhoGAM（也称为免疫球蛋白），这可以防止母体产生抗体。在发生流产、实施羊膜穿刺术、绒膜绒毛取样等情况下，只要母体血液可能和胎儿的血液发生混合，妈妈也可能被建议注射 RhoGAM。如果宝宝确实是 Rh 阳性，宝宝出生后妈妈会再补充注射一次。

准备好你的产前初访
来自助产士辛西亚的建议

大多数医生和助产士会在准妈妈孕 8 周至 10 周之间安排一次见面。然而，也存在例外情况。如果准妈妈有流产史、最后一次月经时间不确定、阴道出血、不明原因的恶心或呕吐、焦虑加剧或情绪高度紧张，或者发现怀孕后出现矛盾情绪，我会在孕 8 周之前见她。第一次见面时，我的目标是尽我所能回答所有的问题——如果准妈妈能提前把问题写下来，那是很有帮助的。这使得这次见面主要以病人为中心。我还要了解她正在服用的所有药物、药草和补品，这有助于我判断病人是否存在潜在的营养失衡状况。当然，也可以让妈妈们了解一下这些药物和补品的安全性。在对病人的病史进行回顾之后，我将对她的健康状况进行从头到脚的评估。骨盆检查可能做，也可能不做。最后，我要做一些血液检测。从我的观点，以及我所认识的大多数助产士的观点来看，这些基于血液的筛查是必不可少的。然而，还有很多其他并不是必须执行的检测。一位优秀的医护人员会开诚布公地与你讨论可选择基因筛查的利与弊，并为你提供所需的资源，以帮助你做出决定，包括可能为你推荐一位遗传学顾问。

至于尿检，助产士会检查你有没有尿路感染（UTI）的症状，这在怀孕期间是很常见的。她还会检查你的尿液中是否含有：

♥ 蛋白质——先兆子痫的潜在迹象
♥ 糖——妊娠糖尿病的征兆
♥ 细菌——B族链球菌的标志

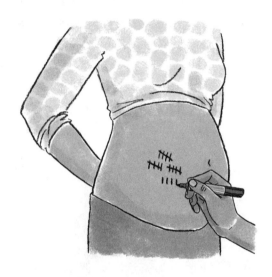

你需要做这两项检查吗？

完全需要。血型和Rh状态是至关重要的信息，而且这种检查无论对你还是胎儿来说几乎是零风险。如果你是Rh阴性，又对注射免疫球蛋白有顾虑，可以和你的助产士讨论一下这么做的利与弊。然而，还有一个不太具有侵入性的方案，那就是首先测试爸爸的Rh状态。如果他也是阴性，你就可以放心了，因为两个Rh都是阴性的人一起生的宝宝不可能是Rh阳性。你可能还需要了解对胎儿进行RHD基因型检测的情况，这是一种简单的血液检测，据报道测定婴儿Rh状态的准确率达到99%。

超声预产期检查

超声预产期检查通常在第8到12周之间做，顾名思义，它可以帮助确定宝宝的预产期。这个阶段的所有胎儿的大小都差不多，所以测量顶臀长度，即从胎儿头顶到臀部的距离，可以相当准确地推算出胎儿的胎龄。

我什么时候能听到宝宝的心跳

虽然胎儿的心脏在妊娠期第6周就开始跳动，但在一段时间里你可能还听不到，这是因为多普勒——助产士和医生用来听胎儿心跳的手持超声设备，要到第9至12周才能捕捉到声音，到第12至14周才能完全确定。虽说现在找到心跳声不是完全不可能，但你的子宫和胎盘的位置，以及胎儿在子宫里的位置都会加大这样做的难度。尽管那种"滴答"声听起来很美妙，你也不必同意使用多普勒。事实上，有几个原因可能使你想完全放弃使用它。我们下周会详细讨论这个问题。

～ 自然好孕 ～

看见了双胞胎？

在妊娠的这一阶段，一些准妈妈们会发现她们幸运地怀上了双胞胎（甚至三胞胎）。虽然这样的好事令人惊喜和兴奋，但要知道，整个妊娠期你的身体将会经受双倍的考验——首先要在肚子里留出足够的空间容纳两个（或更多的）宝宝，最后要有足够的母乳来喂养他们。毫无疑问，你的体重一定会比怀单胞胎妈妈的重，患妊娠糖尿病和先兆子痫的风险也要高一些，所以健康的饮食对你来说现在变得加倍重要了。还要知道，怀双胞胎或多胞胎的妈妈们分娩时间一般也会提前。和你的助产士或医生谈谈你的特殊情况，并在妊娠期间和分娩之后争取得到更多的帮助和支持——网上有一些很不错的多胞胎妈妈支持小组。你将会忙得一团糟，但绝对开心。恭喜你！

超声波有经阴道超声和经腹部超声。一般检查前需饮一定量的水；胎儿还很小的时候，充盈的膀胱可以把子宫向上推，这样就更容易看清里面的情形。如果根据你最后一次来月经的时间推算出的胎龄和超声波检查所显示的胎龄之间有 5 天以上的差异，医护人员可能会重新确定你的预产期。

你需要做这项检查吗？

如果你担心辐射，想限制超声波检查次数，可以像我一样跳过这项检查。事实上，只有当妈妈不确定最后一次月经的日期，月经很不规律，或者意外怀孕时，医护人员才建议你做这项检查，因为在这些情况下，将很难确定你怀孕的日期。需要记住的一件事是：做个早期超声预产期检查可以减少你以后进行不必要的引产的机会。

孕早期筛查

孕早期筛查有时被称为"胎儿颈后透明带厚度"筛查或"一期筛查"，实际上包括三个单独的检查项目，将结果综合分析，就能反映胎儿有染色体异常的可能性，特别是 21- 三体综合征（唐氏综合征）和 18- 三体综合征（爱德华兹综合征）。检查通常在第 10 到 13 周之间进行，包括：

β- 绒毛膜促性腺激素（Beta hCG）：这是一种测量人体绒毛膜促性腺激素水平的血液检测，就是那种存在于尿液中，能使怀孕检测结果呈现为阳性的荷尔蒙激素。hCG 值如果非常高，有时表明胎儿患唐氏综合征。

妊娠相关蛋白 A（PAPP-A）：这是一项血液检测，用来测量妊娠相关血浆蛋白 A 水平。非常低的水平有时代表染色体异常。

胎儿颈后透明带厚度：检查者使用超声波测量胎儿颈后皮下组织内液体积聚的厚度，液体积聚过多有时代表胎儿染色体异常。超声波检查还可以筛查出先天性心脏缺陷。

你需要做这项检查吗？

对于可能怀染色体异常胎儿的妊娠妇女（危险因素包括产妇高龄，有染色体异常家族病史，或曾有过出生缺陷的胎儿），这项检查可以基本排除你本次妊娠出现基因问题的可能性，从而让你放心。另一方面，如果

该注射流感疫苗吗?

如果你是在感冒和流感季节怀孕的——从 10 月到次年 4 月——你的助产士或医生可能建议你注射流感疫苗,你还会听到很多次这样的建议。几乎每一个主要的医疗机构,包括美国疾病预防控制中心,美国妇产科医师学会,以及美国护士助产士学会,都推荐给准妈妈接种流感疫苗。这一方面是因为你的免疫系统在妊娠期间受到抑制,使你更容易生病;另一方面是因为妊娠期女性更容易出现严重的流感并发症。注射流感疫苗还可以为你的宝宝在半岁之前提供免疫。

然而,所有种类的疫苗都是有争议的,尤其是在崇尚自然生活理念的圈子里。这并不是什么秘密。事实上,许多有自然理念的医务工作者宁愿把关注点放在与生活方式相关的因素上——尤其是良好的卫生习惯、干净的饮食和充足的休息,因为这与预防疾病和提高免疫力相关。

你可能在想,这些办法不是不如注射流感疫苗有效吗?这取决于你如何看待它。例如,有数百种流感病毒,而且疫苗的有效性每年都不同(通常是有显著不同)。与此同时,2014 年的一篇针对 116 项研究的医学综述认为,流感疫苗在普通人群中对于减少症状只有"非常一般的效果"。辩论的双方都有坚定的支持者,所以就像所有的医疗决定一样,你应该做你自己的研究,和你的助产士或医生谈谈,一起决定什么对你是最好的选择。

如果你确实选择了疫苗,一定要坚持使用"无硫柳汞"的那一类。该硫柳汞是一种以汞为基础的防腐剂,存在于多剂量瓶中。单剂量瓶和预填充的注射器不应该含有硫柳汞,有些品牌可能含有微量。同样重要的是:鼻喷剂疫苗被认为对孕妇是不安全的,因为里面含有一种活病毒。

对于那些寻找更有针对性的自然疗法的妈妈,可以尝试一下顺势疗法药物,这种药物药性温和、妊娠期间服用很安全。要预防流感,你可以关注一下 Influenzinum 9C,这是一种每年都根据世界卫生组织的建议进行更新的顺势疗法药物。一些身体脆弱的妈妈在整个冬天都将它与 Thymuline 9C(提升免疫系统)一起作为天然预防药物服用,并在出现症状的时候加入 Anacoccinum 200C(一种急性流感缓解疗法)。

自然好孕

结果呈阳性，你可以决定是否要进行更具侵入性的诊断检测。如果你想尽量减少超声波检查次数，可以跳过这项检查，或者把这项检查和超声波预产期检查结合起来，超声波检查员既能帮你核对预产期，同时也能对胎儿进行胎儿颈后透明带厚度筛查，还能让你听到宝宝的心跳。

游离 DNA 产前筛查

这是一种血液检测，可以确定怀有染

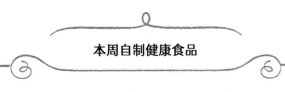

本周自制健康食品

滋补骨汤

当胎儿开始生长结缔组织时，多喝肉汤对准妈妈来说是一个好主意。富含碱性矿物质的鸡汤（又称骨汤）已经滋养了人类数千年。骨汤还富含明胶蛋白，一种助消化和加快伤口愈合的物质。骨汤的做法如下：撕下烤鸡的骨头扔进一个汤锅。为了增加肉汤的营养，再加一些鸡脖子、鸡架或爪子——本地农场或肉店里会有。或者，你也可以用羊羔肉、牛小腿肉、牛尾或其他骨头代替。在锅里加入适量过滤后的冷水，直到能覆没骨头，再加几茶匙生醋或柠檬汁，然后在冰箱里存放一个小时左右，这有助于提取骨头中的矿物质。接下来，把汤锅放在炉子上煮沸。继续煮 10 至 15 分钟，用漏勺把浮在表面的浮渣撇去，然后把炉子调成小火，再慢慢炖 4 至 24 小时。

当肉汤煮好后，取出骨头，凉下来以后在冰箱里储存 24 小时，这样脂肪就会浮到表层。撇去脂肪扔掉。把肉汤分装在玻璃容器中，放入冰箱储存，平时放进汤里、炖菜里或酱汁中食用，也可以单独食用。若放进冰箱冷藏，可以储存 3 到 4 天，若冷冻则可以储存 3 个月。注意：当汤加热以后，就不再是凝胶状的了。

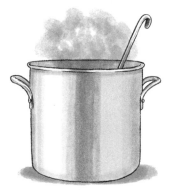

色体异常的胎儿的风险大小，特别是唐氏综合征、18- 三体综合征（爱德华兹综合征）或者 13- 三体综合征（帕套综合征）。这是一种新兴技术，准确率非常高，有上述缺陷的胎儿，91% 至 99% 的能被检测到，误测率不到 1%。检测结果可能显示为阳性、阴性，或是一个表示缺陷风险的分数，如 1/1000。这个测试还能看出胎儿的性别。

绒膜绒毛取样检查（CVS）

这是一项诊断性检查，而不是筛查，虽然其结果要准确得多——几乎能检测到任何染色体异常，包括唐氏综合征、泰－萨克斯病，以及像特纳氏综合征这样的性染色体疾病，准确率高达 98%，但测试的侵入性要大得多，因此也会带来更多的风险。检查过程如下：用导管经阴道或用针筒经腹部进入子宫，提取极少量胎盘样本。样本的采集可能会带来一些不适，但不至于疼痛。如果是经阴道采集，事后可能会导致少量出血。检查带来的风险包括感染、羊膜囊破裂、婴儿肢体残缺或流产（占全部病例的 1%），但都很罕见。如果妈妈是 Rh 阴性，而其配偶是 Rh 阳性，她很可能会被注射一针免疫球蛋白，因为在手术过程中她的血液和婴儿的血液有可能发生混合。在针筒插入子宫的过程中，还需要用超声波来引导。

我能继续给宝宝喂奶吗？

如果你已有一个正蹒跚学步的孩子，你可能想知道，既然又怀孕了，还能继续母乳喂养吗？绝对没问题。很多妈妈在妊娠期甚至产褥期都继续用母乳喂养（这种做法被称为"连续哺乳"，因为你要哺乳两个宝宝）。只要记住一点，妊娠期间荷尔蒙的激增可能会影响母乳的味道和质量——有些宝宝根本不介意，而有些宝宝可能会自然地断掉。当你的腹部在一天天隆起时，你可能还需要对哺乳姿势进行创造性的调整，但这难不住你和你的宝宝。然而，当你腹中的宝宝终于出生时，一定确保他或她吃到初乳，这是一种对抗病菌超级有效，且营养丰富的乳汁，是婴儿来到人间后的第一口食物。我们将在第 33 周更详细地讨论初乳的好处。

～ 自然好孕 ～

你需要做这项检查吗？

由于 CVS 检查是所有妊娠早期检查中最具侵入性的，所以你可能会望而却步，除非你已经收到了孕早期筛查或游离 DNA 产前筛查异常的结果。如果你决定完成这个过程，一定确保你了解所有的风险，并与你的保健服务提供者讨论一下你的选择。还要知道，CVS 检查不能查出胎儿的大脑或脊髓方面的问题，比如脊柱裂。

本周宝妈任务清单

- 在你第一次去赴产前预约之前，记得写下你最后一次月经的日期、你正在服用的所有药物、你遇到的所有异常症状，以及所有家族病史，包括并发症或先天缺陷。当你既紧张又兴奋时，若没人提醒，你可能会忘记一些事情。

- 如果你打算限制超声波检查的次数，不喜欢使用多普勒，或者你打算拒绝大多数基因检查，告诉你的助产士，这样你们两人就能保持一致立场。

从手机到超声波——
巧用现代科技
（智能技术的使用）

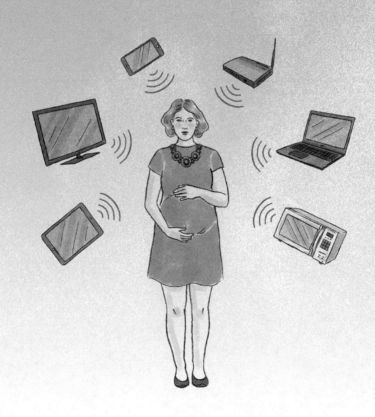

〜 自然好孕 〜

宝宝怎样了？

宝妈，你的宝宝本周实现了一个里程碑式的重要突破：正式从胚胎阶段"毕业"，成为一个胎儿了！但是，名字的改变并不是唯一的大新闻。本周，他喜获大量新的内脏器官，包括肝脏、脾脏和胆囊（消化系统和淋巴系统的重要组成部分）。小肌肉开始在他的胳膊和腿上发育。他的眼睑也完全成形了，是紧闭着的。他们会一直这样闭着，直到妊娠期第七个月，但即使睁开，也没有太多可看的东西。毕竟，你的子宫里黑咕隆咚的。不过，这时他能感觉到外面的亮光。说到宝宝的视力，你现在能为他做的最好的事情之一，除了吃富含维生素A的均衡饮食外，就是多晒太阳。

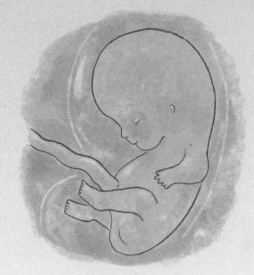

宝宝的肝脾和胆囊本周开始发育

根据《眼科学》（*Ophthalmology*）上的最近一项研究，妊娠期处在一年中光线最暗的季节，即隆冬季节的妇女所生的早产儿患某些眼疾的风险有所增加。

宝妈怎样了？

恭喜你，宝妈！为什么呢？因为你已经到了第三个月，也就是怀前期的最后一个月。然而，现在你可能开始注意到腰围发生了变化。在这一阶段感觉腰围增加是很正常的，尽管距离真正的"孕妇肚"还有几周时间。如果你感觉到衣服已经变紧，或许该准备在孕妇装方面进行投资了，我认为所有准妈妈衣柜里最重要的东西应该是瑜伽裤。或者，如果你需要更精致的打扮，就换成弹力裤。

现在，让我们来谈谈一些好消息：由于宝宝已经进入胎儿阶段，他遭遇某些发育障碍的风险更小，更不易受到那些可能损害他健康或导致先天缺陷的外部因素的影响，好棒啊！

电磁场暴露的潜在危险

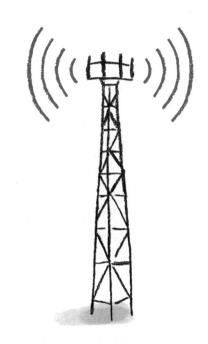

当我母亲生我哥哥时，一开始进展很正常。她在宫缩过程中呼吸很顺畅。她的宫颈在缓慢而平稳地扩张。很快，她就准备用力了。大约就在这时，医生发现胎儿（也就是我哥哥）还没有"掉到"她的骨盆里，这是他穿越产道之旅所要迈出的第一步，也是很重要的一步。由于胎儿通常在分娩前几周就会"掉下来"，所以医生担心她可能遇到了一种叫作头盆不称的问题，这是一种极其罕见的情况：妈妈的骨盆不够大，容纳不了胎儿。所以，她的医生要求做骨盆 X 射线检查。

现在，用 X 射线给妊娠期妇女做检查几乎不可能发生。然而，那时候这么做没什么好奇怪的。从 20 世纪 50 年代开始，对妊娠期妇女进行 X 射线检查以确定胎儿在子宫中的位置的做法越来越普遍，尽管已经有证据表明胎儿可能面临着潜在的风险——据说是患儿童癌症的风险有所增加。太吓人了！这种做法直到 20 世纪 70 年代中期才被逐步淘汰，那是在我哥哥出生几年之后。

当然，X 射线的问题在于，它是一种辐射，具体地说是一种高能的电离辐射，强大到足以影响我们的细胞并改变我们的 DNA。

美国政府和世界卫生组织都将 X 射线列为已知的致癌物质。如果你想知道为什么我们仍要使用它，那是因为其益处在某些情况下远远超过了风险。毕竟，误诊某种伤情或疾病，或者完全忽视其存在，给健康带来

的危险可能超过了从 X 射线中接收的少量辐射。这就是为什么医生会尽其所能限制孕妇接触 X 射线的原因，也是为什么你在牙医诊所会被要求穿一件迷人的铅背心（以保护你的重要器官）。而且，由于子宫内的胎儿患上与辐射有关的健康问题的风险更高，X 射线——尤其是腹部区域 X 射线——在怀孕期间通常是要避免的。

问题解决了，是吗？

但是，X 射线并不是世界上唯一的辐射形式。事实上，我们时时刻刻都在接触不同类型的辐射。例如，太阳会发出紫外线辐射。放射性的氡气存在于大气、土壤和地下水中。所有的钾原子中有部分是放射性的——一个有趣的事实是：吃 600 根香蕉相当于做一次胸部 X 射线检查。即使是人类也会散发热辐射和红外辐射（这就是为什么我们在被红外

～ 自然好孕 ～

摄像机拍摄时会"发光"的原因）。

这些年来，我们已经知道，由 X 射线和伽马射线散发的高能电离辐射可能是危险的。我们也知道高能量、非电离辐射的危险：过多的紫外线会造成晒伤。

但是在崇尚自然生活方式的圈子里，人们对我们越来越多地接触电磁场（EMF）感到担忧，这是一种由家用电器和科技设备，特别是手机信号和无线互联网连接发出的低能量、非电离辐射。

尽管电磁场存在于自然界中（例如雷雨时空气中积聚的电荷就会产生电磁场，而地球的磁场导致罗盘的指针指向北方），毫无疑问，我们现在接触到的人为的、非自然的电磁场比人类历史上任何时期都多。包围我们的不断增长的辐射网络有时被称为"电磁污染""电子污染"或"肮脏的能量"。

所有人都想弄清的是：电磁场真的危险吗？

这是个很难回答的问题。老实说，答案取决于你问的是谁。

世界卫生组织及其附属的国际癌症研究机构（IARC）给出的答案是"不"。在对现有的科学文献进行全面回顾之后，世卫组织无法确定任何与低水平接触电磁场有关的健康风险。然而，另一方面，它又承认认识上存在"局限"，还需要做更多的研究。它也无法证明电磁场是无害的，这就是为什么"射频电磁场"在 2011 年被归类为 2B 类致癌物（一种可能致癌的物质）。其他 2B 类致癌物质包括那些众所周知的"坏家伙"，如汽车尾气、铅和汽油，但也包括咖啡和腌菜。

是的，已经有很多研究表明电磁场是非常危险的。2011 年发表在《儿科与青春期医学档案》上的一项研究表明，在怀孕期间接触高水平电磁场会增加婴儿患哮喘的风险。2012 年发表在《流行病学》上的一项研究发现，高电磁场暴露与流产之间存在关联。美国癌症协会承认，在多项研究中，有一些证据表明，处于最高暴露水平的儿童患白血病的风险可能更高。

然而，这些研究的问题在于，研究结果并不容易得到验证。一些更大、更广泛的研究与此类发现完全相对。一些人报告存在一些身体症状——头痛、疲劳、肌肉疼痛、睡眠困难，但在双盲实验中，当他们被暴露于电磁场中时，却不能觉察到其存在。请注意，我并不是说这些症状不存在，只是说一些研究还没有定论。

然而，一些团体——尤其是美国以外的团体——正在采取全面措施限制和规范电磁场暴露。

2011 年，由于担心和电磁场相关的健康问题，一个由 47 名欧洲委员成员国组成的政策咨询小组，禁止在教室和学校使用所有移动电话和无线网络。同年，加拿大政府卫生部，建议限制手机通话时长，减少儿童使用手机的时间。德国政府建议其公民限制他们在咖啡馆、学校和家里接触无线网络的时间。法国政府禁止在幼儿园使用无线网络。2015 年 5 月，电磁场科学网站向联合国和世界卫生组织递交了一份来自世界 41 个国家 220 名科学家签名的呼吁书，请求对电磁场暴露的危险制订更多的保护性指导方针和预防措施，加大公众教育，特别是当涉及到儿童和妊娠妇女时。

所以你看，对电磁场的关注并不只是一场边缘性的运动。

不过，老实说，我第一次怀孕的时候，并没有过多地考虑这些问题——直到有一天晚上，当我把笔记本电脑放在我日渐隆起的肚子上时，我注意到电脑风扇在运转。身体和电脑接触的部分感到很热。等等！我是不是让胎儿过热，无意中提升了子宫的温度！

我开始做一些研究，这时我才意识到，我们大多数人都在以错误的方式使用我们的电子设备。在你开始认为我是一个即将告诉你把手机扔出窗外的疯女人之前，请考虑一下：在美国销售的所有无线通讯设备都必须满足美国联邦通信委员会（FCC）设定的射频接触最低标准。但是，如果你看一下苹果平板电脑（或者几乎所有支持无线上网的设备）的用户手册，你会发现，为了达到这些标准，应该让这些设备远离你的身体。因此，如果你把笔记本电脑或平板电脑放在膝盖上，或者把手机直接贴在耳朵上说话——这些小玩意儿原本就是被设计成这样使用的——那么你可能就超出了联邦通信委员会对电磁场暴露的限制。

问题是，我们可能要花上几年甚至几十年的时间才能弄清，我们对科技的依赖会对我们的健康和身体造成的真正影响。然而，欧洲委员会认为"等待和观望"的方法并不符合我们的集体利益。正如他们在 2011 年的报告中所写的那样："等待高水平的科学证据和临床证明会产生非常高的健康和经济

成本，就像过去对待石棉、含铅汽油和烟草一样。"他们说的有道理。毕竟，人们认为吸烟对健康有好处，甚至对妊娠期妇女来说也是如此的年代距离现在并不久远。

那么……我现在需要穿防辐射服吗？

我们大多数人家里都有 24 小时不间断无线网，一个电力公司的"智能电表"附在我们客厅的外墙上，我们睡觉时会把手机放在床头柜上。我们的孩子会玩我们的设备，使用平板电脑和其他设备学习（通过儿童游戏和一些应用程序），或者用来分散他们的注意力，好让妈妈和爸爸得到片刻的休息。

对于几乎所有人来说，电磁技术已经成为一种生活方式，并且不会消失。

事实上，我也不希望它消失。我喜欢我的手机。我丈夫和我经营一家互联网公司。我不知道你是怎么打算的，但我还没打算重回用蜡烛和油灯照明的年代。即使那样，也不能完全消除我们每天接受的电磁辐射。然而，限制你的接触是明智之举——尤其是在妊娠期间。一般来说，我们知道儿童（当然也包括子宫内的胎儿）更容易受到辐射的影响。好消息是，你可以采取简单的措施来提高你的安全度，而不用切换到固定电话，离开电网，或者生活在黑暗时代。以下是一些你可以做的事情：

尽量减少你直接接触手机的时间

你知道吗？市场上出售的几乎所有手机都有一个警告，那就是使用时不要距离身体太近。（请认真阅读用户手册。）关于电磁场有一件不存争议的事情，那就是辐射强度取决于你离辐射源的距离远近。当你和设备之间保持一定距离时，哪怕只是几厘米，辐射水平就会急剧下降。使用手机时，尽量避免使手机直接接触到你的耳朵。取而代之的是，可以使用有线耳机、耳塞或扬声器功能。市场上也有一些专门的低辐射耳机。用短信代替电话也是个好办法。

你还可以：

♡ 携带手机时避免直接接触身体。我见到有些男士把手机装在裤兜里，还有些人装在上衣口袋里，紧挨着胸口。我认识的一些女士甚至把手机塞进文胸里。请不要这样做！如果非要把手机贴身放，那就调到飞行模式。

♡ 当信号不好时，避免打电话；信号越差，手机向最近的发射塔传送信号时释放的电磁波越强。

♡ 不使用蓝牙时调成禁用模式，或者完全不使用。

♡ 考虑购买低"特定吸收率"（SAR）的手机，换句话说，就是低辐射手机。

让笔记本电脑和平板电脑远离腹部区域

不要把笔记本电脑直接放在你膝盖上，更不能放在你那日渐隆起的"孕妇肚"上，而是放在桌子上。当你不上网的时候，关掉无线上网功能。

考虑为你的设备装上防辐射罩

你拥有的几乎每样小玩意儿都有大量的防护壳。我们给我们的平板电脑装了防辐射壳（专门给我的儿子格里芬用），我手机上也装了防护壳。需要当心的是，并不是所有

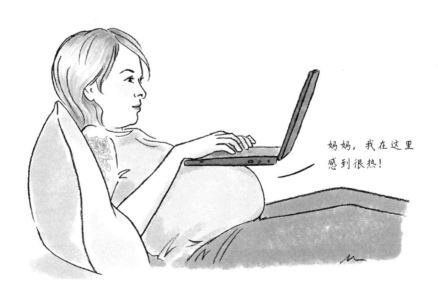

妈妈，我在这里感到很热！

这类产品都合格。我在某些网站上看到一些非常可疑的说法和所谓的"证据"，因此不要一看到就购买。你得好好研究一下。质量不错的品牌有护盾（DefenderShield）、庞（Pong）、腹甲（Belly Armor）等。

夜晚关上无线网

只是简单地按一下开关（或拔掉插头）。夜晚关掉无线网可以使你受电磁场辐射的时间减少八九个小时。我和迈克尔有一个带开关按钮的路由器，这样我们只有在需要的时候才打开。当我们在家庭办公室工作时，我们坚持使用有线连接。说到有线连接，你可能需要重新考虑在家里安装其他无线系统的事情，尤其是那些你想要全天候运行的（比如无线安全系统）。婴儿监视器也是如此——选择一个有线监视器，或者把监视器放在离婴儿床尽可能远的地方。即使监视器放在育儿室门外，你仍然能听到他的哭声。

留心你家的智能电表

智能电表就是那些挂在你家外墙的老式模拟电表的更新版本。这些设备是用来统计你的用电量，并向电力公司报告账单的。和老式电表最大的区别是，智能电表是通过无线（且持续）传输信号的。根据你家电表所在的位置，你可能在不知不觉中已经吸收额外的电磁场辐射了。因此在你的房子里转一转，看看你家的电表装在哪里。如果它正好装在家庭成员逗留时间最多的区域（例如客厅或卧室），你可能需要买一个防护罩。你也可以给电力公司打电话，要求换成老式模拟电表，尽管费用得由你来出。

拒绝使用家用胎心监测仪

现在可以买到家用胎心监测仪，随时听婴儿的心跳。虽然这听起来像是很诱人，但也存在风险——不仅仅是带来更多的电磁场辐射。据美国食品药品监督管理局称，胎心监测仪是一种医用设备，仅供受过训练的医疗保健专业人员使用。除非你碰巧是一名超声波检查操作人员，否则可能无法正确理解你所听到的声音。这可能会导致不必要的担忧和压力（对你或胎儿都没有好处）——或者更糟的是，在听到你认为的所谓"心跳"后，你可能认为一切正常，而实际上却需要医务人员的帮助。不要在冲动下购买，宝妈，把多普勒留给专业人士吧。

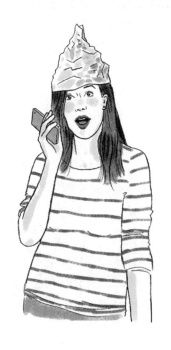

甘薯蛋羹

维生素 A 是我们的本周之星，它对胎儿眼睛的发育和长期健康至关重要。当然，如果你每天吃鳕鱼肝油的话，补充的维生素 A 就已经足够了。其他富含这种维生素的食物包括蛋黄、奶油和黄油等。你注意到这些食物的一个共同点了吗？来源于动物的维生素 A 是最容易吸收的，但我也喜欢添加一些植物性的来源，因为它们富含植物营养素。美味的甜薯蛋羹就把这两种不同来源的维生素 A 结合起来了。

配料：

2 个中等大小的有机甘薯

2 个草鸡蛋

1/2 杯有机奶油（或用椰子奶油代替）

1/4 杯椰子糖或 30 滴甜菊糖

1 茶匙香草精

1 茶匙南瓜派香料（或者丁香粉、肉豆蔻粉、肉桂粉、姜粉以及多香果粉的混合物）

烤箱预热到 180℃。把甘薯洗干净，用叉子扎几个孔。放入烤箱，烤 45 分钟直至变软。从烤箱里取出来。待甘薯稍微冷却，把甘薯泥挖出来，放在碗里。将所有其他配料混在一起，用浸入式搅拌器拌匀。倒入小烤盘内，烤 30 分钟，直至颜色变成焦黄色，放上一团鲜奶油，可分 4 到 6 次食用。

做不做超声波检查，这是个问题

啊，超声波检查，这或许是成为母亲的过程中的关键性时刻，是不是？在几乎每一部与妊娠有关的电影中，第一次超声波检查都构成了主要画面，而且套路完全一样：一个和蔼的超声波检查操作人员手持探头在妈妈的肚子上移动着。房间里充斥着多普勒发出的陌生而奇怪的、仿佛来自水底的声音。很快，当妈妈看到她那可爱的小宝贝出现在屏幕上时，流下了喜悦的眼泪。难怪我们很多人都相信做超声波对确保一次健康的妊娠至关重要。

然而，当你知道超声波检查并不是强制性的，也不会为孕妈或宝宝带来任何医学上

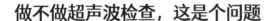

的好处时，也许会感到惊讶。

没错。多项研究表明，超声波并不能改善新生儿的情况。经历多次成像的妈妈生健康宝宝的可能性并不比那些放弃成像的妈妈高。甚至有证据表明，超声波检查可能招致婴儿出生时的更多干预。例如，医生可能会认为一个孕后期的婴儿个头儿太大，不适合自然分娩，因而可能建议实施剖宫产手术。不幸的是，基于超声波检查的胎儿体重评估存在误差，可能会多出 0.5 到 1 千克。

超声波也是一种辐射。

正如人们对手机和无线网络的电磁场暴露的担忧一样，对于超声波的危害，我们缺乏可靠的、确凿的证据。然而，美国妇产科医师学会确实建议，做超声波检查必须是出于医学原因，并且只能由专业的保健服务提供者来执行。有证据表明，超声波散发的热量可能是一个问题，该学会还承认，在未来可能会发现负面的后果。出于这些原因，你也许应该限制胎儿的接触。

这恰好就是我选择做的事情。有些妈妈，包括我自己，想要确认一切都正常进展。还有些妈妈也像我一样，想要瞥一眼自己的孩子，因为这样做会使她们和孩子在情感上建

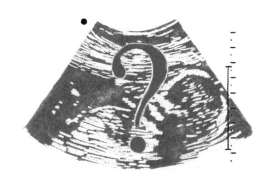

立联结。对于许多父母来说，这是超声波检查的一个重要好处——让他们感觉到与婴儿的联系越来越紧密。还有一件事值得一提，我的一个朋友在第 20 周的超声波检查中发现她的孩子只有一个肾。这个消息对妊娠本身并没有太大影响，但使她能够提前找好一位专家为她儿子的出生做准备。最终，对超声波检查的选择完全取决于你自己，但你需要考虑以下的事情：

♡ 在孕期头三个月不要做。大多数妈妈至少会被提议做两到三次超声波检查，或者每三个月做一次。我整个孕期只做了一次——"超声解剖"（通常会选择在孕中期），只是为了确保我的宝宝发育正常。

♡ 减少闲聊时间。一些超声波检查操作人员非常健谈，他们可能想要给宝宝拍很多照片，作为送给你的纪念。这时你要礼貌地请求他们，直接进行检查和数据测量，以便尽可能减少宝宝对超声波的接触。

♡ 选择一个胎心听诊器。助产士和医生用来听胎心的手持式多普勒是另一种形式的超声波检查，而且比用于成像的

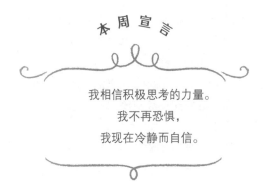

本 周 宣 言

我相信积极思考的力量。
我不再恐惧，
我现在冷静而自信。

～ 自然好孕 ～

机器释放出更多的辐射。你可以完全避开多普勒，选择一个胎心听诊器，这是一种零辐射的听诊器。不过，这需要你多一些耐心——多普勒通常会在第 12 至 14 周时才能捕捉到心跳，而胎心听诊器直到第 18 至 20 周才能做到。我本人没有那么大耐心。我在第 12 周使用了多普勒，但后来一直坚持使用胎心听诊器。

♡ 避免 3-D 和 4-D 超声波检查。3-D 超声波检查技术很神奇，而且很多妈妈都想抓住机会看看宝宝可爱的小脸，这是可以理解的。然而，我的建议是不要做这种检查。这种超声波检查被认为是"娱乐性的"，而且通常并非由专业的超声波检查操作人员来完成，他们也许没有接受过放射学方面的教育或认证。另外，整个过程可能需要的时间也长，据估计长达一个小时。由于担心胎儿身体组织过热和出现空化（身体组织中形成小空洞），食品药品监督管理局"强烈反对"这些类型的超声波检查。

本周宝妈任务清单

- 你用手机当闹钟吗？考虑换一个电池供电的闹钟，不要在卧室内给手机充电。事实上，你应该考虑一下把所有的电子设备从卧室里移开。如果你的卧室里没有电子设备，你夜里可能睡得更好。

- 找到你家里的智能电表。如果安装在你家卧室或客厅外墙上，你可能需要购买一个防辐射屏蔽罩。

- 到外面去晒晒太阳，你得到的不仅仅是有利于健康的维生素 D；多接受阳光的照射可能会对婴儿的视力发育有好处，特别是在孕早期。

孕 10 周

公开秘密

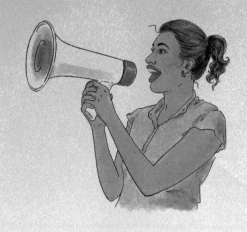

自然好孕

宝宝怎样了？

你的小花生现在已经有核桃般大小了。他的小身体上发生了很多变化——牙齿和指甲已经开始生长——但是在他的身体外面也有很多事情发生。本周，胎盘正准备接管一项非常重要的工作，即为胎儿提供成长所需的营养。卵黄囊将开始缩小，并在孕 14 周至 20 周内完全消失。婴儿的消化系统也有很大进步。他的胃已经开始产生消化液，他的肾脏正在分泌尿液。等等！那些尿液都去了哪里？你可能猜对了，直接进入羊水里了，而他在接下来 30 周左右的时间里，将继续"喝"这些羊水。幸运的是，婴儿在子宫里通常不会排便！

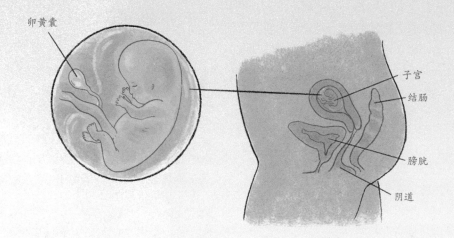

卵黄囊

子宫
结肠
膀胱
阴道

宝妈怎样了？

宝妈，你真的很辛苦，首先是晨吐，极度的疲劳就更不用说了。此外，你还会感到一阵阵的眩晕，你的血容量增加了，但血压却下降了。换句话说，你的心脏必须更加努力地将血液输送到你的大脑中去。所以，如果你坐起时感到头晕目眩，可能就是这个原因。当你从卧姿变成坐姿，或者从座位上站起来时，要慢慢来。同时确保摄入足够的水分以及从饮食中获得足够的蛋白质，这样做可以减少眩晕感。一天中有针对性地吃一些零食，比如加海盐的炒南瓜籽，或者咸杏仁黄油拌芹菜。如果你仍然感觉情况很糟，那就和你的助产士或医生联系。

大声说出"我怀孕了！"

我最终确认我第一次怀孕的那个早上恰好是新年——你肯定还记得那个故事，我只做了 5 次自助式怀孕测试，去了 2 次沃尔格林连锁药店，其中一次几乎神经崩溃。确切地说，是元旦早上 6 点半。我在天刚破晓时就从床上跳起来，以便用我的"晨尿"测试。当时我急于和别人分享这个消息，但是迈克尔睡得正香——我们头天晚上出去玩到很晚，我不忍心把他叫醒。我只好给我的父母打电话。当然，没有首先告诉迈克尔让我感到有点儿内疚，但我的家人一年前发生了一场严重车祸，我爸爸已经在医院里待了几个月。我知道，如果我向他们宣布我孕育了一个新生命，会让他们感到振奋。爸爸用香槟酒表示了庆祝，我却用干吐司（安静地）庆祝了一下。

可怜的迈克尔。我第二次怀孕时，他也不是第一个知道的人。我们两岁的格里芬是第一个得到这个消息的人。

如果你跟我一样，那一拿到结果，就大声喊出："我怀孕了！"

但是，什么时候是与家人、朋友和同事分享这个消息的恰当时机呢？传统的做法是一直等到怀孕中期，因为过了头三个月胎儿流产的概率就会显著下降。但不要被条条框框所束缚。一些妈妈反而认为，"等待三个月"的指导方针过时了，甚至会使情况变得更糟，给流产蒙上了污名。还有一些人很重视自己的隐私，她们更愿意等到事情已经明朗化以后。还有一些人只是想尽可能减少她们必须忍受的那些不请自来的建议——是的，你所

认识的每个人都会给你一些建议：你所吃的食物，你该如何休息，以及如何养育宝宝。不管你属于哪一类，决定权完全掌握在你自己手里：你可以想告诉谁就告诉谁，说出的时间和方式也取决于你自己。

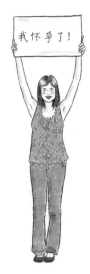

但如果你想在办公室里大声宣布的话，一定要等一等。

在公布这个消息之前，你需要弄清楚公司的政策，最重要的是，了解你被赋予的权利。

了解你的权利

当初怀孕时，我害怕告诉我的老板这件事。我的两个同事在休产假，还有一位刚刚宣布她怀孕了，我确信他不会为我不久后也

如果你有一个贴心的伴侣，现在可能是讨论家庭"劳动分工"的好时机。你给宝宝喂奶的时候，你的爱人会帮你洗尿布吗？你们会分担饭前准备工作，还是分摊烧饭和打扫卫生的工作？成为父母会增加你们的工作量，同时减少你们的时间（和精力），你们不得不把事情做完。为你们俩如何一起处理这一生活的新篇章制订一个计划吧。如果你打算在宝宝出生后尽快回到工作岗位，那么现在也该关注宝宝的托管和照看问题了。给自己足够的时间把事情安排好，这样你就能在宝宝出生的时候感到从容和安心。

自然好孕

要请产假的消息感到兴奋。幸运的是，他真的替我们感到高兴，展现出让人难以置信的大度。我工作的公司福利也不错。我真希望每个女人都能如此，但是我们大多数在外面工作的人都不能享受更多的福利。

美国本州和本地法律

各州之间的产假法有很大差异。近一半的州在《家庭与医疗休假法案》的基础上进行了扩充，比如允许更长的（无薪）假期，或者将覆盖面扩大到小公司里的员工，即那

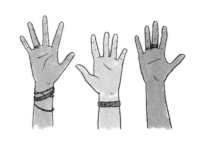

些员工规模少于 50 人的公司。一些州以短期伤残保险的形式提供带薪产假，你可以用申请失业救济的方式申请。到目前为止，只有 4 个州为符合条件的员工提供真正的带薪休假：加利福尼亚州、新泽西州、罗德岛州和纽约州（从 2018 年开始）。想了解更多关于本州产假法律的信息，请联系当地的劳动部门或者去网站查找。

我的手有刺痛感是怎么回事？

妊娠过程中，留心你的手指、手掌、手腕和手臂是否出现刺痛或麻木症状，特别是当你用电脑工作时，这些都是腕管综合征的迹象。

这和妊娠有什么关系？

腕管是你手腕上的一小片区域——位于腕骨和腕横韧带之间。沿着这条管的中心向上是正中神经，它起着支配手部运动和感觉的作用。妊娠期间由于血流量和血容量增加，我们会出现水肿，致使腕管变窄，挤压神经，并由此造成疼痛和麻木感。

好消息是，腕管综合征的症状会在分娩后的几周内自行消除。但在那之前，你可能要做以下几点：

- 换成人体工程学键盘，这样就可以减轻你手腕上的压力——大多数雇主会支付这种特殊设备的费用。

- 不要一直打字，让你的手腕、手和手臂得到休息。

- 考虑戴上夹板或支架，这有助于调整手腕，保持肌肉放松，不用处于一种紧绷的状态。你会发现既有白天用的，也有夜间用的支架，而后者更容易被固定，以便让肌肉得到更大程度的放松。

- 每天安排一些加强正中神经周边肌肉的活动。

你在从事高风险工作吗？

在某些情况下，推迟宣布你怀孕的消息绝不是一个好主意。像那些工作期间接触有毒气体或有害化学物质的母亲——如科学家、美容师和专业清洁人员，还有那些从事重体力工作或工作期间需要长久站立的母亲，都应该立刻通知雇主她们怀孕的消息。航空公司的飞行员和乘务员也应该早点儿说出来。初步的研究表明，高空飞行时接触的宇宙辐射可能会增加流产的风险。你可能需要调整到另一个部门，带上一些防护装备，或者暂时承担不同的职责。要多留意其他员工在遇到在类似情况时的待遇，不管是因为怀孕还是其他原因。

熟悉公司的政策

既然你已经知道了你的合法权利，现在该拿出你们公司的手册，找出所有你可能涉及的需要雇主执行的产假政策。随着带薪家庭休假的问题变得越来越政治化，一些公司开始朝着正确的方向迈出巨大的步伐。以网飞公司（Netflix）为例，该公司在 2015 年制造了轰动一时的新闻：它宣布，员工生育或收养一个孩子之后，可以享受长达 12 个月的带薪产假或陪产假。其他公司也纷纷效仿：苹果公司为那些还没准备好登上"宝宝列车"的妈妈们提供冷冻卵子费用。脸书网推出一项 4000 美元的"宝宝现金"津贴，并在其加州总部提供了母乳喂养室。如果你碰巧在一家有这种有利于家庭政策的公司工作，那么你就是少数幸运儿之一。只有 12% 的美国工人可以通过私人雇主获得带薪休假。有些公司甚至可能会要求你先用完你的（带薪）假期、病假和私人事假，然后再考虑无薪产假。另一方面，即使你所在的州没有提供短期伤残保险，一些私人公司和机构也会提供。在公开消息之前，先弄明白公司的政策是很重要的。

了解清楚之后，再看看你的财务状况，然后决定你能在家里待多久。结合你的财务状况，制订一个对你而言最合情合理的休假计划。例如，一些妈妈选择在预产期前一周左右开始休产假；另一些则喜欢一直工作到羊水破了为止，以最大限度地增加她们照顾宝宝的时间。

你还应该知道，在妊娠期间你也可以享用《家庭与医疗休假法案》中规定的部分产假，例如，假如你出现妊娠剧吐，不得不躺在床上休养。最后，花些时间考虑一下，你休假期间的工作该如何处理。你的上司可能会遇到一些麻烦，积极主动替他们考虑能极大地替他们分忧。请记住：你不是在请求他们允许你休产假，你是在要求一项福利，这是你应得的权利。祝你好运，妈妈！

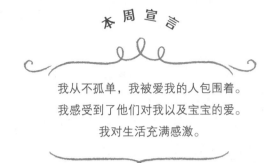
全职妈妈的工作也会有风险

我可以证明，全职在家照顾学步期的孩子是一项非常辛苦的工作，尤其是当你有孕在身的时候。有很多时候，你会羡慕那些在办公室里坐8小时的女人。如果你是一个全职妈妈，不要忘记你也有与工作相关的风险：

- ✿ 一连站几个小时

- ✿ 追赶一个蹒跚学步的孩子时活动过于剧烈

- ✿ 带着一个体重10至20千克的孩子，或者太多的购物袋

- ✿ 照顾生病的孩子

- ✿ 没有时间吃像样的三餐

宝妈，还不止这么多。一定要好好照顾自己。坐下来好好吃饭，哪怕你的大宝正在发烧。鼓励大宝自己走路，而不是你抱着她或他（如果需要的话，现在婴儿车就能派上用场了）。当杂货店的店员主动提出帮你把东西拿上车时，就让他送吧！我还建议你在大宝午睡时自己也小憩一下。虽然你有一大堆电子邮件要处理，或者很容易被小说所吸引，但睡眠更有助于你恢复。如果你的大宝生病了，要确保你和他的口鼻保持适当的距离，因为疾病会像野火一样蔓延——我知道，说要比做更容易。你还要经常洗手，提高你的免疫力，你的大宝也一样——使用第12周提到的技巧。根据大宝的年龄，用她或他易于接受的方式，诚实地说出你的感受，这样做绝对有益。我记得怀二宝时，曾向格里芬解释说，妈妈更累了，因为我身体内有另一个宝宝在发育。这些交流有助于在二宝出生时你和大宝之间的沟通渠道保持通畅。

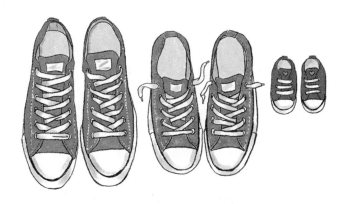

发布你"有喜"的公告

在这个网络资源如此丰富并且获取如此便捷的时代，怀孕公告不只是比以往任何时候都更有创意，而且它能迅速传播。例如，在 2015 年，一对来自达拉斯的夫妇在家庭游戏之夜向家人透露了这一消息，令他们意想不到的是，该视频在互联网上迅速传播，点击率达到近 600 万次。无论你是打算大张旗鼓还是保持简单，这里有几个点子可以激发你的创造力。

经典式：

一张明信片或一块磁铁贴画，里面有你们的照片和一条简单的信息——比如："我们三个（附上预产期），这样的公告既永恒又优雅，但不要害怕插入一些幽默的内容。我最喜欢的公告里有一张妈妈和爸爸的甜蜜合影，在上面还叠加了以下信息：

相片纸：5 美元；邮费：0.41 美元；信封：0.05 美元。

当你意识到照片中有三个人时，脸上的表情可想而知：他是无价的！

鞋子：

有一个我们普遍认同的真理：没有比婴儿鞋更可爱的东西了。秀出你能找到的最可爱的婴儿鞋，或者从大到小把爸爸的、妈妈的和宝宝的摆成一排。鞋子搭配的加分点：航海爱好者可以用帆船鞋，南方人用牛仔靴，户外运动爱好者用太哇（Teva）凉鞋。漂亮极了！

"剧情预告"：

一个"剧情预告"式电影海报肯定会让你们的新宝宝的"首映"充满激情。这也是我和迈克尔选择宣布怀上帕洛玛的方式——终生角色"大哥"由我们的儿子格里芬扮演。

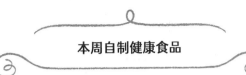

（不含酒精的）热托蒂

宝宝的牙齿正在发育，所以你要确保每天都摄入大量的钙。当然，全脂乳制品是不错的选择。但是骨汤、罐装三文鱼和沙丁鱼、杏仁、白豆也是不错的选择，还有——我敢打赌你想不到——赤糖糊（碰巧也富含铁、钾和镁）。

试试这种柔滑美味的热托蒂（不含酒精），丰富的钙会让你快速入睡。

配料：

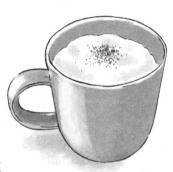

1 杯有机牛奶（或杏仁牛奶）

1 汤匙有机赤糖糊

1 撮肉豆蔻（可选）

适量海盐

在炉子上稍微加热牛奶，加入赤糖糊，搅拌均匀。最后加一撮肉豆蔻和海盐。如果你想弄出点新花样，甚至可以用搅拌器或咖啡机的蒸汽棒把加糖的牛奶打成泡沫。

本周宝妈任务清单

- 如果第 10 周你感到头晕，那就在你的饮食中加入一些高质量的海盐吧。钠有助于维持你身体内增加的血容量。如果出现血压升高问题，就和你的助产士或医生聊一聊。

- 检查一下你所在地的产假法律以及你公司的员工手册，以明确你的产假福利。

- 你可能不会觉得意外，有陪产假的爸爸们在照顾孩子方面扮演着更积极的角色。和你的配偶谈一谈，看他能请多长时间陪产假。陪产假不仅对婴儿有好处——对新妈妈也有很多好处哦。

好好照料自己

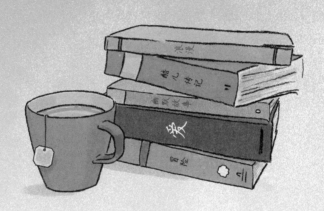

自然好孕

宝宝怎样了？

哇！本周宝宝的生长可以说是突飞猛进，从头顶到臀部已经超过 5 厘米。头发毛囊已经开始发育，但是如果你的孩子和我的一样，这些毛囊在他一岁生日之前都不会有太大动静。而我两岁时还是一只"秃鹰"。乳头现在也出现了。这是一个值得思考的问题：如果宝宝的性别是在你怀孕那一刻决定的——而且是基于他（或她）从爸爸那里继承来的是哪条染色体——X 或者 Y，那么为什么男宝宝有乳头呢？事实是，在子宫里的最初几周里，男性和女性胚胎的发育没有太大差别。当睾丸素开始起作用时（大约第 9 周），早期的乳腺结构已经形成。所以妈妈们最好就不要纠结了。

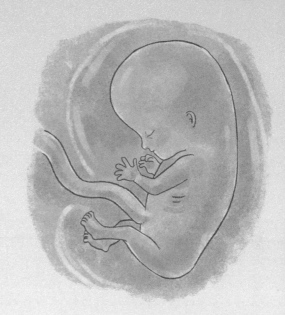

宝宝从头顶到臀部已经超过 5 厘米了

宝妈怎样了？

怀格里芬的时候，我有一颗臼齿被感染了，痛得我几乎发疯。我也知道这对妊娠不太好。研究表明，口腔细菌有可能进入到羊水中，并导致早产。我去看牙医，结果发现那颗牙齿必须拔掉。这应了一种迷信的说法——"生个孩子掉颗牙"，这有一定道理。不断上升的荷尔蒙会对你的牙龈造成严重破坏，也会对牙菌斑产生影响。在这段时间里，常见的口腔问题包括牙齿敏感、牙床肿胀和牙龈出血，更不用说出现蛀牙了。如果不能在每顿饭后都刷牙，也要确保每天至少彻底刷两次牙，经常使用牙线，怀孕期间至少去看一次牙医。最好买个刮舌器，能帮助你去除口腔中的有害细菌。相信我：怀孕期间牙齿出现问题并不好玩，所以要好好保护你那些珍珠般的白色牙齿，宝妈！

当你宣布你"有喜"的时候,善意的朋友、家人——甚至是完全陌生的人,会一次又一次地告诉你同样的事情:"趁现在还有机会,尽情地享受吧。宝宝一出生,你就要同过去彻底告别。"我认为这个警告至少部分是正确的。我肯定会有一些无法入睡的夜晚,衣服上会粘上孩子的口水,并且我对将来使用布尿片的决定仍感有些担心。但我也忍不住翻了个白眼,因为每个人都有些夸大其词。我的世界真的会在一夜之间彻底改变吗?我

的意思是,新生儿都只是吃,睡和拉吗?

哦,在我怀孕期间,我多么希望能有人拉着我坐下来,直视着我的眼睛,说:"吉纳维芙,你需要在你自己身上花些时间。"因为这些好心的朋友、家人和完全陌生的人是完全正确的。

别误会我。我没有丝毫后悔之意。生宝宝是我做的最棒的事情。做母亲会让你付出很多,但它所带来的回报也会超出你的想象。

成为母亲前我的想法	我现在的想法
我和迈克尔会让"约会之夜"成为优先考虑事项,爷爷奶奶和临时保姆都会为我们提供支持,是吧?	匆忙之间能找到临时保姆,已经算交上好运了。
不能因为我要做妈妈了就穿成那样。	大多数时候,你的"妈妈装"都飘散出一种独特的"香水味儿",这是一种混合了口水、母乳、鼻涕和便便的美妙味道。
我绝不会穿瑜伽裤和脏体恤衫。	你的时装都会塞到衣柜深处。
我在一些时候还是能睡一会儿的,毕竟是我和迈克尔两个人,我们可以分工合作。	哈哈哈!

尽管如此，你仍然会为失去无牵无挂的生活感到悲伤，尤其是如果你对这一变化毫无思想准备的话。这就是为什么我要让你去享受一些你急需的——而且是应得的娱乐和休闲。我们越是会享受眼前的生活，就越能拥抱未来崭新的、令人兴奋的生活。下面是我希望自己在生宝宝之前能花更多时间做的事情：

听动感的音乐

让我们面对现实吧：酒吧、俱乐部、音乐会和音乐节完全不适合儿童。噪声和拥挤的人群也一样。当你推着婴儿车，背着尿片袋、玩具、乳头霜和吸乳器时，很难在酒吧的凳子上坐下来。现在是穿上你的派对靴，去城里开心的好时机，尽管你不会喝任何酒精饮料。

美发

我以前每三个月就会认真修剪一次头发，现在如果我每年能去美容院两次，都已经算非常幸运了。但是除了大肆的放纵之外，还有什么比在洗发香波的泡沫中按摩头皮更令人放松呢？——你可能会发现，怀孕期间是一个让你多关注头发的好时机。升高的雌激素水平会延长头发的生长阶段。这意味着每一根头发都会长得更长，更结实，然后才脱落。如果你突然有了一头电影明星般的长发，不要感到惊讶。

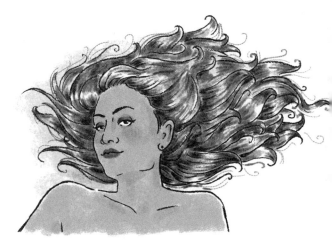

远离染发剂

在美国有 75% 的妇女经常染发，如果你是其中之一，要知道，大多数产科医生和助产士都建议至少在进入怀孕中期之前都不要染发。到目前为止，还没有任何研究可以证实，染发对妊娠有害，但染料中含有一些相当有害的化学物质（多达 5 万种），其中很多是可能致癌的。一些研究表明，专业染发师患膀胱癌的风险更大。幸运的是，如果你不能坚持 9 个月不染头发，还有很多无毒的选择。指甲花，就是那种同样可用来临时纹身的红褐色染料，已经被用于染发数千年了。试试莫洛克法（Morrocco Method）吧，这是一种纯天然、无刺激性的产品，成分是指甲花和靛蓝。同时，想要头发变浅的金发妈妈也可以选择一种同样老派的方法：柠檬汁。用一些水稀释柠檬汁，喷在头发上，在阳光下晒干，以保留一些自然精华的部分。只想要些金色条纹，而不是全部变成金色？用牙刷把柠檬汁涂在局部。在柠檬汁中加入一些甘菊或金盏花茶，就会变成蜂蜜色调或暗金色。

去见妊娠期按摩师

怀孕之前，我总认为，做一次专业的按摩是一件非常难得的事。这样做似乎太奢侈，以至于我很难下决心定期去做。怀孕以后，我去了一个经过认证的妊娠期按摩师那里，离开时，我感觉很困惑。现在，我认为按摩是一种重要的补充保健程序。事实上，越来越多的助产士（甚至是产科医生）推荐用按摩疗法缓解妊娠引起的各种疼痛，其他好处更不用说了：使人放松、缓解压力、改善血液循环、减少肿胀、调节荷尔蒙、调节情绪，等等。专业按摩师的好处在于：他们具有产前生理学方面的知识，知道如何摆放你的身体，以避免韧带拉伤，他们还能识别出像先兆子痫这样的并发症的迹象，普通按摩师做不到这一点。

睡眠

腹部日渐隆起，小便次数日益增加，现在又出现了不宁腿综合征，我知道在怀孕期间获得高质量的睡眠似乎是可遇而不可求的。在这本书后面，我甚至用了一长大篇幅讨论这个问题。但是现在按我说的做：睡到中午；小睡；躺在床上悠闲地读书。无论你喜欢什么样的睡眠模式，那就去做吧。并且经常这样做。装饰育儿室和安排婴儿沐浴的事情可以等一等。

不要错过任何大片

我以前喜欢看所有获得奥斯卡提名的电影，然后在奥斯卡颁奖典礼前对每一部电影进行分析——是的，我是奥斯卡奖的铁杆粉丝，并且经常参与关于奥斯卡奖项的官方博彩（并且常常押中）。这些天来，我看到的大多数电影都是 G 级的，坦率地说，并不是很好。所以去吧，宝妈，替我吃点儿爆米花（或者带上你自己的爆米花，尝起来不像运盐卡车炸出来的那种）。专业建议：选择在过道边或靠近过道的座位，方便使用卫生间。

喜欢大片或是三维立体电影吗？无须为噪声感到担忧。宝宝躲在你的子宫里，漂浮在羊水中，外部噪声基本被隔绝了（尽管在你怀孕末期他们能听到并回应声音）。我们唯一需要担心的一种噪声是——因为它会对宝宝未来的听力产生影响——每天 8 小时站在机场的停机坪上。

做美甲

为你带来一头漂亮头发的荷尔蒙同样也会让你的指甲长得更快。假如定期做美甲并不是你的风格，那就考虑在怀孕期间放纵一下吧。我发现，拥有漂亮的脚趾甲提升了我

自然好孕

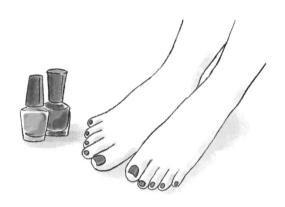

美容护理需谨慎

虽然我赞成你怀孕时纵容自己一把，但你可能需要暂缓烫发、做柔顺以及拉直头发。虽然没有确凿的证据表明这些做法对胎儿不安全，但也没有证据表明它们在怀孕期间是安全的。你也不能使用牙齿漂白剂或美白套装、皮肤亮白霜、睫毛生长精华素，以及所有其他基于化学成分的个人护理产品。

的自尊，虽然隔着隆起的肚子我低头根本看不到它们。选择一个通风良好的美甲店，预约时间安排在生意清淡的时候，这样能尽量减少你接触任何有毒气体（除了对健康的不良影响外，有毒气体足以引发你特别敏感的呕吐反射）。虽然怀孕期间做美甲是完全安全的，但我还是喜欢用自己的无毒害指甲油。本地美甲店里的产品通常含有类似于邻苯二甲酸二丁酯的化学物质，这种物质可能会导致胎儿先天缺陷，在欧盟是被禁止的。

多去外面吃饭

我不想告诉你这件事，但是有了宝宝之后，下馆子很可能会成为过去，至少在一段时间内是这样。想象一下，趁着宝宝午睡，你能设法溜到咖啡馆里匆匆吃一顿迷人的午餐吗？假如你洗完澡（也许是几天来的第一次），穿上衣服，把宝宝包裹好，装好尿片袋，弄清楚如何折叠婴儿车，做完这一切之

后，你要么已经累得没兴致了，要么——天哪——宝宝醒了，午睡结束了。

睡眠

无论怎么强调这一点我都不觉得多余，在沙发上睡，在车里睡（当然不是你自己驾车时），靠在你丈夫的肩头睡。只要有可能睡着，就尽量睡。

抽出时间见见闺密们

随着新生儿的到来，我们的生活圈子开始变得狭窄起来——我们的整个世界突然被局限在房子的四面墙之内，我们的日子开始围着喂食、拍嗝、洗澡、睡觉和大便打转。相信我，你很难关心你的闺密正在约会的帅哥，或者甚至还记得她的生日，因为你在周六最激动人心的节目就是数你的宝宝拉了几

香甜可口的红枣燕麦粥

作为一种营养物质，二氧化硅并没有得到足够的重视，想想这事儿你会觉得有点儿犯傻，因为我们要想挺直身板的话是离不开它的。这种重要的矿物质有助于强健骨骼，使头发、皮肤和指甲保持健康。虽然你可以通过吃更多的青豆、香蕉和糙米来增加二氧化硅摄入量，但燕麦是地球上最丰富的资源之一。知道我最喜欢怎么吃燕麦吗？那就是美味可口的红枣燕麦粥。

配料：

　　2 杯有机燕麦片

　　5—6 杯过滤水

　　2 茶匙生苹果醋或柠檬汁

　　3—4 颗干枣

　　2—4 汤匙干椰子片

　　1/3 杯椰奶

　　生蜂蜜或甜菊糖调味

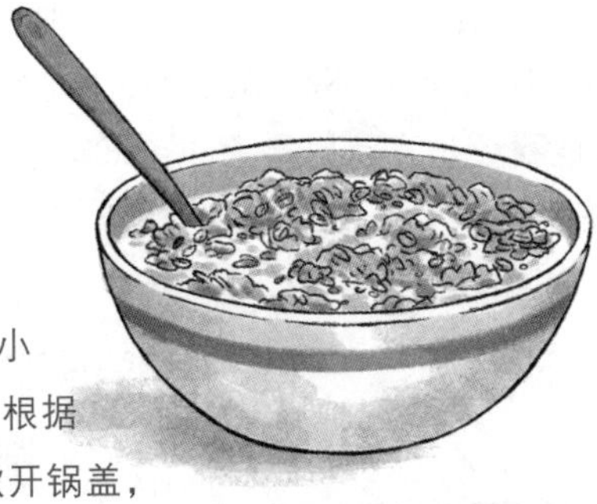

在一个大平底锅里，用 4 杯水和醋浸泡燕麦 24 小时。早上，沥干水分，冲洗干净后，加 1 到 2 杯水（根据你喜欢的黏稠度），放在炉子上用旺火煮，沸腾后掀开锅盖，改小火慢炖 15 到 20 分钟。炖到一半时把干枣切碎，搅拌到燕麦粥里，再加入椰子片和椰奶。等到水分快熬干时就煮好了，剩下的就是浓稠的、带有果仁味道的燕麦粥。盛到碗里后，用蜂蜜、甜菊糖或新鲜水果调味。坚果和槭糖浆也可用作美味的配料。分成 4 份食用。

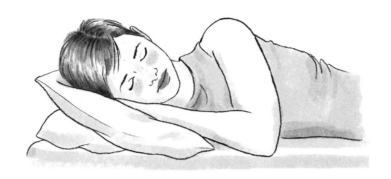

次粑粑。社交活动将变得不那么重要，我们的人际关系也会受到影响。这些关系以后还能找回来，因为你的很多朋友可能和你的状况一样，所以别担心。不过，一定要珍惜那些老朋友们。当宝宝长大一点儿的时候，你就会迫不及待地想再续友情，谈论除了粑粑以外的任何话题。

享受阅读

有了宝宝以后，读小说纯粹是一种奢侈。现在，我的床头柜上堆满了图画书和育儿书籍。抓紧读畅销书吧，或者是经典作品。去奥普拉读书俱乐部里看看，或者让你的朋友或当地的图书管理员给你推荐。

整理房间

这么做的目的是为了放纵你自己，而不是去浪费大量时间和精力，没完没了地做"DIY"。然而，完成一些可管理的项目会让你感觉良好。因此，把三年前买的书架组装起来，重新布置厨房里的餐柜，整理纳税申报表，还有，给窗帘除尘，等下次你再去

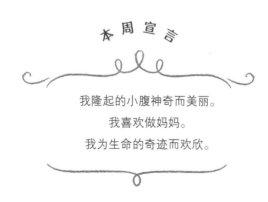

本 周 宣 言

我隆起的小腹神奇而美丽。
我喜欢做妈妈。
我为生命的奇迹而欢欣。

该不该索要新妈妈礼物呢？

谢天谢地，现如今，纵容孕妈的想法已变得非常流行。妈妈们组织妊娠 SPA 日，研究和计划"宝贝蜜月"（我们会在第 17 周讨论这种时尚潮流）。她们还会收到（有时是索要）新妈妈礼物。

什么？

"新妈妈礼物"是准妈妈从丈夫那里得到的礼物，因为她生宝宝很辛苦。关于这一潮流从何而来，并没有统一的说法——是珠宝行业的阴谋，还是时髦辣妹的发明？现代丈夫是不是比老一辈人更能接受这种潮流？不管怎么说，有一件事是肯定的：新妈妈礼物特别火爆。根据最近的一项调查，38% 的新妈妈收到过一个（55% 的准妈妈想要一个）。但这引发了相当多人的强烈反对：许多人对这一神圣事情所包含的物质主义感到反感。毕竟，一个全新的漂亮宝宝难道不是一个很好的礼物了吗？

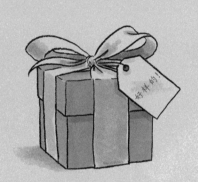

虽然我自己并非一个"爱礼如命"的人，但我确实喜欢新妈妈礼物背后的寓意——也就是说，为妈妈出色的付出而奖励她。最受欢迎的礼物无疑是珠宝，我也见过一些特别迷人的戒指和颈圈，上面印着宝宝名字的首字母，还有那种以后再有宝宝出生时可以继续添加珠宝的首饰。然而，新妈妈礼物也可以走实用路线；例如，一些爸爸会预订几周的专业女管家服务，或者预存一笔孩子的大学基金。

做这些事情的时候，恐怕你的宝宝已经上幼儿园了。

去逛街，而不是网购

去购物中心闲逛。浏览橱窗。试试可爱的鞋子、围巾或衣服，趁你现在还有机会。不一定非要买东西——但如果要买，就买些漂亮的东西。

留些时间独处

这也许是一种奇怪的想法，但不久之后的一天，你会发现你弄丢了——你自己。所以抓紧给自己留些独处时间。等宝宝出生后，孤独和隐私似乎成了你在书中才能

自然好孕

读到的陌生概念。当你真有了难得的、转瞬即逝的独处机会时，反而不知道该如何打发自己了。是冲个淋浴，吹干头发，还是找个人聊几句？

独自待在浴室里，在浴缸里泡个澡。在社区周围开车兜风，大声唱你最喜欢的歌曲。

自己去看一场奥斯卡提名影片。试想一下，当你回顾这段时间时，说的是"我好好利用了！"而不是"哦，我很后悔！"你该多开心啊！

宝妈，享受这段时光吧！

⤳ ೬ 本周宝妈任务清单 ೬ ⤳

- 抓紧约见牙医，特别是趁你近来还没发现牙齿出问题的时候。

- 睡觉。

- 看看当地有没有经过专业认证的妊娠按摩师。多数店内都提供套餐项目，这将降低总的费用。但如果这超出了你的家庭开支预算，那就每周安排一个固定时间，让你的另一半为你按摩。你甚至可以在你最喜欢的乳液中加入几滴精油，制作属于你自己的按摩油——普通的椰子油也可以。

身体不适：
感冒、咳嗽、流感

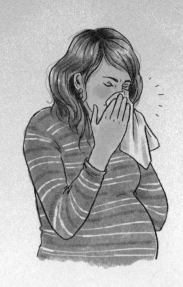

～ 自然好孕 ～

宝宝怎样了？

此时此刻，宝宝的大部分重要器官和主要系统已经形成，所以接下来的几个月都是关于成长的话题。然而，其中一些器官还处在转移过程中。例如，在过去几周里，宝宝的肠子不是在他肚子里，而是在身体外面，在脐带里面，这听起来很奇怪。到现在为止，她的小肚子里还没有足够的空间容纳所有这些弯弯曲曲的组织。与此同时，生殖器官——女孩的卵巢，男孩的睾丸——已经首次亮相。现在还不能通过超声波检测查看婴儿的性别（对那些先前没做过游离 DNA 产前筛查的妈妈们而言），但是这里有一件令人激动的事情：如果你怀的是一个女宝宝，她的卵巢里已经有大约 200 万个卵子。你未来的孙子可能也在其中。听上去很奇怪，对吧？

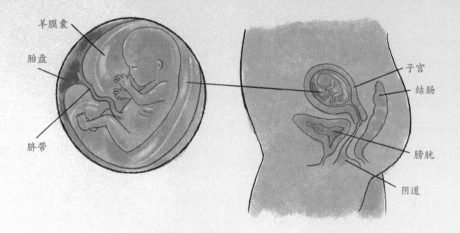

宝妈怎样了？

女性放弃传统或处方产前维生素的主要原因之一是它们会导致便秘。让我们面对这个问题吧，做不了你每天的"功课"并不有趣。不断升高的孕酮也无济于事，虽然它能放松肠胃和肠道肌肉，从而使消化系统的问题有所缓和。传统的做法是饮用大量的水，定期锻炼，吃富含纤维的食物，同时改用天然的、以食物为基础的产前维生素。虽然这是一个很好的建议，但有时我们仍然需要额外的助力。补充一点镁是一种方法，但我的做法是每天吃两个梨。梨富含纤维，是一种天然的泻药。你可以在第 23 周看到我制作酥梨蛋白质布丁的食谱。

要是我生病了，我的宝宝也会生病吗？

发现怀了第一个宝宝时，我还住在芝加哥的一个以严寒而著称的小镇。所以，当我在圣诞节前后有些轻微感冒时，我还以为是季节原因。直到后来我才意识到我的感冒可能与天气关系不大，而更多是由于我当时（当时并没有意识到）怀孕了。这是真的：和乳房变柔软、乳晕变黑以及犯恶心一样，轻微的感冒很可能是早期怀孕的一种症状。为什么会这样？因为你的免疫系统不是处于最佳状态（主要是为了让你的身体不排斥宝宝）。不幸的是，这只会让你更容易生病和感染，尤其是在感冒和流感季节。那么，如果你出现了流鼻涕、咳嗽、喉咙痛症状，会怎样呢？在怀孕期间生病……危险吗？

让我们先从好消息开始讲起：当涉及普通感冒时，病毒不会穿过胎盘，这意味着无论你感觉多么糟糕，你的宝宝都没有，也不会"生病"。人们认为流感病毒也不会穿过胎盘。一些研究表明，一些高度致命性病毒株，比如禽流感会。但请放心，这只发生在极少数情况下。所以当你生病时，真正该担心的不是病毒本身。需要警惕的是，此时妊娠期妇女有更高概率出现与疾病相关的并发症。

虽然这种风险很小，但我们知道，患了感冒的妊娠期妇女更有可能住院。有很长一段时间，人们都认为那是因为免疫系统功能降低，不能很好地对抗病毒。然而，新的研究，尤其是一项出自斯坦福大学医学院的研究证明，妊娠期妇女实际上对流感有着超乎寻常的强烈反应。她们经历了一种"高炎症"，这可能是患流感的准妈妈更容易患肺炎的原因之一。

关于流感，真正要注意的问题是出现发烧的可能性。当体温高于 38℃时都是值得关注的（即使只是发低烧，你也应该给你的医疗保健人员打电话）。一些研究表明，持续高烧可能导致胎儿神经管缺陷、腭裂、先天性心脏缺陷、自闭症和早产。

抗组胺药，止咳糖浆，减充血剂：我能吃哪些药？

阿司匹林、布洛芬和减充血剂，如速达菲（假麻黄碱）药物中的活性成分，在妊娠期间服用通常被认为是不安全的。然而，大多数医生（和一些助产士）会建议服用对乙酰氨基酚（泰诺）来退烧和止痛。达菲可以缓解流感症状，还有一些非处方咳嗽和感冒药，如美敏伪麻溶液。对于那些崇尚自然方式，想尽可能避免使用非处方药或处方药的妈妈来说，这些都不是理想的选择，而它们可能也不是完全安全的。

初步研究表明，孕期女性如果服用泰诺 28 天或以上，胎儿患多动症，以及出现一些行为问题和语言发育迟缓的风险就会较高。至于达菲，没有真正的证据表明这类抗病毒药物有害，但并没有在孕期女性中进行彻底测试。同时，美敏伪麻溶液一般只在怀孕头三个月过后才推荐使用——可能会缓解一些症状，但不能治疗、预防或杀死感冒或流感病毒。此外，所有主要的卫生组织都建议谨慎服用药物（无论是处方还是非处方），这让我们更有理由尝试天然的、不含药物的治疗方法。

但是关于不使用药物也存在两种例外情况：持续发烧或高烧以及致命的或新的流感病毒株，因为如果不及时治疗，就会很危险。

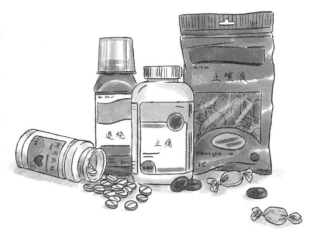

白百破疫苗怎么样？

除了给你注射流感疫苗外，你的保健服务提供者也可能建议你接种白百破疫苗（TDAP）。该疫苗针对三种不同的疾病——破伤风、白喉和百日咳——但重点是预防百日咳，这种病对于一小部分婴儿来说是致命的。（婴儿直到两个月大时才会接种百日咳疫苗，所以妊娠期注射是为了"填补空白"，保护新生儿。）美国疾病预防控制中心、妇产科医师学会，以及护士助产士学会都建议妊娠期妇女在孕 27 到 36 周时注射白百破疫苗。

然而，一些"自然"妈妈对这种建议并不是特别感兴趣，部分原因是，根据 1976 年美国食品药品监督管理局的一项裁决，疫苗不能对妊娠期女性进行安全性测试。另外，外包装的说明部分也有一些令人担忧的文字：

> 这种疫苗的安全性和有效性尚未在妊娠妇女中得到验证，也没有关于这一疫苗的动物繁殖研究。目前尚不清楚这种疫苗是否会对胎儿造成伤害，或是否会影响母亲的生育能力。这种疫苗只有在明显需要的情况下才会给妊娠期妇女注射。

问题是：怎么知道是明显需要呢？最好是和你的保健服务提供者进行深入讨论。如果你对更天然的疗法感兴趣，也可以试试治疗百日咳的一种顺势疗法，叫百日咳菌素（Pertussin）。可以给刚出生一周的婴儿服用。你可以和儿科医生或自然疗法专家谈谈，了解更多的信息。

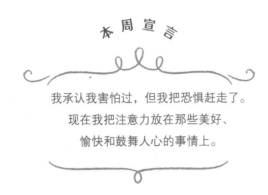

我承认我害怕过，但我把恐惧赶走了。
现在我把注意力放在那些美好、
愉快和鼓舞人心的事情上。

有一条规则务必遵守，服用任何药物之前，你都应该和你的助产士或医生谈谈。另一方面，如果你的保健服务提供者开出或推荐一种你有所顾虑的药物，不要忽视他们的建议。询问适当的剂量、怀孕期间的安全性以及可能的替代治疗方法。如果你还是不确定，就再向其他专业人士咨询或者和你家附近的药剂师谈谈。就像我之前提到的那样：拔掉了一颗牙之后，我服了几天的泰诺（因为痛得难以忍受）。我很担心这么做的后果，但结果很好。

考虑注射流感疫苗吗？请参考本书孕8周有关内容。

治疗感冒和流感的天然疗法：不是只有鸡汤

对于治疗感冒或流感，几乎所有人的祖母都知道同样的最基本的处方：多喝水，多休息，喝点儿自制的肉汤或鸡汤，补充维生素C，增强免疫力。

虽然这些都是很棒的——也是很重要的首要步骤，但毕竟是基本建议。试试下面的快速消除感冒或流感的增强疗法吧！

生苹果醋

是的，生苹果醋（ACV）再次出现！我的网站上有一篇文章，上面列出了生苹果醋的101种不同的用途。如果你感觉身体不舒服，把1到2汤匙的生苹果醋混合到200毫升的水或茶中，每天喝两次。也可以试着用温水、生苹果醋和盐混合在一起漱口——比单独用盐水更能缓解喉咙痛。生苹果醋也是一种治疗发烧的老式方法。在温热的洗澡水中加入1杯，或者将一块毛巾浸泡在以1∶2的比例兑了苹果醋的水中，然后放在前额上。（有些人会穿浸过水的袜子！试着把袜子浸泡在稀释的苹果醋中，拧干后，穿10到15分钟。）

是感冒，流感，还是别的病

感冒和流感之间的决定性区别通常体现在症状的轻重上。感冒比较温和，其特点是打喷嚏和流鼻涕，而且很少有感冒会引起发烧。而流感就像一吨砖头砸到你身上，来势异常凶猛。流感症状包括喉咙痛、发烧、头痛、咳嗽、呕吐和发冷，这些症状在头几天可能会加重。但即使你没有真正生病，看上去也会像生病了。这是因为在怀孕期间抽鼻子是很常见的。

你急剧升高的荷尔蒙会引起鼻腔肿胀，从而引发多余的黏液分泌。如果你感到鼻塞，以下方法有助于缓解症状：

保持充足水分

流鼻涕、抽鼻子和打喷嚏都会使你的鼻腔变干，所以要确保饮用大量的水。每天喝一些天然柠檬水，以增加维生素 C，或者富含钾和电解质的有机椰子水——加入少许海盐，以促进矿物质的增加和更好的水分吸收。

尝试洗鼻壶

自从奥普拉·温弗瑞和奥兹医生 2007 年在电视上做了推荐之后，洗鼻壶横空出世，但这个看起来有点像阿拉丁神灯的玩意儿已经存在了数千年。怎么使用呢？在壶里倒入温水，加入少许海盐，把壶嘴插入一个鼻孔里，然后把水倒进去。当水穿过你的鼻腔时（所以洗鼻壶也被称为"鼻腔冲洗器"），盐水会稀释黏液，使鼻腔通畅。我告诉你，这东西的确有效。我丈夫过去常常在花粉热季节服用处方级过敏药，直到尝试了洗鼻壶后才有所改变。他已经戒药多年了。

使用加湿器

寒冷、干燥的空气会吸干你皮肤中的水分，但你可以通过使用雾化加湿器来缓解鼻腔的不适。只是要确保每天换水，每周清洗一次，并定期更换过滤网，因为加湿器会滋生细菌和霉菌。

试试鼻腔扩张器

这是我丈夫的另一个发现。鼻腔扩张器是一种硅树脂做的小玩意儿，可以放进你的鼻孔里，起扩张鼻孔的作用。你可能在当地的药店里买不到，但在亚马逊网上能搜到很多品牌。我丈夫更喜欢一种叫"伍迪诺斯"的品牌，当他得了感冒或过敏症时，这东西可以帮助他在夜晚睡觉时呼吸。它还有一个额外的好处：缓解打鼾。

超级给力的鸡汤

好了，本周该说说鸡汤怎么做了。用自制骨汤做底料（参考第 8 周的食谱），你就会从明胶蛋白中获得额外的治疗效果。加入一些大蒜，因为大蒜具有抗寒特性，再加些菌类蔬菜（如舞菇、香菇等），这些蔬菜也具有抗病毒的特性。

配料：

1 至 2 汤匙橄榄油	1 汤匙黄油
2 头中等大小的洋葱，切碎	1 杯舞菇或香菇，切片
2 个中等大小的胡萝卜，切丁	2 至 3 升骨汤（如果没有汤，就用清水替代）
2 根芹菜，去叶，切丁	1 至 1 杯半切碎的烤鸡肉
2 个欧洲萝卜，切丁	新鲜香芹菜，切碎
2 到 3 瓣大蒜，碾碎	辣椒（可选，但如果你发烧的话就避免使用）

把橄榄油倒入一个大汤锅里，用中火加热，加入洋葱、胡萝卜、芹菜、欧洲萝卜、大蒜、少许盐和胡椒粉，翻炒至蔬菜变软（大约 5 分钟）。把黄油倒入另一个煎锅里，用中火加热，加入菌类蔬菜和少许盐，把菌类蔬菜煎至棕色（约 5 分钟），然后放进汤锅里和蔬菜混合。倒入骨汤熬炖。撒入鸡肉、香菜，热透后撒入盐和胡椒调味。要想味道重一些，再加一点儿辣椒——一种天然的止痛剂，至少可以缓解疼痛。

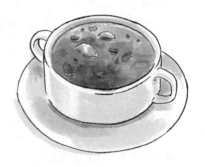

蓝莓茶加蜂蜜、柠檬和姜汁

温热的茶有助于缓解喉咙痛和鼻塞，也能缓解反胃或肚子痛。这一处方则能给重感冒和流感以重重一击。生蜂蜜具有杀菌和抗菌性能；柠檬富含维生素 C；生姜是一种有效的消炎药；蓝莓含有水杨酸——阿司匹林的活性成分（没有副作用！）

防患于未然

要在患感冒和流感之前，提前做好预防工作。通过遵守以下的指导方针，减少生病的概率以及需要处方药物干预的可能性。

养成良好的卫生习惯

经常洗手，尤其是饭前，尽量不要用手摸脸。在家时，就用普通香皂和水洗手。我喜欢用"吻面"牌橄榄油香皂。外出时，如果找不到洗手池，一瓶天然金缕梅或茶树油洗手液是不错的选择。无论你做什么，都要避开那些类似公共厕所里放的泵头类洗手液。这种消毒液里通常含有三氯生或三氯卡班，出于对它们的安全性和有效性的顾虑，美国食品药品监督管理局规定，这些成分出现在肥皂和洗手液中是不合法的。

当然，你也要注意保持家里和床上用品的卫生。使用无毒清洁剂，经常更换床单。即使外面的温度很低，一周也要开窗通风一两次。研究表明，大多数家庭的室内空气质量明显比室外差。

多吃大蒜

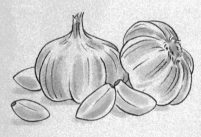

大蒜的抗病毒功效在治疗感冒方面确实很有用，此外，大蒜也有预防感冒的功效。事实上，发表在医学杂志《创新疗法》（*Advances in Therapy*）上的一项研究表明，每天食用含有蒜素的大蒜补充剂会大大降低生病的概率（研究参与者患感冒的概率比对照组低 63%。）而已经得了感冒的人若食用大蒜补充剂，会使康复时间缩短 70%。考虑在午餐和晚餐中加入一瓣碾碎的大蒜。可以在沙拉酱或香蒜沙司中加入一些生大蒜，或者试着和黄油、牛油果或橄榄油一起涂在土司上。小贴士：大蒜压碎之后过 10 分钟再吃，以便使强效蒜素完全形成。

出汗

除了明显的好处——比如保持健康的体重和降低妊娠期并发症的风险——定期锻炼也能增强你的免疫系统。需要证明吗？一项来自美国阿巴拉契亚州立大学研究人员的研究发现，每周至少锻炼 5 次的人比那些久坐不动的人患感冒的次数更少。

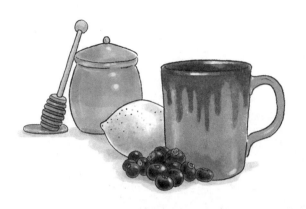

接骨木果糖浆（仅用于感冒）

许多准妈妈都有用接骨木糖浆治疗咳嗽和感冒的成功经历（通常在当地超市的天然药物专柜及大多数健康食品商店有售），但如果你得的是流感，就要避开它。据认为，接骨木果糖浆是一种主要的免疫功能促进剂——如果妊娠期妇女的免疫系统对流感有超强反应（根据前面提到的研究成果），你就很可能不需要它了。

在一个小平底锅里加入200克新鲜或冷冻蓝莓和1/4杯鲜榨柠檬汁，煮沸后慢炖5分钟左右（搅拌一下），然后通过一个细筛网滤出混合物，把所有浆果都磨碎，提取出汁液。与此同时，在一个水壶或平底锅里加8杯水，泡入4袋姜茶。然后把茶水和蓝莓柠檬汁混装在一个大水罐里，加入蜂蜜使其变甜。每天喝1至2杯。加热或冷饮均可。

椰子油薄荷膏

椰子油以其抗病毒、抗细菌和抗真菌的特性而闻名。这是一种带甜味的疗法，将2汤匙生有机椰子油和1/8茶匙薄荷粉以及1汤匙生蜂蜜混合在一起，搅拌均匀，然后将混合物均匀地摊在一张烘焙纸上。在冰箱里放15分钟，直至凝固。

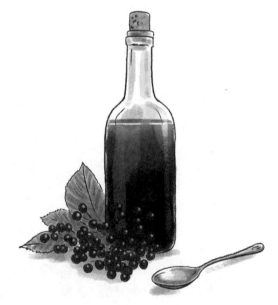

自然好孕

本周宝妈任务清单

- 如果你感冒很严重，可以考虑服用一种以食物为基础的维生素 C 补充剂（在一天中分散服用 2000 毫克），以及优质益生菌。或者，我喜欢把半茶匙卡姆果粉掺进希腊酸奶中。卡姆浆果富含维生素 C——一份中含有你每日推荐摄入量的 10 倍。一定要加蜂蜜，卡姆果粉是酸的！

- 无论我的身体是否感到不适，在怀孕期间每天都服用适当剂量的鳕鱼肝油，因为它富含增强免疫力的维生素 A 和 D，和你的助产士或医生谈谈最适合你的剂量。

- 你的身体在怀孕期间需要更多水分，因此，在感冒和流感季节要谨防出现脱水的问题。确保每天补充大量水分——水、椰子汁、纯天然柠檬水、肉汤——以及限制或杜绝咖啡因的摄入。

"婴儿脑"和
心不在焉的妈妈

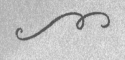
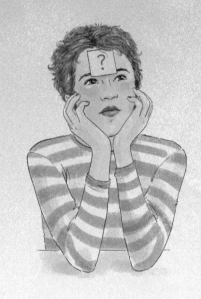

自然好孕

宝宝怎样了?

从现在开始的几个月内，宝宝将会对他周围的世界产生浓厚的兴趣。据说——以及超声波图像显示，宝宝们会做很多小动作——扯脐带，或者舔子宫壁。我们知道宝宝会吮吸拇指，而吮吸拇指这个动作可能从现在，也就是第 13 周就开始了。更有趣的是，一些研究表明，宝宝选择吮吸的拇指可能表明他最终的"偏手性"，既然大多数胎儿倾向于吮吸右手拇指，所以世界上大多数成年人都是右撇子。那么，是的，在子宫里吮吸左手拇指的婴儿更有可能成为左撇子。

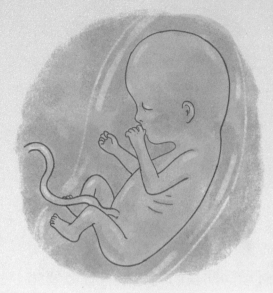

宝宝早在第 13 周就能够吮吸拇指了！

宝妈怎样了?

啊，祝贺你，宝妈！这是你孕前期的最后一周，你已经准备好进入一个全新的阶段。那时晨吐就可能不会再纠缠你，极端的疲劳也会有所减缓，对气味的反应也没那么强烈了。你的食欲现在已经恢复，将重新拾起曾经爱吃，但已经放下一段时间的食物。孕中期确实是整个孕期中最美好的阶段——事实上，它通常被称为"神奇的中间阶段"。恶心的因素消失了，但你的肚子还没有大到影响日常生活的地步，动作仍很轻盈。准备感受重新做回原来的你吧。太棒了！

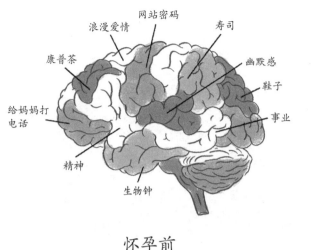

浪漫爱情
网站密码
寿司
康普茶
幽默感
鞋子
给妈妈打
电话
事业
精神
生物钟

怀孕前

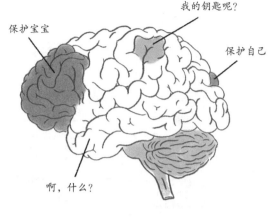

我的钥匙呢?
保护宝宝
保护自己
啊,什么?

怀孕中

怀孕期间我们的大脑有什么变化

我曾经读到过,每个宝宝都会霸占妈妈三分之一的大脑。根据我的经验,这似乎有道理。第一次怀孕时,到了某个阶段,当太阳镜就架在我额头上时,我却四处寻找;有时我出去买东西,走出商店以后才想起一些原打算买的东西却忘了买。我知道我不是唯一一个在怀孕期间突然感到有点儿心不在焉的妈妈。大量的研究和调查表明,多达五分之四的孕妈声称自己记忆力衰退或认知能力下降。事实上,针对这种现象有很多专门术语:妊娠脑、婴儿脑、妈妈脑……

毫无疑问,如果现在还没有,那么在接下来的几周,甚至几个月里,荷尔蒙的升高可能会影响你的专注力。(毕竟,当你感到身体肿胀、内心脆弱和疲劳时,你很难集中注意力)。与此同时,缺乏高质量的睡眠会

让人觉得有点儿犯晕。有一些研究表明,妊娠女性在所谓的"前瞻记忆"方面可能会经历轻微的衰退,前瞻记忆就是执行预期的未来行动的能力,比如记住一个预约或在某个时间服药——所以不要忘了服用你的产前维生素!)然而,尽管我们曾经认为"婴儿脑"完全是一种负面现象,但新的研究表明,这只是神经系统的一次重大升级的一个暂时的副作用。事实证明,怀孕非但不是一种负担,反而会使我们变得更聪明。

考虑到怀上宝宝以后我们身体方面发生的所有变化,妊娠理所当然也可能对我们的大脑产生一定影响。20年前,伦敦帝国理工学院的研究人员发现,在怀孕后期,我们大脑的体积实际上缩小了6%或7%。当时,人们认为这种收缩可能证明了和"婴儿脑"有关的认知缺陷是真实存在的(和我们大脑体积不缩小的人相比)。

然而,这项研究的调查范围相当小——

只有 14 名女性的大脑接受了核磁共振成像扫描。与此同时，许多最新的研究表明，尽管在怀孕期间，大脑可能会萎缩，但在产后阶段，大脑的某些区域实际上会扩张。例如，杏仁核——大脑中处理情绪反应的区域的增长，可以帮助新妈妈对宝宝的需求变得高度敏感。（这也可以解释凶猛的熊妈妈保护本能的出现，因为杏仁核是大脑的威胁处理中心。）杏仁核也有大量的催产素受体，催产素是一种刺激母子亲密关系形成的荷尔蒙激素。每当妈妈拥抱、喂养婴儿，或者甚至只是盯着新生儿的脸时，体内就会一阵阵地分泌催产素——杏仁核可能会被刺激得变大；而变大的杏仁核就有了更多的荷尔蒙受体。

通过这种方式，爱抚婴儿的简单行为会在妈妈的头脑中产生明显的变化。

而杏仁核并不是妈妈大脑中唯一增长的区域。

♡ 长期以来，研究表明，女性比男性更善于进行多任务处理，由于前额皮质的变化，这种差距可能会进一步扩大。

♡ 负责学习和记忆的海马体的增长，意味着新妈妈们分娩后记忆力可能会更好，而不是更糟。

♡ 我们知道，妈妈们能够更好地识别人脸（尤其是男性的脸），也能更好地理解各种情绪（尤其是明显负面的情绪），因为她们有更高的感知危险的能力。

看看其他"自然妈妈"怎么说

艾米莉：我确实经历过"妈妈健忘症"，但现在我又怀了二胎，加上一个蹒跚学步的孩子在身边缠着，我简直是无可救药了。就在上周，我到处找我的钱包，却哪儿也找不到。我发誓是把它放进尿片袋里了，但现在却不见了。两小时后，我又在同一个尿片袋里翻找，结果钱包就在那里。唉，怎么回事啊？

布兰迪：我是一名护士，我曾经对一个病人说："我马上回来，我要帮你取一辆手推车。"幸亏她意识到我的意思是轮椅！"

汉娜：我总是感觉自己像《海底总动员》中的多莉。

切尔西：我把手机忘在了汽车引擎盖上，就在雨刷器旁边。在我驾车去杂货店的路上，它飞了出去，摔得粉碎。这已经够糟糕的了，但我竟然把丈夫的钥匙放在了同一个地方。他不知疲倦地寻找了整整两周。最后，当我们去给车换油时，机修工问我可怜的丈夫，他是否知道有一把车钥匙放在引擎盖下。

新妈妈大脑的变化如此之快，如此重要，以至于研究人员称，生儿育女也是一次重要的发育，就像青春期一样。

研究表明，"婴儿脑"不会让一个新妈妈变糊涂，反而使她能够更好地应对母亲这一角色的需求和挑战。最令人高兴的是，这些变化似乎不会消失或衰退；相反，这种增强的认知可能会持续一生。

既然"婴儿脑"使我们变得更聪明，我为什么连钥匙都找不到？

几十年来，人们一直在向妊娠期妇女强调"妈妈健忘症"这件事，所以如果你把家中的东西放错了地方，或者在谈话中间突然忘了想要说的话，我也不会感到惊讶。我认为"婴儿脑"是罪魁祸首。对于这些心不在焉症状的发作，有一种理论认为，你的大脑正忙于成长、重新布线和改造。换句话说，在接下来的几个月里，你的处理器可能会运行得慢一些，因为你的大脑正在升级到一个更高级的 2.0 模式。

然而，还有一种可能性：偶尔的"妈妈健忘症"事件与怀孕无关，而仅仅是因为暗示的力量引起的。

假如你确信你的思维敏锐性将会因怀孕受到影响，可能就会对每一次记忆的丧失或注意力的中断感到高度警觉。虽然你之前肯定也曾把车钥匙放错过地方，或者忘记寄出去一张节日贺卡，但现在你更有可能把这归咎于怀孕。"妈妈健忘症"的概念太广为人所接受了，以至于可能会成为一个自我实现的预言。所以，不要在刚开始感到犯迷糊时，

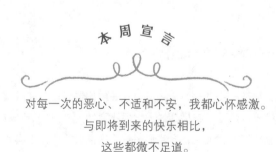

任务清单：

找钥匙
见导乐师
买苹果醋
上动感单车课
买孕妇乳罩
制订饮食计划
找出网站登录密码

本 周 宣 言

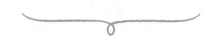

对每一次的恶心、不适和不安，我都心怀感激。
与即将到来的快乐相比，
这些都微不足道。

不要忘记保持水分，宝妈！

怀孕期间补充大量水分很重要——但有时候妈妈们只是需要一些东西来喝，而不一定喝水。以下配方会让你保持水分、增进消化、预防晨吐、改善血液循环，满足你的味蕾。每天早上选一种，喝一整天。

柑橘冰汁

1 个柚子	1 茶匙生蜂蜜（可选）
1 个橙子	1 升过滤水
1 个酸橙	少许海盐
1 个柠檬	冰（可选）

用手挤压以上的柑橘类水果，把果汁挤进一个大玻璃瓶里。愿意的话就加上蜂蜜，使其完全溶解。在瓶中加入过滤水和海盐，摇匀。需要的话，加入冰块。

妈妈的莫吉托

4 个酸橙	6 到 8 片薄荷叶，切碎
1 汤匙生蜂蜜（或 15 滴甜菊糖汁）	1 升过滤水
1 汤匙生苹果醋	冰（可选）

把酸橙榨汁，倒进一个大玻璃瓶里。加入蜂蜜或甜菊糖、苹果醋和薄荷叶，加入过滤水，摇匀。需要的话，加入冰块。

姜汁柠檬水

2 个柠檬	1 茶匙磨碎的鲜姜
1 汤匙生蜂蜜（或 15 滴甜菊糖汁）	1 升过滤水
1 汤匙生苹果醋	冰（可选）

把柠檬榨汁，倒入一个玻璃瓶里。加入蜂蜜或甜菊糖汁、苹果醋和姜，加入过滤水，摇匀。等待 15 分钟，滤出姜末。需要的话，加入冰块。

西瓜汁

2 大块西瓜	过滤水

把西瓜切成 2 厘米的方块，放入一个冰格托盘中冷冻。冷冻后取出 8 至 12 块放进玻璃瓶里，加满过滤水，如果想要气泡效果，加入气泡水。

覆盆子叶茶

如果你和助产士或导乐师交谈过，肯定听到过覆盆子叶的奇迹。这是一种草药茶，已经被饮用了数千年，用来改善呼吸和消化系统的健康。最有趣的地方在于：它能缓解阵痛，缩短分娩时间。

如果这听起来令人难以置信，还有一些研究成果支持这些说法，其中一篇发表在《澳大利亚助产士学会期刊》上，该研究表明，喝了覆盆子叶茶的产妇分娩时对产钳、引产术，或者剖宫产的依赖性减少，不过，其他一些动物实验则不然。然而，我最相信我个人的经历。

根据我的助产士的建议，我第一次怀孕时尝试喝覆盆子叶茶是在怀孕初期。然而，我感到有些轻微的子宫痉挛，这让我很害怕，所以我就不再喝了，并且忘得干干净净。你已经知道我儿子出生时用了多久——27个小时，外加注射催产素。

第二次怀孕期间，我决定改变过去的做法。从第14周开始，我每天下午都要饮温暖的覆盆子叶茶——500毫升茶加上少许椰奶，这已经成为一个惯例。预产期到的那一周，我煮了一罐超浓的茶，连续喝了两天，砰！我几乎还没进入分娩中心，宝宝帕洛玛就呱呱坠地了。你可以说我疯了，但我确信，我的第二次分娩之所以如此顺利，几乎没有痛苦，茶发挥了重要作用。

请记住，大多数保健服务提供者会建议等到怀孕中期再喝——人们有一点儿担心（尽管没有实际的科学证据），喝得太早可能会增加流产的风险。就像我刚才提到的，当我在怀孕初期尝试时，感到子宫有些轻微的痉挛。然而，在怀孕中期时，我却能够安全地享用它（每天喝一到两杯）。

覆盆子叶茶本身就很美味（有点儿像淡红茶），但日复一日地喝会让人觉得有点儿单调。这里有两种改变花样喝的简单方法。

暖暖的奶茶：在250毫升的沸水中放入一个茶包（或1汤匙的散装茶），泡10至15分钟。取出茶叶袋或滤出散装茶，加入1/4杯椰奶和一汤匙生蜂蜜或其他天然甜料。

清爽的红莓冰橙汁：在1升沸水中放入4个茶包（或4大汤匙散装茶），加入2汤匙生蜂蜜，放入冰箱。冰镇后，加入少许鲜橙汁（一份大约1/4杯），再用鲜橙片装饰。

就认定你在经历认知能力的下降。相反，要采取一些积极措施来保持头脑的敏锐，并且记住，"婴儿脑"实际上是一件好事。

补充睡眠。睡眠不足会引发一系列的副作用，这些副作用听起来很像"妈妈健忘症"的症状：注意力涣散、记忆力下降、判断力受损、反应迟钝、视觉功能下降。事实上，在昏昏欲睡的时候驾车，和酒后驾车的后果一样严重，甚至更严重。

患有睡眠障碍的妊娠妇女的比例（75%）接近于声称自己患有记忆问题的妊娠妇女的比例（80%），这是不是有点儿意思？

讲究条理。在遵守约定和履行义务方面有困难吗？那么，谁又能责怪你呢？毕竟你现在处在非常时期，所以，要为自己减轻负担。在一个大挂历上写下你要做的事情，在上衣口袋或包里随身携带一个记事本，或者在你的平板电脑或智能手机上安装一个日程安排小程序。

寻求帮助。你越是事情多，一些事情就越有可能被遗漏，这已经不是什么秘密了。所以，在可能的情况下，把你的一些责任委派给别人。当你需要帮助的时候，不要羞于向朋友、家人和你的丈夫寻求帮助。

本周宝妈任务清单

- 现在的我们既美丽又完美，妈妈，你的身体和大脑正在经历的变化只会让你为母亲的角色做更好的准备，而不是变得更糟。所以，让自己放松下来，好好休息。如果你把咖啡杯忘在车顶上就开车上路，别太担心。这种事情在我们大多数人身上都发生过。

- 需要快速提神吗？某些精油可以轻微刺激大脑，尤其是大脑边缘系统，它会影响情绪、记忆和幸福感。可以尝试一些优质精油：柠檬油、橙油、薄荷油、丁香油和桉树油。在一个扩散器里滴几滴，开 10 到 20 分钟。

第二部分

怀孕中期

感到烦躁？
孕中期的体检和筛查

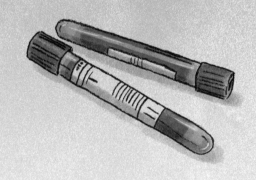

宝宝怎样了？

　　这个星期，婴儿的体重达到了 30 克！也许是因为他一直在吃东西？没错，虽然严格说来，他在子宫里并没有"吃"东西，但在你的身体将食物分解并传递营养物质之后，他会消耗你吃的东西所带来的"副产品"。然而，从现在开始，他可以辨别出羊水中的甜、苦和酸味了。更令人难以置信的是，研究表明，你在怀孕期间吃的食物以后可能会影响他的味觉。想让他爱吃蔬菜吗？那么你自己一定要先吃！当然，所有这些食物最后会被排出，所以他们在努力制造"胎粪"，这是一种黏稠的，黑色的或墨绿色的焦油状物质，由上皮细胞、胆汁、黏液和胎毛组成（后面会有更多介绍），这将形成他们的第一次正式排便。

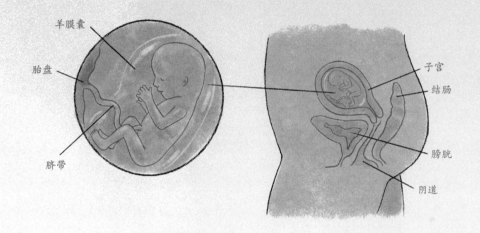

宝妈怎样了？

　　让我问你一个问题：孕期已过三分之一，你现在感觉如何？祝贺你，妈妈！你已经正式进入了孕中期。从现在开始，流产的概率就会显著下降，你的子宫已经扩展到骨盆之上。好啦！向你微微凸起的孕妇肚问好吧。不过，你的裤子不是那么容易穿了。是啊！裤子！你是怎么解决的？如果你怀孕时的体型和我当初一样，第 14 周就像进入了一个模糊的灰色地带，平时的衣服穿不上，真正的孕妇服又过于宽大。想知道我的解决方案？可别跟我学。我穿的是一些便宜的非孕妇装，比平时的衣服大两码。结果看起来又大又臃肿。如果你的衣服过紧，或者是穿着非常不舒服，你可以跳过这一步——我们会在第 15 周详细介绍购买孕妇装事宜。如果你现在就打算购买，可以提前翻阅第 15 章。

孕中期筛查

你可能会想，既然怀孕的头三个月里已经接受了所有的测试，我们现在就已经完成了基因筛选，是不是？医生或助产士会继续监控婴儿的发育，但我们不是已经筛查过唐氏综合征之类的了吗？事实证明，当涉及产前检查时，你的医生或助产士才刚刚开始。

当你进入孕中期的时候，一组全新的测试会摆在你面前，尽管这其中的很多项目仍旧是为了筛查你几个月前就一直在关注的问题。这么做的部分原因是，把两个阶段的测试结果综合在一起考虑，往往会让医生或助产士对你子宫内的情形有更准确的判断。如果你担心胎儿健康方面的潜在问题，但对于是否继续进行侵入性检测犹豫不决，这么做可能会尤其有帮助。

记住，你现在被建议做的所有测试可以分为两种类型：一种是筛查测试，用来判定胎儿患有遗传性疾病或发育异常的可能性；另一种是诊断测试，结果会更明确，但无论是对你，还是对胎儿都有更多风险。下面我们一起看看你在这个阶段面临的选择项目：

第二阶段的筛查有时被称为"四项筛查"或"二期筛查"，实际上是四个单独的测试，把四个测试结果结合起来，就能反映出胎儿患有特定染色体异常或神经管缺陷的可能性。测试通常在第15到20周之间进行，包括：

甲胎蛋白（AFP）：这是一种血液检测，以确定甲胎蛋白的水平——一种由胎儿肝细胞合成的蛋白质。高水平的 AFP 有时可以表示神经管缺陷，而水平如果过低，则可能表明染色体异常。

人绒毛膜促性腺激素（Beta-hCG）：是的，这和你做早孕测试时所用尿液中的荷尔蒙一样，和你在第一阶段做的血液测试是重复的。

雌三醇：这是一种血液检测，以确定雌三醇水平——一种由胎儿和胎盘生成的荷尔蒙（具体说，是一种雌激素）。雌三醇水平不在正常范围之内，可能表明有染色体问题。

抑制素 A：把这项特殊的血液测试添加到混合筛查中，有助于进一步检测唐氏综合征。因此，如果胎儿存在染色体异常的风险（风险因素包括高龄产妇、染色体异常家族史，或上一胎存在出生缺陷），医生也许会要求产妇进行检查。如果你不存在这些风险，医生可能会放弃这项测试，在这种情况下，原先的"四项筛查"将变成"三项筛查"。

你需要做这项检查吗？

如果你做了孕初期筛查和（或）游离DNA产前筛查，而且结果正常，这组筛查你可以不予考虑。另外，你可能已经注意到，四项筛查里的所有测试都是基于血液的（也就是说，是非侵入性的，因此无风险）。然而，你应该知道，其中 3% 到 7% 的女性会得到不正常的结果。换句话说，怀孕中期的筛查有非常高的假阳性率。一般来说，这是由于错误的预产期造成的（意思是宝宝实际上比之前认为的要大几周或小几周）；此外，异常的结果也可能预示着双胞胎的存在。把孕中期的数据与孕初期的数据结合在一起考虑是最准确的。

> 几乎可以肯定，医生会建议你用多普勒听胎心音，但是你可以拒绝。取而代之的是，到第20周时，胎心听诊器会检测到那种动听的声音。

羊膜穿刺术

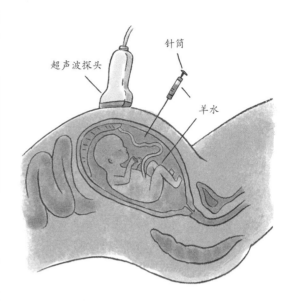

羊膜穿刺术

这是一种诊断性测试，而不是筛查，这意味着这种检测将提供关于胎儿基因和发育的高度准确的信息——事实上，羊膜穿刺术是所有产前检查中最准确的——以更大的侵入性和更多的风险为代价。与绒膜绒毛取样相似，该项检测也是在下腹部插入一根探针进入子宫，提取少量（约30克）的羊水。和绒膜绒毛取样一样，探针的插入是在超声的引导下进行的。在操作过程中或过后，你可能会感到子宫出现类似月经引起的痉挛，但应该能够在一天内恢复正常的活动。风险虽然很少见，但可能会对你或胎儿以及胎盘造成损伤，诸如出血、感染、流产（比例低于1%）和早产。

你需要做这项检查吗？

从技术上来讲，羊膜穿刺术可以在怀孕期间的任何时候做，但通常是在孕初期和（或）孕中期筛查中发现异常状况后，在第15至18周之间被建议做。因为这是目前

为止所有怀孕中期测试中最具侵入性的，你最好坚持到得到超声解剖（侵入性较小）的结果——我们稍后会详细讨论这个问题。同样要记住的是，几乎所有35岁以上的产妇都被建议做羊膜穿刺术，但实际上不应该把这视为理所应当的事情。测试本身无助于改善胎儿的健康状况或出生结果，只是测试结果提供的信息可能有用。虽然绒膜绒毛取样检测不能检测出胎儿的大脑或脊髓问题，但羊膜穿刺术可以检测神经管缺陷（准确率达99%），以及几乎所有遗传基因的异常情况。对于一些妈妈来说，确定他们的宝宝情况特殊有其好处：他们可以在心理上和物质上做更充分的准备，包括在条件更好的医院里分娩，安排好分娩后的护理工作等。另一些妈妈则认为，这种测试只会引起压力和焦虑，因此选择放弃。

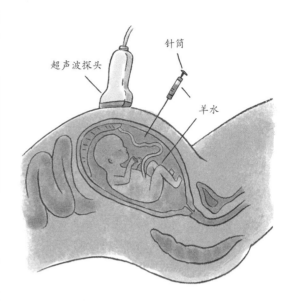

（图中标注：超声波探头、针筒、羊水）

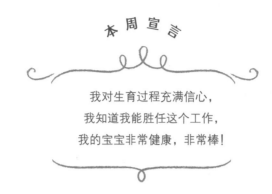

我对生育过程充满信心，
我知道我能胜任这个工作，
我的宝宝非常健康，非常棒！

超声解剖

在妊娠中期，通过超声波检查可以检测出基因异常和先天性缺陷，这就是为什么超声解剖检查，一项被作为产前保健标准推荐给所有产妇的检查，通常在第 20 周做的原因。超声波检查者还查看胎盘的位置，确保它不靠近或覆盖子宫颈（这种情况叫作胎盘前置），同时还测量羊水水平。如果你没有

做游离 DNA 产前筛查，通过这项检查也可以看出婴儿的性别。超声波检查在腹部（用探头接触腹部）进行操作，但不需要充盈膀胱。根据超声波检查者的熟练程度——以及胎儿的合作程度——这个过程通常需要30分钟。

你需要做这项检查吗？

从统计学角度来说，超声解剖并不是必需的，也无助于改善母体或胎儿的健康状况。仅仅因为这是一项常规检查，并不意味着你

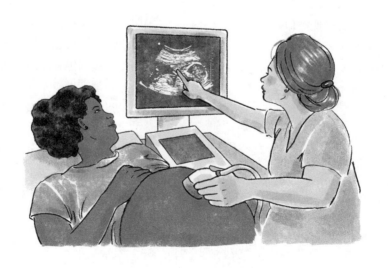

测量数据小，是宫内发育迟缓吗？

尽管有这些时髦的设备和复杂的血液测试，你肯定想知道，为什么你的助产士或医生还用普通的卷尺测量你的腹部大小呢？她在监测你的宫高——即从你的骨联合上缘中点到子宫底的距离（以 cm 为计量单位），这是一种追踪你宝宝成长的历史悠久的方法。不需要 21 世纪的技术。

如果你的宫高在某周略低一些或略高一些，不要惊慌，因为准妈妈们的宫高常常会经历波动或急剧增长。然而，若宫高持续或显著偏低，可能表明你的宝宝出现了"宫内发育迟缓"（IUGR）症状。宫内发育迟缓的情况大约占妊娠比例的 2% 到 3%，发育迟缓的胎儿被认为是"小于胎龄"，其估计体重要低于同胎龄平均体重的第 10 百分位。虽然基因可能是一个因素——若妈妈爸爸身材矮小，他们的宝宝也可能是，但胎儿发育迟缓有时表明染色体异常，胎盘出现问题，或者其他一些健康方面的问题。如果你的助产士或医生怀疑你有这种症状，他们会安排你做一些额外的测试，并密切关注你的妊娠进展情况。有些时候，宫内发育迟缓可能非常严重（甚至可能导致死产）。但好消息是，大多数的"小"婴儿到进入学步期时就会赶上他们的同龄人。

必须要做。有些妈妈就不做——或是出于宗教原因，或是因为她们想限制胎儿接触辐射，也或者因为她们喜欢顺其自然。如果你既想限制接收的超声波数量，又想做一次，以便检查胎儿的发育状况，这次是好时机。请记住，对于这项检查，从时间上来说有一个最有效点。做得太早，可能胎儿的器官还没有发育到足以进行准确评估（或者看得清）的地步，所以几周后可能需要重新做。做得太迟，就很难准确测量胎儿成长数据。

出于这些原因，我的助产士建议我把超声波检查推迟到第 22 周，你会发现大多数保健服务提供者对此没有异议。

一些医生可能会在你每次产前预约时都要求你做尿检（以监测先兆子痫、妊娠糖尿病和细菌的迹象）；还有些医生可能只是间歇性地检查你的尿液。不管怎样，都要做好不怕麻烦的思想准备！

甜菜克瓦斯

本周介绍一种叫作甜菜的灵丹妙药，用来唤醒宝宝的一些酸味蕾（并起到预防宝宝将来爱吃甜食的毛病）。我承认甜菜有点像芫荽——容易让人们走极端，要么特爱吃，要么讨厌吃——但它们富含叶酸、铁和甜菜碱，以及促进消化的有益细菌和酶（发酵时）。据说甜菜有净化血液的功效——如果你做了甜菜饮料，那鲜红的颜色让你看起来就像在喝血。我跑题了，下面说说制作过程：

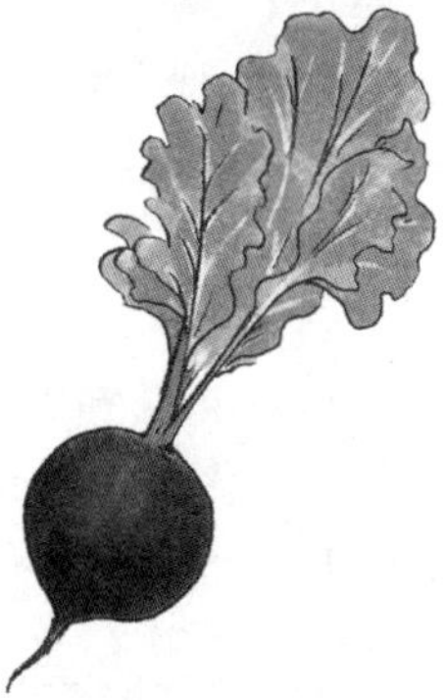

配料：

3 颗中等大小的有机甜菜
2 茶匙海盐
过滤水

把甜菜洗净，切成 2.5 厘米大小的方块，放入一个大玻璃罐中。加入海盐，再加满过滤水或矿泉水，盖上盖子，在阴凉处放置三天。等你的克瓦斯完成"酿造"后，滤出杂质，在冰箱里冷冻几个小时后再喝。早晚各喝 100 毫升。如果嫌味道太冲，可以加入几十毫升鲜榨橙汁冲淡些。按照这个配方，一次能制作 16 份。

讨厌甜菜？那我再给你推荐其他一些带酸味的食物：乳酸发酵的腌菜、酸菜和酸橙汁。

基本血液检查

和你在第一次产前检查中进行的血液检查一样，在怀孕中期，你会再接受一次"全血细胞计数"检查，或者是称 CBC 检查，通常在第 24 至 28 周之间进行。这次的检查结果将与你孕初期通过 CBC 建立的基线相比较。

你需要做这项检查吗？

肯定需要。和所有的血液检查一样，这

完全是非侵入性的，因此是无风险的。你的医生或助产士既要密切关注你有没有贫血、感染和甲状腺功能低下的迹象，同时也要留心你的血小板水平，因为血小板在凝血过程中发挥着重要作用，血小板计数过低，可能会导致自然分娩或实施剖宫产时过度出血。

葡萄糖耐量试验

有时被称为"糖筛"，或者更通俗地说——"糖尿病测试"，葡萄糖耐量测试是一种确定妈妈是否患有妊娠糖尿病的方法。在妊娠第 24 周到 28 周之间，医生会让准妈妈喝一种含糖量很高，很难喝的"饮料"，叫作"葡萄糖水"。一小时后，准妈妈将接受采血，以测量血糖反应。糖筛测试结果呈阳性的妈妈将接受进一步测试，这次是服过葡萄糖水后的 1 小时，2 小时，3 小时各采一次血。和初次的筛查比较，这次则是诊断性的。

在做葡萄糖耐量测试之前，没有必要禁食。事实上，禁食后空腹喝含糖饮料会使血糖飙升（可能导致假阳性），因此，一些助产士建议，在测试前两三天增加碳水化合物摄入量，这是为了让你的身体适应分解多余的糖分。这对那些一贯食用纯正、低糖食物或遵循原始人饮食法的准妈妈们尤其有帮助。测试的潜在副作用包括头晕、紧张或恶心。

你需要做这项检查吗？

虽然你可以拒绝葡萄糖耐量测试，就像你在妊娠期间可以拒绝任何产前检查一样，但绝不能忽视妊娠糖尿病。患有妊娠糖尿病的产妇怀巨大儿的可能性更大，引起自然分娩困难（如肩难产，当婴儿被困在产道时这种情况会发生）。这类产妇剖宫产率更高，并且更有可能在以后患上 2

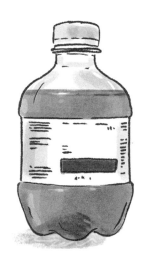

葡萄糖水

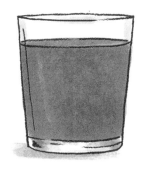

果汁

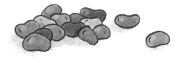

胶质软糖

型糖尿病。同时，患有妊娠糖尿病的产妇所生的婴儿可能会遇到严重低血糖或血糖调节方面的问题；而且成为肥胖儿的风险也很高。对具有以下危险因素的产妇来说，妊娠糖尿病筛查尤为重要：

♡ 年龄在 25 岁或以上的人。

♡ 怀孕前体重超标。

♡ 有糖尿病家族史。

♡ 以前有过血糖不正常病史，或者之前的妊娠患过妊娠糖尿病。

话虽如此，我对葡萄糖水还是有很多看法。首先，它含有化学食品染料和添加剂，改良的食品淀粉（可能含有谷蛋白），用溴处理过的植物油（在欧洲和日本已经被禁用），还有葡萄糖（转基因玉米糖）——正是我们在怀孕期间通常试图避免的东西。

幸运的是，我们还有别的选择。助产士们更愿意使用基于食物的测试来筛查妊娠糖尿病——橙汁、枣和全天然的胶质软糖都是葡萄糖的常见替代品。葡萄糖厂家还生产一种不加染料的葡萄糖，你在测试时可以要求使用。你也可以要求"指尖血糖测试"，即你的医生或助产士通过刺破你的手指，采一滴血来检查你的血糖。这些类型的替代测试已经使用了很多年，不过，值得一提的是，从大规模的、随机测试的角度来看，尚不能得出它们和葡萄糖耐量测试一样有效的结论。

如果你对葡萄糖耐量测试有顾虑，可以设想万一患了妊娠糖尿病怎么办。妊娠糖尿病的治疗包括调整饮食和增加锻炼（有一小部分病人可能需要注射胰岛素）。然而，如果你已经在吃低糖、纯正的饮食，而且也在锻炼，可能就不需要太多地改变你的生活方

如何应对荷尔蒙引起的头痛

孕妈们在怀孕中期和晚期有时会出现头痛症状，这并不罕见。通常情况下，这是由荷尔蒙水平上升引起的，或者是由于身体超重而导致的不良坐姿引起的。（当然，头痛也可能是鼻窦压力甚至鼻窦感染的结果，前面第 12 周列出了解决这个问题的方法。）有治疗头痛的天然疗法吗？首先，试试用冰来缓解疼痛。在前额或脖子上敷冰袋总是对我起作用。另一个办法就是洗个热水澡。然而，最好的治疗办法就是进入一个灯光昏暗的房间，让你的身体休息。要知道，妊娠头痛终将会过去（即使你感觉你的脑袋都要爆炸了）。确保膳食和零食营养均衡，包括健康的蛋白质、脂肪和碳水化合物，这样你的血糖就会保持稳定。你也应该戒除吃那些陈年食品以及富含硫酸盐或组织胺的食物，因为这些食物易引发头痛。如果疼痛持续了几天或者越来越严重，请联系助产士或医生，因为有时头痛可能是先兆子痫或血毒症的征兆。

式，而且可能是替代那些测试的绝佳的备选方案。另一方面，如果你常吃预制食品，又喜欢久坐不动，并且具有很多危险因素，就应该注重改善你的健康，不要等待葡萄糖耐量测试给你带来坏消息。

ᎧᎶ 本周宝妈任务清单 ᎧᎶ

- 即使你没有遵循一个模范孕妈的饮食习惯，现在改善你的饮食习惯也不算晚。记住，吃健康、营养的食物不仅能降低你患并发症的风险，也会影响宝宝未来的味觉。研究表明，当宝宝开始吃固体食物时，那些在子宫里"吃"更多样化食物的宝宝，更有可能成为爱冒险的食客。

- 在所有的产前检查中，超声解剖波是你在电视和电影中经常看到的。宝宝现在已经足够大了，可以看得很清楚，也能看出性别了。所以，去做检查时让你的丈夫陪着你，让他偷偷瞅瞅你的子宫里面，那是很神奇的！

- 不确定是否要做葡萄糖耐量测试？现在就和你的保健服务提供者讨论一下替代测试选项，以及你的个人风险概况。这样你就有足够的时间做出明智的决定。不要等到测试饮料已经送到你面前时再做决定。

孕妈的装扮

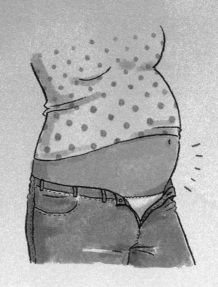

~ 自然好孕 ~

宝宝怎样了？

　　如果你能够用放大镜对子宫内的宝宝进行近距离观察，就会发现他的皮肤很薄，几乎是半透明的。就在这层薄薄的皮肤下面，一张由密密麻麻的血管组成的网正在努力把血液输送到他的小身体内的各个部位去。在他的皮肤上面，你会发现一层柔软的绒毛，叫作胎毛。这层胎毛使他在接下来的几个月里能够保暖，因为他还没有开始储存脂肪。直到妊娠期的最后几周，这些负责塑造宝宝软软的大腿和甜美脸颊的脂肪才长出来。到那时，大部分胎毛都会脱落（你可能还记得，胎毛是胎粪的其中一种成分），不过有些婴儿在出生时仍然留有一些。说到毛发，你是否曾注意到人们头顶上的一片旋涡状头发？这被称为"发旋"，现在它正在形成。

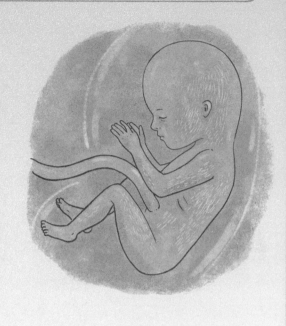

宝妈怎样了？

　　到了第 15 周，大多数妈妈的体重都增加了 2 千克。然而，胎宝宝的生长速度很快——他上周大约是 30 克，但这周已经接近 60 克了——这意味着孕妈妈的体重现在也将进入快速增长的阶段。尽管每个孕妈妈体重增长的速度各有不同，但建议你从现在起每周平均增加 1 盎司。因此，你就要准备增加食物摄入量了（根据传统做法，每天大约摄入 300 卡路里），但是要记住：营养比热量重要得多。

逛孕妇用品商场

当我到了第15周时，不得不面对一个现实：我的裤子拉不上拉链了。我不想立刻去买孕妇装——我还没有真正"显怀"呢——但我必须采取点儿措施，所以就出去买了我能找到的最便宜的裤子，比平时大两个尺码。事实证明，这是个大大的错误。没错，这两条裤子是适合我变粗了的腰围，但让我全身看起来都无比臃肿：大腿看起来很粗，屁股看起来很大，胳膊看起来也很粗。我觉得自己又胖又邋遢——事实上有点儿像一个会动的行李袋。在接下来的几周里，我就穿着这两条丑陋不堪的裤子四处走动，直到我再也受不了为止。

我急匆匆地走进离家最近的孕妇商店，你看，这是一个多么值得吸取的教训啊！

很多妈妈都不太愿意过早地穿上孕妇装。"我的肚子真有那么大了吗？""难道我不能穿平常穿的衣服对付过去？""孕妇装会不会使我看起来像条鲸鱼？"然而，衣服最重要的是要合身，即使你没有怀孕时也是如此，而且，现在回想起来，我认为孕妇装就是为了适应孕妇的身材。需要宽松的地方就宽松（主要是胸部和腹部），不需要宽松的地方就不宽松（如袖子、裤腿和臀部）。当我站在更衣室里，欣赏着我的新造型时，被自己的新变化惊呆了。我真的很喜欢现在的样子，无论是隆起的肚子，还是别的部位！几个星期以来，我第一次感到充满自信。所以你一定不要再犯我曾经犯过的错误。当你

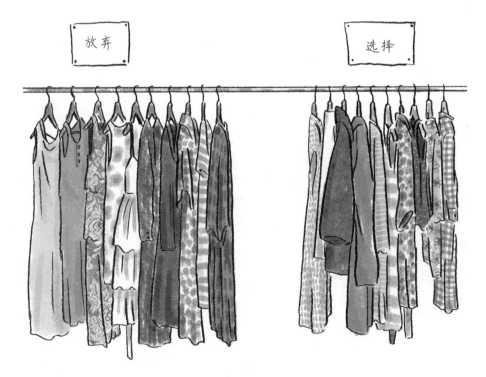

平时的衣服不再合身时，不要把自己塞进松垮的运动裤里，而是直接去买孕妇装。

我过去总认为"孕妇"和"时尚"是两个截然不同的概念，根本不可能产生联系，就像"鸡块"和"健康食品"一样。但是，从我们的母亲怀孕的那个年代起，就有了孕妇装，这么多年来，这类服装已经取得长足进展。当你身怀六甲的时候，不仅可以把自己打扮得可爱而舒适，而且还能真正做到时尚前卫。话又说回来，挑选孕妇装也是一件很伤脑筋的事情，尤其是你初次怀孕的时候。买什么样的？买多少？买多大号的？

先从清点你衣柜里现有的衣服开始吧，当你的腹部日渐隆起时，看看哪些衣服你还可以继续穿。那些有弹性的（高腰瑜伽裤、弹力裤），或者长而飘逸的（束腰宽松外衣、长裙）通常可以充当很不错的孕妇装。同时，外套、夹克、运动衫、开衫等上衣一般来说都可以穿，前提是不扣扣子或不拉拉链，有的可以一直穿到预产期。接下来再看看一种叫"托腹带"的小东西，它有点儿像氨纶带。即使你的裤子不扣扣子，戴上托腹带后也不会脱落，这样你就可以穿平时的衣服对付几周，无论是在产前还是产后。

老实说，我从没想过敞开裤子拉链到处走，但有些妈妈承认这么做过。

当你准备置办一些新衣服时，要知道孕妇装和普通衣服一样，也是有标准尺码的。换句话说，如果你平时穿中号衣服，孕妇装也同样要买中号的。然而，请记住，每个女人的妊娠体重有差异。如果你发现自己需要穿比平时大一两码的孕妇服，也用不着大惊小怪。

明智选择面料

尽量避免选择合成面料的衣服（聚酯纤维，人造丝），因为这些面料散热性差。一般来说，孕妈妈比平时更不耐热，想象一下，盛夏时节身上多出二三十磅的体重是什么感觉。另外，所有让你感觉扎身、发硬、发痒或刺激的面料都不予考虑。相反，尽量挑选轻软、透气、全天然纤维面料（如纯棉、毛线衫或亚麻面料）。虽然没有哪个孕妈，或者说谁也不喜欢花时间熨烫衣服，但还是要远离那些有"抗皱"或"免烫"标记的衣服。这样的面料都是经过化学处理的（通常含甲醛），所以在怀孕期间千万不要穿。还有一点，所有的新衣服穿之前都要先洗一遍，这样可以消除或减少一些有毒的化合物。

注意造型

没有必要因为怀孕而一改往日的风格，但有些造型普遍受到赞赏：

A字形服装

正如名字所暗示，A字形衬衫、短裙和连衣裙腰部较窄，臀部宽大，形状就像字母A。这款多用途的衣服可以让你

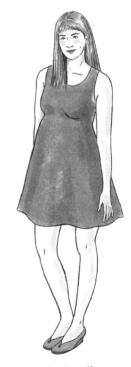

A字形服装

从夏天穿到秋天，可搭配瘦腿裤、靴子和围巾。

娃娃装

娃娃装在胸部下方收得很紧（这个部位很快将变成你身上最瘦的部位），而下摆却很宽大。勺形领或 V 字领会从视觉上拉长你的身体（这样你看起来就不像个方盒子了），可以把人们的视线从你的腹部移开。

裹身裙

裹身裙是设计师黛安·冯芙丝汀宝在 20 世纪 70 年代设计的一种款式，不仅当年很火，以后也将永不过时。裹身裙特别适合怀孕期间穿，因为可以随着腹部的变大调整腰围宽度。

大衣

许多孕妈妈整个妊娠期可以一直穿大衣度过——从秋天到冬天，无须再买真正的孕妇装。一种办法是里面穿厚实些，外面套件平时穿的大衣（不系扣）；另一种办法是按平时穿的尺码买一件宽松款式的；风衣、双排扣短大衣以及系带大衣都非常适合越来越凸起的腹部。

把握好节奏

一方面，我建议尽早购买孕妇装，这样才不至于因为急需而匆匆购买一些昂贵的或者难看的（或者既贵又难看的）衣服。（顺便说一下，很多孕妇装商店都提供假娃娃道具——你试穿时可以在身上绑一个。）另一方面，也不要在妊娠第四个月就把所有的孕妇装都置办齐全，结果等到第 32 周时，却

发现什么都穿不上了。要准确地预测出你的身材到底会变成什么样几乎不可能。有些孕妇似乎只是肚子变大，另一些则是全身各部位都在变大（我就是这样）。但是不管怎样都没有必要买满满一橱柜的新行头。而只需先买几件经过认真挑选的基础装，其余的等需要时再买也不迟。记住，你下次怀孕时可以重复穿这些衣服。

该买什么——不该买什么：孕妇基础装速成班

你知道充分利用现有衣服的一个简单办法吗？那就是搭配饰品。一件中性色的简洁紧身衣可以搭配漂亮的夹克和靴子，也可以

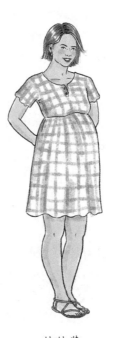
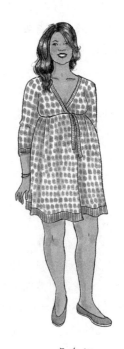

娃娃装　　　　裹身裙

搭配围巾和凉鞋，或者坐办公室时搭配一件开衫和一条粗项链也很合适。看看，三种不同风格的打扮，而这些衣物和饰品可能都是你怀孕前就已经有的。你会吃惊地发现，仅仅用几件孕妇装作为基础，你就可以变出那么多新花样。下面看看哪些该买，哪些不该买。

文胸和内裤 你可能听说过，绝大多数的女性穿的文胸尺码都是错的——根据不同的调查，比例高达 60% 到 85%。合身的文胸对孕妈妈来说尤为重要，因为胸部的额外重量意味着肩带要承受更大的压力——但这使得买到合适的文胸更难了。

我的意思是，不知道你的胸围究竟会增加到多大？

首先，你要知道，对新妈妈来说有两种类型的文胸：孕妇文胸和哺乳文胸。孕妇文胸基本上是普通文胸的增强版：肩带更宽，杯罩更柔软，钩扣也更多，以适应不断扩张的胸围。孕妇文胸也没有钢圈，因为太紧绷

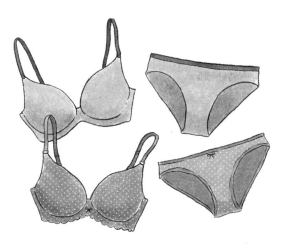

的文胸会导致乳导管堵塞或血液流通不畅。哺乳文胸也具有这些特征，此外，哺乳文胸的两个杯罩中间或者用扣子连着，或者可以拉到一侧，方便给婴儿哺乳。

在整个妊娠期里，孕妈妈们至少需要把文胸尺码上调一次，有的需要上调两到三次。出于这个缘故，最好不要买过于昂贵的，因为一件文胸你也许不会穿太久就得换掉。然而，也不要买尺码太大、将来穿才合身的。这样的文胸不仅不合适，穿在身上松松垮垮，也不能很好地支撑双乳。还要记住，你的乳房可能会先变大（最早是在孕初期），后来才下胸围变大——此时多钩扣（比如六排）的文胸或者文胸加长扣就能派上用场了。

一些孕妈妈干脆跳过孕妇文胸，直接使用哺乳文胸，甚至在分娩前几个月就这么做。但是要知道，即使在分娩之后，你的乳房也会继续生长。（产妇分娩几天以后才能分泌乳汁，几周后才能适应宝宝的进食时间表。）鉴于此，文胸专家建议按照妊娠第八个月时乳房的大小购买哺乳文胸，因为这时候的乳房可能最接近产后四周时的样子。

无论你是想直接使用哺乳文胸，还是一直坚持使用孕妇文胸到大日子来临时，都一定要在宝宝出生之前至少拥有一件哺乳文胸。相信我，生宝宝后的几天里，你又累又兴奋，身体还没有复原，是不会有心思去购买内衣的。

说到孕妇内裤，这其实主要还是看个人喜好。平时穿的款式就可以，只是尺寸要大一两码。然而，切记要买透气性强的全棉内裤，孕妇更容易发生妇科感染，因此要买纯天然面料的。这样的面料吸汗，

不易滋生酵母菌和细菌。如果你觉得那种能包住腹部的内裤更舒适，更安全，那就买包腹式内裤。

睡衣

你当然不需要为了度过妊娠期而专门买一件配套的睡衣，但也不妨想一想，在这段特殊时期，你最喜欢穿着什么睡觉。偏爱大号体恤衫和大短裤，还是钟爱丝绸睡衣呢？不管你的喜好是什么，一定要保证穿在身上舒适亲肤。到了第八九个月的时候，就该考虑宝宝出生后穿什么了。一件超简洁的哺乳睡袍或者一件哺乳吊带背心搭配普通睡裤就便于夜间哺乳（而不是一只手抱着嗷嗷待哺的宝宝，一只手吃力地脱下裹在身上的紧身体恤）。非孕妇专用的那种系扣或系带的前开口睡袍或睡裙也很实用，而且价格也不贵。

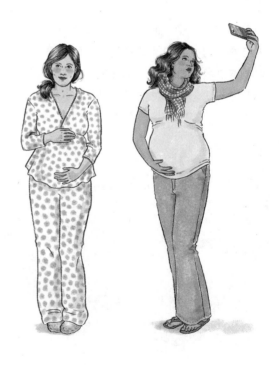

我的耳洞和文身怎么办？

用一些新颜料或贴身首饰来纪念你当了妈妈也许很有诱惑力，但最好是等你分娩并完成母乳喂养之后。虽然目前还没有文身墨水对妊娠有影响的研究，但文身过程中的痛感可能会引起你（和胎儿）的紧张反应。同时，妊娠过程中会消耗大量精力，这可能会影响你身体的愈合能力。当然，文身和打孔通常也会带来感染和血源性疾病的小风险，尤其是那些文身和穿孔的设备没有正确消毒的话。如果你已经戴了那些饰物，特别是在肚脐和乳头周围，只要没有引起不适，就没有必要把它们取下来。不过，你可以用其他更柔软的材料来代替金属饰物，以缓解疼痛。你可以每天只佩戴一小会儿，以防止这些洞长严。

孕妇牛仔裤

只要你和大多数孕妈妈没什么区别，那么肯定离不开孕妇牛仔裤，因此就去挑选一两条你感到特别中意的吧。不要不敢去试穿不同的款式，哪怕你怀孕之前不喜欢穿瘦腿裤，隆起的腹部和一双纤细苗条的腿搭配起来，也是相当迷人的。

长裤

你需要准备多少条孕妇长裤，这主要取决你的生活方式——例如，一个全职妈妈以瑜伽裤为主，再加上一两条针织连衣裙就能对付过去，而一个上班族则需要准备一套像样的孕妇套装。无论你是哪种情况，都要计划买至少两条孕妇裤——护腿很重要哦，建议买中性色的（如黑色、灰色、卡其色）。

上衣

衬衫和外套花样繁多，颜色各异，因而是最容易挑选的。多准备几种不同的款式和尺码是个好主意：束腰短大衣、娃娃衫、牛津领衬衫、体恤衫都非常棒。但即使是你计划将来再生几个宝宝，孕妇上衣一两年后也很容易变旧或者过时，所以最好去特价区挑选，而且不要贪多。

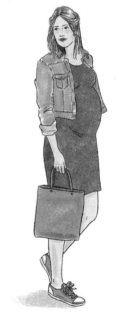

连衣裙

不是每个人都钟爱连衣裙，但是连衣裙有

很多优点：让人感觉舒适随意；适应性强，同一件连衣裙瘦时能穿，变胖后还能穿；可以在不同季节穿；有助于通风透气，预防下体滋生细菌。考虑至少买一件纯棉或针织连衣裙，可以在不同场合反反复复穿。

鞋子

变大的不只是你的肚子和胸部，松弛素，一种使骨盆韧带放松，从而为分娩做准备的荷尔蒙，也会让你的脚变大。研究表明，事实上大约有一半的女性在妊娠期内脚会变大，而且再也恢复不了原样。所以，至少在产后几个月里不要购买特别昂贵的鞋子。不过，可以考虑买一双既便宜又宽松舒适，带有明显拱形支撑的鞋子。再补充一点，到了妊娠第八九月份时，最好买一双不用系带或扣搭扣的"一脚蹬"，因为那时候你可能不喜欢弯腰系鞋带的感觉。

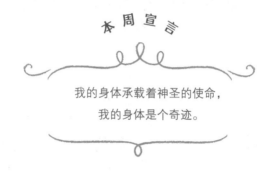

本 周 宣 言

我的身体承载着神圣的使命，
我的身体是个奇迹。

本周宝妈任务清单

● 本周可尝试戴一些配饰。在网上找找围巾的一些新系法，或者戴上一对明亮、醒目的耳环。要是准备购买新饰物，切记不必只顾你现在的体型，也就是说，即使在宝宝出生后，这些饰品也能继续打扮你。

● 在宝宝到来之前，确保你有：至少一件哺乳文胸、便于睡觉时穿以及哺乳穿的舒适睡衣、一些宽大舒适便宜的大码内裤（因为你产后几天内会出血，宽大的内裤才能容纳那种超大的护垫）。同时，尽量少穿"性感"内衣，因为合成纤维和丁字裤会增加阴道感染的风险。

自然好孕

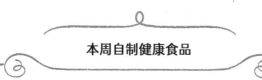

扁豆沙拉

既然你已经进入妊娠中期，是不是感觉更饿了？小扁豆价格不贵，且富含蛋白质和纤维，会给你带来更持久的饱腹感。做一大份小扁豆沙拉，你好几天的健康零食（或配菜）就有啦。很美味哦！

配料：

0.5 千克干青扁豆

3 个中等大小的胡萝卜，切丁

1 个红辣椒，切碎

1/2 中等大小的洋葱，切碎

1/2 杯新鲜莳萝，切碎

1/2 茶匙海盐

1/2 杯干葡萄干（可选）

帕玛森乳酪

调味料：

4 汤匙生苹果醋

1 汤匙橄榄油

1 汤匙半法式芥末酱

2 头大蒜，切碎

1 撮海盐

新研磨的黑胡椒

把小扁豆放进一个大汤锅里，加足够的水将其覆没。加入一点生苹果醋，浸泡一夜。第二天早上沥干水，淘洗干净，把小扁豆重新放回锅里，加入过滤水，使水面高出小扁豆 2.5 厘米。煮至变软但不烂（大约需要 20 分钟）。沥干水，放入冰箱冷却。

接下来，把各种调味料混合在一起。待小扁豆冷却后，加入蔬菜、莳萝、盐、葡萄干，再加上调味料，搅拌均匀。最后加些磨碎的帕玛森乳酪，放入冰箱，可分 6 至 8 份食用。

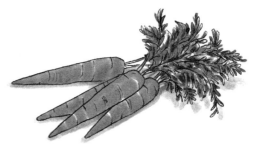

导乐师
去见你的接生天使

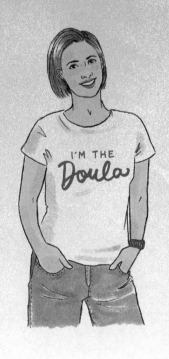

~ 自然好孕 ~

宝宝怎样了？

　　宝宝这周正在开发许多美丽的小细节，包括手掌上的纹线和他自己的、完全独一无二的指纹。他也开始有听觉了。一开始，宝宝在子宫里听到的大部分声音都来自于你的身体内部：你的心跳，你胃里的汩汩声，你的呼吸声。但很快他就能听到你的声音了，所以一出生他就能辨认出你的声音。不相信吗？在哥伦比亚大学的研究人员进行的一项研究中，人们把与录音机相连的安抚奶嘴给刚出生一天的新生儿吮吸；根据婴儿吮吸的频率，录音机或者放出妈妈的声音，或者放出一个陌生人的声音。在 10 到 20 分钟内，宝宝开始调整吮吸的频率，显示出对妈妈安抚语调的明显偏好。所以，不要认为对着你的肚子说话、唱歌或阅读很可笑——宝宝能听到你的声音！

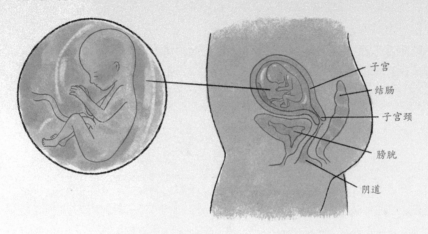

子宫
结肠
子宫颈
膀胱
阴道

宝妈怎样了？

　　有没有人说你依然"容光焕发"，宝妈？这不仅仅是一句随口说出的恭维话；孕期美颜是真实存在的。当你的血液量增加了 50%，在第 32 周左右达到顶峰时——更多的血液涌到了皮肤表层。与此同时，不断飙升的荷尔蒙可以促进油脂分泌，使你容光焕发、红光满面。一些孕妈会因为油脂分泌过多引起面部痤疮，因此如果你看起来有点儿像青春期的少女，那也正常。你现在可能还注意到了另一个有趣的现象（尽管在怀孕后期通常更为明显）：阴道分泌物增多了。你可以把这归咎于高雌激素水平，但要知道这对你是有好处的。阴道分泌物有助于清洁阴道，使有害细菌远离你的身体以及你肚子里的宝宝。只要分泌物不是突然变多、闻起来有气味，或者颜色呈淡黄色或绿色，一切都在正常运作。

究竟什么是导乐师?

从过去到现在,产妇分娩时一直有其他女性在一旁给予指导和鼓励,这些受过训练、经验丰富的"接生婆"会给产妇提供身体上和情感上(如果不是医学上的)的支持。今天,我们把这些聪明的女人叫作导乐师。我生第一个宝宝时,幸运地找到了两个,而不是一个导乐师。

我原先并没有计划那么做。

我在一个星期五的晚上进入分娩期,头几个小时相当平静——实际上,为了让我丈夫能好好休息,以应对第二天漫长的一天,

我独自在浴室里度过了相当多的时间。凌晨2点左右,宫缩开始变得剧烈,我知道是时候给我的导乐师帕姆打电话了。她建议我好好泡个热水澡(顺便说一下,这对我很有帮助,而且还让我补充了一些急需的睡眠)。但到了上午8点,当我盼望她能在身边给我一些帮助时,她却已经去了医院。你看,我的导乐师——导乐师里的女王——同时也是一位分娩教育专家,星期六上午有一堂课要上。所以她派来了她的候补导乐师。

这名2号导乐师叫凯伦,她在家陪我到2点左右,然后和迈克尔一起把我送到了分娩中心,当时帕姆的课已经结束了,凯伦本来可以轻轻松松地回家,但她却告诉我她感

导乐师对高危妊娠的意义

从家庭分娩到水中分娩再到预先计划的剖宫产,导乐师在所有类型的分娩过程中都是大有帮助的——真的!毕竟,雇用一个导乐师的目的是为了在妊娠期、分娩过程中和产后的几个小时内感受到支持。所有的女性都能从这种丝毫不带偏见和个人主观色彩、完全个性化的护理中受益,但从其他人那里她们不一定能得到这么好的护理。例如,你丈夫会受到他的个人情绪的影响,而你的朋友和家人——不管他们有多爱你和支持你——经常会给你提一些多余的建议。

特别是对高危产妇而言,导乐师可以提供无可替代的帮助。干预手段听上去可能很可怕,但是导乐师会向你(以及你丈夫)解释这些干预措施是怎么回事,从而让你们做好思想准备(要知道,虽然你可能需要一些干预措施,但不一定所有都必须同意接受)。她可以给你解释在分娩过程中可能出现的并发症,并帮你设计向助产士或医生提问的问题。如果事情没有按照计划进行,她也会给你提供支持和安慰。

到非常有趣，因此想留下来。当然，我可没感觉多么有趣——我的分娩已经持续了18个小时，但我宁愿相信她是上天派来帮我的。事实上，我无法想象没有这两个女人，我的分娩过程会怎样。"导乐"（doula）这个词起源于古希腊语，大意是"女人的伺从"或"照顾别人的女人"。但我喜欢把她们看作是分娩天使。

医生或助产士主要关心的是婴儿的安全分娩，与他们不同的是，导乐师是训练有素的分娩专家，她们为准妈妈们提供非医疗方面的护理。这种护理可能是按摩的形式，如减轻背部疼痛，舒缓疲劳的肌肉，也可能是给予准妈妈们指导和鼓励，使她们保持专注和平静。可能是饮食方面的，如确保准妈妈们吃饱喝足，以便保持体力，也可能是指导

准爸爸如何在分娩过程中提供最好的支持。最有可能的是，你的导乐师不仅提供所有这些服务——还有更多其他服务——但她的工作范围仅限于提供身体上、情感上和信息上的支持。她的全部注意力都集中在关怀准妈妈上。

但导乐师远不止扮演光荣的啦啦队长的角色。实际上，有她们护理的分娩显然有更好的结果。

大量的研究，包括发表在《围产期教育杂志》（*Journal of Perinatal Education*）《英国妇科与产科杂志》（*British Journal of Obstetrics and Gynaecology*）《考科蓝回顾》（*Cochrane Review*）上的研究，都表

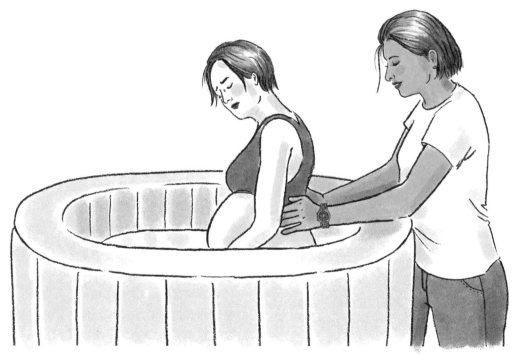

明在分娩过程中接受这种持续的护理和陪伴的产妇具有以下特点：

♡ 更有可能进行自然分娩

♡ 不太可能需要硬膜外麻醉（可能性降低60%！）

♡ 不太可能需要真空引产或产钳助产

♡ 不太可能实施剖宫产

♡ 不太可能对分娩产生负面情绪

　　此外，在导乐师的照料下出生的婴儿更有可能是足月发育，并获得更高的阿普加评分。一些研究表明，在临床环境中——比如在医院的标准产科病房里分娩——会破坏妈妈对自己自然分娩能力的信心。然而，导乐师可以唤回妈妈的信心。

　　就连美国妇产科医师学会也承认，导乐师护理是"改善分娩过程和分娩结果的最有效手段之一"。

　　然而，雇用一个导乐师的好处早在你进入产房之前就已经体现出来了。虽然你可以（也应该）经常给助产士或医生打电话咨询一些医疗问题，但要说到分娩生理方面的知识，谁也没有导乐师懂得多。她能完美地描述出在大日子那天你的身体将会经历什么样

的反应，同时也能帮助你在情感上和精神上做好准备。她还可以解释助产士和医生常会涉及的程序，并分享她的经验和智慧。当这一天终于到来的时候，你的导乐师从一开始就会陪着你，这一点不像助产士或医生那样。你刚感觉到第一次宫缩时就给她打电话。你们一起商量她什么时候到你家里来协助你。一起决定什么时候去医院或分娩中心，或者如果你计划在家分娩，什么时候叫来助产士。众所周知，第一次做妈妈的女人普遍耐不住性子，通常在还没有正式进入分娩阶段时就早早去了医院！

　　当你临近分娩时，导乐师会建议你用什么样的分娩姿势可能更有效，更舒服，还教你做呼吸和放松练习来减轻疼痛。许多导乐师擅长做穴位按摩、对位按摩、使用精油的香薰疗法，以及许多其他的天然方法。你的助产士或医生可能要处理一些临床任务，或者照顾其他病人，而你的导乐师将始终和你待在一起。举个例子：在我分娩过程中，我的助产士被叫出去了12次。看来这是一个令人发疯的夜晚！导乐师还会帮助你以及你丈夫争取自然分娩。首先，她会鼓励你们和你的分娩团队交流你们的分娩计划——所以，当你在一家干预程度较高的医院分娩时，导乐师的角色特别关键。其次，如果有必要采取干预措施，导乐师可以在情感上给予准妈妈支持，确保她积极地面对复杂情况的出现或分娩计划的改变。

　　导乐师在宝宝出生后也是个好帮手。许多导乐师都是专业的哺乳顾问，所以她们可以帮助你建立健康的母乳喂养关系，并促进妈妈和宝宝之间的亲密关系的形成。导乐师

看看其他"自然妈妈"怎么说

梅根：我本来没打算雇用导乐师，但结果却用了一个，因为破水时，我变成了高危产妇（羊水中有胎粪）。我的助产士派一个导乐师到医院帮我，因为有她，我才忍受了18个小时的阵痛——和3个小时的用力——没有用止痛药物，没有会阴撕裂，也没有进行会阴切开术。

萨利：我原计划自然分娩，但没有为分娩过程做好准备，最后接受了几次干预，包括注射催产素和硬膜外麻醉。然而，多亏身边有一个导乐师安慰我，使我不至于感到失望，使我的分娩更加快乐。

吉纳维芙：我生第一胎时分娩过程很长，我们的导乐师给了我们很多建议和支持。第二胎生得太利索了，以至于导乐师的主要任务就是把我送到医院！但在我怀孕期间我们见过很多次面，她的支持对我意义重大。我建议每个家庭都雇用一个导乐师，特别是第一次做父母的人。

还可以在接下来的几天甚至几周内提供后续护理（我们称其为产后导乐师），这样当你遇到关于新生儿护理的问题或者在适应新妈妈角色上有问题时，就可以向她求助。

找到你的分娩天使

几个不同的组织为导乐师提供认可的证书和培训，包括：导乐师协会（DONA International）、职业导乐师（ProDoula）、助力分娩（toLabor）、分娩和产后专业协会（CAPPA），以及国际生育协会（CBI）。尽管这些组织的认证过程略有不同，但所有经过认证的导乐师都接受了分娩和母乳喂养方面的教育，遵守本行业道德规范和

实践标准，并且在获得证书之前参与过一定数量的安全分娩。虽然一些导乐师确实有医学背景——例如导乐师莫拉就是一个注册护士和一个正在接受培训的助产士，但大多数导乐师都没有医学背景。但请记住，导乐师不能诊断病情、开处方、指导用药或进行临床治疗。

导乐师的费用通常从450美元到2500美元不等，这取决于你住在哪里，你雇用的导乐师有什么样的经验和资质。许多人会制订一个支付计划，但你的医疗保险里可能包括这笔费用。导乐师护理通常被认为具有预防作用，因为她的存在可以降低你的干预风险，包括剖宫产的风险。

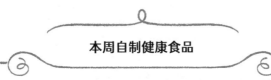

本周自制健康食品

香蕉杏仁蛋糕

你知道维生素 B_{12} 和叶酸不足与听力损伤有关系吗？所以，本周让我们用香蕉杏仁蛋糕来促进宝宝的听觉系统的发育——香蕉和杏仁富含叶酸，你能从散养鸡蛋中获得大量维生素 B_{12}。这道甜蛋糕的质地和果馅饼很相似，而且没有谷物和谷蛋白。

配料：

3 个熟香蕉　1/4 茶匙肉桂

1/2 杯奶油口味的杏仁油　　　1/4 茶匙肉豆蔻

1/4 杯融化黄油或椰子油　　　5 个散养鸡蛋

3 汤匙生蜂蜜或有机械糖浆　　1/3 杯黑巧克力片（可选）

1 茶匙香草精

烤箱预热到 113 摄氏度左右。将所有原料放入搅拌机或食品加工机中搅拌，直至打成光滑的糊状，然后倒进一个抹了油的直径 20 厘米的大圆形烤盘里，烤 90 分钟；如果不确定蛋糕是否已经烤熟，可以把一根牙签插入蛋糕中间，若牙签拔出来后干干净净，就说明烤熟了。待饼冷却后，切片，在顶部抹上一层厚厚的鲜奶油。

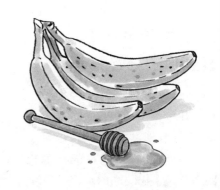

～ 自然好孕 ～

爸爸和导乐师：最佳助产团队

作为一个崇尚自然分娩的爸爸，我想说说一个丈夫对雇用导乐师的看法。我承认，当吉纳维芙告诉我她想雇用一个导乐师时，我感到有点儿想不通——因为我觉得在她分娩时有我陪伴就足够了！但我很快就弄清了，导乐师不会取代爸爸的位置。事实上，有了导乐师，反而解放了我，让我有精力去扮演一个更有帮助和积极的角色。我不用再担心有没有"帮对"吉纳维芙，因为有我们的导乐师在那里示范最有效和最温和的技巧。当吉纳维芙叫喊时我不必担心，因为我从导乐师微微点头的动作中知道这是完全正常的。坦率地说，导乐师带来的最大礼物是让我意识到我并不孤单。分娩过程中要承受很多事情，看着你亲爱的妻子那么费力，你会感到无助。有另一个"局外人"与你一起分担这些时刻，你会感到宽慰，因为我们知道大家能一起渡过所有难关。一开始我竟然对雇用导乐师产生怀疑，回想起来真觉得可笑。有导乐师在，我感觉好多了。

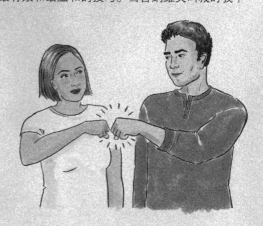

本周宝妈任务清单

- 用导乐师可能是改善分娩的最有效的手段之一，但根据美国妇产科医师学会的说法，这种手段尚"没有被充分利用"。这不是开玩笑。只有 3% 到 6% 的妈妈利用了这种奇妙的资源。若问我有什么建议——那就是一定成为这些妈妈中的一员！的确，雇用导乐师需要花费一笔资金，但我还没有遇到一个为此感到后悔的女人。

- 当你约见一位未来可能雇用的导乐师时，可以考虑带上你的丈夫——在某些方面，他和她的合作会比你和她的合作更多一些。

带我去度宝贝蜜月

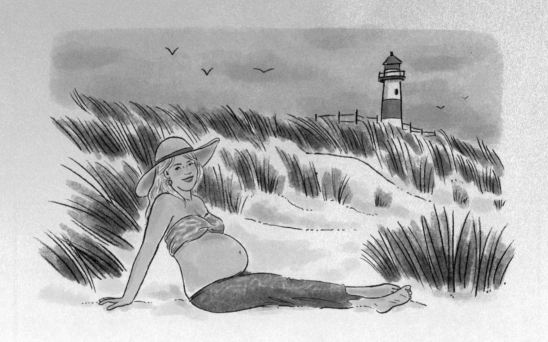

自然好孕

宝宝怎样了?

　　到目前为止,宝宝的骨骼几乎都是软骨,但从本周起,这些软骨就开始慢慢硬化了——事实上,宝宝全身现在大约有 300 块骨骼,而成年人只有 206 块。这些骨骼将继续生长和硬化并融合在一起,这个过程叫作骨化,直到胎儿成熟。而眼下这些骨骼还是柔软和可塑的——例如,胎儿头骨实际上是由多片骨头组成,在胎儿通过产道时,头骨会发生移位和变形。这种柔软也使胎儿得以完成那些高难度动作,譬如吮吸自己的脚趾。当然,要想形成强壮、健康的骨骼,宝宝需要大量的钙——所以一定要吃大量的乳制品或其他富含钙的食物。令人意外的是,在许多基于食物的产前维生素中,这种基础营养的含量竟然很低。

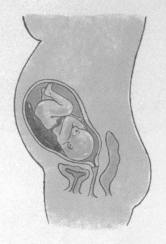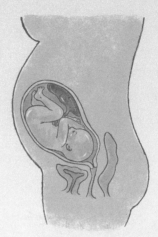

前壁胎盘　　　　　　　　　　　　后壁胎盘

宝妈怎样了?

　　宝妈,你是不是感觉到肚子里有什么在一阵阵颤动? 这种现象被称为"胎动"。虽然很多孕妈误认为这是胃里在冒气泡或神经的反应,但实际上是你的小宝贝在他的"摇篮里"晃动呢。不过,如果你还没有什么感觉,那也不用惊慌! 有的孕妇在临近第 20 周时才出现胎动。我怀我儿子格里芬时,第一次感觉到胎动大概是在第 18 周左右。你的胎盘的位置也会影响你感受到胎动的时间和强度。前壁胎盘——胎盘附着在子宫前壁,而非后壁,会导致胎儿的动作更加不易被觉察。

什么是宝贝蜜月？

正如大家都知道的一样，"宝贝蜜月"这个词好像是本书作者和自然分娩倡导者希拉·基茨辛格创造的，出现在她在1996年出版的《宝宝出生后那一年》一书里。如同蜜月期用来指一对新人刚举行婚礼后的一段充满柔情蜜意的日子一样，宝贝蜜月（至少对基茨辛格来说）指的是父母在宝宝出生前后和宝宝建立亲密联系的那一个月。然而，在过去的四五年里，这个词的含义已经发生了改变。我们更容易把"宝贝蜜月"和最后一次二人度假联系起来——在宝宝到来之前和你的伴侣一起旅行（最后一次不需要带尿片袋、婴儿座椅、折叠式婴儿床、玩具、毯子或者婴儿车的旅行，更不用说带一个宝宝了）。

我忘记是出于什么原因了，但我和迈克尔在我们的儿子出生前去了阳光明媚的波多黎各——感觉太美妙了。那次旅行太成功了，我们回到家时精神振奋、容光焕发，夫妻关系也更加和谐融洽，所以从那时开始我就把"宝贝蜜月"看作是迎接分娩的重要组成部分。而怀孕中期是度这个假期的最好时机：如果你计划去一个遥远的地方，肯定能一身轻松地登上飞机。同时，你还没有到大腹便便的地步，所以还有足够的体力观光、潜水或逛街。

但是为了得到一些急需的休息和娱乐，你不必花费一大笔钱或去一个荒岛，你甚至不需要离开本地。

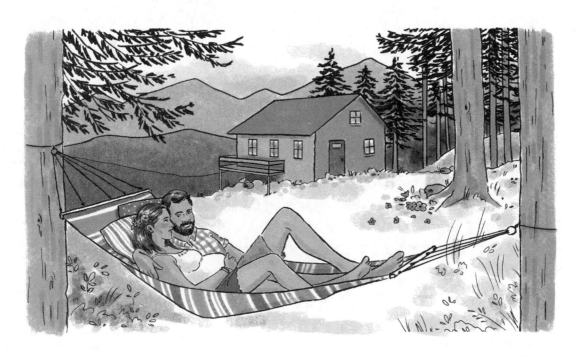

自然好孕

趁着怀孕，赶紧乘飞机去旅行吧，再晚就来不及了！

对于大多数孕妈来说，在怀孕初期和中期飞行是没有问题的。然而，孕末期飞行就变得有些复杂。和飞行相关的较明显的安全隐患并不存在——飞行本身不会引发分娩，也不会危及你的宝宝的健康（尽管某些并发症，比如先兆子痫，会因高海拔而加剧）。但是，在预产期临近的几周内登上飞机，显然让人放心不下：如果你提前分娩了，可能会离家很远，助产士和医生也无法给予照料。更何况可能出现的情形是你处在 3 万英尺的高空中！

大多数保健服务提供者会同意低风险的产妇在第 36 周之前飞行，但是你应该和你的分娩团队讨论一下旅行计划——不管这些计划是否包括乘飞机。更好的办法是：找一个医生为你开个许可证明，以保证你的航空旅行畅通无阻。一些航空公司要求所有离预产期还有一个月左右的准妈妈出具医生证明；还有一些航空公司完全限制进入孕末期的准妈妈乘飞机。在预订航班之前，一定要提前给航空公司打电话咨询，确认一下他们公司的具体规定。

那么，已经进入孕末期时计划一次汽车旅行怎么样？你也要遵循与乘机旅行相同的指导方针：从助产士或医生那里得到许可，并确保上路以后若出现紧急状况能随时联系他。如果你打算跨越州界，最好也提前准备一份当地医院的名单。

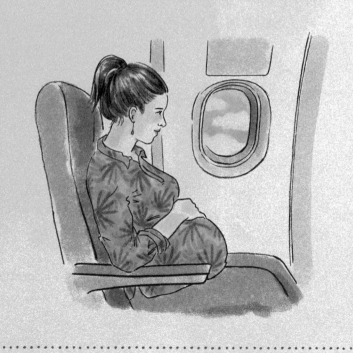

因此，打起包裹吧，妈妈，现在是计划一个大假（或小假）的时候了。

出去旅行的四大理由

不可否认的是，"宝贝蜜月"的做法在名流中越来越流行，但这个时尚潮流并不仅仅局限于富人和名人。你这么做有四大理由：

补充睡眠

几周来，我一直在向你宣讲保证睡眠的价值——虽然为人父母是一件能改变人，鼓舞人的事情，但也会让人精疲力竭。"宝贝蜜月"带给我们的一大好处是：在度假时我们都能得到高质量的睡眠。事实上，在计划旅行的时候，你就要把"休息和放松"作为一个重要目的考虑进去，因为你最不想得到

的结果就是回家以后感觉疲惫不堪。如果度假意味着你能放下所有烦心事，得到真正的放松，那就去做吧！

重燃浪漫

有些话我要直说：一旦有了宝宝，你们的夫妻生活就会发生巨变，尤其是在产后的头三个月。然而，"宝贝蜜月"却是一种把爱储存起来，让你们熬过"拮据日子"的不错方式。当然，浪漫不仅仅是关于性，外出度假带给你们的亲密感和独处的时间只会加强你们之间的关系。我和迈克尔喜欢做的事情就是一起到外面去逛上一整周。

静心思考你们的育儿目标

没错，"宝贝蜜月"给我们一个充分休息、重燃浪漫的好机会，但也给了我和迈克尔一些时间来思考我们即将要担任的角色。我们如何抚养我们的孩子？我们想要灌输给

想去热带雨林？呵呵，还是算了吧

去一个充满异国情调的度假胜地或许很诱人，但你最好重新考虑这个计划。在某些情况下，国际旅行可能会增加食物中毒、疟疾或寨卡病毒等蚊媒疾病的风险，或者遭遇到你的身体尚未遇到过（并因此未能建立起对其的免疫力）的外来细菌。说到寨卡病毒，要知道这种病毒可以从母亲传给子宫内的胎儿，导致先天缺陷，如小头症和严重的脑损伤。如果你想要出国旅行，可以去疾病防控中心的网站上查看上面列出的一些安全旅游景点。由于寨卡病毒可以通过性传播，你最好让你丈夫也不要去那些疫情爆发的地区。如果他去了，疾病防控中心建议你在分娩之前行房事时使用避孕套。得知怀了格里芬以后，我们就取消了去危地马拉的旅行。我似乎每次去一个中美洲或南美洲国家就会感到肠胃不适。

自然好孕

玛瑞斯卡:我怀孕第21周的时候,我们去了柏林,结果证明这是我们过"宝贝蜜月"的最佳时机。我知道胎儿很健康(我刚做了20周的超声波检查),但我的肚子还不是很大,而且仍然有充沛的体力。真的很棒!

萨曼莎:我和我丈夫并没有过一次"宝贝蜜月",但在我第三次怀孕期间,我们在我们的家乡进行了一次"美食之旅",来庆祝我们的第十个结婚纪念日。我们尝试了许多独特而美味的菜肴,在宝宝到来之前,我们一起度过了一段美好的时光,感觉非常愉快。

香蒂:在开始尝试怀孕之前,我们进行了最后一次旅行——我想充分享受这次假期!我们去了坎昆,玩得特别开心。现在我们有了一个孩子,我更加庆幸我们那次去旅行了。现在很难找到我们夫妻俩独处的时间。

克劳迪娅:我们没有过"宝贝蜜月",但是我们的导乐师告诉我们,在宝宝出生之前的最后几周里,为自己腾出一些时间。我很感激我们接受了这个建议。在这个小人儿进入我们的生活之前,夫妻之间重温浪漫是一件幸事。

我们儿子的价值观是什么?身为父母,我们希望孩子继承我们的什么?回头看看,我认为这次旅行使我们更加明确了我们的育儿目标。我们没有让怀孕这件事悄无声息地过去,而是花时间进行隆重的纪念,对将要迎来的变化加倍重视和珍惜——更不用说感激了。

最好的理由是你还能做到

如果你还没有孩子,你就像鸟儿一样自由。当然,你可能很忙。你甚至可能会感到有些压力,觉得你没有时间和金钱来进行一次即兴度假。但请相信我,你的生活将会发生根本的变化,在以后的许多年里,你们两个人可能再也无法随心所欲地去旅行了。所以好好利用这次的自由吧!

如果长途旅行对你没有吸引力,或者你的财务状况不允许你这样做(可以理解——

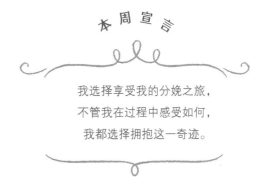

本 周 宣 言

我选择享受我的分娩之旅,
不管我在过程中感受如何,
我都选择拥抱这一奇迹。

果仁巧克力什锦

在旅途中保证健康饮食是很困难的，然而，你可以带一些健康的什锦干果，这样你就一直能吃到脂肪、蛋白质和碳水化合物均衡的真正食物。不管你的航班延误多长时间，或者交通状况有多糟糕，你都不用担心挨饿。

配料：

3/4 杯生杏仁	1/2 杯生南瓜子
3/4 杯生核桃	1/2 杯生葵花籽
1/2 杯干枣	1/4 杯优质黑巧克力片
1/4 杯不加糖的葡萄干	适量海盐
1/4 杯不加糖的樱桃干	

把所有原料混合在一起，放在一个玻璃瓶或布袋里当零食吃。

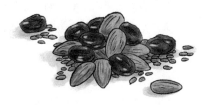

注意：最好是用浸泡过的或发芽的种子，具体原因请查看第 3 周的详细解释。

为宝宝的出生做准备需要相当大的资金支出！），那也不要放弃"宝贝蜜月"的想法。你可以选择一个离家较近的地方，这样做你会获得同样的好处。驱车去邻近的城市旅行，或者在一家简易旅馆度过一个周末，在水疗中心度过一个下午，甚至是和你丈夫晚上定期出去吃饭逛街看电影，这些都是可以取代更奢侈旅行的不错选择。

也不只是第一次当父母才可以过"宝贝蜜月"。

如果你已经有了孩子，试着找人帮忙照看一下孩子们，比如爷爷奶奶——哪怕只是一个晚上。预订一个酒店，关掉电话，享受客房送餐服务。洗个泡泡浴，好好睡一觉。

我还没遇见过一位为度产前"宝贝蜜月"而后悔的妈妈。

本周宝妈任务清单

- 计划乘飞机旅行吗？订票之前先从你的助产士或医生那里得到许可，并查看航空公司的规定。当你准备订票的时候，选择一个靠过道的座位——这样非常方便你去卫生间。

- 对于已经有孩子的夫妇来说，给自己一个小小假期同样重要。如果你不喜欢去离家很远的地方旅行，那就找一个临时保姆，预订一个酒店房间，哪怕只是一个晚上。

- 单身妈妈也能从宝贝蜜月中受益！如果独自旅行对你来说不可能，那就考虑安排一次和女伴一起旅行或者和家人或朋友一起度过一个周末。

宝妈们的心愿清单

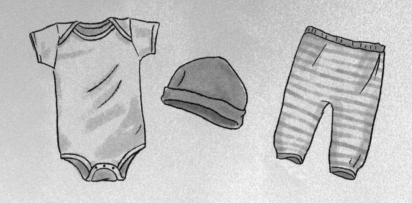

宝宝怎样了?

在怀孕初期，你大部分时间可能都是一副无精打采、睡眼惺忪、疲惫不堪的样子，看起来就像一个行尸走肉，但超声波图像显示，现在轮到宝宝打哈欠了。但是，在子宫里打哈欠意味着宝宝累了吗？并非如此。当你到怀孕中期时，宝宝开始有了自己的作息时间表，但绝大多数时间里他们处于一种深度睡眠状态：要么是"活跃"睡眠（期间他们可能会踢腿或移动身体），要么是快速眼动睡眠，其特征和成人的快速眼动睡眠一样。似乎有许多因素共同在起作用，使胎儿处于半清醒状态。其中之一是，子宫里的氧气含量很低，有点儿像在高空中——研究人员称这种现象为"子宫里的珠穆朗玛峰"。胎盘也分泌许多促进睡眠的荷尔蒙。那么，为什么子宫里的胎儿会打哈欠呢？事实是，我们不知道。然而，有迹象表明，胎儿的哈欠是健康发育的标志。

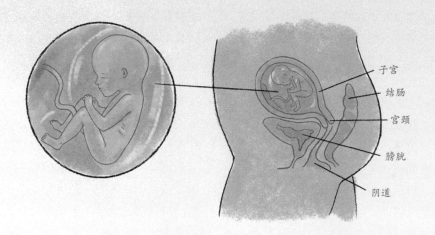

子宫

结肠

宫颈

膀胱

阴道

宝妈怎样了?

怀孕前，子宫大约像一颗李子那么大——但是到了第 18 周，它就接近一个哈蜜瓜那么大了。现在一切都变得真实了，宝妈！还有别的什么是真实的吗？有，那就是你背部的疼痛感。额外增加的体重和体态的变化意味着背部的疼痛感和压迫感在怀孕的这个阶段是很常见的。为了得到一些缓解，你可以预约一个有职业认证的脊椎按摩师，别担心——这不会是那种动作猛烈的调整，而是减缓支撑子宫的韧带所承受的压力。

从大间物品着手

啊，要举办婴儿洗礼派对啦！前一分钟，你还在期待与家人和朋友度过一个有趣的下午，下一分钟你就已经站在一家自助式婴儿用品商店里，手持一个条形码扫描枪，冒出一头冷汗，意识到生孩子是一回事，养孩子是另一回事。

是选择布尿片还是一次性纸尿裤？

手推车还是婴儿背巾？

婴儿床还是摇篮？

真的需要一个尿片烘干机吗？

尿片袋呢？

婴儿床上要不要挂一个风铃？

"尿布精灵"又是什么？

当终于弄清哪些物品需要，哪些物品不需要时，我就意识到必须为未来的妈妈们列一份心愿清单。所以本周走的是简洁路线，重点放在如何让宝宝在出生后的几个月里过得舒适，得到悉心的照顾——当然，我尽量坚持自然风格。

我知道，很多妈妈不好意思开口向别人提出自己的心愿——我的意思是，让你的朋友或家人买一张价值 500 美元的婴儿床或换尿片台，是不是显得很俗气？但是，事先考虑一下这样的事情是有道理的，原因如下：首先，直系亲属往往倾向于购买大件婴儿用品。朋友们也可能会凑钱购买一件主要用品，而不是每个人花点小钱送给你一大堆毛绒玩具、小毯子之类的小礼品。最重要的是，许多商家，如亚马逊、美联宝贝等都提供"完成心愿折扣"，也就是说，当预产期临近时，

你的心愿清单上所有未购买的商品都会享受折扣。所以，即使那些大件物品最终由你自己掏腰包，你也可以享受 10% 至 15% 的折扣。让我们开始吧。

婴儿床

我们的建议：当说到婴儿房的家具时（顺便说一下，我们将在第 25 周详细讨论装饰自然风格的婴儿房的话题），大多数的婴儿床、换尿片台、婴儿摇椅等都是用刨花板、压制板和复合材料做的，这意味着这些家具可能充满了挥发性有机化合物（VOCs）——也就是即使在室温下也会挥发到空气中的有害化学物质——以及甲醛（含在胶中）。显然，对于成年人来说，这些物质也不是什么好东西，但出现在婴儿房里就更麻烦了，因为婴儿更容易受到有害物质的影响。另外，大家都知道，学步期的孩子喜欢抓到什么咬什么，包括他们的婴儿床围栏。最安全的家具是用坚固耐用的实木做的——比如"实桦木"或"实枫木"。如果你买了一件原木家具，可以自己动手涂上无毒颜料。同样的，如果你和宝宝睡在一间卧室，那就使用天然材料制作的婴儿床吧。

有兴趣购买二手婴儿床吗？一定要谨慎。大多数旧婴儿床都达不到现行的安全标

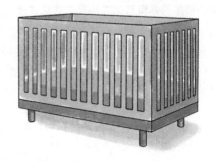

自然好孕

准。例如，下拉式围栏婴儿床已经不允许在美国生产或销售了。在购买 2011 年以前出产的任何产品之前，先看看产品安全委员会更新的指导方针。如果新式婴儿床超出了你的预算范围，便携式婴儿床也是一个选择。

对于那些计划和新生儿一起睡，也就是说共用一张床的父母来说，婴儿床就多余了。如果你既想和宝宝一起睡，又担心他们的安全问题，可以看看一种叫作"拥抱我"的有机宝宝垫。这是一种特地为宝宝设计的垫子，可以让他们与父母同睡时也有自己的睡眠空间。

婴儿车

我们的建议：很多妈妈甚至没有配备婴儿车，而是用婴儿背巾兜着宝宝四处走，但我发现有些场合确实离不开婴儿车。然而，在格里芬出生后的前六个月里，我和丈夫只是用一个能把儿子的汽车安全座椅放进去的廉价婴儿车框架勉强对付——买更高档的东

如何找到一流的婴儿装备

购买安全、环保的婴儿用品很快就会变成你的一份全职工作。我的意思是，在琳琅满目、种类繁多的婴儿用品中，如果不花费时间和精力，是很难做出正确选择的。然而，你可以通过选择已经通过认证、符合（或者最好超过）某些安全规格的产品来缩小选择范围。我们最信任的一些组织包括：

绿色卫士环境研究所。这是一个独立于行业的组织，致力于通过减少对挥发性有机化合物（VOCs）的接触来改善室内空气质量。该小组提供两级认证：获得绿色卫士金级认证的产品必须符合更严格的排放标准，因为它们是供家庭、学校和托儿所的儿童使用的。查看产品外包装上有没有绿色卫士的金色印章，或者访问他们的网站，在检索数据库中寻找被认证的产品。

青少年产品制造商协会（JPMA）是一个美国贸易组织，通过使用美国材料与试验协会（ASTM）制订的安全标准来认证产品（地方、州和联邦政府也经常采用 ASTM 标准。例如，禁止生产侧拉式婴儿床的立法就是受到了 ASTM 建议的启发）。查看产品外包装上有没有 JPMA 认证标志，或者访问该协会网站，进入他们的数据库检索。

美国消费者产品安全委员会（CPSC）是为美国的制造商制订强制性和自愿执行的安全标准的联邦机构。CPSC 不提供认证，但它是一个获取关于产品召回和安全警报方面的信息的绝佳来源。

西实在是太有压力了。另外，可选的款式也太多了！是买全地形轮子的还是买只适合城市里使用的？是简约轻便型的，还是有充足存储空间的呢？

如果你打算马上使用婴儿车，就应该知道新生儿使用的婴儿车必须（1）与婴儿汽车座椅或提篮相配；（2）可以完全平放。新生儿还缺乏足够的力量支撑头部或颈部，不能像大点儿的宝宝那样坐在婴儿车里。你也可以选择包括汽车座椅、汽车座椅底座以及婴儿车的一体式产品。这种配套产品往往价格更昂贵，但使用时间也长。无论你买什么，都要选择一辆由天然的未经处理的纤维面料制成的婴儿车。市面上的大量婴儿车的面料都经阻燃剂处理过，避免使用防变色、防水或"抗菌"的材料，因为这些材料也用化学物质处理过。

为了节省费用，你也可以考虑买一辆八成新的二手婴儿车，这样的婴儿车即使材料不够环保，有毒气体也散尽了。

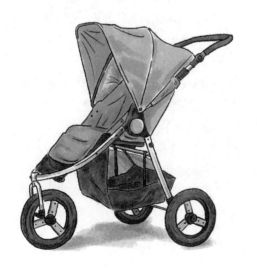

汽车安全座椅

我们的建议：如果你还没有宝宝安全座椅，那么等你分娩后，从医院或分娩中心回家就比较麻烦，所以一定要在预产期前买一个，然后提前安装好，至少要提前几周。对于新手来说，人人都知道安装汽车安全座椅是一件很棘手的活儿，这也许就是为什么大约有80%的人不能正确安装的原因。这很可怕，因为正确的安装是保证宝宝安全的关键。

当你准备购买安全座椅时，有三种类型的座椅供你选择。第一种是新生儿座椅，这种座椅通常配有一个提篮和底座，底座固定在汽车后座上，提篮再卡在底座上，而不是把婴儿用安全带绑在座椅上。提篮是便携式的，可以自由安装或取出，当转移熟睡的婴儿时，这是一大优势。如果你家里有几辆汽车，可以购买几个底座，这样每次带宝宝外出时就不用重新安装底座了。这个提篮还可以放置在一个配套的婴儿车或婴儿车车架上。小婴儿座椅最迟用到宝宝一岁时就要换掉。

第二种是可转换式安全座椅，这种座椅支持前后两种安装方向，一开始是后向，但可以转换成前向（至少要等到宝宝两周岁时再转换）。可转换式座椅的优点是使用寿命更长——在宝宝超过它的承重范围之前均可使用。缺点是对小婴儿来说不够舒适，也容易滑落下来（这是一个安全问题）。事实上，我知道有些妈妈不得不临时从医院跑出去买婴儿座椅，因为她们的可转换式座椅没有通过医院的汽车安全座椅的检查标准。

自然好孕

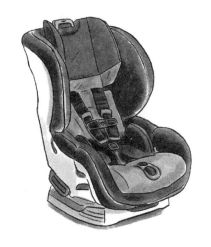

第三种选择是购买一个一体式座椅，这种座椅可以从一个后向座椅转变为前向座椅，进而再变成一个大宝宝用的加高座椅。尽管一体式座椅使用时间长，但往往体积庞大，价格昂贵，而且在宝宝的每个成长阶段都不是最安全的选择。

所有的汽车座椅必须符合最低安全标准，才能进入市场，建议你对安装工作进行检查。

记住，汽车安全座椅必须买新的。安全座椅的寿命很短——实际上是有保质期的！部分是因为制作座椅的塑料时间久了会碎裂。永远不要使用旧的、过期的或被召回的汽车座椅。

婴儿服装

我们的建议：很多人会告诉你，不要费功夫在愿望清单上列出宝宝的服装，他们这么做是有原因的——人们喜欢挑选可爱的小衣服作为婴儿洗礼派对的礼物。不管你的愿望是什么，最终都会收获一堆各种款式和尺寸的小衣服：连衣裙、水手服、样式像晚礼服的连体衣，够宝宝从出生一直穿到上幼儿园的。不过，为宝宝购买一些基本的、实用的衣服也不失为一个好主意。只要有可能，尽量使用天然纤维和环保面料，如纯棉、竹子和平纹细布。避免合成布料，因为这些布料不透气，也会刺激婴儿柔软的皮肤。在塞进宝宝的衣柜之前，要把每件衣服都在不含织物柔顺剂和化学成分的洗涤剂中清洗一遍。记住：新生儿适于穿偏大些的衣服，因此挑选尺码时要注意考虑到这一点。

我们的选择：两顶有弹性的婴儿帽。给新生儿戴帽子就像试图给黑猩猩打领结一样难；我最喜爱的婴儿帽实际上来自分娩中心，所以只要有人送，就收下——不要不好意思！帽子可以为新生儿保暖（他们不会调节自己的身体温度），所以当他们在户外或者独自睡在婴儿床上时，帽子会很有帮助。只是要确保戴得牢固熨帖，这样帽子才不会掉下来遮住宝宝的脸。

4 至 6 件侧扣衬衣。从新生儿头上给他们套一件衬衣并不比给他们戴帽子轻松，但是侧扣衬衣易脱易穿，而且很适合贴身穿。长袖衬衣更适合冬天出生的宝宝。

4 至 6 件普通白色连体衣。毫无疑问，你会收到很多连体衣礼物——可能上面还印着一些可爱的名言和口号——但我每天都用普通的白色连体衣作为宝宝的打底衫。连体衣也很适合塞尿片。

3 至 4 条宽松裤。柔软舒适的松紧带裤子是必须的。我选择的是一些有机棉品牌。

4 至 6 件包脚连体睡衣。因为宝宝在出生后的头三个月里大部分时间都在睡觉，你就需要多准备几件睡衣。根据不同的季节，

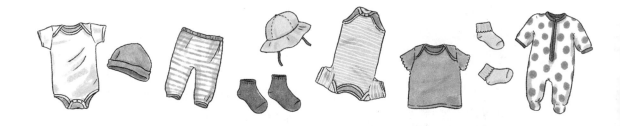

既要有短袖的，也要有长袖的。我喜欢的睡衣是用环保的有机材料做的。

4 至 6 件连体式体恤衫。这种体恤衫可以套在宝宝的白色连体衣外面，下身再套上一条宽松裤，就可以出发了。

4 至 6 双短袜。不用说丢在洗衣机或烘干机里了，婴儿袜即使是穿在婴儿脚上也会弄丢。建议购买标注"防踢"字样的袜子。

婴儿床上用品

我们的建议：浏览任何一家婴儿用品商店，你一定会看到一些精致的婴儿床上用品：被子、舒适的毯子、带花边的床围，还有许许多多主题元素统一的零碎套件：鸡鸭之类的毛绒玩具、波点兔抱枕、蝴蝶结小枕头，五花八门，应有尽有。问题是：宝宝并不能和这些小物件儿一起睡觉。所有这些可爱的毛绒玩具和小枕头都是安全隐患。至于婴儿床围，没有证据表明它们对婴儿起任何保护作用，反而与婴儿窒息和猝死综合征（SIDS）高发率有关联。婴儿真正需要的是床垫、床垫罩、床笠，也许还有一个褓裤或睡袋。如果你愿意，当然可以把育儿室装饰得非常漂亮，只是不要把任何东西放在婴儿床上或周围。

我们的选择：床垫。婴儿需要坚实的床垫——任何过于松软的床垫都会造成窒息的危险。你也应该挑选用无毒材料制成的。婴儿和学步期的孩子一天中有超过一半的时间在睡觉，然而大部分床垫——就和婴儿车和汽车座椅一样——是用合成材料制成，并且经有毒的阻燃剂处理过。我们给宝宝用的床垫，没有乙烯基、聚乙烯、聚氯乙烯、铅和酞酸盐，不含阻燃剂、胶水、黏合剂、全氟化碳、抗菌处理剂或抗菌剂，并使用非转基因纤维。

两条有机防水床垫罩。这是为了预防"意外事故"准备的，宝宝出生后的前几年是"事故"高发期。准备两条，以方便换洗。

两条床笠。直接铺在床上的床单容易造成窒息的风险，务必使用有机棉或纯棉做的、套在床垫上的床笠。

两个婴儿睡袋和两个褓裤。宽大的毯子和被子都有造成宝宝窒息的危险，因为宝宝还没有力量调整头部的姿态。当然，你也不希望宝宝在夜里着凉，所以，在我看来，睡袋和褓裤是必需品，尤其是你若住在美国北部的话。新生儿尤其喜欢被包裹的感觉，因为这有点儿像在子宫里。当宝宝自己能从褓裤中钻出来，或者学会打滚时，就该换用婴儿睡袋了。这种睡袋把宝宝的胳膊露在外面自由活动，选择有机棉睡袋，透气性好，经

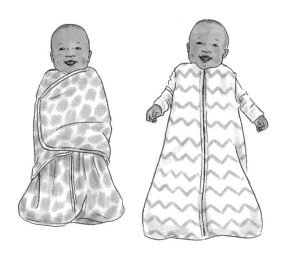

久耐用。

白噪声助眠仪。对很多妈妈来说——包括我在内——白噪声助眠仪是最重要的，是我曾收到的最好的礼物，因为这种仪器不仅能掩盖那些可能会把熟睡的婴儿惊醒的噪声（如割草机、门铃、电视机的噪声），同时还能模仿类似他在子宫里听到的低沉的声音。而一些妈妈则偏爱应用软件。但是要记住一点：助眠仪和智能手机永远不要放在靠近宝宝的地方。

尿片

我们的建议：希望有人送尿片——你真的可以表达这个愿望吗？一句话：是的。在接受如厕训练之前，每个宝宝平均需要换尿布的次数是 4000 到 8000 次，所以在这方面获得援助大有益处。当然，这意味着你必须想出一个解决这个古老问题的答案：布尿片还是纸尿片？

如果我说刚开始接触布尿片时，我没有丝毫的恐惧，那我就是在撒谎，但现在我的

态度完全变了。美国父母每年使用大约 274 亿张纸尿片，这些尿片最终被送到了垃圾填埋场。考虑到以石油为原料的塑料外包装、生产过程中使用的化学物质，以及所经历的"环球运输"，纸尿片对环境造成的影响是惊人的。如果这不足以说服你去使用布尿片，你总应该考虑一下你的银行账户吧。到宝宝两岁半时为止，父母亲花在纸尿片上的钱大约是 2500 美元。而布尿片的花费只是其中的一小部分。该选哪一种，对我来说，这是明摆着的。

我们的选择：24 块布尿片。说起布尿片，大多数人会想象到一块用安全别针固定的大手帕。然而，如今布尿片已经有了长足发展，而且种类繁多：传统式、预折叠式、一片式、口袋式。我们用的是口袋式尿片，这样的尿片有一层衬垫（最外面一层）和一层吸水垫（塞进口袋中间用来吸水的部分）——24 对我们来说一个完美数字，因为我们每三天洗一次衣服。再拖延一天，宝宝可能就要用发霉的尿布了。

尿片桶和 2 个内衬。我们选用的是脚踏式尿片桶——踩下踏板，盖子自动掀开，桶里面套一层布内衬，湿尿片直接入桶，洗尿

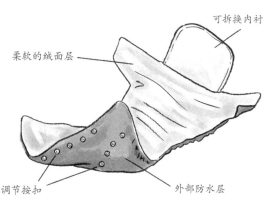

可拆换内衬

柔软的绒面层

调节按扣

外部防水层

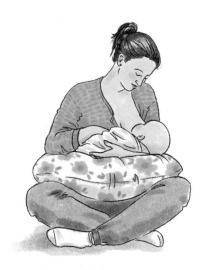

片时连内衬一起扔进洗衣机里。

尿片用喷雾器。唉，如果宝宝只是在尿片上尿尿就好了！现在该尿片喷雾器亮相了，这东西看起来就像一个小小的淋浴头，只不过是附着在你的马桶旁边。安装超级简单，不需要管道工！用喷雾器把粪便吹进马桶里，然后把尿片扔进桶里待洗。

1包环保纸尿片。即使你打算用布尿片，仍然需要准备一包纸尿片，因为纸尿片更适合长途旅行，或者去度假（除非你打算在旅馆的卫生间里洗尿片）。在婴儿出生后的最初几天里，用纸尿片也最合适，因为他们还在排胎粪。无论你选择哪一个品牌，都要选择不含染料、酞酸盐和芳香剂的——尤其是如果你打算一直使用纸尿片的话。

一包环保婴儿湿巾（或者可重复使用的布湿巾）。我非常明智地使用了一次性纸巾。如果你也这么做，一定要买那些没有添加润肤液、香水和不必要成分的湿巾。另一方面，可重复使用的布湿巾则可以和布尿片一起扔洗衣机里清洗。

奶瓶、围嘴和擦嘴布等小物品

我们的建议：你很容易就会被可爱的婴儿衣服和配饰迷住，但别忘了给宝宝清洁、洗澡以及陪他们玩耍时所用的物品。

我们的选择：围嘴。我使用的大多是硅胶围嘴，因为这种材质的围嘴很容易清洁，也有助于减少用餐时间的混乱。而布围嘴则需要花时间清洗。当宝宝到了吃固体食物的月份时，确保手头有一些现成的。

吐奶布。在最初的几个月里，宝宝吐奶可能是每天都会发生的事情，除非你不在乎宝宝吐在你肩膀上，不然就需要准备吐奶布。坚持使用既便宜又易于清洗和干燥的有机布。2至4块应该够用了，除非宝宝吐奶量超级大。

浴巾和毛巾。暂且不说可爱的婴儿浴袍——一两条舒适的浴巾（最好带兜帽）和2块优质毛巾才是你真正需要的。干净的吐奶布也可以用作毛巾。

婴儿香皂和乳液。婴儿不需要每天洗澡，也不需要从头到脚都涂香皂，这样做反而会使他们娇嫩的皮肤变得干燥，洗掉有益菌。我使用一种普通的橄榄油肥皂，只涂在宝宝的脚、手、腋窝和屁股上。如果需要的话，有机初榨椰子油可以用作很棒的保湿乳和护臀膏。

玻璃奶瓶。早在2012年，双酚A（BPA）就已经被禁止在奶瓶和吸管杯中使用，但新的研究表明，即使是不含BPA的塑料也能溶解化学物质。如果你是全职妈妈，有一套就足够了，但如果你是在外面上班的职业女性，

奇亚籽布丁

这周让我们给宝宝的骨骼增添更多能量吧。奇亚籽中的含钙量比牛奶更多。浸泡一夜之后，奇亚籽就会变成一种华丽的、凝胶状的布丁。奇亚籽也是一种极好的、温和的不溶性和可溶性纤维来源，能促进肠道蠕动，加快排便速度。双赢！

配料：

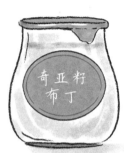

2 杯新鲜的有机牛奶或强化杏仁奶

2/3 杯有机奇亚种子

1 茶匙香草精

1/2 茶匙肉桂

3 汤匙有机枫糖浆或生蜂蜜，或 45 滴甜菊糖

1/2 杯有机葡萄干（可选）

把所有原料放在一个中等大小的碗里，盖上盖子，放进冰箱里冷藏一夜。第二天早上，你的布丁就可以当早餐吃了。噢耶！

就要多准备几套。

硅胶和自然橡胶安抚奶嘴。作为一个用母乳喂养的妈妈，我尽量控制使用安抚奶嘴的时间。但在宝宝大哭不止或者长时间坐在车里时，安抚奶嘴就能派上用场。

数字耳温计。你必须在手头备一支。耳温计虽然不如直肠温度计那么精确，但在宝宝发烧时很方便使用。

婴儿浴盆。我不太确定自己是否真正需要这件东西。

哺乳枕。在哺乳期间，哺乳枕会让宝宝

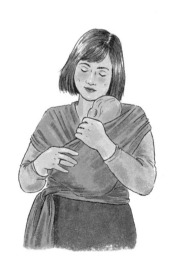

宝宝用品愿望清单

大件物品

- 婴儿床、合睡摇篮或宝宝垫
- 婴儿车
- 安全座椅

婴儿床上用品

- 床垫
- 2条有机防水床垫罩
- 2个床笠
- 2个婴儿睡袋
- 2个襁褓
- 助眠仪（可选）

婴儿服装

- 2顶婴儿帽
- 2至4件侧扣衫
- 4至6件纯白色连体衣
- 3至4条宽松裤
- 4至6条包脚连体睡衣
- 2至4件连体式体恤衫
- 4至6双短袜

布尿片及配套用品

- 24块布尿片
- 尿片桶
- 2个桶衬
- 尿片用喷雾器
- 环保型纸尿片
- 环保型婴儿纸巾

其他零碎物件

- 2个围嘴
- 2至4块吐奶布
- 2条带帽兜浴巾
- 2条毛巾
- 1个玻璃奶瓶
- 硅胶安抚奶嘴
- 数字耳温计
- 婴儿浴盆
- 哺乳枕
- 婴儿秋千椅
- 活动垫
- 婴儿背巾

自然好孕

感觉更舒服，有助于宝宝的健康哺乳和发育，同时也会缓解你背部和手臂的疲劳感。

婴儿秋千椅。我认为这可以说是有史以来最伟大的发明了。当你需要休息，或者宝宝烦躁不安时，这东西就成了救命神器。还有一款秋千椅会震动和摇晃，能让宝宝斜躺着休息，有助于对抗腹绞痛、消化不良和食物反流，而且也不含阻燃剂。

活动垫。活动垫不仅仅是娱乐婴儿的好方法，刺激和玩耍对他们的大脑发育至关重要。

婴儿背巾。没有婴儿背巾，你的物品清单就不完整。婴儿背带或背巾既能把你的双手腾出来，又能和宝宝进行肌肤接触，而且能让你一边忙别的一边给宝宝喂奶。

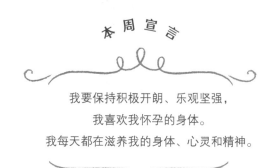

本 周 宣 言

我要保持积极开朗、乐观坚强，
我喜欢我怀孕的身体。
我每天都在滋养我的身体、心灵和精神。

本周宝妈任务清单

- 我不了解你的情况，但仅仅是站在婴儿用品超市里的念头就足以让我感到头大了。在网上可以了解更多信息，省去不少麻烦，消除你的焦虑感。

- 虽然你可能想要亲自购买汽车安全座椅，但最好还是提前挑选一个，因为它会影响你对婴儿车的选择，反之亦然。许多商店允许你购买前先在车里试安装一个，看看是否合适。完成安装后让检查员帮你检查一下有没有问题。这样当大日子来临时，你就不用再考虑这件事了。

补充睡眠

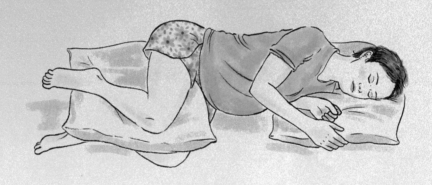

自然好孕

宝宝怎样了？

你有没有想过为什么小马在出生后仅仅几个小时就能走路，而我们的宝宝却需要花费一年多的时间呢？其中一个原因与被称为"髓鞘化"的过程有关。大约从第19周开始，一层脂质的绝缘层（称为髓鞘）开始在胎儿大脑中的一些神经纤维周围形成。髓鞘使神经纤维能够快速有效地传输电信号。在短期内，这让宝宝对他的运动功能有了更多的控制，这就是为什么你在本周会感觉到他动得多了，甚至能明显感觉到他蹬腿的动作力度大了！但这个髓鞘化的过程在他出生后很长一段时间内还会继续。事实上，人类的大脑直到25岁左右才完全成熟。这就是为什么人类婴儿不能马上走路的原因：大脑中负责这一功能的区域还没有被髓鞘化。

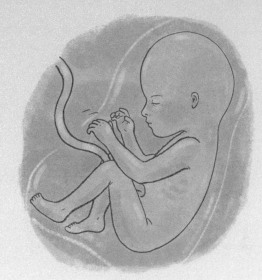

胎儿的动作现在是受大脑控制的

宝妈怎样了？

你的身体继续膨胀，你现在可能真的感觉到自己在膨胀。在怀二胎时的孕中期阶段，记得有一次，我伸长手臂到壁橱里取衣服时，突然感觉到腹股沟区产生一阵强烈的拉力。后来我知道这叫"圆韧带疼痛"——完全正常，但肯定不舒服。但它是什么引起的呢？子宫由几根粗韧带支撑着，其中一个叫作——我打赌你能猜到——圆韧带。当胎儿长得越来越大时，为了支撑增大的子宫，圆韧带会变薄并拉长，因此容易产生痛感，特别是当你突然变换身体姿势时，有时你会感到刺痛，有时会感到钝痛。幸运的是，你可以通过休息、轻度运动和使用妊娠支撑带来缓解这种疼痛。妊娠支撑带就是那种看起来类似举重运动员的腰带的东西，很热销！

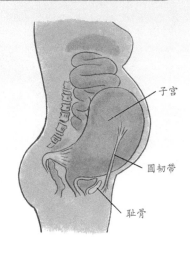

子宫

圆韧带

耻骨

摆好睡姿：孕中期如何保证安全睡眠

灰熊肯定是我的精神动物。我喜欢蜂蜜，我喜欢给人最温暖的拥抱。我在冬天特别贪睡。

或许我的精神动物不是"灰熊"，而是小熊维尼，但我的冬眠能力可能是我在怀孕九个月里能够安然入睡的原因。大多数妈妈都没有这么幸运——日益隆起的腹部、背部的疼痛，以及频繁去厕所，都会让你的睡眠质量变得难以保证。事实上，约有75%的孕妇患有某种睡眠障碍。这不只是一个小麻烦。缺乏睡眠会使你的血压升高，削弱你的免疫力，结果会让你在精神上和身体上都感到疲倦。这周我将提供很多小窍门来为你助眠。

顺便说一下，关于我在怀孕9个月里一直睡得很香这件事情，不要嫉妒我。我可能确实休息得很好，但我像个橄榄球队员一样鼾声如雷，不得不贴上鼻贴！

一旦出现孕妇肚，你基本上可以放弃趴着睡觉的习惯了。但你可能已经听说过，据说现在仰面睡觉也不安全了。为什么会这样？因长时间仰卧的隐患很大程度上与下腔静脉有关——这是你体内最大的静脉，负责将血液从下肢输送到心脏，这根静脉承受过大压力时（当然，这主要是由不断成长的胎儿造成的），不仅会引发一些产妇的恶心或眩晕症状，还会限制血液流向子宫。也有人担心，仰面睡觉会增加血栓的风险，或者导致胎儿窘迫。

因此，为谨慎起见，你只有侧卧了。

传统上，助产士和医生都建议左侧卧，理由有很多——腔静脉位于脊柱右侧，所以左侧卧可以改善血液循环，血液循环流畅有助于消除脚部和脚踝的肿胀。但说老实话，每晚都保持同一睡姿，睡上20周并不太容易。当你真正进入甜美梦乡的时候，可能根本意识不到自己是采用什么样的卧姿。有些准妈妈太执念于正确睡姿，以至于久久难以入睡，经受失眠的折磨。这无论是对妈妈，

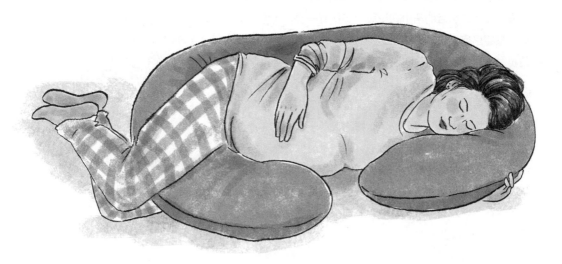

自然好孕

促进睡眠的酸樱桃汁

你知道酸樱桃是地球上含褪黑素最丰富的水果之一吗？事实上，至少有一项研究表明，酸樱桃汁可以使每晚的睡眠时间增加 90 分钟。我甚至给我三岁的宝宝尝试了一下，以增加他的睡眠时间，因为他总是起得很早，结果效果非常好！酸樱桃也有助于消除炎症、身体疼痛和肿胀等所有常见的妊娠副作用。为了获得最佳效果，尝试两种方法：

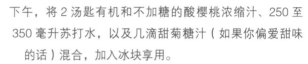

下午，将 2 汤匙有机和不加糖的酸樱桃浓缩汁、250 至 350 毫升苏打水，以及几滴甜菊糖汁（如果你偏爱甜味的话）混合，加入冰块享用。

晚上 8 点左右，将 2 汤匙酸樱桃浓缩汁、8 盎司原味开菲尔酸奶和甜菊糖汁混合享用。

还是对胎儿都没有任何好处。

事实上，偶尔右侧卧也没关系，只是要尽量采用左侧卧罢了。

同理，如果你在半夜醒来发现自己平躺着，也没有必要紧张。在一些时候变成平躺的姿势时，大多数妈妈都会本能地作出调整——我知道我就是这样。进入孕末期时，若出现这种状况，你甚至会注意到宝宝会猛地蹬你一下，作为一个不那么温柔的提醒。

如果侧卧不符合你的睡眠习惯，那就尽早让你的身体适应这种睡姿。要是感到不舒服，可以借助于枕头。有很多枕头可以给我们帮助，

例如，在膝盖之间放一个枕头，可以承载腿部的重量，有助于缓解背痛。抱一个枕头则会抬高手臂，使肩部保持齐平，减少颈部的压力。你甚至可以考虑购买具有辅助睡眠功能的身体枕头。现如今有各种形状和尺寸的助眠枕头，包括 C 型枕（你可以把它夹在双腿之间，同时把头倚在上面），U 型枕（把头放在弧形最底端，让枕头兜着你的身体），还有豆状枕（以后也可以用作哺乳枕）。

对抗妊娠失眠

现在有了枕头，左侧卧也许让你感觉舒服些了，但是每次一躺下，你就感觉像有一只德国牧羊犬坐在你的肚子上。或者不知不觉中就可能开始在床上踢蹬和辗转反侧了——不宁腿综合征的症状（另一种常见的妊娠副作用）。这是一个残酷的讽刺：当你最需要睡眠的时候，你的身体似乎决定让你保持清醒。然而，要得到更好的睡眠，必须

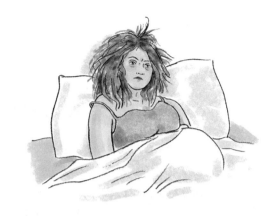

好梦还是噩梦

你是否曾经在夜里被怪梦惊醒过？梦中的情景是不是到了白天你依然记得清清楚楚？如果是这样，你并不是特例。（我记得梦见自己在战场上，就像《第一滴血》中的男主角一样，手持一把枪疯狂扫射。这究竟是怎么回事呢？）研究表明，妊娠期妇女更容易做梦。好像的确是这样。事实上，她们在醒来时也能更好地回忆起那些梦。这些夜间的想象往往与婴儿的健康和安全有关：梦见失去了宝宝，或者把宝宝弄丢了，或者宝宝意外死亡，或者自己生下一个怪胎。研究表明，在分娩后的几天或几周内，噩梦可能会变得更加频繁。但这些梦意味着什么呢？是某种不好的征兆吗？你或你的宝宝要面临厄运吗？

并非如此。

虽然妊娠时的梦在一定程度上可能是由荷尔蒙激增引起的，但更有可能和你入睡困难以及夜里频繁去洗手间有关，这些行为都会影响你的快速眼动睡眠。至于你所梦见的事物，大多数专家认为，这只是你的潜意识在努力克服成为妈妈的新角色给你带来的焦虑。换句话说，这是你的大脑适应这种巨大的生活变化的方式。

如果做梦影响了你的睡眠——或者更糟的是，让你害怕去睡觉，那你就要在睡觉前的几个小时里，更加努力地减少对蓝光的接触。增加镁的摄入。采用某种睡前模式。和你的助产士或医生谈谈。有些准妈妈可能会从治疗师那里得到帮助（你的保健服务提供者可以给你推荐一位），但有时和你的助产士聊聊就可以解决问题，让你不再梦魇缠身。

自然好孕

在关灯之前就采取行动。如果你在睡眠方面有困难，请确保：

多运动：道理很简单，如果你的身体感觉疲倦，晚上就会睡得更好。如果你发现晚上的肾上腺素和内啡肽的增加让你很难平静下来，就需要提前做些运动。即使只是在睡觉前做一些伸展运动，也能释放肌肉的紧张感，促进放松。说到肌肉，你可以让丈夫给你按摩一下足底。当然，这也许不算"运动"（至少对你来说不是），但足底按摩可以改善血液循环，减少肿胀，让你感觉特别舒服。

午觉睡还是不睡？ 答案是：看情况。很多妈妈发现如果不在沙发上小睡一会儿，无法熬过一天——这是个好习惯。但如果你在晚上睡不着觉，试着把白天的小睡限制在20分钟。另外，白天不要在毫无光线的环境下睡觉，因为这会打乱你的睡眠节奏。你也可以试着完全取消午睡，晚上提前睡一两个小时。

调整你的晚饭时间。因为睡前来一顿大餐会引起消化不良和胃灼热，这两种症状都会让你难以入睡，因此晚上8点之后尽量不要吃任何东西。如果你在10点感到饥饿，一小份健康的脂肪——半杯全脂酸奶或一勺杏仁奶油就可以应急。如果你在夜里仍然感

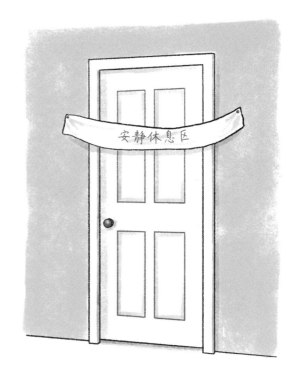

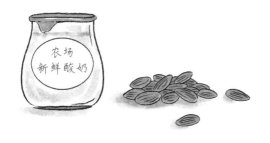

到胃灼热，试着在身体下面垫个枕头，以限制胃酸反流。饭前喝一勺生苹果醋有助于消化（加适量水稀释）。午餐过后不要喝含咖啡因的饮料或吃巧克力，因为这会让你夜里难以入睡。

把你的卧室变成安静的休息场所。多年来，睡眠专家一直在强调，我们的床应该只用于做两件事：过性生活和睡觉，但许多人把我们的密室变成了名副其实的娱乐中心：晚上看电视至深夜，用智能手机玩游戏或上网，或者把笔记本电脑搬到床上继续工作。然而，所有这些电子产品都起到了兴奋剂的作用：它们在大脑应该平静的时候反而被唤醒。动作电影、视频游戏，甚至是与工作相关的电子邮件，都可以提升你的压力荷尔蒙。这些设备发出的蓝光会使我们的身体做出和

白天一样的反应，从而延迟释放促进睡眠的荷尔蒙——褪黑素。电磁辐射可能会影响我们入睡的能力，也会影响我们的睡眠。

如果你把电子设备放到卧室外面，关掉无线网和手机，换一个电池闹钟，夜晚就会睡得更香。你还需要打开空调或打开一扇窗户。我们的身体适合在凉爽的温度下睡觉，理想的温度是在 16 到 20 摄氏度之间。尽量让你的卧室密不透光，眼罩或遮光窗帘是遮挡室外光线的两种简单方法。最后，考虑购买一台白噪声助眠仪。这种仪器不只是为婴儿设计的，它们具有神奇的功效，能掩盖窗外卡车的隆隆声、屋内的各种声音以及附近房间传来的说话声。当然，你可以试试睡眠天才应用软件。

采用一种睡前模式。保持一种惯例——每晚按时上床睡觉，早上按时起床——是养成健康的休息习惯的重要部分。但是，一种稍微复杂的就寝惯例真的会向你的身体（和你的大脑）发出信号：睡眠时间到了。因此，每天晚上 8 点左右，我就戴上那副琥珀色太阳镜。老实说，戴上这副眼镜让我看起来超级傻，但它们能遮挡电视和电脑屏幕发出的蓝光，促进身体天然褪黑素的产生。另外，我也会在晚上关掉天花板上的灯，使用光线昏暗的台灯，并试着在 9 点之前把所有的电子设备都关掉。

当然，如果你习惯了伴随电视的嗡嗡声入眠，那么关掉它就不可取了。其余时间你还尝试做以下事情：

♡ 泡或冲一次温水澡（不要太烫）——温暖的水会使肌肉得到放松，同时，擦干水以后，你的身体将会快速降温，进一步向你的大脑发出信号：现在该是睡觉的时候了。

♡ 刷牙以及用牙线清洁牙齿——这是你给

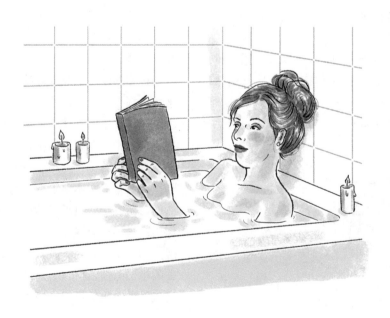

自己的一个温柔提醒：你已经吃完了。

♡ 喝一些甘菊或薰衣草茶——这两种草药都能让身体平静下来，为睡眠做准备。

♡ 做一些舒缓的伸展运动或者一些低强度的瑜伽姿势——不要累得出汗，只要能释放一些紧张感就足够了。专注于做深呼吸将进一步清空你的大脑。

♡ 拥一本好书入眠。根据英国的一项研究，在晚上读书比听音乐、散步或喝一杯热茶更有效地促进睡眠。事实上，仅仅阅读 6 分钟就能使压力水平降低 68%！

尝试自然疗法。在第 7 周里，我提到大多数美国人可能都缺乏镁，而使用镁油或镁补充剂有助于缓解晨吐症状。但镁也可能是治疗失眠的灵丹妙药。这是因为镁会促进氨基丁酸受体的功能，氨基丁酸受体是一种强大的神经传导器，负责在晚上"关闭"大脑。（顺便说一下，酒精、安定药和赞安诺也是针对氨基丁酸受体。）和你的医生或助产士谈谈关于补充镁的问题。

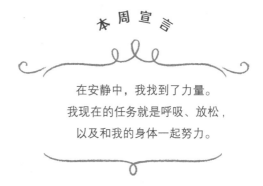

本周宣言

在安静中，我找到了力量。
我现在的任务就是呼吸、放松，
以及和我的身体一起努力。

本周宝妈任务清单

● 有些准妈妈比其他人更难入睡，也容易醒来，但不管你感到多么急躁或疲惫，都要克制吃安眠药的冲动。几乎没有证据表明，睡眠辅助剂在怀孕期间使用是安全的，而且有大量的研究表明，这样做可能会形成习惯。另外，这些药物的副作用是人尽皆知的。

● 《夜晚的太阳镜》可能是 20 世纪 80 年代的一首经典歌曲，用这种方式提高睡眠，听起来似乎很可笑。然而，研究表明，"蓝色屏蔽器"确实有效。事实上，这么做甚至可以改善你的情绪。

● 圆韧带或骨盆带疼痛让你感到沮丧了吗？考虑购买一根孕妇支撑带。尽管这东西看起来很土气，但实际上非常受欢迎——可能是因为的确管用！另外，如果有机会，可以去求助专业脊椎按摩师。

让我们
享受"性福"生活吧！

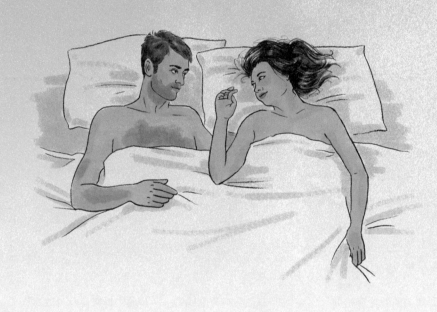

宝宝怎样了？

　　妈妈们，时间都到哪儿去了？你的妊娠期已经过了一半了。吃惊吗？祝贺你！宝宝现在大约有半尺长了（从头顶到臀部大约 16.5 厘米），重量略微超过半磅，也就是 250 至 280克。妊娠的中点标志着其他一些激动人心的重大事件：你终于可以用胎心听诊器听宝宝的心跳了——如果你已经放弃了多普勒的话，这是个好消息。如果你之前没做过超声波检查，本周也可以去做一次了。然而，如果你能忍住，可以把超声解剖检查推迟到第 22 周——等待的时间越长，你就越有可能获得更准确的图像，同时也降低反复做的频次。

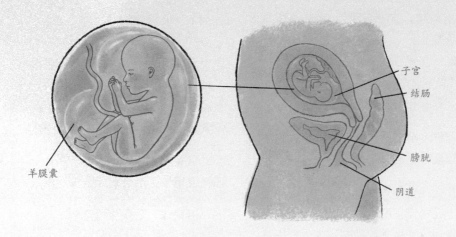

子宫

结肠

膀胱

阴道

羊膜囊

宝妈怎样了？

　　看看你的肚脐，有没有从内凹形变成外凸形？如果还没有，可能很快就会变成那样——到孕中期时，子宫的快速扩张会导致大多数准妈妈的肚脐"弹出来"（不过，在产后几周或几个月后，你的肚脐应该会恢复成原来的形状）。如果你不喜欢自己穿紧身衬衫的样子，就去看看一款叫孕妇肚脐贴的产品吧。这是一块小小的自粘垫，用来防止肚脐在衣服下面鼓出来。说到这里，你有没有想过，为什么有些人肚脐是外凸的？肚脐是在我们出生几天或几周后，脐带根部干结脱落形成的疤痕。在某些情况下，脐部疝气或轻微感染可能会导致外凸，不管是内凹，还是外凸，留下的都只是多余的疤痕组织。

关于孕期性生活的那些事儿

要说我曾经有过表现得像个精力旺盛的小青年一样的时候，那就是在怀孕期间。因为在进入第20周左右的时候，我突然变得贪得无厌起来。我的意思是，我的性欲变得特别旺盛，我没想到自己会变得如此"好色"。这是继恶心和疲劳之后怀孕带来的另一种副作用，甚至连我丈夫也"甘拜下风"，哈哈！

无疑，在怀孕的整个过程中，孕妈妈的性欲会出现波动——有时特别强烈，有时毫无兴趣，有时介于两者之间。

但是许多孕妈妈说在怀孕中期时性生活过得更频繁、更美满。

是什么促使你性欲变强的？当然，荷尔蒙的激增在一定程度上负有责任。同时，血流量的增加，意味着性敏感区变得更敏感。由于拥有茂密的头发和饱满的乳房，一些女性在怀孕期间反而更显风姿绰约。所以，好好利用这一点吧，妈妈，因为怀孕期间的性生活有诸多好处。本周我们将给你普及一下怀孕期间你需要了解的性方面的常识。

在个别情况下，助产士或医生可能会建议孕妈不要过性生活（例如，当孕妈妈胎盘前置、宫颈机能不全，或者有很高的早产风险时）。然而，在绝大多数情况下，怀孕期间的性行为是绝对安全的。但是，人们对这方面仍然存在很多误解。就让我们先看看其中的一些误解吧！

误解1：性事会导致流产

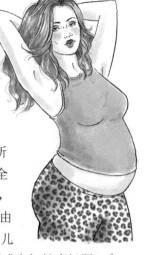

许多女性发现，早在分娩之前，就有一种强烈的、出于本能的母爱在心中激荡了，所以担心你的宝宝的安全是很自然的事情。然而，大约有60%的流产是由于染色体异常导致胎儿停止发育。荷尔蒙失调或产妇健康问题、卵子植入不当或某些生活方式的因素（特别是饮酒和吸毒）也都有可能导致流产。但这些因素显然与性生活没有任何关系。

事实上，如果你不属于高危孕妇，没有证据表明性生活会危害宝宝的健康。

请记住，如果你注意到出一点血，就应该打电话给助产士或医生，因为有时即使一点点血也可能预示着更大的问题，但没有必要恐慌。

误解2：性会使胎儿松动

在整个妊娠期里，胎儿都是包围在羊水中。此外，胎儿还受到羊膜囊本身和子宫肌壁的保护。更重要的是，一个厚厚的黏液栓（顺便说一下，这个名字恰如其分）把子宫口封住了，从而保护你的宝宝免受细菌、病原体，甚至是精液的侵害。但是，即使没有这些阻挡，在性交过程中，阴茎也不会穿过子宫颈进入子宫，所以无论你的伴侣有多厉害，都不可能碰到或摇晃胎儿，或者以任何方式影响胎儿的发育。

误解 3：胎儿可能"感觉"到侵入

这个想法实际上有一半正确。毕竟，在性交过程中，胎儿也许会被微微惊动（重申一遍，不是因为阴茎，而是因为妈妈身体的晃动）。当兴奋引起子宫收缩时，胎儿可能会感到轻微的挤压。正如高潮使你的肾上腺素和内啡肽激增一样，有证据表明，胎儿在妈妈得到满足之后也会体验到一股让人感觉良好的荷尔蒙。

然而，需要指出的是，胎儿对此毫无知觉，也看不到发生了什么。直到妊娠末期他才能睁开眼睛，而且只会盯着一堵巨大的墙：子宫颈。

有时候，准妈妈的孕妇肚看起来很大，但是隔一天它似乎又缩小了。这是怎么回事？在孕 20 周时，胎儿仍然很小（大约只有一根香蕉那么大），这意味着他在子宫里有足够的活动空间。根据他所在的不同位置，准妈妈肚子的大小和形状可能每天都会发生变化。不过，到第六或第七个月时，准妈妈的肚子就不会再出现反复，而是一直都是大大的了。因此趁着眼前这种情况，开心地享受这个"躲猫猫"游戏吧。

口交安全吗？

是的，我们在此探讨一下这个问题。答案是肯定的，如果你和你的伴侣都没有性传播疾病，在怀孕期间给予和接受口交也是安全的。不过，如果你去咨询任何有信誉的健康组织——从梅奥医学中心（Mayo clinic，于 1863 年在美国创立。它是以不断创新的医学教育和世界领先的医学研究为基础，建立起来的全美规模最大、设备最先进的综合性医疗体系。），到畸形儿基金会（March of Dimes Foundation 是美国的一家非营利组织，致力于通过预防先天缺陷、早产和婴儿死亡率来改善母亲和婴儿的健康。）——你都会得到同样的，听起来有点奇怪的警告：口交没问题，但是不能让你的伴侣直接把空气吹进阴道。

我将实话实说。听到这个警告时，我的第一反应是：谁会做这种事？这种荒唐的警告从何而来？后来发现是出自现有的医学文献。空气进入阴道可能会导致空气栓塞——通俗地说，就是会产生被血液吸收的气泡，从而阻塞静脉或动脉。（在妇女怀孕期间，栓塞的风险会增加，因为孕妇血管会增大，以适应血容量的增加。）信不信由你，几项大规模的研究发现，在过去 100 年左右的时间里，大约有 17 或 18 人死于空气栓塞。虽然这是一种极其罕见的情况，但非常危险，足以值得警告。因此，记住不要吹进去空气，好吧？

误解 4：性事会导致早产

性实际上可能是最好的自然诱产方式之一，部分原因是精液中含有前列腺素——一种类似荷尔蒙的物质，可以软化或"催熟"子宫颈。（像地诺前列酮这类合成形式前列腺素有时会给子宫颈不能自行扩张的已过预产期的妈妈使用。）然而，再多的性行为，也不会引发宫颈扩张。同理，性兴奋引起的子宫痉挛也不会强烈到把胎儿"挤出去"的

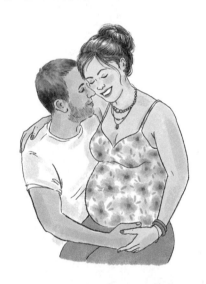

地步。只要不存在早产的危险，做爱就不会引起胎儿提前出生。

对大多数妈妈来说，孕期性生活不仅安全，还带来诸多益处：首先，这也是一种锻炼方式，同时也是一种缓解压力的好方法（还会降低血压！）。有规律的性生活可能会使准妈妈分娩更加轻松，身体恢复得更快，因为高潮就像对盆底肌进行的小锻炼。性生活甚至可以提高你的免疫力。根据宾夕法尼亚州威尔克斯大学的一项研究，性事增加了一种叫作免疫球蛋白 A 的抗体，这种抗体可以预防普通感冒。

话又说回来，当你变得大腹便便时，行房事将变得更加困难，甚至很滑稽。

那么，生下宝宝之后的性生活如何呢？

在产后的几天或几周内，你可能根本就不会考虑到性的问题——你的关注点主要放

准妈妈怀孕期间，准爸爸的性趣变化

由于一心只关注准妈妈的情绪和身体方面的变化，我们很容易忘记，在准妈妈怀孕期间，准爸爸也会经历相当多的变化。首先，准妈妈并不是唯一荷尔蒙水平失控的人——在伴侣怀孕期间，准爸爸的睾丸激素水平会下降，这会导致一系列的副作用。（你听说过丈夫在妻子妊娠期间体重也会跟着增加，对吧？）当论及性时，准爸爸性欲或性冲动的急剧下降和准妈妈一样普遍，因为他们也有和准妈妈同样的恐惧和担忧，所以在这段时间里夫妻多交流尤为重要。

～～ 自然好孕 ～～

在睡眠、学会照顾你的新生儿以及接待来探访的亲朋好友上。然而，总有一天你得与你的伴侣恢复亲密关系。那么，你什么时候可以享受"性福"呢？

　　大多数助产士和医生建议在宝宝出生后4至6周内不要过性生活。原因很明显：无论是顺产还是剖宫产，产妇的身体都需要时间来恢复。子宫颈的闭合和子宫内膜（胎盘附着处）的愈合都需要一段时间。产妇分娩之后的几周内经阴道会排出一些血液和子宫蜕膜组织，这种现象称为恶露，当恶露变缓直至最终结束时，表明康复期已经接近尾声。如果你在分娩过程中没有会阴撕裂，并且恶露不到6周就停止了，你可能会提前获得恢

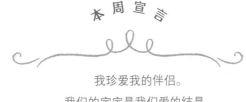

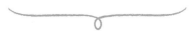

本　周　宣　言

我珍爱我的伴侣。
我们的宝宝是我们爱的结晶。
我们为世界带来了一个新的生命。

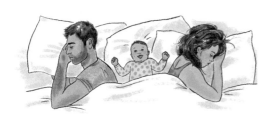

复性生活的许可。如果你有严重的会阴撕裂或接受了外阴切开术，或者下体还在流血，那么建议你至少等到第6周见过助产士或医生之后再说，以确认你的身体状况是否许可。

　　但无论你何时得到绿灯，都请记住，许多新妈妈心理上还没有完全准备好。如果你暂时缺乏性趣，这完全正常。新生儿带来的压力和疲倦，再加上持续的母乳喂养，会使你的性欲下降。有些妈妈只是需要一段时间来适应新的角色，重新找回自我。和你丈夫交流一下你的感受，并暂时以其他方式满足对方的需要。

看看其他"自然妈妈"怎么说

　　史蒂芬妮：怀孕中期的性生活特别美好。孕末期则需要有创造力——有些人笑了！——我说的是大实话。

　　切尔西：性生活？怎么可能？我头两次怀孕期间没有丝毫性冲动。我真的希望第三次有所改变！

　　珍妮弗：随着我的肚子一天天变大，性生活变得不那么规律了，但我和丈夫都不介意。我们只一心盼着早日见到我们的小宝贝儿！

是酵母菌感染，还是泌尿感染？

——来自从护士兼导乐师莫拉的解答

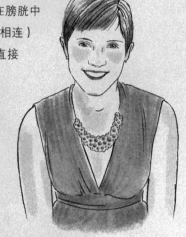

　　不要把酵母菌感染和泌尿感染混淆了，前者是由酵母菌的过度生长引起，后者是由细菌进入尿路引起。细菌感染在膀胱中最为常见，但可以发生在从肾脏到输尿管（将肾脏和膀胱相连）再到尿道的任何器官。泌尿感染和酵母菌感染并没有直接关系，但它们确实有许多相同的症状，包括排尿时不适、尿液颜色变深或浑浊、尿频（即使每次尿量很少），腹部疼痛和低烧也是泌尿感染的标志。同时，寒战和呕吐可能表明感染已经发展到肾脏。

　　虽然男性也会患泌尿感染，但在女性中却更加普遍，部分原因是女性的尿道更短，细菌更容易侵入膀胱。

　　有一件事是肯定的：出现泌尿感染时你不能不予治疗。感染可以进入肾脏，在极端情况下，甚至可能导致永久性的器官损伤甚至是败血症。未经治疗的泌尿感染也能引发新生儿体重过低和早产。

　　抗生素是最常见的治疗方式，在怀孕期间通常被认为是安全的。然而，自然妈妈通常对服用抗生素有顾虑，这是可以理解的。

　　治疗轻微感染（发现得比较早，不包括发烧、呕吐，或腹部局部疼痛，而且还没有发展到肾脏），你可以询问医生或助产士D-甘露糖的疗效。你可能听说过蔓越莓汁是一种有效的治疗方法。虽然这种说法有一定根据（蔓越莓叶中含有一种天然化合物，可以防止某些类型的细菌附着在膀胱壁上），但并没有被相关研究所证实。研究表明，你必须喝大量的蔓越莓汁才能获得有效剂量的D-甘露糖（红莓中的"活性成分"）。然而，D-甘露糖补充剂的效力要大得多，而且，初步的研究表明，在治疗和预防泌尿感染方面均有显著疗效。只要记住一点，D-甘露糖并非对所有形式的细菌都起作用。不管你如何治疗泌尿感染，都要补充体内的益生菌数量。（抗生素有时会消灭大量益生菌，从而引发酵母菌感染。）

　　说到泌尿感染的预防，一是要养成良好的卫生习惯（排便后从前往后擦），多饮水，不憋尿，减少糖分摄入量。性生活后要排小便——这有助于将细菌从尿道中冲刷掉。

～ 自然好孕 ～

康普茶

你能相信我们离大日子仅剩一半时间了吗？让我们花点时间来庆祝一下第 20 周这个具有里程碑意义的时刻吧。我提议我们一起举杯庆祝，别误会，不是香槟。我说的是另一种起泡饮料：康普茶。

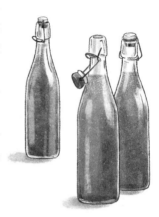

康普茶是由经细菌和酵母菌发酵的甜红茶制成，确实含有微量酒精，不过，如果你以前喝的时候并没有任何不良反应，妊娠期间少量饮用通常被认为是安全的：每天不超过 230 毫升，分几次喝。益处有很多：康普茶富含多酚、电解质、酶和益生菌。一些妈妈认为它具有缓解晨吐的功效（特别是加姜汁调味以后）。

不喜欢喝康普茶？尝试用一种叫"妈妈莫萨"的配方（等量的鲜榨橙汁和苏打水混合）或酸樱桃汁代替（第 19 周有介绍）。只是确保使用酒杯——我们在庆祝！

本周宝妈任务清单

● 性是生活中很自然的一部分，也是爱和亲密的一种健康的表达方式——所以你不必为自己产生"性趣"感到羞耻或内疚。

● 抽出一些时间和你的伴侣交流，即使不做爱，拥抱、抚摸、亲吻和爱抚都是增进亲密的好方法。

孕 21 周

上分娩课程

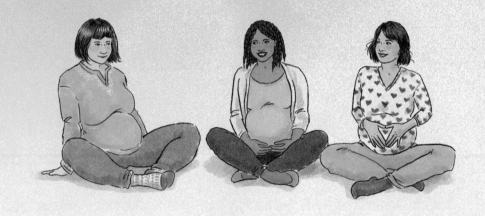

自然好孕

宝宝怎样了?

本周子宫里很平静。宝宝的所有主要器官和系统现在都已经形成了,尽管它们还在继续发育中。宝宝的骨髓已经开始产生血细胞(从肝脏和脾脏那里接管了这项工作)。虽然胎盘满足了他大部分的营养需求,但他也从羊水中获得少量热量。他已经学会吞羊水了,这将有助于他的肺的形成以及肾脏和消化系统的进一步发展。我之前提到过,胎儿也会直接往羊膜囊里排尿——所以,是的,胎儿实际上是在喝自己的尿。尽管这听起来有些恶心,但胎儿的尿液主要是水。胎盘(而不是肾脏)把大部分的废物都过滤掉了。真棒!

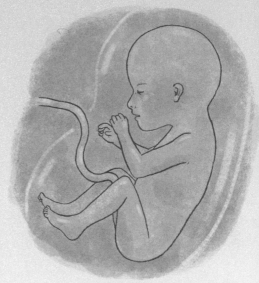

宝宝的主要器官和系统现在已经形成了

宝妈怎样了?

上周你的肚脐由内凹变成了外凸。本周你的肚子出现了一个新变化:那就是妊娠线。你有没有注意到,其中一条细细的深棕色条纹正好从你的肚子正中间穿过?这叫"黑线",是一种完全正常的现象,而且是暂时性的。事实上,75% 的妈妈会经历这种常见的妊娠副作用。但是如果我告诉你,你那里一直就有一条线,只是通常被称为"白线",你相信吗?当然,你可能之前没有注意到它,但它一直就在那里——一条把左右腹部分开的另一端附着于软骨的肌肉纤维线。你也许见过非常健美的六块腹肌中间的一条直线,白线实际上和这条直线是一回事。荷尔蒙的激增对颜色的变化是有影响的,但是黑线不是唯一出现在你的身体上的色素沉着过度现象。你脸上的深色斑块(被称为黄褐斑、黑斑病,或者妊娠斑)也很常见。第 24 周我们会深入地探讨皮肤问题,包括黄褐斑。

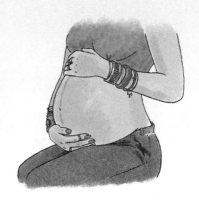

为什么要上分娩课程？

《怀胎九月》（*Nine Months*）是一部20世纪90年代的老电影，由朱丽安·摩尔（饰演一个意外怀孕的女人）和休·格兰特（饰演不情愿的准爸爸）主演，这部电影里令人啼笑皆非的分娩场景可谓登峰造极。我不想在这里透露太多，只想说罗宾·威廉姆斯扮演的科塞维奇博士占尽了风头。这位紧张的俄罗斯产科医生将"硬膜外麻醉"与"灌肠"混淆，并被迫同时接生两个婴儿。尤其离谱和夸张的是，不仅准爸爸需要嗅盐来恢复清醒，连医生也需要。出奇地搞笑。

然而，真实的分娩场景并不是这样的。

遗憾的是，大多数女人所"了解"的分娩场景似乎都出自好莱坞影片，那些影片里总有一个在歇斯底里尖叫的女人，往往是脚蹬马蹬（搁脚架），躺在一张冰冷的金属台上——你不相信吗？

在电影《一夜大肚》（*Knocked Up*）中，一名护士要求正在分娩的凯瑟琳·海格尔安静下来，因为她的疯狂、刺耳、粗野的尖叫声可能会"吓到其他孕妇"。

在《剩女也疯狂》（*The Back-up Plan*）中，珍妮弗·洛佩兹照料一位在家里进行水中分娩的产妇，她尴尬和震惊之极，以至于晕倒在分娩浴缸里。

让我告诉你，分娩有点儿可怕，但不应该这么可怕——如果医生拿灌肠剂为你缓解疼痛，赶快跑！这里有一个更好的准备迎接大日子的办法：掸掉你的记事本上的灰尘，削尖你的2号铅笔，参加一个自然分娩课程。

如果你觉得上分娩课程似乎有点儿多余，我不会责怪你，我的意思是，你可能觉得读这本书就足够了！你可能会想，一个准妈妈需要了解多少信息？然而，互动课程将为你提供你无法从书本中获得的经验知识，包括：

♡ 对你的身体将要经历的生理变化有更深的理解，也对分娩节奏有所体验。

♡ 有机会提问，并与老师以及其他夫妇分担你的忧虑和担心。

♡ 你的伴侣也有机会获得信息和力量，这样他们就能更好地支持你。

♡ 有机会结识其他准妈妈，她们可能会成为你终生的朋友。

你越了解分娩的生理机能，就越不畏惧迎接大日子。

如果你计划在家分娩，你要知道分娩教育课程通常是医生和助产士的第一要求。

不过，有一个警告：如果可能的话，报名参加一个医院外面举办的分娩课程。虽然医院里的课程肯定能提供信息，但大多数课程是教准妈妈们如何成为一个好病人（而不是支持她自己的选择）。这些课程往往时间很短，关于非药物分娩和长期母乳喂养方面的内容涉及得不多。

什么样的分娩课程适合你上？

幸运的是，有许多自然的分娩课程，每个课程都有不同的理念、时间安排和费用。你需要找最适合你的——你的个性、你的分娩目标，以及你的学习风格。除了面授形式

自然好孕

以外，主办方还提供在线课程、家庭学习工具包，或者是与课程配套的书籍。同样要记住的是，课程质量会因老师的授课水平而有所不同，所以一定要多看几家。

拉玛泽国际组织

这是最古老、最著名的提供"自然"分娩课程的组织：实际上，拉玛泽因其指导的呼吸技巧而闻名。顺便说一下，在上世纪70年代和80年代，它开创的"吸——呼——吸——呼"的呼吸模式引发了一些争议，因为这种模式显然导致一些产妇过度呼吸（这在分娩过程中是一大禁忌）。然而，近年来，拉玛泽对其技术进行了改进和现代化。除了呼吸指导之外，课程的重点是通过六步分娩法让产妇为分娩做准备。课程还提供关于所有分娩方式的利与弊的信息，这样准爸爸准妈妈就可以做出明智的选择。然而，一些女性批评该计划过于干涉。

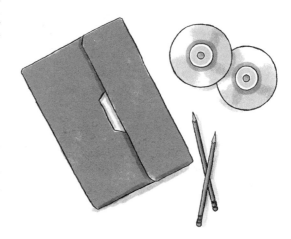

课程持续时间：总共大约 12 小时，可以上 6 次，每次 2 小时，也可以周末一次性上完。

收费：不同地区之间有差异。全美平均价格是 110 美元。

优点：便宜。

缺点：陈旧，可能不够强调自然分娩。

我是第二次怀孕，不用上分娩课了

对于第二次（或第三甚至第五次）怀孕的妈妈来说，认为自己不需要上分娩课程是很常见的。她们可能在第一次分娩之前就上过，更重要的是，她们认为已经经历过分娩，还有什么值得学习的呢？实际上，没有两次分娩是完全一样的。例如，你第一次分娩时没有经历过滞产，但第二次分娩时可能就会出现这种情况。上分娩课程也是一种很好的复习，因为你上次分娩可能是好几年前的事情了。我惊喜地发现，在参加自然分娩妈妈课程的学员中，超过 40% 的孕妈妈本来就是妈妈。原来，她们中的许多人在第一次分娩时都不顺利，因此想要在第二次分娩时有所改变。

椰子巧克力软糖

　　你是否一直在控制对巧克力的渴望，担心它对胎儿有不好的影响？实际上，你可以抛开这种顾虑了。芬兰的研究人员发现，在怀孕期间经常吃巧克力的妈妈们生下的宝宝会更快乐，更活泼。也许这是因为巧克力里含有苯基乙胺，能触发内啡肽的释放？又或者，也许只是那些无法摆脱巧克力诱惑的妈妈"觉得"自己的宝宝更快乐呢？不管怎样，现在有了科学的证据证明，来一点儿甜食是件好事。

　　为了获得更多的抗氧化剂，你要确保你选择的是有机优质巧克力，可可含量高（最好超过 70%），如果你吃的只是巧克力、士力架之类糖分含量高的东西，就不会获得很多好处。或者试试这种美味的椰子软糖——由富含抗氧化剂的黑巧克力和椰子油制成，富含营养脂肪。尽量不要吃太多，因为巧克力含有咖啡因。记住，吃任何东西都要适度。

配料：

　　1 罐容量为 400 毫升的全脂椰奶

　　1/4 杯蜂蜜

　　1 又 1/2 杯黑巧克力片（我喜欢 Enjoy Life 品牌）

　　2 汤匙椰子油

　　1/2 杯椰子片

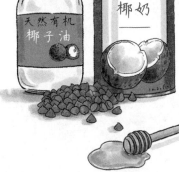

　　把整罐椰子汁倒入一个中等大小的平底锅里，煮沸，然后把火调到中低档，加入蜂蜜搅拌均匀。偶尔搅拌一下，等汁液减少一半时（约需要 20 到 30 分钟）把火调到低档，加入巧克力片和椰子油。融化后加入椰子片，搅拌均匀。

将软糖倒入一个中等大小的烤盘里，盖上盖子，放入冰箱，直至完全变硬。然后切成小块，分成 16 至 24 份食用。

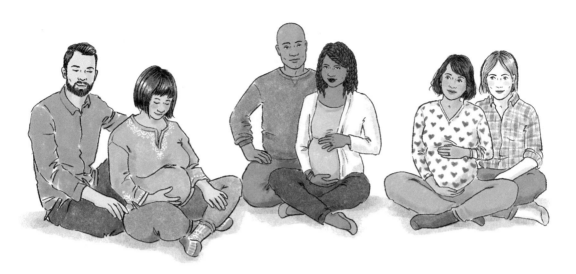

布兰得利法

根据罗伯特·A. 布莱得利博士的《丈夫指导分娩》（1965 年出版）一书创立，布兰得利的分娩课程完全专注于非药物分娩，尽管诸如运动、产后护理和产前营养等话题也被涵盖在内。说到营养，布莱得利法支持"布鲁尔食谱"（第三周曾提到），如果你选择上这个课程，就准备听关于每天吃 100 克蛋白质的好处的大量说教吧。布莱得利博士还强调父亲代替导乐师作为分娩教练的角色。有些夫妇可能会喜欢这一点；另一些人可能会觉得它过时了，而且太传统了。

课程持续时间：总共 12 次课，每次上 2 小时，为期 3 个月。

收费：200 至 500 美元。

优点：具备自然理念，有理论依据。

缺点：传统，持续时间长。

催眠分娩法（或者蒙根分娩法）

催眠分娩法不是试图让准妈妈"控制"疼痛，而是教她们如何通过自我催眠来避免恐惧——紧张——疼痛的循环。该方法的指导理念是，分娩能够做到，而且应该是一个很惬意的过程。但是这行得通吗？也许吧。英国国家健康研究所进行的一项为期三年的研究发现，自我催眠法对那些在分娩过程中最终要求使用疼痛缓解剂的产妇数量几乎没有什么影响，但它确实减轻了一些人对分娩的恐惧。

课程持续时间：总共 5 次课，每次课 2.5 小时（不包括"练习"时间）。

费用：200 至 400 美元，具体数目取决于所在地区。

优点：有助于产妇减轻对分娩的恐惧。

缺点：催眠不是对每个人都适用，而且只是有一定效力。

催眠宝宝法

催眠分娩法的重点是引导放松和视觉化。而催眠宝宝则坚定地专注于"轻度麻醉"（有时在医疗环境中为那些对止痛药过敏

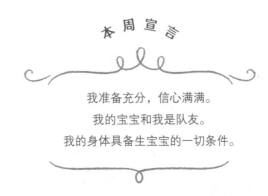

我准备充分，信心满满。
我的宝宝和我是队友。
我的身体具备生宝宝的一切条件。

的病人提供）。课程还包括一般性分娩信息，这也许就是为什么有些妈妈觉得它更全面的原因。但有些人认为催眠宝宝有点太"新潮"了。

课程持续时间：总共 6 周，每周 3 小时（不包括"练习"时间）。

费用：200 至 500 美元。

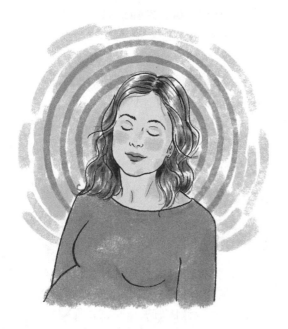

优点：也许比催眠分娩法更全面。

缺点：同样，催眠不是对每个人都适用，而且经证明只是有一定效力。

内心法

该课程强调分娩是一个自我发现的过程，课程根据妻子或夫妻两个的具体需要进行灵活调整。通过将日记、手工和其他创造性的表达方式结合起来，该课程致力于最大限度地减少对分娩产生的情感上的困难。这可能是最注重自由和自然的、或"嬉皮"的分娩课程，而且很可能最适合那些富有创造性的、精神自由的人群。

课程持续时间：5~6 周，每次课 2~3 小时，或周末集中授课。

费用：200 至 400 美元。

优点：个性化、崇尚自然方式。

缺点：只有在特定地区才有，对于一些妈妈来说可能有点儿太"过"了。

自然妈妈分娩课程

这门课程由你忠实的朋友和导乐师兼注册护士莫拉主持，提供按需服务，包括 8 部分，课程主旨是教育、动员、激励准妈妈和准爸爸选择自然分娩（我是在自己的分娩教育经历的驱动下开办了这门在线课程。辛苦工作了一整天后，我害怕再开车穿过市区，然后耐住性子坐下来听 3 个小时）。该课程会让你经历从为分娩做准备到完成分娩的整个过程。这个课程中还包括一些为产后几周安排的板块（包括一个专门针对母乳喂养的课程），营养方面的指导，对常见妊娠不适的自然疗法以及每周的练习。我们甚至还为爸爸们准备了一节课。自然分娩妈妈课程的学员们都加入私人脸书群，以培养一种社区意识。10% 的收益捐赠给全球各地的非营利组织，以支持孕产妇和婴儿的健康和福祉。

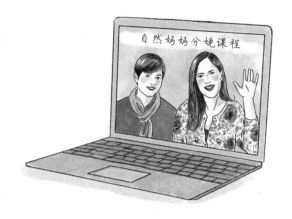

课程持续时间：10 小时的内容，分成 8 次课。

费用：约 275 美元。

优点：在线和按需服务，所以学员可以根据自己的时间安排，按照自己的进度进行学习。可以和他人在线交流并获得大量课程资源。退款承诺保障让每个妈妈都感到满意。

缺点：只是在线课程，对一些上网不便的妈妈来说可能不太方便。

本周宝妈任务清单

- 尽管肯定不是全部这样，许多分娩课程都主张准爸爸的积极参与，所以要确保他们加入进来。这也给你提供了一个好时机，用来考虑你在分娩室里想得到什么样的支持：你是一个遇事喜欢大家都帮忙的女人，还是一个很独立、不喜欢别人过问的女人？如果你是单身妈妈，也不需要单独上课，可以邀请一个有过妊娠经历的女同胞——你的妈妈、一个亲密的朋友，或者一个家庭成员一起去。

- 是的，我有点儿偏向于自然妈妈分娩课程。但是，如果你正在决定哪一种分娩教育课程适合你，可以上相关网站看一些视频。

高危妊娠

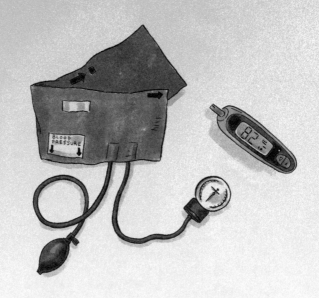

自然好孕

宝宝怎样了？

　　每过去一周，宝宝的面部特征就会变得更加可爱——第22周也不例外！他的鼻子、嘴唇和眼睛现在更加明显了。睫毛和眉毛都长出来了，头上有几根头发，当然，还有那层细软的胎毛。但是在短期内，他全身都是白色的，这是因为胎毛里缺乏色素（甚至连他头上的毛发也是如此）。眼睛的虹膜里也没有色素。为什么？因为在子宫里的胎儿不会产生大量的黑色素，我们的头发、眼睛和皮肤的最终颜色都依赖于这种天然色素。所以，宝宝刚出生时，他可能会有浅蓝色或灰色的眼睛，即使他是非裔美国人或亚洲人。然而，这种情况一定会发生改变。宝宝眼睛的颜色在她一两岁之后才固定下来，而且是由很多基因决定的，所以都是棕色眼睛的父母可能会有一个蓝色眼睛或绿色眼睛的孩子。我就认识一些这样的宝宝！

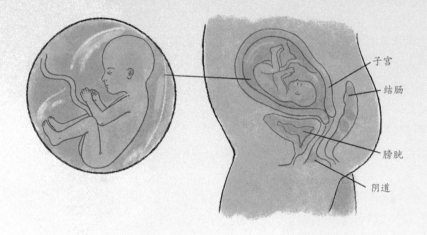

子宫

结肠

膀胱

阴道

宝妈怎样了？

　　到孕22周时，你继续隆起的肚子可能很快就会影响你的日常生活了：比如坐姿和穿鞋的方式，甚至是开车的方式。顺便说一下，对怀孕期间开车没有明确的限制，只要你能坐进方向盘后面，你就可以一直开车。然而，孕妈比正常情况下更容易感觉疲劳，更不要说激增的荷尔蒙了。因此在离开家之前，你要注意自己的感受。虽说系安全带对你来说会变得越来越麻烦，但为了你和你的宝宝的安全，无论如何要系安全带。安全腰带应该放在腹部下方，大腿上方，而不是绕在腹部，而肩带应该穿过胸部中央，然后斜绕到腹部侧面，避免给腹部造成压迫。

什么情况下属于"高危妊娠"?

我和我的丈夫刚一结婚，很多人——尤其是我的母亲——开始催我们抓紧安顿下来生育宝宝。当然，对许多新娘子来说，对怀孕感到有压力是很常见的，但对我而言，有一个特别的因素在起作用：我的年龄。走上红毯的时候，我已经三十多岁了（我的母亲也太没有耐心了，毕竟她的母亲，也就是我外婆生她的时候已经 40 岁了）。

如今，当一个女人成为"高龄产妇"时，大量关于怀孕是多么困难，多么复杂的信息就会扑面而来。这一概念给人一种"很老"的印象，尽管它是从 35 岁算起的，恰好是我生格里芬时的年龄。尽管我很注重饮食，健康完全没问题，并且过着积极的生活方式，但毕竟已经 35 岁了，以至于我的妊娠被认为是"高危"。

然而，有必要指出的是，医学界对很多妊娠都是这么分类的。这个标签并不代表你一定会出问题，只是表明你可能会患某种"并发症"。绝大多数的妊娠——包括"高危"妊娠都很顺利。我就是这样，尽管我生二胎时已经 38 岁了。然而，高危妈妈们更有可能接受干预，所以本周将集中讨论如何增加你自然分娩的机会，即使你属于高危人群。你是好样的！

尽管没有准确的科学界定，妊娠被确定为"高危"一般是缘于以下几个因素。

你的年龄。过了 35 岁生宝宝并不是什么新现象。我刚才已经提到过，我外婆 40 岁时才生了我母亲，而且我母亲并非她的最后一个孩子——她后来又生了第七个孩子，当时她还差两个月 43 岁。我祖母在 41 岁时生下了她的最后一个孩子。迈克尔的祖母在 39 岁时生了个孩子。不仅仅是我们的家庭是这样。这种事例太屡见不鲜了，所以医生们给"大龄"孕妇生下的孩子起了个名字（不仅不准确，还有些轻微的冒犯之意）：更年期宝宝。然而，在现代社会，女性成家的年龄普遍推迟。自 1970 年以来，在 35 岁至 39 岁之间生育第一胎的妇女数量稳步上升。同时，自 1990 年以来，在 40 岁至 44 岁之间生育第一胎的女性数量增加了一倍多。所有这些妊娠真的是高危吗？

呵呵，很可能不是。原来，认为 35 岁以上的女性怀孕比较困难的说法是基于

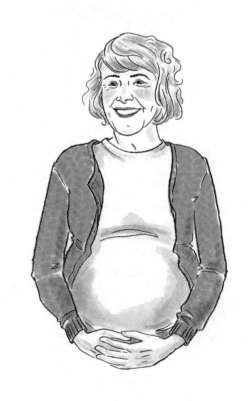

一项对 1670 年至 19 世纪初叶的法国出生记录的研究，这并不是我所说的最近的发现。这里有一项关于生育能力的更真实的统计数据：根据一项发表在《妇科与产科》（*Obstetrics&Gynecology*）杂志上的研究，在 35 岁至 39 岁之间的有怀孕计划的女性中，82% 的人会在一年内受孕；而在 27 岁至 34 岁的女性中，这一比例为 86%。不过，胎儿得唐氏综合征或出现自发性流产的概率也会随着年龄的增长而上升，先兆子痫、妊娠期糖尿病和滞产的风险也同样增加。然而，位于圣路易斯的华盛顿大学的一项研究发现，35 岁以上的女性生有严重先天缺陷的婴儿的概率降低——比对比组低 40% 之多。

"高龄产妇"还有其他一些好处，年长的妈妈们往往受过更好的教育，财务状况也更稳定，对当妈妈的情感准备也更充分。

波士顿大学医学院的一项研究发现，那些在高龄生育最后一个孩子的女性（自然受孕的情况下）往往比那些在 29 岁就停止生育的女性寿命更长。

不过，高龄生育与长寿之间更准确地说是存在一定关联，而不是必然的因果关系。推迟怀孕不大可能让你的寿命增加。正如研究越来越清晰地发现，所谓"大龄准妈妈是

你何时该去请专家会诊

准妈妈想看专家的原因可能有很多。例如，糖尿病患者可能想见她的助产士、产科医生和内分泌学家。患有心脏病的妈妈可能需要一位心脏病专家加入到她的分娩团队中来。肥胖的妈妈可能需要咨询专业营养师。然而，所有这些妈妈很有可能都被转移到一名母胎医学（MFM）专家那里——也被称为围产医学专家——在高危妊娠评估和管理方面至少接受过三年培训的妇产科医生。

至于围产医学专家将如何为你工作，具体情况具体对待。在某些情况下，你可能仅与专家见一次面，然后再回到普通医生那里（有时，为了减轻他们的责任以及考虑到保险方面的问题，妇产科医生和助产士会安排一次咨询）。在其他情况下，只有你临产时，专家才会出现，并为你接生。然而，无论你属于哪种高危类型，都有权选择接受哪位专家的治疗，而且提前对专家进行了解和比较也是完全妥当的。挑选专家时，你应该问当初挑选助产士或妇产科医生时间的问题，如保险覆盖范围和分娩干预程度如何。一个好的专家总是和你的分娩团队成员密切合作，以确保你的护理是全面的，不会出现任何差错。所以，问问他或她打算如何与你的普通医生合作。你被归类为高危产妇并不意味着你应该停止坚持自己的态度。导乐师也可以提供大量的信息和支持——她们不只是为低风险妈妈服务！

精致的花朵"的说法在很大程度上是谬谈。但是，如果你的年龄是你被归入"高危"状态的唯一原因，你可以舒一口气了。就其本身而言，高龄是所有高危类别中风险最小的。

以往病史。在你的第一次产前检查中，助产士或医生可能会仔细询问你的病史，她这么做是有充分理由的。像糖尿病、心脏病、肥胖、癫痫、自身免疫性疾病或高血压等慢性疾病会使常规怀孕变得更加复杂。当然，到底有多复杂，只能根据具体情况而定。例如，患有糖尿病的妈妈们可以通过调整饮食、控制血糖和进行额外锻炼来减轻风险。无论如何，这类妈妈都会比低风险的妈妈受到更严密的监控。

妊娠进展情况。年龄较大的妈妈，以及健康状况不佳或患有慢性疾病的妈妈，患妊娠并发症的风险也会增加——妊娠期糖尿病和先兆子痫是两大类型，当然也有其他类型的疾病。但是，即使是一开始身体完全健康的年轻妈妈，在妊娠过程中也可能变成"高危"。虽然许多并发症很容易治疗，甚至可以通过适当的护理使其逆转，但也都有可能变得非常严重，所以，遇到这种情况时，你的助产士或医生的密切观察特别重要。

胎盘位置。在怀孕期间，胎盘——为宝宝提供营养的最重要的器官——不是保持静

看看其他"自然妈妈"怎么说

让娜：在第 35 周，当我被诊断出患有羊水过多时，我就变成了"高危妊娠"产妇。他们给我推荐了一位医生，他建议我在第 38 周引产，因为拖延下去会增加脐带脱垂的风险。但我研究了风险，重新找了一位医生，第 42 周在医院成功进行了自然分娩。

卡桑德拉：因为我之前生了一个患有先天性心脏病的孩子，所以再次怀孕时，胎儿出现这个问题的风险就增加了。我的助产士和我一致认为，医院是我分娩最安全的地方。然而，我想进行自然分娩的愿望得到了充分的尊重，在没有接受任何干预措施的情况下顺利分娩！

亚历山德里亚：我在两次怀孕期间都被诊断为患了妊娠高血压。第一次怀孕时发展到了先兆子痫，但医院没有空余的助产士套房了，我感到失望。不过，我对我们选择的医院感到非常满意。每个工作人员都非常有耐心，似乎都想努力促成我自然分娩。我选择了一种硬膜外麻醉，不过是在没有任何压力的情况下（在阵痛了 14 小时后，最终实施剖宫产的可能性很大，我决定最好的办法是再等等看，先缓解疼痛，休息一下）。结局就像我所希望的那样，是正常的自然分娩！

自然好孕

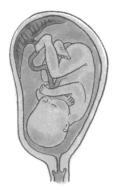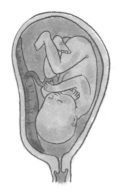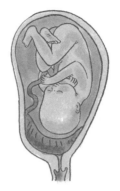

正常胎盘　　　　　　边缘性前置胎盘　　　　　　中央性前置胎盘

止不动的。在妊娠的初期阶段，胎盘可能位于子宫低位，但是随着子宫的拉长和变大，到分娩时它就更靠近子宫顶部了。然而，在某些情况下，胎盘并不是按照正常规律进行迁移，而且可能覆盖部分或全部宫颈。这种情况叫胎盘前置，在分娩过程中会引起严重的出血，同时也会引发早产。根据胎盘前置的严重程度，你可能必须接受剖宫产手术，这就是为什么超声波检查者会在做超声解剖检查时查看胎盘的位置。

然而，要记住，在妊娠中期被诊断为胎盘前置并不意味着你注定要实施剖宫产。1990 年发表在医学杂志《柳叶刀》（Lancet）

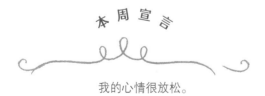
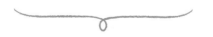

本周宣言

我的心情很放松。
我带着平静和自信迎接分娩日子的到来，
知道无论未来发生什么，我都能应对。

上的一项研究调查了 250 名妇女，这些妇女在孕 16 至 20 周时都被诊断患有胎盘前置，但是其中只有 4 名妇女在分娩时还是如此。换句话说，胎盘在孕末期时很有可能改变位置。产妇通常在临产之前被要求再做一次超声波检查，所以现在不要为此烦恼。

胎儿数量。也许你已经料到，如果孕妈妈怀的是多胞胎，与怀孕和分娩相关的风险会显著增加。胎儿早产和体重不足是最常见的问题——几乎 60% 的双胞胎是早产儿，而三胞胎早产的比例则上升到 90%。多胎妊娠也与较高的先兆子痫、妊娠期糖尿病和胎盘健康问题有关。孕妈妈怀的多胞胎类型也会产生不同的影响。例如：

单绒毛膜单羊膜囊双胞胎——也被称为单羊膜囊双胎——是同卵双胞胎，胎儿拥有同一个羊膜囊和胎盘（然而，每个胎儿都有自己的脐带）。在所有的多胎妊娠中，这种情况最罕见，也最危险，主要是担心脐带缠结和一种叫作双胎输血综合征（TTTS）的可能性，后一种情况是由两个胎儿获得营养不均衡引起的。单羊膜三胞胎或四胞胎也可能

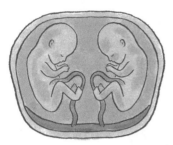

单绒毛膜单羊膜囊双胞胎

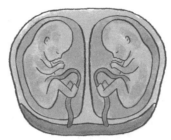

单绒毛膜双羊膜囊双胎

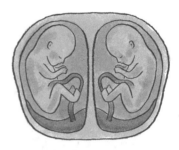

双绒毛膜双羊膜囊双胞胎

有，但非常罕见。

单绒毛膜双羊膜囊双胞胎（单胎盘双胎）是同卵双胞胎，胎儿拥有同一个胎盘，但生长在各自的羊膜囊内：单绒毛膜双羊膜囊双胎也可能遇到双胎输血综合征。

双绒毛膜双羊膜囊双胞胎（双胎盘双胎）可能是同卵（胎儿来自同一个卵子），也可能是异卵（胎儿分别来自两个不同的卵子），但是各自都有自己的羊膜囊和胎盘。双绒毛膜双胎是所有多胎妊娠中风险最小的。

如果我是高危妊娠，该怎么办？

由于对高危妊娠没有明确的定义，严重程度和治疗方式在很大程度上因人而异。例如，一名患有癫痫、又怀了单羊膜囊双胎的妈妈，并被诊断患有先兆子痫，将被认为比患有轻度妊娠糖尿病的妇女风险更高，因为后者可能通过密切监控饮食得以治愈。然而，所有高危妊娠妈妈都应该比低风险的妈妈得到更密切的监控，产前预约次数也应该增多。高危妈妈在分娩时也更有可能接受干预。

在某些情况下，这些干预措施不仅是必要的；甚至可能挽救生命。

在那样的时刻我们就会感叹现代医学的神奇了——生活在今天这个时代我们是多么幸运啊！然而，有些时候，这样的干预是不必要的。例如，由于一些尚不完全清楚的原因，即使在妈妈没有其他危险因素，也没出现任何妊娠并发症的情况下，通过剖宫产分娩的可能性也会随着年龄的增长而显著增加。

当然，你是否能进行自然分娩，这取决于你妊娠的具体情况。但是，如果从现在起，你得到了恰当的护理，自然分娩的机会将会大大增加。所以，假如你被告知是高危，一定要做到以下几点。

和你的助产士或医生谈谈。弄清楚为什么你被提升到高危类别，以及应该如何应对。如果你的保健服务提供者给你推荐一位围产医学专家，你要问他们计划如何与专家长期合作。如果没人给你推荐专家，你要问是否应该在分娩团队里增加一名医生。和他们讨论一下从现在开始需要做什么样的测试。非常高危的妈妈可能会提供大量的超声波检

自然好孕

给高危妈妈们的建议

助产士辛西娅

这么多年来，我在工作中接触过的产妇有四肢瘫痪的人、癌症幸存者、严重先兆子痫患者、肥胖症患者、糖尿病患者，以及吸毒者。我从中悟到的是，"高危"的概念绝不是黑白分明的。高危妊娠是指一个范畴。一些高危情况只能由医生来管理——在我工作的伊利诺伊州，法律要求我与一位医生签订合作协议。该协议明确指出了适合助产士管理的情况、适合助产士和医生联合管理的情况，以及完全把助产士服务排除在外的情况。然而，根据我的经验，那些来找我们的时候担心她们"风险过高"，不适合助产士护理的妈妈，大多数会发现我们仍然能够参与她们的分娩，包括在剖宫产手术后帮助妈妈通过 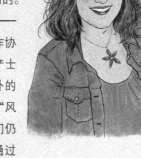 接触宝宝的身体传递爱，辅助妈妈第一次进行母乳喂养，或帮助她们更全面地了解分娩干预措施的风险和益处（或替代措施）。为高危妈妈提供产前护理是一项团队工作，作为助产士，我们的目标是尽可能地将我们的自然理念注入分娩过程中。

查。你要打听清楚做这些检查的目的是什么。例如，是不是监测胎儿可能具有的先天缺陷，还是担心胎儿可能因为妊娠并发症受到影响？当涉及羊膜穿刺术或绒毛活检时，要知道这些类型的测试是用来诊断基因状况和发育不正常的，因此，即使你是高危妊娠，也可以选择不做这类测试。尽可能收集所有的信息，这样你就可以对你的健康和分娩作出明智的决定。

追求健康的生活方式。这一点无论如何强调都不多余：饮食和锻炼（假如已经从医生那里得到锻炼许可）对高危妈妈来说比以往任何时候都更加重要。注重保养也能从一开始就防止并发症的出现。一定要勤于服用

产前维生素，远离有害物质（包括酒精、香烟和环境中的毒素），并尽最大努力获得充足的睡眠。

如果你被诊断出患有妊娠糖尿病，你的保健服务提供者会给你制订一份特殊的膳食计划，并要求每天监测你的血糖水平。你也可以咨询专业营养师。每顿饭都吃蛋白质和脂肪，选择天然健康食品，不饮用人工加糖饮料，这些都有助于保持血糖水平的稳定。

另一方面，几乎所有被诊断为先兆子痫的妈妈都被建议降低盐的摄入量，但要和你的医生或助产士谈谈"布鲁尔食谱"的潜在益处（见第 3 周内容）。有一些研究表明，维生素 C 和 E 可能避免这种并发症，但是要

坚持从食物中获取，尤其是维生素E。富含维生素E的食物包括葵花子、杏仁、菠菜和深色绿叶蔬菜、牛油果、冬南瓜、贝类，这对所有孕妈妈都有益。

如果你患上了贫血，应多食用富含铁的食物，包括红肉、牛肝和糖蜜（可以用作天然的甜味剂，加在烤蔬菜表面或者沙拉酱里）。同时，维生素C有助于增加植物来源的铁吸收。

识别紧急状况。向你的医生或助产士询问应该留心的具体症状，以及什么样的症状可能表明需要急救护理。例如，妊娠末期出现阴道出血有时会是胎盘前置或胎盘早剥的迹象；剧烈而持续的头痛，极度肿胀和视力

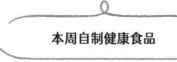

本周自制健康食品

香蒜沙司

高危妈妈们需要特别注意自己的健康，所以本周我们用一剂生大蒜来增强大家的免疫系统，因为大蒜是这道食物的重要组成部分：大蒜富含维生素 B_6、维生素 C 和锰；也可能对降血压有帮助。（患先兆子痫的妈妈收下吧！）

配料：

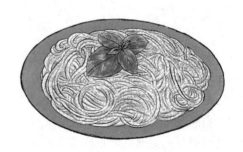

　　5 杯有机罗勒

　　1/2 杯帕马森干酪，磨碎

　　1/2 杯开心果（如果你喜欢，可以用松子或核桃代替）

　　2 至 3 瓣大蒜

　　1/3 杯橄榄油

　　海盐适量

把罗勒叶洗净晾干，把除了橄榄油和盐以外的所有配料都放入食品加工机中研磨，然后加入橄榄油和盐，搅拌均匀，我们的香蒜沙司就做好了。味道鲜香，可以用作面条的打卤，也可以配鸡蛋吃，或抹在吐司上。可以在冰箱里冷藏保存 3 至 5 天，或者用食品盒冷冻一些。这份食谱够分成 4 到 6 份食用。

〜 自然好孕 〜

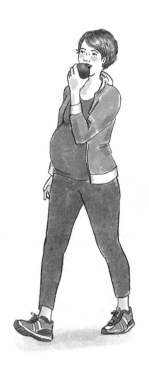

的变化有时预示着先兆子痫。其他的例子包括腹部疼痛或痉挛，胎儿活动减少，阴道分泌物过多，以及早期宫缩。

放松心态。被告知是高危妊娠已经足以让每个妈妈感到焦虑了——具有讽刺意味的是，这种焦虑本身可能就会引发一系列问题。比如，高危妈妈们可能因为惧怕收到更多坏消息而不敢做产前预约。不要这样，妈妈们！一定要克服这些负面情绪，敢于直面问题，和你的医生或助产士聊聊如何减轻你的恐惧。如果你可以进行锻炼，产前瑜伽或水中有氧运动可以提升内啡肽，缓解压力。冥想、祷告和想象都是有益的，将有助于你保持积极和平静的心态。

本周宝妈任务清单

- 如果你为被归类为"高危产妇"感到焦虑或担心，就和你的医生谈谈如何改善你的精神状态。他或她也许可以给你推荐一个你所在地区的高危妈妈支持小组。

- 许多被归类为"高危产妇"的妈妈仍然可以进行自然分娩。然而，有时候自然分娩是绝对不可能的。这可能会令人特别失望——但并不是什么羞耻的事情。接下来的几周里，我们将重点讨论如何应对在医院里进行的分娩，甚至是剖宫产。

锻炼骨盆
让你的身体以及宝宝
为分娩做准备

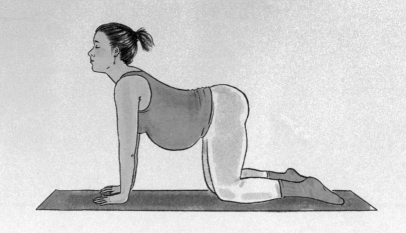

自然好孕

宝宝怎样了？

本周宝宝踢腿、滚动和拳击（哎哟！）动作可能会变得更频繁，因为他正在你的子宫里为空间而战。用不了多久，你甚至可以透过肚皮看到他的小手或小脚这儿戳一下，那儿蹬一下，就像有外星人入侵的电影里看到的镜头一样。他在子宫里还做其他事情吗？是的，他还在"行走"。也就是说，用他的脚把子宫壁蹬开。这种"行走"很可能是一种为母乳喂养做准备的方法。事实表明，新生儿，即刚出生一两个小时的婴儿，能够本能地爬到妈妈肚子上，独自找到乳房。他们是怎么做到的？人们认为婴儿主要是由气味引导的，因为乳房和乳头的气味与羊水相似。人们甚至给这令人惊奇的动作起了个名字：乳房爬行。如果你有兴趣观看的话，网上有一些令人难以置信的镜头。搜索一下就能找到！

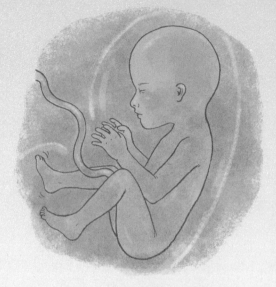

宝宝这周很活跃

宝妈怎样了？

你可能听说过类似"准妈妈们自怀孕那一刻起直至分娩，都不应该举重物"。这些警告对吗？既对，也不对。没有证据表明搬起一只大箱子或笨重物体会伤害到胎儿——压力或张力不可能使你的肚子像气球一样爆炸的！但是有大量的证据表明，准妈妈平时更容易出意外，而且更容易受伤。这是因为她们的平衡和重心都发生了变化。同时，韧带和肌腱也松弛了，所以在怀孕期间扭伤或摔跤的概率会上升，这是值得关注的。因此，普遍的共识是将"最大举重负荷"减少约25%——但谁又知道自己的最大举重负荷是多少呢？还有一个更好的办法：如果不是逼不得已，就不要举起或抱任何重物（包括抱学步的孩子）。幸运的是，遇到孕妇需要搬动重物的时候，伴侣、朋友、家庭成员，甚至陌生人都会非常乐意伸出援助之手的，所以就让他们来做吧！

胎儿在子宫里的位置

当谈到胎儿在子宫里的位置时，我在第一次怀孕时几乎毫无头绪。我的意思是，我知道婴儿出生时脑袋先出来。但仅此而已。结果我的分娩时间特别长，最后竟然停滞了，部分原因是我儿子被卡在了我的骨盆下面。当他终于降生后，我记得我的助产士急忙给他戴上了一顶小小的新帽子。他那可爱的小脑袋被挤压成了圆锥形，看起来像个外星人！

我们都听说过臀位婴儿，对吧？但是你知道胎儿在子宫里的姿势还有其他分类吗？例如，他可能是横向的，也就是横躺在子宫里；也可能是枕后位，意思是面对着妈妈的肚子（与之相对的是枕前位，即胎儿向内面向妈妈的脊柱，这是理想的胎位）。现在回想起来，我知道格里芬很可能是枕后位，而

> 你正专心做着日常事物，突然觉得阴部被"击"了一下，有时甚至感觉像挨了一拳头。这种现象被称为"阴部闪痛"——不是开玩笑！这种现象绝对真实，而且非常普遍。子宫和盆腔区域有相当多的神经末梢，由于胎儿带来的额外压力，神经系统偶尔会对此有所反应，这样你就会感到腹股沟处突然抽痛或刺痛了一下。这种现象在患有阴部静脉曲张的妈妈身上出现得更频繁。虽然令人不快，但这并不是什么大问题，所以用不着为之担心。

且偏向我的右侧，这可能是我分娩时间过长的原因之一。

但是，如果你的宝宝胎位不理想，就说明你运气很糟吗？可以说是，也可以说不是。要知道，我们的种种不良习惯或许是导致宝宝胎位不正的诱因：

♡ 整天坐在办公桌前（通常是瘫坐着或蜷缩着）；

♡ 连着开几个小时的车；

♡ 晚上斜躺在松软的沙发上。

这些姿势不仅对骨盆造成压迫，使宝宝来到人间的必经之路变窄，还容易引起骨盆不正，不仅使自然分娩的困难加大，甚至变得不可能。

所以，这周我们就来看看为了有利于今后的分娩，现在你能做些什么。

保持骨盆的对称可以让胎儿在出生时处于理想的位置。坦白地说，这个话题不是没有争议，关于产前锻炼对胎位的影响的研究在很大程度上是不确定的。但对我以及许多脊椎按摩师、导乐师和体力劳动者来说，这似乎合乎逻辑，如果你的骨盆已经打开并保持对称，就会更容易分娩。

第二次怀孕期间，我经常做以下动作，因为我渴望更顺利的分娩。结果你已经知道了：帕洛玛在20分钟的活跃分娩期之后就亮相了。把以下动作融入你的日常习惯中：

坐

当然，你可能会说，坐着并不是真正的"锻炼"——但我不同意。毕竟，在后面的

自然好孕

最理想的胎位是什么？

希望从现在算起的大约 17 周后，当你最终临产的时候，胎儿会脑袋朝下，面向内（即面向你的脊柱）——这被称为"枕前位"，是最适合分娩的胎位。为什么？因为这种胎位会促使胎儿收起下巴，头围最窄处先露出子宫颈，进入骨盆。与之相对的是"枕后位"，胎儿可能不会收起下巴，致使头围变得更大，可能会导致分娩时间延长或产妇背阵痛。

几个月里，你身体的中间部位多出了 10 千克的额外体重，所以你的坐姿可以加强你的重心，稳固你的骨盆。关键是要抵制住斜靠在大沙发、躺椅和床上的习惯——哪怕你在怀孕期间最想做的事情就是惬意地躺在躺椅上。

斜倚的坐姿不仅会压迫骨盆，还会给背部的一些主要神经和血管造成压力，这可能会导致分娩时的疼痛，并导致胎儿缺氧（你自己也会感到头晕）。仰靠在椅背上也会引起胎儿在你子宫里向后靠，从而给你的脊柱带来压力。相反，你应该让宝宝的背部——他身体上最重的部位——靠在你肚子上。促成这一点的最好方法就是让你的骨盆微微前倾，臀部抬高至膝盖以上。

健身球，有时被称为"分娩球"，很适合你这么坐。如果你每天都坐在电脑前，这种健身球是传统办公椅的绝佳替代品。不过，你的健身球必须足够牢固，而且足够高，才能让你的臀部高于膝盖。另一种选择是盘腿坐，这样会把你的臀部向前推，拉伸腿部肌肉，打开骨盆。我在怀孕期间经常背靠沙发盘腿坐，这种姿势特别好，还可以按摩背部！

当你确实需要放松的时候，试着侧身躺着，上面的腿保持前倾，膝盖放在枕头上。一定尽量避免腿向后倾倒，尤其是进入妊娠第三个阶段的时候。

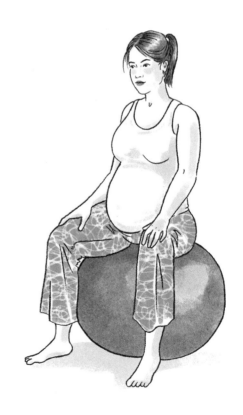

锻炼

我们已经提到步行对锻炼心血管的好处，但是步行对你的骨盆也有好处，有利于促进这块区域的血液循环，保持温暖，使肌肉富有弹性，而不是血液流通不畅，肌肉紧绷。试着每隔20或30分钟起身走动走动——乘机去一趟卫生间（一旦宝宝开始挤压你的膀胱，你进卫生间的次数将会更频繁）。游泳、瑜伽和伸展运动也是保持身体柔韧的好方法。

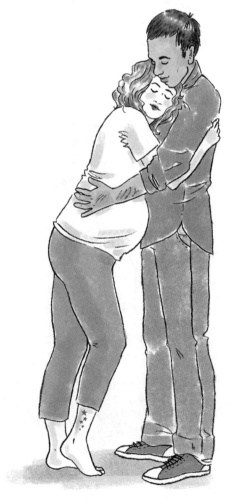

身体前倾

民间流传一个古老的经验：一个产妇如果花一下午的时间跪在地上擦地板，就可以把枕后位胎儿调整过来。当然，我更喜欢用站立式拖把代替一桶肥皂水或一块破抹布。通过身体前倾——可以借助健身球、椅子、你的伴侣或周围的任何东西——你正在重力作用下把胎儿向肚子一侧推（而不是促使他向后靠在你的脊柱上）。

小狗操

你一定很喜欢这种姿势的名字。这个练习有助于促进胎儿的背部向你的前腹部移动（或者使胎儿保持在枕前位）。从双手和膝盖着地开始做起。膝盖间的间距应该和胯同宽（或者比胯宽，如果需要的话）。小腿紧贴地面，双手向前爬移。

手掌按压在地面上时，双臂不动。向后拉伸背肌，此时额头可以贴在地板上。控制好你的重心，以免腹部着地。每次坚持30秒左右。这个姿势对于那些患高血压或子宫痉挛的人可能是禁止的，所以要先从助产士或医生那里获得许可。

鸽子操

这个姿势对于那些患有背部疼痛或坐骨神经痛的妈妈们来说是很合适。双手和膝盖着地，慢慢向前滑动右膝，放在两手之间。左腿向后拉伸，将身体重心落在右胯上。要进一步拉伸，慢慢将右脚向左胯移动，使左右胯对称。你还可以把上身向前倾，把手臂和前额放在地板上。坚持大约30秒，然后

自然好孕

酥梨蛋白质布丁

在怀孕期间，便秘总是来来去去的，所以如果你的肠胃常感到小有不适，没有必要过多担忧。但是，如果你感到憋得难受，这道酥梨蛋白质布丁肯定有效。

配料：

1 又 1/2 杯过滤水	6 只梨，洗净，不要去皮，切成块
2 汤匙生蜂蜜	6 汤匙明胶蛋白粉
12 滴甜叶菊（可选）	2 汤匙椰子油
用来调味的孜然、肉桂和丁香（可选）	

在一个大平底锅里，把半杯水、蜂蜜、甜菊糖、香料和梨混合在一起。用中火煮 10 至 15 分钟，直到梨变软。用搅拌器或工具把梨打成果泥，倒入平底锅中，调小火保温。在一个小碗里倒入 1 杯水和蛋白粉，迅速搅拌，使蛋白粉融入水中，然后倒入平底锅中，继续搅拌直至其完全溶解。加入椰子油，搅拌均匀。把火关掉，让梨布丁冷却。然后倒入几个玻璃瓶中，盖上盖子，在冰箱里存放几个小时，直至凝固。专业提示：我喜欢从冰箱里取出后放 15 分钟左右再吃，这样布丁会软一点儿。分成 6 份食用。

本 周 宣 言

我的身体天生具备这个条件。
我相信分娩的过程和节奏。
每次收缩都让我更接近我的宝宝。

骨盆力量练习

　　直到最近，孕妈妈们才被鼓励定期做凯格尔运动——轮番紧缩、放松骨盆肌肉，以利于分娩中将婴儿顺利产出，也可以防止尿失禁——这样才不至于在打喷嚏时尿裤子！然而，凯格尔的问题在于，它们太过针对特定的盆底肌肉。为了使其更有效，你需要利用你的重心、大腿以及臀部。实现这点的最好方法是坐着呼吸。

　　听起来轻而易举，是吗？

　　我把这种方法叫作骨盆力量练习。

　　在一个分娩球上坐下来，确保骨盆的位置高于膝盖。不然你就需要把球吹得更大，或者换一个更大的球。

　　张开双腿，膝盖和脚微微向外，以保持身体平衡。

　　保持脊柱挺直。不知道该怎么做？试着想象一下你的尾骨上长出一条尾巴，不要坐在这条假想的尾巴上，而是把尾骨提升起来，重心落在臀肌上。肩膀要放松，不要后仰或过度紧绷。

　　把双手放在肚子上。

　　现在，专注于你的呼吸。用鼻子缓慢、平稳地呼吸。先吸气 3 秒钟，再呼气 5 秒钟，这两个时间都可以根据个人的承受力适当延长。吸气时，下腹部用力——你的腹部就会膨胀，盆底肌也随之舒张。呼气时，盆底肌收紧，腹部变平。注意你的肩膀——呼吸时肩膀不要跟着起伏。一次练习 10 分钟，一天最多 3 次。

　　想加大难度吗？可以以墙为支撑，再加上一些深蹲动作。背着墙站着，两脚与臀部同宽，离墙约 0.6 米。避免收紧尾骨，臀部贴着墙面慢慢上下滑动，直到你的膝盖呈 90 角。背部保持挺直，腹部保持配合，争取每次做 5 分钟这样的深蹲，每天最多 3 次。

自然好孕

左右腿动作交换再做一遍。

蝴蝶操

这个姿势也很简单，可以打开你的骨盆，保持下背部柔韧。盘坐在地上，两只脚的脚底贴在一起。握住脚踝，双膝上下活动，宛如蝴蝶振翅。对于那些身体特别灵活的人，甚至可以让伴侣在旁边按压双膝，适当增加一些阻抗力，以便增进拉伸。

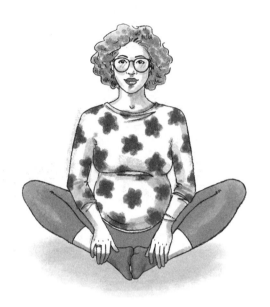

C 形操

四肢趴下，背部与地面平行。把下巴抵在胸部，拱起背部，成"C"型，保持几分钟，然后恢复原先的姿势。

✦ 本周宝妈任务清单 ✦

- ● 和你的助产士或医生聊聊，确保你得到许可，可以开始骨盆调整练习，特别是小狗操。

- ● 晚上看电视吗？离开沙发一段时间，在地板上盘腿坐，或者伏在一个健身球上。晚上的休息时间是练习蝴蝶操和 C 形操的好机会，或者练习你的骨盆动力操。

好好爱护你的皮肤

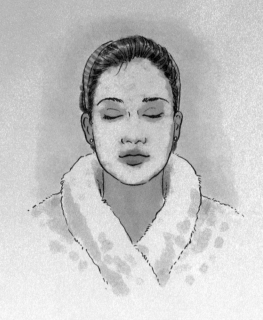

自然好孕

宝宝怎样了？

时间都到哪儿去了，妈妈们？不知不觉中，你已经怀孕 6 个月，宝宝体重达到 0.45 千克了。真让人吃惊！如果你想知道他有多高，想象一下一个潜艇三明治。换句话说，他大约有 30 厘米长。我知道，我知道，真是难以置信，对吗？想想看：他的体重还要增加两三千克，身长还要增加 20 厘米——新生儿的平均体重是 3.4 千克；平均长度是 50 厘米。你可能想知道：如果宝宝出生时个头比普通宝宝高，他长大后会比一般成年人高吗？答案是：不一定。虽然良好的营养确实可以起到一定的作用，但身高主要是由基因决定的，而宝宝的最终身高和出生时的身高之间可能没有什么联系。

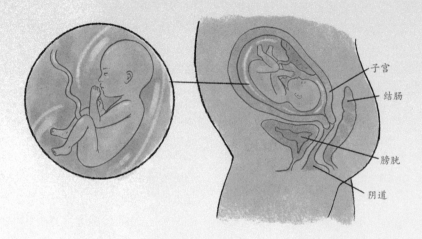

子宫

结肠

膀胱

阴道

宝妈怎样了？

到目前为止，多数宝妈的体重大概增加了 6.8 千克——约是整个妊娠期体重增加的一半。等等！如果宝宝现在只有 0.45 千克，而且到大日子那天可能也只有 5.4 到 7.3 千克重，为什么你的体重要增加 9 或 14 千克呢？这些多出的重量都是脂肪吗？不是！到你分娩的时候，只有 3.6 千克可以归因于脂肪以及蛋白质和营养，这是你在母乳喂养期间需要的。其余的则是增加的血液量和其他液体（3.6 千克左右），羊水（大约 0.9 千克），胎盘和子宫（各 0.7 至 0.9 千克），还有额外的乳房组织（0.9 至 1.4 千克）。具体数字请查看后面的分解图表。

粉刺

有时候，怀孕肯定会带来很多福利：更好的停车点、平时享受不到的背部按摩和足底按摩、饭菜直接送到家门口、一头漂亮头发、连模特们都羡慕的性感乳沟。许多孕妈的皮肤还会变得明亮光滑。

但并非所有孕妈都那么幸运。

荷尔蒙一方面会美化你的肌肤，但也可能会对其造成严重破坏。有些是可以预测的（如头天晚上的狂欢舞会引起的丘疹），有些是不可预测的。因此本周我们集中探讨应对措施——毕竟妊娠副作用有时候足以让你的皮肤变丑。

人们都说怀孕会使皮肤变得富有光泽——但没人提像青春痘一样的粉刺的事情。然而，妊娠粉刺几乎和青春痘一样普遍。孕酮水平的升高会刺激腺体产生更多的油脂（也就是皮脂），这会堵塞毛孔。同时，液体潴留会导致细菌在皮肤上停留，与皮脂和死皮细胞混合在一起——这样就产生了怪物粉刺。

如果你长了妊娠粉刺，要采取两种治疗方法：一是从内到外治疗，二是从外到内治疗。下面告诉你如何做：

调整你的饮食

多年来，我们一直认为，我们吃的东西不会反应在脸上。然而，越来越多的证据表明，这种观点是错误的。首先，高糖食物（如精制糖和谷物）会引发胰岛素的激增，从而引发你的皮肤分泌更多油脂。爸爸们就足以证明这一点：万圣节时由于贪吃孩子们糖果袋里的糖果，他的皮肤通常会出现红色丘疹。传统的乳制品会引发类似的胰岛素反应。再说，这些乳制品中也含有荷尔蒙（来自奶牛）。此外，研究表明，大多数美国人吃的欧米伽-6脂肪酸过多，而吃的欧米伽-3脂肪酸则太少。欧米伽-6脂肪酸会引起炎症和加重粉刺，而欧米伽-3脂肪酸则有抗炎作用。然而，你可以通过以下几点来控制粉刺的爆发：

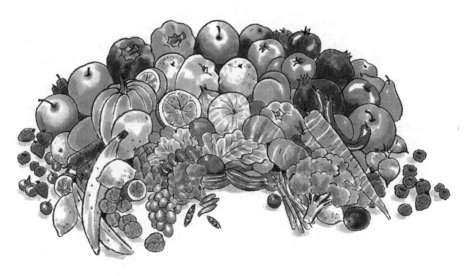

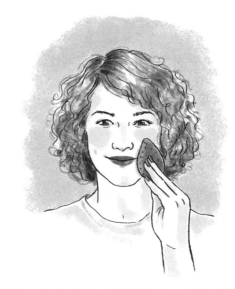

- ♡ 低糖饮食。尽量避免预制食品、精制糖（包括果汁）和精制谷物（白面包、白米、白面），因为所有这些食物都会导致血糖升高。
- ♡ 转成吃有机的、经发酵而成的奶制品，像全脂酸奶、酪乳和一些奶酪都是益生菌发酵的，这可能有助于减少肠道内的炎症。
- ♡ 多吃欧米伽-3脂肪酸。避免种籽油（如红花油），并增加奇亚籽、沙丁鱼和鲑鱼的食用。
- ♡ 多吃富含锌的食物。锌具有天然的抗炎和抗菌特性。研究表明，粉刺和低锌水平之间存在联系。坚持食用红肉、贝类（尤其是牡蛎）、浸泡或发芽的南瓜籽。

调整了饮食后，你还需要做的是：

扔掉刺激性的洗面奶

这听起来有悖常理，但是用油清洁面孔确实有助于减少油量。听过"相似相溶"这个词吗？用油清洁面孔还可以去除老死细胞、多余的皮脂，以及其他的黏性物质，同时保留皮肤的水分。而使用过度干燥的清洁用品则会加重粉刺。所以，针对油性皮肤，尝试把等比例的蓖麻油和荷荷巴油混合在一起，制造一种纯天然清洁剂。干燥的皮肤则使用蓖麻油和牛油果油。而对于中性皮肤和混合性皮肤，尝试用等量的蓖麻油和葵花籽油。涂抹后让皮肤吸收几分钟，再用温水洗净或者用毛巾擦，可以进一步去除死皮。生蜂蜜也是一种很好的洗面奶，因为它具有天然的抗菌性能（将一茶匙蜂蜜和一些温水混

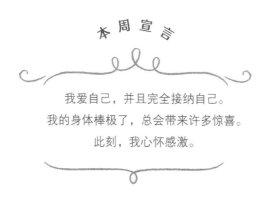

本 周 宣 言

我爱自己，并且完全接纳自己。
我的身体棒极了，总会带来许多惊喜。
此刻，我心怀感激。

合，涂在脸部和颈部，并轻轻按摩）。或者，你也可以试试魔芋海绵。这种海绵是由一种根用蔬菜制成的，不用香皂和其他洁肤用品，就能清洁皮肤及去除死皮。

如果想得到一种较温和的抗菌润肤品，将一份生苹果醋和两或三份蒸馏水混合，洗脸后涂在脸上。

最后，若想立即见效，直接在起痘痘的地方涂上一点儿茶树油。

妊娠面斑，也就是黄褐斑

你有没有注意到你的脸颊、上唇或前额上有黑点或斑点？看起来像墨水污迹或密集的雀斑。如果有，那么你很可能起了黄褐斑（也称为黑斑病，或者更常见的称呼是"妊娠面斑"），这是由升高的雌激素、孕酮和阳光照射共同引起的。如果黄褐斑已经出现，将无法消除，但是可以采取一些措施使其淡化。

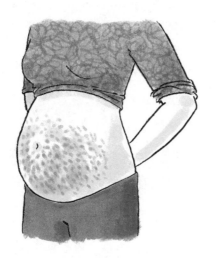

柠檬汁制剂。将等量的鲜榨柠檬汁和浓度为 3% 的过氧化氢（或黄瓜汁）倒进一个喷雾瓶中。每天喷几次脸，自然晾干。

姜黄牛奶糊面膜。一些研究表明，姜黄可以预防紫外线辐射造成的皮肤损伤，同时也能减缓黑色素的形成，你脸上的黑斑就是黑色素沉淀引起的。将一茶匙姜黄粉和少许生奶混合在一起，搅拌成糊状，涂抹在起斑的地方，等待 10 分钟，然后冲洗干净。

镁乳。说实话——我也不知道这东西为什么有效，但它确实有效。我甚至用它来淡化夏日光照引起的颜色较深的雀斑。睡觉前，先把面孔洗净擦干，然后用棉球涂抹在上面。睡觉时不用管它，早晨起来洗掉就可以。

燕麦片蜂蜜面膜。燕麦片是一种温和的去角质剂，而生蜂蜜中含有能分解色素的酶。把少量碎燕麦片煮熟，稍微冷却后加入少许蜂蜜，直至变成糊状。敷在皮肤上，等待 10 分钟，然后用冷水冲洗干净。

妊娠痒疹，又称妊娠瘙痒症

有些孕妈妈腹部会有皮肤瘙痒症状，严重时令人坐卧不宁，难以忍受，这种病症称为妊娠痒疹或妊娠瘙痒症。

妊娠痒疹在起始阶段的表现只是肚脐周围的几个发痒的小红包，尤其是妊娠纹附近区域。然而，这些包可能会变大，成为大的斑块，可以扩散到腿部、臀部、手臂和胸部。一些孕妈最后挨到预产期时，身体表面的大部分可能都被这种湿疹样的皮疹所覆盖。好消息是，妊娠痒疹不传染，不会对你或宝宝

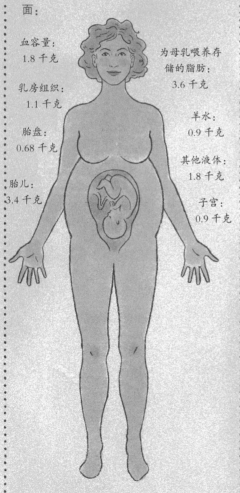

孕妈增加的体重由哪些成分构成？

记住，每个妈妈（和宝宝）都有各自的体重增长速度。一般来说，只要你没有一连三周不增重，或者在一夜之间增加 7 千克，就是正常的。

孕期增加的体重来自以下若干方面：

血容量：
1.8 千克

乳房组织：
1.1 千克

胎盘：
0.68 千克

胎儿：
3.4 千克

为母乳喂养存储的脂肪：
3.6 千克

羊水：
0.9 千克

其他液体：
1.8 千克

子宫：
0.9 千克

造成伤害，并且会自行消失。

坏消息是，我们不知道妊娠痒疹的成因什么，而且迄今为止缺乏有效的治疗方法——除非把宝宝生下来。它可能是由于腹部的快速膨胀给皮肤结缔组织造成的压力导致；或者是肝脏或肾脏负担过度的迹象。女性的排毒器官在妊娠期间会超负荷工作。妊娠痒疹甚至可能是免疫问题：研究表明，胎儿细胞可以穿过胎盘，迁移到妈妈身体的不同部位，包括皮肤。这种细胞的迁移有可能为某些疾病（包括阿尔茨海默病和乳腺癌）提供预防作用。另一方面，你的身体也有可能会把这些细胞与"外来入侵者"混淆，从而引发系统性的免疫反应——因此出现了皮疹。

说起治疗，传统的方法往往侧重于控制症状，而不是解决根本问题。局部涂抹和口服的类固醇常用于缓解瘙痒，而抗组胺药则可用于治疗炎症。然而，目前还不完全清楚这些方法在妊娠期间的安全性和有效性。最好是走纯天然路线，试试下面的方法：

蔬菜汁

尽管没有临床证据证明蔬菜汁会缓解妊娠痒疹，但很多妈妈都信任这种方法——人们认为蔬菜汁对肝脏有解毒作用。如果你是自己榨汁，那就把各种颜色的蔬菜都放进去：胡萝卜、甜菜、姜、茴香、苹果、柠檬、芹菜、黄瓜和绿叶蔬菜（菠菜、莴苣、生菜）。如果你买预先榨好的蔬菜汁，那就选择低糖、低钠的，并确保是经过巴氏杀菌处理的。

蒲公英根和荨麻茶

并不是所有的草药在妊娠期间使用都安全。在尝试任何草药疗法之前，你都要向你的助产士或医生咨询一下。然而，蒲公英的根和荨麻已经被用来治疗妊娠痒疹很多年了。人们认为蒲公英的根有助于滋养和清肝，而荨麻则是一种天然的抗组胺剂，而且具有抗炎作用。在1杯沸水中放入一小包蒲公英根和荨麻，至少浸泡10分钟（最多1小时），热饮或冷饮均可。

自制天然润肤膏

亲自制作我的个人护理产品是我喜欢做的事情，因为我可以控制里面的成分。这在怀孕期间对我来说尤其重要。我的原料中没有对羟苯甲酸酯（人工防腐剂）、酞酸盐或人造香料。将这种舒缓的软膏敷在腹部、乳房和其他瘙痒部位，一天两次或三次。

成分：

1/2 杯生可可脂	2 汤匙玫瑰油
1/4 杯生牛油树脂	2 汤匙甜杏仁油
1/4 杯特级初榨椰子油	20 滴天竺葵、薰衣草和（或）乳香精油
1 茶匙维生素 E 油	

在双层蒸锅中，将可可脂、牛油树脂和椰子油适度加热，直至融化在一起。然后倒入一个玻璃容器，冷却到室温。加入其余成分，搅拌均匀。在冰箱里冷却，直到油脂开始凝固（大约需要1小时）。从冰箱里拿出来，用浸入式搅拌器搅拌，直到质感与鲜奶油相似为止。倒入一个玻璃容器，密封好，放在阴凉蔽光处，乳液会进一步变硬。需要时，涂抹在瘙痒部位。

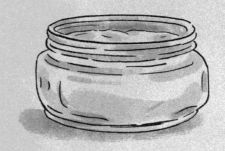

如何对付痔疮

痔疮是人人都喜欢谈论的话题。

好吧，也许不是。但是怀孕期间的痔疮是非常普遍的。当血容量增加时，直肠和肛门的静脉就会承受越来越大的压力，导致肿胀。事实上，痔疮就是肿胀或发炎的静脉。从另一个角度看就是：痔疮有点儿像屁股上的静脉曲张。便秘也会引起和加剧痔疮，因为静脉会因此受到压迫。来自不断变大的子宫的压力也会导致痔疮的爆发。如果你认为我说得有点儿多，忍着点儿，我还有更多的信息要告诉你：痔疮有两种类型——内痔和外痔。内痔位于直肠内，你看不到，而且常常也感觉不到它的存在，尽管它可能会给你带来一些不适。另外，排便后可能会有少量出血。而外痔出现在肛门外，看起来像粉色小包或肉团（有点儿像一个小气球）。外痔会带来奇痒感和灼烧感，还会流血，所以它们真的很痛。痔疮最常出现在妊娠末期或分娩期间（用力将婴儿产出和与用力排便的情形很像），但其他时候也可能"突然出现"。

那么，有什么应对措施呢？按照以下步骤做：首先，在浴缸里注入适量温水，加半杯生苹果醋，把身体在里面浸泡10到15分钟。这既可以清洁肿胀的区域，同时也能缓解炎症。接下来，将一点儿特级初榨椰子油直接涂在痔疮上。椰子油具有抗菌和消炎特性，对缓解疼痛和瘙痒非常有效。最后，将棉球蘸取少量有机金缕梅酊剂，冷冻后擦抹痔疮，起清凉镇痛作用。你也可以购买一种叫作"蹲坑神器"的东西，它类似于一个固定在马桶边缘的踏凳，使我们可以蹲在马桶上排便。平时我们坐在马桶上排便时——或者更糟的是，将身体向后靠，会挤压小肠，给直肠增加额外的压力。而蹲姿则放松了肛门周围的肌肉，不会加剧痔疮。它可能更接近于室内厕所出现之前我们排便的方式。

自然疗法通常会有短期疗效。然而，如果痔疮症状持续，如果排便后出血量增加，或者出现直肠疼痛，就需要打电话给助产士或医生。

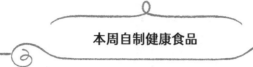

健康橡皮糖

　　你知道胶原蛋白外涂时，由于分子太大，不易渗入皮肤吗？这就是为什么那些昂贵的胶原蛋白护肤品远远比不上食用明胶的原因。我喜欢制作这种健康的橡皮糖。它们非常有营养，很容易制作，而且可以随时吃。额外收获：我的孩子们也很喜欢吃。

配料：

　　3 杯纯天然冷冻果汁（我更喜欢鲜榨橙汁）
　　1/2 杯胶蛋白粉，要确保明胶不是可溶于冷水的——否则橡皮糖就不会凝固了！
　　1/4 杯生蜂蜜或 60 滴甜菊糖汁

　　把果汁和明胶在一个小平底锅里混合，静置几分钟，直到凝胶"开花"或膨胀。然后，用中低火加热，使凝胶完全溶解。稍微冷却后，加入蜂蜜。搅拌至混合，尝尝甜味。（凝固后味道就会变淡，所以这时尝起来会有点甜腻。）接下来，将混合物倒进一个带嘴的量杯里（便于把握倒入量），让橡皮糖稍微凝固（大约 10 分钟），然后在冰箱冷藏室里存放至少 1 小时，或者在冷冻室里放 10 分钟，就可以拿出来享用了。本食谱大约可以制作 50 块迷你橡皮糖。

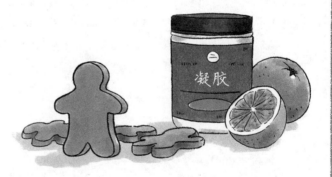

妊娠纹

你的肚子在一天天变大，变大……如果你目前还没有，那么可能很快就会有"妊娠纹"了，我喜欢称之为"孕妈妈标记"。体重的快速增加会导致皮肤的弹力纤维损伤和断裂，出现一些红色、粉色、棕色、白色或灰色的波浪状花纹。妊娠纹最有可能出现在腹部和胸部（因为这两个区域扩张的速度最快），而且非常普遍——大约90%的女性怀孕时无法逃脱妊娠纹。

就我个人而言，我认为妊娠纹是很美的。毕竟，这也是你取得的成就——你正在肚子里孕育新生命！但我知道，并不是每个女人都有这种感觉，到了穿泳装的季节时，很多妈妈都想把它遮掩住。

然而，人们往往重点关注用霜剂和体乳来对付妊娠纹。虽然乳液和药水可以缓解皮肤紧绷和干燥，但不能从源头上消除妊娠纹。从内部滋养皮肤才是根本，有一种方法是多吃明胶。明胶（来自食草动物）含有甘氨酸和脯氨酸，这是胶原蛋白和弹性蛋白的两个基本组成部分，这些蛋白质赋予我们的皮肤力量和弹性。骨汤是一种很好的明胶来源（请查阅孕8周的食谱），而本周的食谱也是关于明胶的。

当然，平时你可能仍需涂抹润肤品：乳液和面霜不像明胶那样能促进胶原蛋白和弹性蛋白的产生，但可以缓解皮肤紧绷和瘙痒症状。另外，有一些临床证据表明，长期使用外用维生素E和玫瑰油可以有效地减少妊娠纹的出现。下文中有我喜欢的天然润肤膏配方。

本周宝妈任务清单

● 所有与怀孕有关的疾病的最好治疗方法是什么？那就是吃真正的食物。有机的、营养丰富的食物可以减少胃灼热、痤疮和皮疹，减少妊娠纹的出现，并保持免疫系统的最佳状态。虽然局部治疗可以缓解症状，但更有效的方法是专注于全身健康，并从内到外照料好自己。

● 糖耐测试就要到了——你有没有和助产士或医生讨论过你的选择？

● 不要不好意思对着你的肚子说话。研究表明，在妊娠第三个阶段（孕末期），妈妈说话的时候，胎儿的心跳实际上会减慢，这表明宝宝不仅能听到你说话，而且还会平静下来。

装饰一个
自然风格的婴儿房

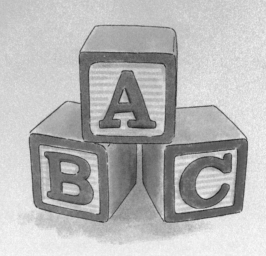

自然好孕

宝宝怎样了?

到第 25 周时,宝宝的体重是 0.7 千克,他体重的增加速度可能会超过你自己体重的增加速度了,这也许是你怀孕以来前所未有的事情。与此同时,你的子宫现在已变得相当大了:大小和形状都和足球相似。另一件你可能注意到的事情是:你的肚子里开始出现轻轻的"抽动"或"弹跳",非常富有规律。这是宝宝在打嗝呢,它在传递一个信号,表明宝宝一切正常。打嗝是一种反射——是由横膈膜(把胸部和腹部分开的肌肉)突然而无意识的收缩引起的。对成年人来说,打嗝可能是由于吞下过多空气、吃得太快,或者喝碳酸饮料而引发的。但在子宫里,这可能是宝宝为了适应子宫外的世界而进行的一种"练习"。一些研究人员认为,打嗝可以帮助哺乳动物从胃中排出空气,并与吮吸反射有关。

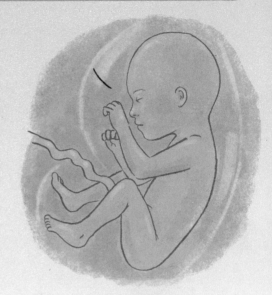

打嗝标志着宝宝一切正常

宝妈怎样了?

一旦胎儿体重达到 0.45 至 0.7 千克,你的肚子里就开始变得有点儿"紧张"起来。虽然原先你可能就能感受到了宝宝踢腿和挥拳的动作,但是到妊娠后期,这些"闹腾"会让你感到有些不舒服——甚至有点儿痛。如果宝宝在子宫里的"大闹天宫"让你抓狂,那就试着改变你身体的姿势——轻微的调整就可能让胎儿平静下来。还没有感觉到这种剧烈运动?别惊慌,如果不放心,就和你的助产士或医生谈谈。不是所有孕妈的情况都完全一样,有些妈妈直到第 26 周才经历"加剧"——胎儿做的那些较为明显的运动。还要记住一点,胎盘的位置也会影响你对他的运动的感知程度。第二次怀孕期间,我是前壁胎盘,直到大约 30 周时才明显感觉到我女儿的运动。

装饰婴儿房

除了逛婴儿用品大卖场，另一件让我感到同样焦虑的事情就是装饰婴儿房。我知道很多妈妈能够当机立断，专注于一种装修风格，我却做不到，只能一个接一个地看，直到把自己逼到惊慌、犹豫和恐惧的境地。很明显，这是我的个人问题。但到了该给我儿子布置房间时，我下定决心要解决这个问题。

我和我丈夫迈克尔说起了这件事。迈克尔的一个朋友刚刚生了宝宝，他的建议是我们根本不用费劲布置婴儿房。他和他的妻子投入了大量的时间和金钱装修婴儿房，结果根本派不上用场，因为他们的宝宝在前 7 个月里都睡在主卧室里。

迈克尔朋友的话不无道理。

的确，宝宝并不需要一个多么豪华的婴儿房。

有些妈妈干脆放弃婴儿房，因为如果打算和宝宝一起睡的话，婴儿房并不是完全必要。但是，即使你是"亲密育儿法"的忠实追随者，我仍然认为，如果可能的话，让宝宝拥有自己的专属空间是个好主意——可以供宝宝午睡、玩耍、接受日间护理，以及存放衣服、玩具和尿布。而且，说实话，我想要一个可爱的婴儿房，装饰着蓝天白云、火车和各种动物，但我不知道该从何处着手。

我还想尽快完工。我曾听过一些和装修

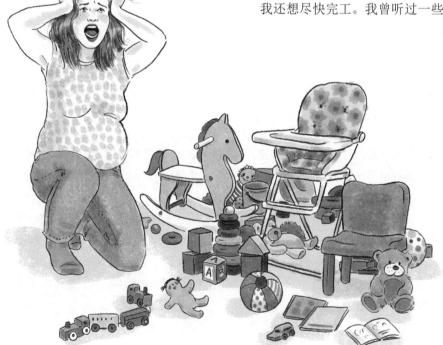

自然好孕

有关的噩梦般的故事：宝宝已经出生，家具却还没做好，或者没及时送到。妈妈不得不坐在厨房的硬靠背椅子上喂奶，还得抚慰在她怀里哭叫不停的新生儿！

所以，当我进入孕6月的时候，我们就开始采取行动了。以下就是我在布置婴儿房时的全部发现，我把它如实记录了下来。

涂什么颜色好呢？红色、蓝色、粉色，或者黄色？

对于大多数妈妈来说，当她们闭上眼睛，想象宝宝未来的房间时，首先想到的是颜色：粉彩或淡蓝，或者更实用和中性的颜色：比如黄色。

然而，你若告诉别人你打算把婴儿房涂成黄色，可能会被泼一头冷水。为什么？因为一个"众所周知"的，经"科学证明"的"事实"是：婴儿在黄色房间里更容易哭闹。至少从20世纪80年代开始，这就是一种广为流传的说法，你会发现这种说法反复出现在互联网上的设计博客和育儿网站上。尽管很多时候都打着"科学研究"的旗号，但我还没有找到一个支持这一说法的科学证明。问题是虽然色彩心理确有其事——我们知道成年人的情绪可以被颜色改变和影响，但新生儿根本看不清颜色。

虽然婴儿出生时并不是色盲，但人们认为，要到大约四五个月时，他们才能很好地分辨颜色。新生儿最擅长辨别对比度高的图形（比如黑白条纹），并且更容易识别出醒目的原色（而不是浅色）。正因如此，那么

多书籍、玩具和婴儿装饰品都有明亮、饱和的色彩；也正因如此，一边有那么多文章警告你不要把婴儿房布置得太过鲜艳，以免宝宝会更容易哭闹，一边又有人主张，明亮的颜色会给婴儿提供必要的视觉和精神刺激。

到底该选择哪种颜色好呢？是热闹花哨的色彩还是宁静的色调？是醒目的色彩还是舒缓的中性色？

这种选择足以让每个女人抓狂。在爱的家庭氛围中长大的婴儿会从他们周围的世界得到大量刺激：来自玩具、书籍、音乐，最重要的是来自你。你的亲吻和拥抱、欢笑和歌唱，以及你凝望着他甜美的小脸蛋的那些时刻，都将为宝宝提供大量的娱乐。就婴儿房来说，你挑选的颜色和装饰物事实上是为了满足你的个人喜好，而不是婴儿的。所以，还是多考虑考虑油漆类型吧。

传统油漆中含有甲醛、重金属和挥发性有机化合物（VOCs），VOCs是在最后的外皮风干后，"废气"依然能存在多年的化学

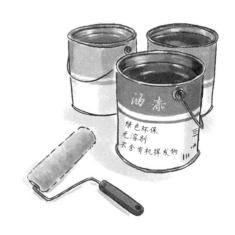

"筑巢本能" 是真的吗?

随便问一个妈妈,你就会听到一些关于所谓的筑巢本能的疯狂故事:把家里的每件衣服都熨平(包括短袖衫和运动裤),用牙刷擦洗地板,一连几个小时反反复复地叠放婴儿衣服、婴儿毯和尿布。

但是,筑巢本能是确有其事,还是只存在于我们的头脑中呢?

尽管人们已经观察并记录,各种各样的动物——包括狗、猫、兔子和鸟类,都有一种为迎接宝宝的出生做准备的强迫性愿望,但并没有对人类的筑巢本能进行大量的研究。然而,最近发表在《进化与人类行为》杂志上的一项研究证实了许多妈妈多年来所知道的事实:筑巢本能是绝对真实的,而且往往在怀孕后期达到顶峰。根据这项研究,比清洁更常见的活动是组织和分类,当筑巢本能袭来时,妈妈们似乎无法控制自己。即使是一项在外人眼里十分可笑的任务,在她们看来也至关重要(研究人员举了一个例子,一位妈妈甚至取下厨房橱柜上的把手,以便给螺丝消毒)。突然爆发的能量也是筑巢的标志。

事实上,筑巢本能不仅是真实的,而且是最原始的:为了迎接宝宝的到来,妈妈们整理东西的干劲有时到了惊人(甚至荒唐)的地步!

至于我们为什么要这样做,几乎可以肯定是荷尔蒙的成分之一——催产素在作祟,孕酮和催乳激素也会促进母婴之间的亲情连接。同时,筑巢行为和充分发展的保护本能之间可能存在某种关联(有趣的是,那些不好好筑巢的老鼠和兔子往往被证明对自己的下一代不够好)。一些研究人员还认为筑巢行为中包含生存的因素。对于我们的远古祖先来说,在临产之前的几周内呆在离家近的地方(远离捕食者)更安全,这也许可以解释为什么现代妈妈们经常喜欢守在家里。

值得指出的是,并不是每个妈妈都会经历这样的冲动,对于人类来说,没有筑巢本能并不代表你不是个好妈妈。所以,如果你从没有产生这样的强烈愿望,也不要为此烦恼。但如果你真有这样的冲动,那就小心不要过度劳累。避免挪动沉重的箱子或重新布置家具。不要使用有毒的清洁用品,不要去做那些过于野心勃勃的项目(比如在你预产期前三天对浴室进行全面改造)。如果你已经着手做一些比较艰巨的整理工作了,确保有足够的休息时间,并且补充水分和能量。

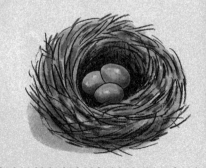

自然好孕

物质。事实上，据世界卫生组织估计，由于过多接触这种油漆，专业画家和装修工患肺癌的可能性比一般人要高出40%。往大气中排放VOCs较多的主要消费产品是汽车。

你也许会认为，这是一个容易解决的问题。毕竟，低浓度和无VOCs油漆已经存在多年，而更严格的政府规定意味着VOCs的含量一直在下降。不幸的是，并不是所有的绿色（环保）油漆质量都是同等的。例如，现有的法规允许厂家把低VOCs油漆（每升不到5克）贴上"零VOCs"的标签。因此，许多低VOCs油漆都使用高VOCs的染色剂。此外，公司无须注明他们在油漆生产中使用的所有化学物质（有些成分可能被贴上"专利"的标签）。这意味着，你明明使用的是标着"零VOCs"的油漆，它却可能含有相当大的毒性。

要想打造一个安全、健康的婴儿房，你最好选择一种植物性的无溶剂油漆。真正的绿色油漆用天然材料代替石油溶剂、生物杀灭剂和重金属。

即使你选择了市场上最安全、最环保的产品，也要记住，最好让其他人刷漆。采取所有常见的预防措施：打开窗户、风扇或高效空气过滤器，刷好油漆后把房间晾一段时间再进入。

关于换尿布台等婴儿房家具的紧迫问题

我们在第18周已经讨论了婴儿床（以及婴儿床垫和婴儿床上用品）的话题，如果你需要重温的话，可以回头看看。但是还有一些我们没有谈论而且必须谈论的家具，那就是换尿布台、摇椅或者秋千椅。

说到换尿布台，妈妈们问得最多的一个问题是很容易猜到的：真的必须买一个吗？很多妈妈会告诉你"不"。这件婴儿房家具通常不会使用太多，除非你打算每天进出婴儿房50次。相反，你可能会发现自己在房间里随时随地就能给宝宝换尿布。从另一面来看，一些妈妈发现抬高的换尿布台不仅更卫生，而且还能防止背部拉伤。

那么解决方案是什么？在我看来，最好的选择是放弃传统的换尿布台，或者挑选一个可以暂时拥有双重功能的标准抽屉柜（把一块柔软无毒的换尿布垫固定在柜子顶部，就变成了一个换尿布台）。当然，很多新式换尿布台都是多功能型的，不会因宝宝的成长而遭淘汰。它们被设计成普通的梳妆台的样子，但是带有用来换尿布的托盘。不幸的是，市场上大多数新款换尿布台都是用刨花板、压制板和复合材料制成的。和婴儿床一

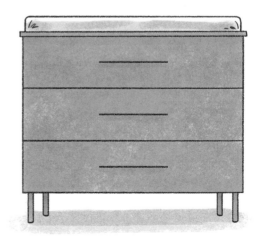

脂肪炸弹

　　甚至怀孕之前，我就有点儿像大笨钟。我坐在又闷又旧的办公室办公桌前，时钟会准时敲三下，这时我会打一个大大的哈欠，伸个长长的懒腰。宝妈们，"午后乏"现象确实存在！后来我辞退了工作，在家专心育儿，午后依然感到乏力。无论是锻炼，还是去赴产前预约，或者照看一个蹒跚学步的孩子，孕妈妈们都需要能量支撑自己度过一天的时光。

　　不要吃含糖的食物，而是吃健康的脂肪——脂肪能提供长期的能量，消除困倦。我最喜欢的午后提神剂是"脂肪炸弹"。这个名字很有趣，是不是？这道食谱是由遵循生酮饮食法的人推广开的。然而，人人都可以享用。你也可以随意调整（比如添加不同的香料，或者尝试用椰子油或核桃油）。关键是要保持脂肪的集中。

配料：

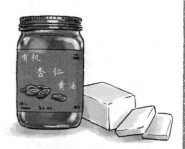

　　1/2 杯有机无盐黄油

　　1/2 杯生杏仁脂（如果没有杏仁脂，可以用芝麻酱替代

　　2 汤匙生蜂蜜或 30 滴纯甜菊糖汁

　　1 茶匙肉桂

　　1/2 茶匙香草精

　　把黄油和杏仁脂在平底锅里用小火融化。搅拌均匀，从火上取下来，冷却后加入蜂蜜和香料。用勺子舀进小的硅树脂模具（上一章提到的橡皮人模具也很适合这道食谱），放进冰箱里冷藏两个小时。每天下午饮用你的覆盆子叶茶时吃上几块吧！

样，最安全的换尿布台应该是由坚固、持久的材料制成，不含甲醛、VOCs 和酞酸盐。二手家具则可以轻而易举地用无毒的染色剂或油漆重新加工。对于婴儿来说，旧复合实木家具实际上比新家具更安全，因为旧家具原本的有毒气体很可能已经散尽了。

摇椅和秋千椅

虽说换尿布台可能是一件可有可无的婴儿房家具,但很难找到一个不喜欢摇椅或秋千椅的妈妈。这是因为哺乳和摇晃婴儿实际上是一份全职工作,所以你必须让自己舒服些。究竟买哪一种最终取决于个人喜好。秋千椅通常更平稳、更省力(不过有些妈妈发现它会引发晕动病)。而传统的木质摇椅则显得经典而永恒,但随着时间的流逝,可能会咯吱作响,而且可能需要一个垫子或靠枕垫着才舒适。花时间去当地的婴儿用品店或家具店转转还是值得的,这样你就可以尝试几种不同的款式了。一旦确定了风格,接下来就要挑选那种由有机或环保材料制成的椅子——最好是不含酞酸盐、甲醛和阻燃剂。如果想节省开支,实木的二手摇椅和秋千椅都是不错的选择。

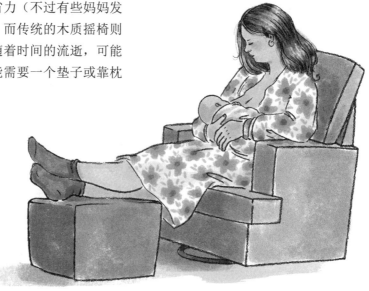

当心宝宝的玩具

除了确保婴儿房的墙壁上涂的是无毒油漆,还要确保带进婴儿房的玩具是安全的。填充动物玩具应该由有机环保的织物制成,比如棉或羊毛。当心古董玩具和进口玩具,这些玩具中可能含有过量的酞酸盐、砷或水银,或者外层涂料中含铅!为了避免这些污染物,建议购买环保的玩具。记住:没有必要破费太多。对于新生儿来说,几件高质量的玩具就足够了,因为他们更喜欢啃一把木勺。

合睡安全吗?

尽管令我伤心,但我知道合睡(更准确说是"合床")并不适合我们的家庭,这主要有两个原因。其一,我睡觉很沉。从小到大,我的家人常常开玩笑说,没有什么——雷雨也好,音爆也罢,还是外星人入侵——能把我从睡梦中唤醒。其二,我丈夫睡得很轻。我有时早上起床困难,迈克尔却晚上入睡困难。考虑到我们各自的睡眠习惯,我们认为邀请一个全新的小人儿到我们床上来并不是一个好主意。取而代之的是,在宝宝出生后的头几个月里,我们使用了一个共枕侧栏(即一个和床一侧相连的婴儿床),后来才把宝宝们转移到他们自己房间的小床上。

另一方面,我也认识很多和宝宝合睡的夫妻,而且他们很喜欢这么做。

当然,合睡使夜间哺乳变得更方便,同时也能简化睡前程序。许多爸爸妈妈认为,合睡可以使爸爸妈妈和宝宝之间变得更亲密、更亲近。在某些圈子里,人们相信这是建立自尊和鼓励独立的好方式,是"亲密育儿"运动的核心原则。

然而,这并不是一种主流做法——至少在美国是这样。在崇尚自然方式的圈子以外,合睡常常遭遇困惑、嘲笑和一些严厉的警告。反对者的主要理由是认为这样不安全。

但真的不安全吗?

答案取决于你如何定义"合睡"。这个词经常被用来指"合床"(美国儿科学会不建议这种做法,因为有证据表明,"合床"会增加婴儿猝死综合征的风险,不过有些证据颇具争议性)。但在现实生活中,"合睡"更像是一个意义笼统的术语,它不仅指同睡一张床,也指同住一个房间,而第二种做法既安全,也不具争议性。事实上,美国儿科学会推荐父母与婴儿同住一个房间,主要是因为这样做似乎降低了婴儿猝死综合征的风险。

还困惑吗?

说到"合床",并不是这种做法本身不安全——例如,联合国儿童基金会和国际母乳协会实际上支持这么做,问题在于怎么做。换句话说,肯定存在错误做法,如果按照错误做法去做,和婴儿睡在一起就变得非常危险了。不幸的是,我们往往把安全的做法和不安全的做法混为一谈,这给所有形式的合睡蒙上了阴影,以至于许多父母不愿公开谈论这个话题,或者寻求安全指导。这是个问题。两项发表在美国医学协会《小儿科》杂志上的独立研究表明,多达半数的父母至少在某些时候和宝宝同床共眠过。

无论你是打算与宝宝睡同一张床,还是同住一个房间,或者让宝宝睡在传统的婴儿房

→

〜 自然好孕 〜

里，我认为有必要指出一点，合睡并非一件"要么总是要么绝不"的事情。即使是最坚定的支持者也不主张每天晚上都这么做。举个例子，如果你喝了几杯酒，把宝宝放在他自己的房间里可能会更安全（这是我赞成给宝宝准备婴儿房的另一个原因，如果可能的话）。在我的孩子们很小的时候，我有时也和他们睡同一张床——当我们午睡的时候。尝试不同的安排方式，并选择最适合你的家庭的方式。一些父母购买了专门设计的"婴儿睡车"，固定在大床床头，这样婴儿就有了自己的睡眠空间。不过，如果你确实想和宝宝合睡，重要的是要注意以下指导原则：

❧ 把宝宝仰面放在床上，远离松软的枕头、毯子和毛绒玩具；床垫要结实，床单要熨帖，床垫与床架或墙之间不要留有缝隙，以免宝宝滚落到地上或卡在缝隙里。宝宝不应该睡在爸爸妈妈之间，而应该睡在妈妈和床的边缘之间。不要让宝宝单独或者与大人一起睡在沙发上或躺椅上。

❧ 那些饮用了烈性酒或者服用了导致嗜睡的药物的父母、肥胖症患者、睡觉很沉的人，或者有梦游症的人应该考虑"婴儿睡车"的形式。吸烟的父母也应该避免和婴儿共用一张床。

❧ 完全用奶粉喂养的宝宝应该睡在单独的婴儿床上或者婴儿睡车里。人们认为母乳喂养会让妈妈和宝宝对彼此的动作更加敏感，母乳喂养、与宝宝合睡的妈妈睡得很浅，醒的次数也多，这就降低了翻身压住宝宝的风险。

❧ 与照料者合睡的宝宝不应该用襁褓包裹。

❧ 一岁以下的婴儿不要和其他孩子同睡。

美国儿科学会在 2016 年更新了其安全睡眠指南：新的证据表明，与新生儿共用一个房间——至少在宝宝出生后的半年内，最好是一年——可以使婴儿猝死综合征的风险减少一半。

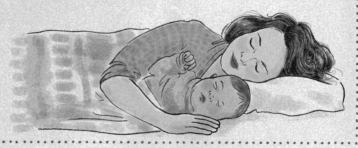

宝宝安全入门知识

虽然宝宝在出生后的几个月里活动量不大，但意外事故却非常普遍：每年有超过25000例因掉落家具造成的伤害。2016年，在至少6名儿童死亡后，宜家自愿召回了2900万件柜子和梳妆台。所以，一定要检查一下你家里的换尿布台、梳妆台、书架和娱乐室，确保所有家具的坚固和牢靠。记住，哪怕是沉重的家具，一旦抽屉被拉出来，也可能倾倒（因为重心前移的缘故）。可能会翻倒的家具或大型家电（比如电视机），需要用安全带或L支架固定在墙上。抽屉挡块能防止孩子们把抽屉拉到底（为了爬到高处，他们经常这样做），因此可以增加安全系数。不要把特别诱人的物品，比如玩具，放在宝宝可能爬上去够的家具顶端。

接下来，避免在婴儿床上方的墙上挂重物，比如镜子、架子或易碎的相框。重量较轻的画或照片应该挂在婴儿床栏杆上方至少50厘米高的地方，即超出一只手臂的高度。墙贴和无框油画是镶框艺术品的绝佳替代品，因为它们不含玻璃。同时，手机要挂在距离宝宝的脸30厘米以外的地方。手机系带不要垂落到婴儿床上。一旦宝宝能从床上爬起来，手机就应该立刻移走。要当心带有可拆卸部件的手机（可能会坠落并造成窒息危险），以及旧手机或老式手机（这些手机可能不符合当前的安全标准。）我更喜欢把手机挂在秋千椅上，这样就能让宝宝在哺乳时可以观察东西。也可以在换尿布台高处挂一个，给宝宝擦小屁屁时就能分散他的注意力。

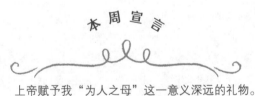

本周宣言

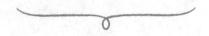

上帝赋予我"为人之母"这一意义深远的礼物。
我有幸得到一个令人敬畏的机会，
去培养一个善良、富有同情心的世界公民。

饰品和玩具

所有妈妈都会产生把所有玩具、毛绒动物、婴儿读物和摇铃统统买下来的冲动，特别是第一次当妈妈的时候。但是一个储备充足的玩具箱不仅浪费时间和金钱，还会占用空间——毕竟，再多玩具孩子们很快也会感到厌倦。而且还有一个众所周知的事实：小孩子往往更容易被玩具箱迷住，而不是玩具本身！另一个不容忽视的重要因素是：混乱。婴儿房里堆放的玩具越多，就越有可能在半夜踩到或绊倒在某件东西上造成伤害。如果你已经给宝宝买了接近一个玩具店的好东西，暂时先把大多数收好吧。轮换使用这些玩具会延长每件玩具的使用寿命。

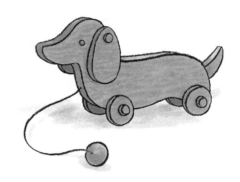

本周宝妈任务清单

- 可供选择的漂亮毯子和玩具可能会有很多，但婴儿不需要很多东西——在设计方面，他们还不具备特别挑剔的眼光。所以，当你布置一个婴儿房时，记得一条原则——保持简单可爱。注重实用性和趣味性，但不要为无关紧要的小东西伤神。

- 真正的牛奶漆是市场上最环保、最无毒的东西，但这种涂料很难保持颜色的持久性——牛奶漆最出名的缺点就是给家具带来斑驳的"老旧感"。用搜索引擎在网上搜索"牛奶漆"，就会找到大量的图片和DIY教程。谁知道呢？说不定你会受到启发，寻找一种完全不同的设计方向。

剖宫产后自然分娩

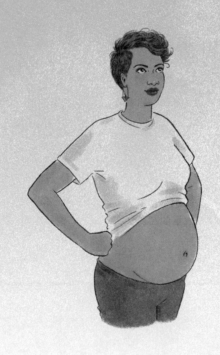

自然好孕

宝宝怎样了？

有没有看过人类肺部的示意图？每一个里面都是一个由密集的气道（称为细支气管）组成的网络，看起来就像一些形状极其复杂的树枝。每根细支气管末端都有一簇气囊（称为肺泡），看起来就像一串葡萄。我们每次呼吸时，空气通过细支气管，使肺泡膨胀；从这些小小的气囊中，我们的血液吸收了氧气。但是胎儿在子宫里时肺里充满了羊水。这导致肺泡粘在一起，在宝宝出生时很难充气。因此，孕 26 周是胎儿发育的重要阶段。现在，他的肺正处在从"管状"向"囊状"过渡的阶段，并开始产生一种类似肥皂的物质，叫作表面活性剂。正如清洁剂能打破水的表面张力一样（加一滴清洁剂后，一个完美的圆形水滴会逐渐变平），类似肥皂的表面活性剂打破了肺泡里液体的表面张力——这使得宝宝在出生后把肺里的液体排空，并吸入空气。表面活性剂还能防止气囊在宝宝呼出空气时瘪下去。所有这一切都是在为那一声嘹亮而甜蜜的啼哭做准备。

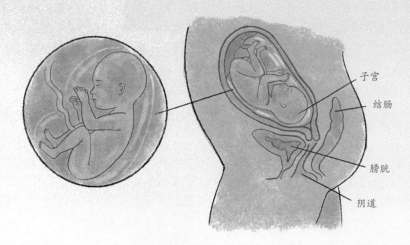

子宫

结肠

膀胱

阴道

宝妈怎样了？

说起呼吸道，这里有一件你现在可能注意到了的东西：气体。没错。消化速度的减缓意味着气体有更多时间在肠道内积聚，而气体逸出的方法只有两种：打嗝或放屁。随着胎儿变得越来越大，你的消化器官只会越来越受挤压。另外，孕酮引发的肌肉松弛让你更不容易控制自己。结果呢？"噗！"别担心，妈妈。怀孕期间肠胃气胀是很常见的，虽然可能令人尴尬。然而，如果你为此感到不安，可以试着从你的饮食中去除碳酸饮料和油炸食品，因为这两样东西会引起肠胃不适。一种随餐服用的消化酶也会有帮助。如果所有方法都失败了，再"丢丑"时你只好用宝宝作挡箭牌，没有人会笑话孕妈的。

这是你第一次怀孕吗？你是一位只经历过自然分娩的妈妈吗？不要跳过这一章！本章有很多关于第一次行剖宫产的内容，你一定要读一读。

剖宫产后自然分娩（VBAC）的简史

"一次剖宫产，永远剖宫产。"这曾经是产科学界流行的说法。换句话说，一旦妈妈通过剖宫产生了一个孩子，她就再也不会经历自然分娩了。然而，如今越来越多的女性在尝试 VBAC——剖宫产后自然分娩。而且，从统计学上来说，她们的胜算很大。

通过剖宫产生下第一个宝宝的妈妈，若尝试使用 VBAC，成功率将达到 60% 至 80%。

那些在分娩过程中雇用了助产士的妈妈以及一些具有自然理念的妈妈的成功率在 90% 以上。就连美国妇产科医师学会也建议对某些低风险的女性实施这种做法。但当你和妇产科医生交谈时，他们中的大多数人都不会给你传递这种希望。事实上，很多医生会试图说服你放弃这个想法——有些医院甚至明文禁止 VBAC。这究竟是怎么回事呢？

说起来你可能会感到意外，剖宫产的做法由来已久。第一例成功的美国剖宫产手术是在 18 世纪晚期进行的，但是在埃及、希腊以及罗马的民间传说和神话中，以及在古代的中国文献中都有提到剖宫产手术。人们

认为，剖宫产的英文说法，Cesarean 起源于公元前 1 世纪恺撒的出生，不过，这个说法值得争论，因为老式剖宫产术不只是危险，而且是致命的，是在妈妈的命保不住的情况下挽救婴儿的生命，但恺撒的母亲显然有机会活到儿子长大成人。

然而，由于现代医学的奇迹，这个曾经相当可怕的手术发生了巨大的变化。局部（相对于全身）麻醉的发展、抗生素的发现，以及手术技术的进步（特别是纵向切口向横向或侧面切口的转变）使剖宫产对大多数女性来说是非常安全的。相应地，医生开始越来越多地依赖这种分娩方式，特别是遇到胎儿臀位时。另外，这也是一种避免使用产钳的方法（过去，产钳对产妇和婴儿造成伤害的概率都很大）。

与此同时，胎儿电子监测技术和分娩辅助手段如催产素的广泛使用，使得剖宫产率提升得更高。过去十分罕见的情况——1970 年只有 5% 的产妇实施剖宫产——突然变得越来越普遍。到 1980 年，这一比例上升到

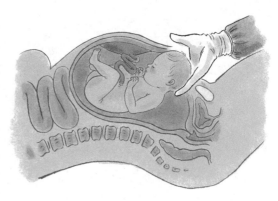

剖宫分娩

16%。到 20 世纪 80 年代末，近 1/4 的新生儿是通过手术分娩的。若当真是"一旦剖宫产，永远剖宫产"，那么剖宫产的比例注定还会飙升。

这引发了一场公共卫生危机。VBAC——剖宫产术后自然分娩，在欧洲相当普遍，但在 20 世纪 50 年代之前在美国几乎闻所未闻——现在突然又"回到了菜单上"。几项大规模的研究证实了这种做法的相对安全性。到 20 世纪 90 年代中期，美国妇产科医师学会的官方立场是，对大多数女性来说，剖宫产后阴道试产（TOLAC）是合适的。因此，

VBAC 的数量开始急剧攀升，而剖宫产的数量开始下降。

这可能是我们故事的结尾。但猜猜接下来发生了什么？

人们开始把 VBAC 视作正常的分娩方式。越来越多尝试进行 VBAC 的女性被使用催产素引产，尽管研究清楚地表明，引产术增加了并发症的风险。还有麻烦吗？美国妇产科医师学会的报告称，一些医疗保险公司正试图将 TOLAC 强制实行，而不是在病人和医生之间进行讨论后根据具体情况确定。为什么保险公司要这样？因为自然分娩比剖宫

看看其他选择 VBAC 的"自然妈妈"怎么说

艾希莉：做了一次剖宫产手术之后，我想向自己证明我也可以用自然方式生下一个健康宝宝。我的 VBAC 非常美好，弥补了曾经的遗憾，是一次令人难以置信的成功！

瓦内萨：进行 VBAC 之后的第二天早上，我告诉我的丈夫，感觉自己就像被一辆卡车撞了——但我也觉得我可以抛起一辆卡车。走进产房时我充满自信——我的身体可以做到，没人能改变我的想法。整个经历极其鼓舞人。

汉娜：我本来一心一意要 VBAC，但我女儿的心率下降了，我别无选择，只好再次实施剖宫产。我是一个非常活跃的人，但恢复花费的时间比我预期得要长一些。

凯莉：第二次分娩时，我知道我想要 VBAC。我的妊娠拖到了第 42 周，搞得大家都很紧张。但是，依靠信念、祈祷和充分的准备，我的女儿出生得十分顺利。真是一次神奇的分娩！

金伯莉：我周围的人对我的决定感到怀疑和担忧，但我丈夫和我挺住了！我们做了大量阅读和研究。来自一位助产士的爱心指导帮助了我们，让我们觉得我们可以做到。我现在已经有了三次 VBAC，能够以自然方式做到这一点是很幸福的。

产便宜。

不出意料，医生们开始看到 VBAC 中受伤率的上升，有些情况下，由于接生方式的错误，甚至出现了胎儿死亡的悲剧。他们也受到了相当多的起诉。1999 年，美国妇产科医师学会改变了态度，出台了新的指导方针：在所有的 TOLAC 中，医生和麻醉师都应该随时待命，以防万一。医疗事故保险费率一路飙升。今天，尽管有美国护士助产士学会和妇产科医师学会的支持（后者在 2010年再次放宽了他们的指导方针），几乎一半的美国医院实施了广泛的 VBAC 禁令。剖宫产后的自然分娩通常被认为存在风险，会带来危险，而且肯定是有争议的。剖宫产率呢？达到了 33%，创了历史纪录。

关于那些风险……

那么，关于 VBAC 的"风险"到底是什么呢？

毫无疑问，与 VBAC 有关的首要问题是子宫破裂的可能性——也就是说，在之前的切开（也就是伤疤）的位置上，子宫出现裂伤。虽然非常罕见，但子宫破裂在任何一次分娩中都可能发生——不管之前是否进行过剖宫产。"子宫破裂"也是一个概括性术语，包含了几种不同类型的并发症。最严重的情况是"完全性破裂"——子宫在伤疤的部位撕裂，导致羊膜囊破裂，胎儿被推入腹腔。正如它的名字本身所暗示的，完全性破裂是非常严重的问题，需要立即进行手术干预，胎儿死亡率占全部病例的 6%。

另一种类型的破裂——也就是所谓的不完全破裂——远没有那么严重，因为疤痕只会变薄或拉伸，但子宫和羊膜囊完全完好无损。

除了子宫破裂的可能性外，还存在一些关于胎盘增生的风险的担忧，胎盘增生是胎盘的血管植入子宫壁太深的一种症状。胎盘增生不是由 VBAC 引起的——这种情况早在分娩之前就已经存在了。然而，这是非常严重的、可能危及生命的紧急状况。胎盘无法从子宫分离会引发大出血。胎盘必须通过手术切除，有时是通过紧急子宫切除术。胎盘增生有很高的产妇死亡率（7%）。

既然存在这些风险，为什么会有人尝试 VBAC 呢？

我承认，当我只是写出子宫破裂和胎盘增生这两种危险时，就已经感到相当可怕了，因此，人们害怕与 VBAC 相关的风险是可以

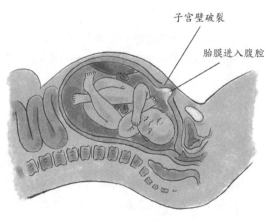

子宫壁破裂

胎膜进入腹腔

子宫破裂

关于 VBAC 的补充

助产士辛西娅

为剖宫产后阴道试产（TOLAC）和剖宫产后自然分娩（VBAC）提供助产服务是我引以为豪的事情[①]。然而，从我作为助产士的角度来看，最令人沮丧的事情就是遇到那些不能从以前的保健服务提供者那里得到支持的客户。美国妇产科医师学会和美国护士助产士学会都有支持 TOLAC 和 VBAC 的立场声明，如果产妇是在医院里分娩，既有技术精良的保健服务提供者，又有完备的手术室和麻醉团队，TOLAC 应该不是问题。

我担心的是，在农村或偏远地区，或者在那些把"一次剖宫产，永远剖宫产"的说法作为官方政策的地方，有越来越多的女性寻求在医院以外的地方进行 VBAC。在美国，剖宫产后家庭分娩（HBAC）呈现上升趋势。尽管我确实支持低风险产妇进行家庭分娩，但对于母婴均存在有真凭实据的医疗风险的情况，我个人并不支持家庭分娩。

如果 VBAC 在你的社区里是禁止的，问问你的保健服务提供者为什么！是因为当地医院没有配备内部麻醉，还是因为医生担心有风险？了解清楚属于你的选择权，并积极寻找那些愿意并且能够提供 VBAC 的保健服务提供者。

理解的。既然这样，那么为什么有人要这么做？更重要的是，为什么会有医学机构推荐这种做法呢？

答案其实很简单：与 VBAC 相关的风险比重复做剖宫产的风险要低。

在这里我做一个简要的介绍。

在那些从前做过一次剖宫产，留下一个低位横向伤疤（也就是水平切口或"比基尼"切口）的女性中，在 VBAC 中子宫破裂的风险小于 1%。根据一些研究，这个风险比例可以低至 0.2%，也就是 500 例里面仅有 1 例。这就意味着，子宫破裂的风险与羊膜穿刺术中流产的风险相当（甚至更少），值得指出的是，医生们建议患者做羊膜穿刺术的事例多得惊人。

[①]　TOLAC 为分娩尝试失败，VBAC 为自然分娩成功——编者注

蓝莓姜奶昔

为了支持宝宝正在发育的肺，本周就来一次抗氧化剂大轰炸吧。这些神奇的物质非常有利于支气管和毛细血管的健康，并且还能提供很多其他的好处。富含抗氧化剂的食物包括枸杞、树莓、黑巧克力、姜黄和大蒜，而这种提神奶昔利用了蓝莓、葡萄和生姜。与此同时，蛋白粉增加了其持久力。

配料：

1 杯冷冻有机蓝莓

1 杯冷冻有机红葡萄

1 又 1/2 杯不加糖的椰子汁

1 茶匙新研磨的姜末

1 汤匙生蜂蜜

2 勺蛋白粉（可选）

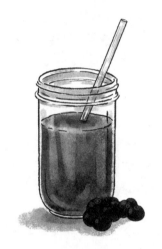

把所有原料都扔进搅拌器里（如果有必要的话加一些冰块），搅拌均匀。为了保持你的血糖稳定，早上吃鸡蛋时饮用，或者搭配一些坚果作为下午的零食。这道食谱可以分成 2 份饮用。

关于胎盘增生，不是 VBAC 增加了风险——而是剖宫产。事实上，每做一次剖宫产手术，出现胎盘增生的风险就增加一些（其他风险，如感染、出血、膀胱或肠道损伤，以及被称为粘连的疤痕组织也会增加）。接受两次剖宫产的产妇患胎盘增生的风险大于在准备充分的 VBAC 中出现子宫破裂的风险。

有意思的是，医生们可能会向你解释VBAC 的风险，却对重复做腹部手术的风险避而不谈。

假设你很适合进行 VBAC，那么选择自然分娩有很多好处：并发症更少，住院时间缩短，身体恢复更快。你体内与分娩相关的荷尔蒙将得到提升，特别是催产素，它可以帮助缓解疼痛，促进母婴之间的亲密，并有助于产后缩小子宫。婴儿也能从

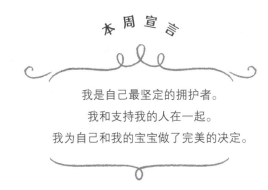

自然分娩中获得好处：例如，产道的挤压将羊水从婴儿的肺部排出，降低日后患过敏和哮喘的风险，也使他接触到大量有益菌，这可能会降低他日后罹患炎症性疾病的风险，比如克罗恩病。

你是 VBAC 的合格人选吗？

根据美国妊娠协会的统计数据，虽然大多数实施过剖宫产的女性（超过90%）都可以进行 VBAC，但 VBAC 绝对不是每个人都适合做。你要和你的保健服务提供者讨论这么做的利弊以及你怀孕的细节。但一般来说，没有重大医疗问题、从前没有经历过子宫破裂以及胎儿胎位正常的产妇，都可以期待一个好的结果——已经历过自然分娩的产妇的成功率特别高。另外，如果满足以下条件，希望进行 VBAC 的妈妈成功机会将更大：

♡ 孕妈妈是低风险妊娠，体重正常。超重或肥胖者，或在怀孕期间体重的增加超过 18 千克的产妇，成功进行 VBAC 的可能性不太大。

♡ 孕妈妈从前没有实施过两次以上的剖宫产。

♡ 之前的剖宫产手术中做的是低位横向切口。腹部有纵向疤痕或 T 型疤痕的女性通常不适合进行 VBAC，因为这些类型的切口更容易破裂。

♡ 之前的剖宫产术起因于某个孤立的偶发问题（比如胎位不正），并且在目前的妊娠中没有再次出现。

♡ 胎盘没有覆盖之前的剖宫产手术留下的疤痕（如覆盖，则增加了胎盘增生的风险）。

♡ 没有超过预产期一周。

为 VBAC 做准备

要想增加成功进行自然分娩的机会，你需要：

♡ 收集你的医疗记录。这是唯一能确定你的伤疤类型的方法——实际上有可能表面上是一个横向伤疤，里面却有一个纵向切口。医疗记录还能让你准确

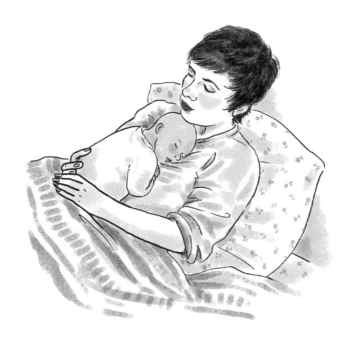

地说出哪些因素导致了你之前的剖宫产。

♡ 找一个支持 VBAC 的助产士或医生。即使你的医生支持你的想法，他或她所在的医院也可能不支持。你计划在哪个城市分娩，就去了解当地官方关于 VBAC 的政策。记住，与助产士合作可能会大大提高你的胜算。如果你们合不来，那就换一个！

♡ 雇用一个合格的导乐师。在你分娩期间，她的鼓励和经验对你将非常宝贵。她还可以帮助你安抚和鼓励紧张不安的伴侣。

♡ 制订一个分娩计划。事实是，每一次分娩都是独一无二的，不可预测的，但是写下你的打算会帮助你为任何意外或复杂的事情做好准备。下周我们会详细讨论分娩计划。

♡ 坚定决心。正如你致力于用自然方式怀孕和分娩一样，对 TOLAC 来说，重要的也是要坚持——如果你缺乏积极而坚定的决心，那么很容易就会变得动摇或气馁。向 VBAC 支持小组寻求帮助，大声说出你的宣言，阅读鼓舞人心的分娩故事，想象自己成功完成了自然分娩。如果你的伴侣对这个想法有抵触，那你们就一起去和你的助产士聊聊，开诚布公地谈谈所有顾虑。

♡ 照顾好你自己。你能做的最重要的事情是增加你成功进行 VBAC 的机会，那就是吃健康的饮食，进行科学锻炼，并保证充足的休息。把你的健康作为优先事项可以降低你患并发症的风险，因此也将降低你进入高危类别的可能性，同时还会减少你在分娩过程中需要干预的可能性。总之，身体健康对你能否进行 VBAC 有着至关重要的影响。

♥ 锻炼骨盆。平衡协调的骨盆不仅能让你在怀孕期间感觉更好，还能让你的分娩变得更轻松。确保每天都做骨盆锻炼（见第 23 周），并考虑接受专业认证的脊椎按摩师的定期护理。不要忘了前面提到的骨盆力量姿势，这有助于加强你的骨盆底肌，同时还要练习深呼吸，这些都是自然分娩不可或缺的。

本周宝妈任务清单

● 国际剖宫产宣传网络（ICAN）对需要支持或正在探索 VBAC 的剖宫产妈妈来说是一种非凡的资源。

● 即使你不符合列出的适合 VBAC 的所有标准，VBAC 对你来说仍然是一个选择。例如，在 VBAC 中运用引产术并不是完全不可能的，只是需要慎重对待。和你的医生谈谈你怀孕的具体情况，也要咨询一下其他医生的看法。

● 你去看牙医了吗？如果还没有，现在去做例行的清洁工作还不算太晚。记住，与妊娠相伴随的荷尔蒙升高会导致牙龈肿胀和牙斑增多，并可能导致蛀牙，而蛀牙则与早产有关。

你真的应该 制订一个分娩计划吗?

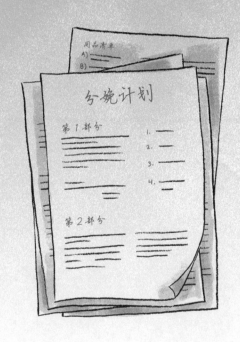

〜 自然好孕 〜

宝宝怎样了？

任何亲眼看过真实的分娩情景的人——无论是在现场还是通过"真人秀"婴儿节目或网络视频——都知道新生儿刚从子宫里出来时看起来并不是白白净净、粉嫩粉嫩的。但是你知道他们滑腻腻的外表不仅仅是由血液和体液引起的吗？许多婴儿从子宫里出来时，身上裹着一层蜡状的、乳脂状的物质，闻起来像母乳，看起来像羊乳酪，这种物质被称为胎脂。到第 27 周时，宝宝已经开始产生这种物质了。为什么？胎脂有点像防水材料，因为它可以防止婴儿在羊水中漂浮九个月后皮肤变皱。它还能保护他免受子宫内外的细菌和病原体的侵害（胎脂中含有类似于母乳中的免疫蛋白）。同样，它也能保护

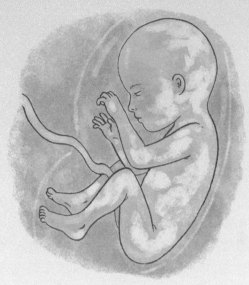

到第 27 周时，宝宝开始产生胎脂

他免受胎粪的影响，而且很可能是世界上最好的保湿霜。不过，老实说，胎脂看上去也会有一点儿恶心，这就是为什么大多数护士会马上把它擦干的原因。妈妈们，别让她们这么做。除了大量和健康有关的益处外，研究表明，推迟婴儿的第一次洗澡——最好是至少 24 小时——会使母乳喂养有显著改善。就连世界卫生组织也建议不要把这个来自大自然的礼物洗掉，让皮肤把它吸收掉。

宝妈怎样了？

我第一次怀孕期间，我的一个好朋友给了我一个警告：不要拖延处理像装饰婴儿房之类的大项目，她说，因为到了孕 34 周时，你的身子就会变得特别笨重，什么事也做不了。诚然，每一次妊娠都不同于其他妊娠，每一位妈妈也不同其他妈妈。有些女人从第一个月到最后一个月都感到难受，而另一些女人则始终精力充沛，直到羊水破了的那一刻。但有一件事是肯定的：当你进入第三个阶段（怀孕末期）的时候，事情就会发生改变——而且速度很快！所以，如果你还没有报名参加一个产前培训班，没考虑举办宝宝派对的事情，或者还没有考虑关于宝宝的吃喝拉撒之类的事情，现在就该着手了。

了解什么是分娩计划

这里有一个大多数医生和护士都不会告诉你的秘密：没有人会在意你的分娩计划。

对不起。我知道这听起来很残酷，但事实的确如此——在一些负责分娩和接生的护士站里，分娩计划已经变成了一个笑话。全国的产科病房里都在流传一种说法："分娩计划越详细，剖宫产的可能性就越大。"事实上，网上甚至有一些取笑分娩计划的段子。（最可笑的一篇文章发表在文学杂志《麦克斯》中，里面列出了虚构的准父母杰夫和杰米的令人讨厌的、过分的要求："当宝宝露出头时，请把音乐关小，杰夫将会大声朗读拉姆·达斯的《活在当下》"）

那么，这些对分娩计划的强烈抵制从而来呢？

分娩计划——在20世纪80年代之前完全不存在——是为了促进准父母和他们的保健服务提供者之间的交流。它的另一个目的是预防在分娩过程中作出重要的医疗决定。简单地说，分娩计划是书面的文件，列出了你所有和分娩有关的意愿，包括从使用止痛药到使用常规干预的所有内容，有些甚至包括你想听的音乐或你喜欢的灯光类型。听起来毫无恶意，对吧？然而，逐渐地，分娩计划染上了明显的"医患对立"的色调，不再是一纸个人意愿清单，而是变成了强硬的要求。它们非但没有演变成文件，反而变得日益僵化，缺乏弹性。那些把分娩计划写得又多又详细的产妇，在医院的工作人员眼里成为控制欲强、孤陋寡闻和难伺候的女人。

许多女性之所以制订详尽的分娩计划，恰恰是因为担心她们的愿望在产房里不会得到尊重，结果反而给自己带来了污名。真是莫大的讽刺。

实际上，分娩计划是有帮助的，而且很重要，特别是当你正在致力于一种自然的、没有药物的分娩时。写分娩计划的过程是一种很好的自我教育的方式，使你有机会学习在分娩过程中面临的所有选择，也给了你一个思考如何处理并发症的机会。但是，要动手写分娩计划，有一种有用的方式，还有一种不那么有用的方式。

如果你查阅育儿书籍或浏览育儿网站，会发现无论是在书中，还是在网站上，很多人都会告诉你，分娩计划就像一个指南或一个路线图，以实现你对理想分娩的具体愿景。虽然这在一定程度上是正确的，但绝不止这些——事实上，即使是"分娩计划"这个词本身也有点误导人。因为，正如任何有经验的人都会告诉你的那样，你唯一能算准的一件事情是，任何分娩都是独一无二，不可预测的。一份你写了几周甚至几个月的计划，到了大日子那天都可能需要或大或小的调整。例如，一旦宫缩开始，你可能会意识到你确实需要硬膜外麻醉，或者你可能会发现你确实需要做剖宫产。所以一个好的分娩计划不应该只是为最佳情况设计的，还应该包括事情偏离预想时的打算。

你可能要好几个星期以后才准备开始写你的分娩计划——这是可以的。因为在你开始动笔之前，有一些事情需要弄清楚：

了解什么对你来说是最重要的。在过去

自然好孕

几年里，网上出现大量可下载的、填空式的分娩计划。虽然这些计划可以用来启发思路，但其中很多内容过于冗长，并且有些包含过时的、已经淘汰的医疗信息。例如，在大多数医院里，灌肠和剃阴毛都不再是例行公事了，但你会发现这两件事情仍然被列在基本上所有预先设计好的分娩计划中。更大的问题在于，互联网上的分娩计划很少会配有一系列的指导，所以第一次做父母的人通常会随意地勾选，或者仅仅因为有些内容"听起来"不错，就把它们放进自己的计划中去。

例如，你可能会决定，什么样的分娩姿势感觉最舒服，你就想用什么姿势——坐在分娩球上，趴着，等等。但如果你声称也喜欢连续的胎儿电子监护，那么你可能会被限制在床上，不能自由移动。因此，你的这两种愿望是相互冲突的。再比如，你也许声明在任何情况下都不想要保留"肝素帽"或"生理盐水帽"，但是如果你选择硬膜外麻醉，你就必须接受它。关键是，你需要了解你在分娩计划中所包含的一切，并诚实地说出你想要的东西。不要因为你觉得你应该那么做就把它写下来。分娩计划是非常个人化和高度个性化的。它们应该反映你的想法，而不是别人的想法。

知道你的选择。你理想的分娩过程可能包括一个漩涡浴缸和一屋子的蜡烛，但如果你打算在一家超级保守的医院里分娩——在那里产妇不准进食，被绑在胎儿监护仪上，而且被迫仰面躺着——就把那种理想的场景忘记吧。

正因如此，在分娩之前尽早了解清楚你要去的医院或分娩中心的政策至关重要。

同样地，你要在分娩之前尽早和你的保健服务提供者讨论你的分娩计划。如果在某一时刻你意识到你的计划在你所选择的医生那里行不通，你甚至可以考虑更换你的医务人员。

要知道意外会发生。早在怀孕之前，我就知道自己想要进行自然分娩，但我也知道剖宫产的可能性总是存在的。所以我的第一个分娩计划中包含了假如我最终进入手术室时的愿望。排在第一位的是立即和婴儿进行皮肤接触和母乳喂养，如果可能的话。当然，没人愿意去设想那些在分娩过程中可能出现的不测，但你肯定也不想在已经开始宫缩的

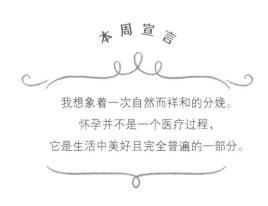

本 周 宣 言

我想象着一次自然而祥和的分娩。
怀孕并不是一个医疗过程，
它是生活中美好且完全普遍的一部分。

分娩计划的用处多多

来自护士兼导乐师莫拉的建议

我已经参加了 150 多例分娩，但从没发现过一个在分娩室里有帮助的分娩计划。这听起来可能有点令人震惊。但事实是，不管写得多么细致，没有任何分娩计划能在大日子那天使你避免难产或意想不到的并发症。

那么，这是否意味着你不应该写分娩计划呢？绝不是！我看到过分娩计划带来的奇迹，尽管它的好处在宝宝出生之前就体现出来了。我想到了我的其中一位客户。这个妈妈准备得很充分：上了一个自然分娩培训课程，阅读了所有关于分娩和哺乳的书籍，雇了一个导乐师，在互联网上搜索基于证据的信息。她和她的丈夫非常清楚他们想要事情获得怎样的进展，并且自信能够实现。但是，当他们在孕 36 周的体检中提出他们的分娩计划时，他们的保健服务提供者对他们的愿望嗤之以鼻。

他们计划用多普勒进行间歇性监护——但医院规定必须进行持续的胎儿电子监护。

他们想避免在分娩过程中接受静脉输液——她的医生坚持说静脉输液没商量的余地。

他们希望她自然破水——她的医生却告诉她，在征得许可的情况下，人工破水是惯常做法。

这个女人接下来是怎么做的呢？她拿起她的分娩计划跑了。在离预产期仅有几周的时候，她找了一个助产士为她接生，最终实现了她的愿望。最值得肯定的是，她的分娩计划的每个方面都得到了严格遵循，以至于在分娩过程中根本不需要把它拿出来。

一个分娩计划在你已经处于急剧宫缩的时候没有多大帮助，并不意味着它毫无用处。对于你和你的伴侣来说，分娩计划是一种奇妙的教育工具。它甚至可以为你提供在最后时刻需要了解的真实情况。虽然你可能已经和你的助产士或医生讨论过你的想法了，但是拿出一个分娩计划有助于你判断你的愿望和你的医生的执行标准是否真的兼容。

自然好孕

紧急关头去做重要决定。如果剖宫产证明是必要的，你可以浏览一下第38周的内容（温柔的剖宫产），寻找缓解手术分娩的方法。现在提前设想所有可能的情况，在宝宝出生时你就会对你的选择更有安全感。

也预想一下宝宝出生后的情况。关于分娩方面，准妈妈和准爸爸要做很多决定，但是在宝宝出生以后，仍然有许多方面需要你们做决定。是用母乳喂养还是用奶粉喂养？要给男宝宝割包皮吗（如果需要，什么时候做）？你会保存或捐献婴儿的脐带血吗？虽然每个分娩计划都不尽相同，但下面所列的标题都是你需要思考的。

分娩过程中

胎儿电子监护 (EFM)：是要连续性的还是间断性的？

活动自由度。你希望在分娩时站起来四处走动吗？希望被允许使用分娩球、分娩架或分娩凳吗？你希望自己选择分娩姿势吗？

饮食。你想在分娩时吃零食吗？你同意接受静脉输液吗，还是想避免做常规的静脉输液？

止痛药。你是否希望只有经你同意才可以使用止痛药？如果你适合使用硬膜外麻醉，你希望尽快被告知吗？

助产术的使用。如果可能，你愿意避免使用催产素吗？是希望自然破水，还是能接受人工催破？

摄影和摄像。你打算雇一个摄影师或摄像师全程拍摄吗？

分娩方法。你是计划阴道产、剖宫产、剖宫产术后自然分娩，还是水中分娩？

分娩后

母婴情感连接的建立。立刻和宝宝进行皮肤接触对你来说很重要吗？除了阿普加（新生儿评分），你还想推迟常规的新生儿检查吗？

母乳喂养。你想尽快开始母乳喂养吗？你想和哺乳顾问见面吗？你想要避免安抚奶嘴、配方奶粉、人造乳头和补充剂吗？

脐带。你想延迟断脐吗？你打算存下或捐赠脐带血吗？

胎盘。你打算保存胎盘吗？

新生儿常规。你想推迟或拒绝下列新生儿常规操作吗：足跟采血、涂抹眼药膏、注射维生素K、注射乙肝疫苗？

新生儿洗澡。你对宝宝的第一次洗澡有什么具体要求？想推迟吗？还是由你或你的伴侣亲自洗？

包皮环切术。做还是不做？

假如实施剖宫产（无论是计划内还是计划外）

哪些人在现场。如果可能的话，你愿意手术过程中你的伴侣和（或）导乐师在场吗？

手术围帘。如果可能的话，你想要透明的手术围帘还是镜子来观察宝宝的分娩？当然，也可以让护士把围帘放低，或者把宝宝举起来,这样你就能尽快看他一眼了。

切口和缝合样式。你想要一个低位横切口吗?单层还是双层子宫缝合?

阴道拭子。你想在分娩后采集阴道拭子擦拭在宝宝的皮肤上吗?(顺产的婴儿与母亲阴道及其肠道菌群的直接接触,有助于新生儿肠道菌群的形成。剖宫产的新生儿没有上述的直接接触。剖宫产婴儿通过阴道液擦拭的方法接触环境,可能会对其肠道微生物群产生有利的影响。)

母婴情感连接的建立。你是不是希望心电图机或监控设备放在不会影响你与宝宝接触的区域?你想立即与宝宝进行皮肤接触吗?在你意识不够清醒的情况下(比如你需要全身麻醉),你是否希望你的伴侣立即和宝宝亲密接触,除非出现任何并发症?

母乳喂养。如果可能的话,你是否愿意立即开始母乳喂养(你还在手术室里)?

对你的分娩计划进行归纳和提炼

现在,你已经研究了所有的选项,也已

泡菜

　　宝宝从产道出来时（全身裹着胎脂），会获得一些有益菌，这将帮助他建立一个健康的微生物群落。因此，本周让我们给你的内在生态系统一次助力。支持肠道健康的最简单（也是最低成本）的方法是吃发酵的食物，这些食物富含能产生乳酸的细菌。不幸的是，目前市场上大多数"发酵"食品并不是自然发酵的，所以不会提供大量益生菌。值得庆幸的是，你可以自己做。我喜欢这个简单的经典德国泡菜食谱。

配料：

1 小棵有机绿色卷心菜
1 汤匙细粒凯尔特海盐
1 汤匙香菜种子
过滤水

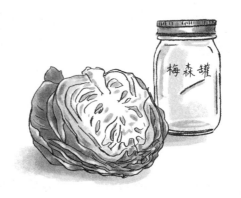

　　把卷心菜切碎，洗净，晾 1 小时左右，放进一个大玻璃碗里。加入盐和香菜种子，用手搅拌均匀。腌 10 至 15 分钟。接下来，用拳头或捣锤捣碎卷心菜，尽量把汁液挤出来。如果你感觉挤出的汁液太少，就往里面加 1/4 杯过滤水——这将成为泡菜的卤水。继续捣，直到挤出半杯汁液为止。把菜和汁液换到一个半加仑容量的广口玻璃坛子里。卤水要能盖住卷心菜，因为它能保护卷心菜不受霉菌的破坏。坛子里面要留出至少 2 厘米的空间用来发酵。用塑料盖或布盖住坛口（不要盖得过紧），室温下放置至少 3 天。用干净叉子品尝一下味道，等到酸味合你的胃口时，就算大功告成了。卷心菜会变得很软，有一股酸溜溜的味道。可以作为一种调料，和鸡蛋、面包、汉堡，或者任何你喜欢的东西一起食用。本食谱大约能制出 30 份，在冰箱里可以冷藏一个月左右。

我的自然分娩计划

分娩期间

不用止痛药

自由活动

自然破水

间断性胎儿电
子监护

柔和光线

水中分娩

不使用会阴切
开术

限制宫颈检查

分娩之后

立刻皮肤接触

延迟断脐

保存胎盘

伴侣剪脐

尽快母乳喂养

不注射维生素K

不注射乙肝疫苗

不涂抹眼药膏

不给婴儿洗澡

先母婴接触，后
做检查

自然好孕

经考虑过最好的和最坏的情况，下一步就是对它们进行汇总了。但是如何最好地做到这一点呢？当然，你可以把所有的选择写下来，或者把它们输入一个要点列表中。但是，坦白地说，谁愿意通读所有这些内容？一长串的要求，有的长达好几页，谁读了都会觉得乏味的。在你分娩那天，忙碌的护士和医生们根本没有时间一页页浏览这些信息。妈妈们该怎么办？

做一个单页的、形象化的分娩计划——左页有样本。它形式简单、语气礼貌、一目了然，能够有效地帮助你表达并顺利实现你的愿望。

当你思考成熟后，可以制定分娩计划。然后，一旦完成了你的计划，一定要和你的保健服务提供者一起仔细检查一遍。你还需和任何可能在产房的人分享，包括家庭成员和你的导乐师。

本周宝妈任务清单

- 要让你的分娩计划简洁悦目。如果你感觉在制订分娩计划时带着对抗的心态或者写得过长，这可能说明你选择的服务提供者或出生地点不合适。如果真是这样，就考虑更换吧。现在还来得及！

- 一旦你的助产士或医生赞成你的分娩计划，就应该把它放进你的病历中去。然而，不要忘记在大日子那天多带几份，以防出现护士变动的情况。小贴士：准备一些薄荷糖或巧克力来表达你的谢意，在医院或分娩中心与你的护理人员分享——善意会有回报的。并确保所有照顾你的人达成共识。

- 并发症会使你的分娩计划的某些内容变得失去意义，所以在大日子那天要做好随机应变的思想准备。记住：你和宝宝的健康是每个人的首要任务。

第三部分

怀孕末期

妊娠末期
检查和筛查

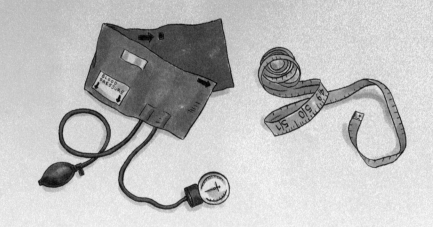

自然好孕

宝宝怎样了?

太好了! 我们已经正式进入第三个阶段——也就是最后三个月了。宝宝继续像野草一样疯长。他现在的体重有 1 千克左右, 身长大约在 38 到 41 厘米之间。但是, 他这周做的事情并不只是成长: 他也开始冲你扑闪他那漂亮的睫毛了, 小鬼精灵。这是千真万确的。这是他第一次睁开眼睛, 眨着眼睛在子宫里四处张望。诚然, 他现在还看不见什么东西(不仅因为子宫里黑咕隆咚, 而且因为他的视力很差)。然而, 在第 33 周的某个时候, 他的瞳孔就会开始收缩和扩张, 这意味着他可能会识别一些基本的形状——或许是他放在脸前的手, 或者是弯曲的脐带。

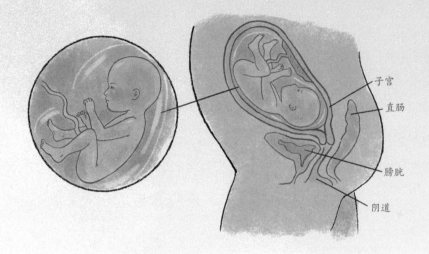

子宫
直肠
膀胱
阴道

宝妈怎样了?

嘿, 宝妈! 你觉得这里很热吗? 还是只有我感觉到热? 就像加州的死亡谷一样热。你甚至可能会感到更年期的症状——这很奇怪。所有的潮热是怎么回事? 原来, 这是另一种常见的妊娠副作用, 造成的原因——还能是什么? ——是你激增的荷尔蒙。实际上, 你的中心温度在怀孕期间会上升 0.55 摄氏度。穿天然纤维衣物可能会有所帮助(因为合成面料不利于散热), 分层穿也会有所帮助。你可能还要避开咖啡因, 因为潮热似乎是由焦虑、压力和血糖飙升引起的。另一方面, 要克制你想放弃常规锻炼的诱惑——一些研究表明, 出汗可以防止潮热。最后, 让你的伴侣知道, 怀孕的一方拥有温度调节器的掌控权。我很确信这是法律规定的。

说起产检，从现在起，你为此做的决定要少很多。考虑到你的身体（以及大脑）承受的所有负担，这真是一份礼物，事实上，除非你的妊娠被认定为高风险或者超过了预产期，否则你可能不会被要求做很多的检查。下面简单介绍一下最后三个月里进行的最常见的检查。

第三阶段超声波检查

关于这个阶段的超声波检查，没有什么特别之处。然而，你可能会注意到，虽然宝宝已经变得这么大了，他在屏幕上看起来并不明显。

你需要做这项检查吗？

假如你身体健康，属于低风险妊娠，并且在怀孕期间没有出任何问题，在第三阶段很少需要做超声波检查。这不是常规检查，如果你的医生是一个具有整体观念的人，他或她可能甚至不会要求你做。然而，在某些情况下，后期的超声波检查可以为你进行自然分娩铺平道路。例如，胎盘前置大多数情况下是在怀孕中期的超声解剖检查中发现的，但是，若假以时日，到后期往往会自我调整过来。当子宫继续扩大和伸展时，位于子宫低处的胎盘通常会移到高处，远离子宫颈。通过超声波检查，你可以确认胎盘是否真的改变位置了，从而可能会省去不必要的剖宫产手术。

然而，如果你的医生只是想弄清你的宝宝是否"个子太大"，你可以选择拒绝这种检查。产科医生通常更倾向于通过剖宫产来接生"大婴儿"（体重超过4千克），尽管从医学角度来说未必需要这么做。美国妇产科医师学会不建议因为胎儿个头大就计划做剖宫产，除非他们的体重达到了5千克，或者妈妈患有妊娠期糖尿病，而胎儿体重达到了4.2千克。即便如此，剖宫产也只是一种选择。更复杂的问题在于，超声波对胎儿体重的估计可能会超出0.5到1千克，所以你得到的数字可能不准确。

一定要问明白你的医生要求你做超声波的理由。还要记住，对超声波检查的详细程度，你是可以和他们进行协商的。举个例子，如果你的医生或助产士只是想检查一下胎儿的脑袋是否朝下，她也许自己就可以给你快速检查一下，而不是让你去专门的超声波检查员那里进行更长时间的检查。

无应激试验

无应激试验，即NST，是一种通过监测胎儿在20到30分钟内的心率来确认他在子宫里的健康状况的方法。开始试验时，检查人员把两个监控器探头固定在你的腹部，一个检测宫缩（检测其频率，而不是强度），另一个检测胎儿的心跳。这其实和你在分娩时使用的监控设备相同，如果你到时候选择接受连续的胎儿电子监护的话。两个监控器将产生一个共同的"轨迹图"，也就是一张记录纸（看起来有点儿像一个迷你测谎仪测试的结果）。这项实验可以让你的助产士或医生看到胎儿的心率模式，同时也能确定胎

嘎蹦脆的羽衣甘蓝片

　　既然从现在起宝宝已经学会眨眼睛了，为了让他有一双健康明亮的双眸，我们就来补充大量的叶黄素和玉米黄质吧。为什么呢？用常话说，这些类胡萝卜素被认为是维持眼睛健康的最重要的维生素。事实上，相当多的研究表明，它们可以预防白内障和与年龄相关的眼疾，包括黄斑变性。羽衣甘蓝，通常被叫作绿叶蔬菜之王，富含叶黄素和玉米黄质（还有叶酸、铁、钾、维生素 A、C、K）。对于那些喜欢嚼嘎嘣脆的零食的妈妈，这道很容易做的甘蓝片是一个很棒的选择，和商店里出售的同类食物不相上下。

配料：

　　1 千克的甘蓝（卷叶甘蓝比恐龙羽衣甘蓝更柔和，更脆）

　　1 汤匙橄榄油

　　盐和胡椒调味

　　可选配料：

　　1/4 杯磨碎的帕玛森干酪

　　1/4 杯营养酵母片

　　红辣椒面

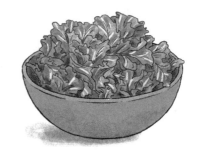

　　烤箱预热到 135℃。去掉甘蓝茎，洗净叶子，切成小片，和其余配料一起放进一个大碗里，使油和香料浸入叶子里。把碎叶片平摊在两张铺了烤盘纸的烤盘上，烤 20 至 30 分钟，直到叶子变脆。冷却后即可享受。吃剩的放进密闭容器中储存。

儿的心率对宫缩的反应——假设你有宫缩的话。你的医生或助产士想要看到的是胎动次数和胎儿心率的变化，表明胎儿心跳正常，身体健康。另一方面，如果胎动次数或胎心率加速不足，表明胎儿状况可能不太好，这样的话，分娩——无论是人工引产还是剖宫产——可能就是一个好的选择。根据测试结果，胎儿将被归类为"反应型"（阴性）或

我应该保存宝宝的脐带血吗？

近十年来，把新生儿脐带血保存下来已经成为一种风潮。但是，为什么要这么做？更重要的是——你应该这么做吗？

脐带血富含干细胞，这些干细胞能够分化为遍及人体的不同类型的组织细胞（比如脑细胞、血细胞、神经细胞等）。正是这种能转变成几乎所有健康组织的能力，使得干细胞成为治疗各种血液疾病、某些癌症和免疫缺陷的理想物质。事实上，脐带血移植已经被用于治疗 70 多种不同的疾病，而干细胞疗法是医学研究中一个迅猛发展的领域。这就是为什么会有那么多人竞相保存它的原因：万一你的孩子患上危及生命的疾病，他或她的脐带血可能会提供治愈。

然而，储存婴儿的脐带血的费用不低。另外，这么做也存在争议。首先，在美国有很多私人成立的脐带血库，但该行业的管理很松散，致使这些血库良莠不齐（2014 年华尔街日报的一份调查报告揭露了其中的一些问题：样本被污染或变质、肮脏的储存条件、血库破产）。而且，你使用脐带血的概率也非常低。能用脐带血治疗的疾病本身就很稀少。某些遗传性疾病是不能用脐带血来治疗的（因为胎儿自身的血液本身也含有同样的缺陷）。另外，从一根脐带中只能提取几十克的血液，治疗自身疾病不一定够用，尽管也许够用来进行异体干细胞移植。至于储存脐带血的费用，前期需要 1000 到 2000 美元（用于采集和注册），以后每年再付 100 到 200 美元的存储费。由于上述原因，美国儿科学会和美国妇

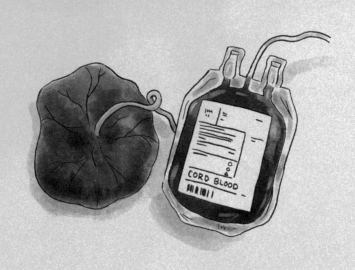

$\longrightarrow$

自然好孕

产科医师学会不主张为了"生物保险"——也就是"以防万一"使用私人脐带血库。更适合在私人血库储存脐带血的是那些有家族病史，可能需要进行干细胞移植的人（比如，兄弟姐妹或亲戚中有患白血病的），或者少数民族，因为他们可能很难从公共血库中找到匹配的干细胞。

所以，私人血库不是你唯一的选择，也有一些公共血库给你提供免费捐赠宝宝脐带血的机会。不过，如果你以后需要用它，却不一定还能得到。然而，选择放弃私人血库并不意味着你的孩子在需要干细胞移植的时候就没有希望，只要他能找到一个匹配的捐赠者，就有希望。大多数医疗协会都支持人们选择公共血库，而非私人血库。

我们是怎么做的呢？我和迈克尔都没有未来需要进行干细胞移植的家族病史，所以我们决定放弃储存。代替这种做法的是，我们选择了延迟剪婴儿脐带，这样做有它本身的好处。你将在本书第四部分看到更多关于这方面的信息。

"无反应型"（阳性）。无反应型的结果可能表明需要进行额外的测试，特别是胎儿生理评估（稍后会讨论这项测试）。

你需要做这项检查吗？

对于低风险的孕妈妈来说，接受无应激试验的最主要原因是超过了预产期。事实上，如果孕妈到了第 40 或 41 周，许多医生都会建议反复做这项检查——每周一到两次。然而，如果患有妊娠期糖尿病或先兆子痫，或者年龄在 35 岁以上，也或者超声波检测到异常状况，一些妈妈可能会提前接受检查。

因为有反应的胎儿胎动次数更多，心率加速次数也多——这是我们想要看到的，在检查之前吃喝点儿东西是个好主意，这可以使胎儿活跃一些。如果胎儿在睡觉，要得到准确的读数，就会耽误更长时间。

胎儿生理评估

胎儿生理评估，简称为 BPP，实际上由两个单独的测试组成：（1）无应激试验——程序与上面描述的完全相同，之后医生会给你的宝宝一个"反应型"或"无反应型"结果。（2）超声波。在超声波检查中，胎儿的动作、

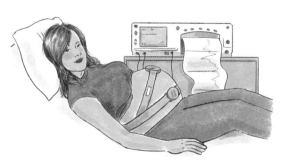

无应激试验

呼吸、肌张力以及羊水水平都将被评估和打分，总分为 10 分。分值在 8 到 10 之间都表明胎儿状况良好，6 分或以下则表明某种程度的胎儿窘迫。在这些情况下，你的助产士或医生可能会在 24 小时内让你再复查一次，或者可能会给你实施引产催产，这取决于你的妊娠周数。

你需要做这项检查吗？

与无应激试验一样，对低风险妈妈来说，最常见的情况是因为过了预产期而被要求进行该项检查。此外，那些怀多胎的，先前有过死胎的，有健康问题的，或者胎儿有遗传或基因异常的妈妈，也可能会被要求做胎儿生理评估。和普通的 NST 一样，在检查之前你也要吃喝点儿东西。另外，在测试前的 24 小时内，你也需要多饮水，因为脱水会降低子宫内羊水的水平。羊水水平低可能成为实施引产术分娩的原因。然而，如果只有羊水水平一项指标低，你可以考虑在充分补水后 24 小时内复查一次（例如：喝至少两升水）。这样做可以使你避免通过引产分娩。

B 族链球菌

B 族链球菌（GBS）是一种在大约 25% 的女性中自然存在（且无害）的细菌，但如果它扩散到婴儿体内，在极少数情况下会引起感染和严重的并发症。因此美国所有产妇都要在分娩之前通过阴道和肛门拭子接受检查——通常在 35 到 37 周之间。偶尔有产妇在例行的尿检中会发现 GBS，这种情况下，孕妈就属于"重定植者"一类，在其余的妊娠时间里被认为是 GBS 阳性。GBS 阳性妈妈在分娩过程中通常使用抗生素治疗。

你需要做这项检查吗？

我们将在第 35 周详细讨论 B 族链球菌检测。

血常规检查

这个阶段的抽血化验（通常在 26 到 30

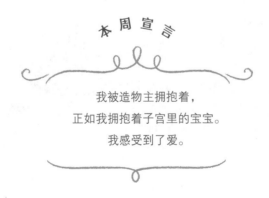

本 周 宣 言

我被造物主拥抱着，
正如我拥抱着子宫里的宝宝。
我感受到了爱。

周之间的某个时间点）往往不那么全面。事实上，第三个阶段的血常规检查通常是和糖筛同一时间进行的，所以你可以在第二阶段末的时候进行这些测试。除了再次检查"全血细胞计数"之外，还有一种叫作"快速血浆反应素"（RPR）的检查，可以检测出梅毒。此外还有检查淋病和衣原体的气相色谱法和凝血时间测定（GC/CT）。顺便说一下，RPR和GC/CT都是重复做的。在妊娠的前三个月里，你已经接受了这三项性传播感染的检查。

你需要做这项检查吗？

没错，和所有的血液测试一样，这是完全无创的，因此毫无风险。有些妈妈前期已经检测为阴性她们可以选择不做RPR和GC/CT。然而，请记住，这三种性传播感染（梅毒、淋球菌和衣原体感染）都是由细菌感染引起的，而且这三种病菌都可以在分娩前或分娩期间感染婴儿。年龄在25岁以下的女性在怀孕后期尤其需要重新测试。如果你不打算在婴儿出生24小时内给他涂抗生素眼药膏，更应该接受这个筛选。毕竟，这对你不会有什么坏处。

本周宝妈任务清单

- 既然你已经到了怀孕末期，就应该开始监控宝宝在子宫里的活动了。挑选一天中宝宝最活跃的时间，比如在上午10点左右或者晚饭前。保持静止状态，然后数宝宝运动的次数，如踢腿、翻身、挥拳和摇晃身体，直到你感觉到了10个明显的动作为止。每天坚持这么做，最好是在同一时刻。如果你注意到宝宝的运动模式发生了变化，马上打电话给助产士或医生。通过做这种重要的日常练习，你有可能挽救宝宝的生命。

- 本周和你的伴侣谈谈储存脐带血的利弊。如果你打算选择私人血库（如果某些疾病你有家族病史的话，这可能是一个合适的选择），现在就要开始着手研究了。建议你在34周之前联系脐带血库。

- 确保体内保持充足的水分，特别是在你的医生要求你做胎儿生理评估的情况下。太少的水合作用会导致羊水过少，这会增加你做引产分娩的可能。

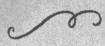

孕 29 周

当心级联式干预

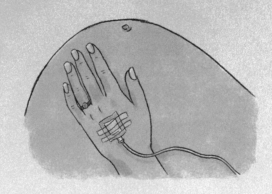

自然好孕

宝宝怎样了?

　　宝妈，本周你的小桃子的体重接近 1.4 千克，长度是 43 厘米。想想看，这让他看起来不那么像个桃子——更像一个小南瓜。至于你的子宫，在每次的产前预约中，你的保健服务提供者都会不辞辛苦地测量它的高度——也就是从你的耻骨到子宫顶部的距离。就在几周前，测量结果开始与你妊娠的进程一致。换句话说，在孕 29 周时，宫高应该在 29 厘米左右。（到孕 36 到 38 周，你的子宫就会高高隆起于你的胸骨下方。胃灼热又来了！）

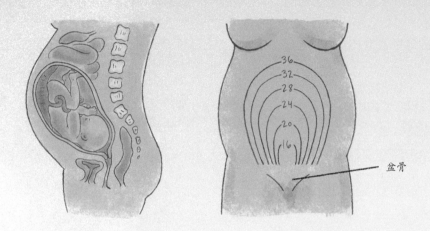

盆骨

宝妈怎样了?

　　宝妈，怀孕期间你体内增加的液体不只是血容量，还有很多多余的水分。虽然这些水分可以帮助你的身体和关节为分娩而扩张，但有时会导致水肿。通常发生在手、腿、脚和脚踝处。别担心：在怀孕期间，一定程度的肿胀是正常的。腔静脉承受的压力会使血液循环系统变缓，导致血液和水分在下肢积聚。同时，松弛素会使足骨扩大，这就是你突然有了一双霍比特人的脚的原因。至于如何减轻，早上第一件事就是去散步，晚上把脚抬高一点儿可能会有帮助。左侧卧睡觉也能改善血液循环。轻轻按摩皮肤，从脚开始，一直到心脏部位，也能促进健康的血液流动。只要有可能，避免长久保持坐姿或站姿。如果你的腿脚突然肿胀，或者一夜过后似乎没有好转，给你的助产士或医生打电话，因为这有时可能是先兆子痫的征兆。

一些助产士和导乐师认为，当你走进医院，穿上病号服的那一刻，你就接受了第一次正式的生育干预。

这听起来有点夸张吧？我的意思是，医院的病号服的确有作用。首先，它能防止你的普通衣服沾上血渍、体液或粪便（包括宝宝的和你自己的排泄物）。在紧急情况下，这种便于穿和脱的衣服有助于你的分娩团队做他们的工作。何况，这只是一件病号服！无论你是愿意穿还是不愿意穿，有多大区别呢？

在很多妈妈看来，穿不穿病号服并没有什么区别。有些妈妈实际上宁愿穿病号服，而不穿她们自己的衣服（当然，回家的时候少洗一件衣服，这总归不是件坏事）。但我认为，穿上病号服的意义在于：这是第一张

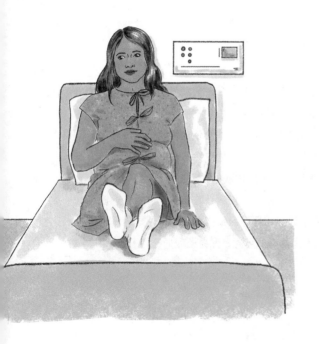

倒下的多米诺骨牌，是许多妈妈进医院后想都没想就做的第一个动作。她们只是觉得应该穿，就把它穿上了，或者因为她们认为这是医院要求她们做的事情，也或者因为现如今，产妇们都穿病号服。对吧？

然而，问题在于，许多女性所接受的不仅仅是一套衣服，还有一整套"例行"程序和协议，因为她们相信自己"应该"毫无置疑地接受。她们没有意识到，每一个看似无害的干预都可能导致下一个，再下一个。

不知不觉中，你接受的几项小干预——仅仅是为了"让事情进展下去"——已经打乱了你的自然分娩计划。

这就是我们花了很多时间讨论的"级联式"干预，一个从医疗管理角度看待分娩的症状，它可以说是美国剖宫产率居高不下的主要原因之一。

我知道你在想什么。我的孩子的健康和安全难道不比自然分娩更重要吗？当然更重要。再说，一些女性也需要一些——或者可能是很多干预。在我第一次分娩期间，由于出现滞产，我就打了催产素，这可能使我避免了最终的产钳助产或真空吸引助产。并非所有干预都不好，也并非所有的干预措施都应该避免（相反，有些干预措施可以挽救生命）。但并非所有的干预措施都是必要的——尽管它们看起来和医院的病号服一样无害。

因此，重要的是要理解一种选择性干预可能会导致一系列你不想要的干预。

对于大多数妈妈来说——尤其是那些在医院里分娩的妈妈——级联式干预通常是这样发生的：

自然好孕

干预一：常规静脉注射

在穿上病号服不久，你的手臂很可能就会被连接到一个静脉注射架上，不管你是否需要。为什么？有几个原因。由于大多数在医院分娩的产妇不允许进食和饮水，脱水便成为真正令人担忧的问题，而静脉注射可以把她身体需要的水分直接滴入她的静脉里。等等，让她喝点儿水或果汁不是更容易吗？这么做当然会更容易！然而，尽管美国麻醉医师协会称限制食物和饮料的做法既没必要，也毫无根据，对发生食物吸入肺部的可能性的担忧依然存在（只有在罕见的全麻情况下才可能发生）。随时待命的静脉注射设备也使用药变得更容易，从抗生素到催产素。而且，实话告诉你，在紧急情况下，一套齐备的静脉注射设备肯定会有帮助：没有必要慌里慌张地临时再去摆弄它们。

但常规的静脉注射也存在一些弊端。

如果你正在输液，就会被束缚在静脉注射杆上，这将限制你的活动。如果你的分娩过程很长（比如 20 小时以上），实际上可能会输入太多液体，大量的液体可能会引起水肿（即四肢肿胀），也可能会引起乳房充血，进而可能影响母乳喂养。信不信由你，静脉注射管和袋子里有许多酞酸盐。虽然还没有研究关注分娩过程中接触与静脉注射相关的酞酸盐的影响，但有几项研究表明，在长期待在重症监护病房或新生儿重症监护室的重症儿童中，注意缺陷多动障碍（ADHD）的发病率很高。特别是一种叫作邻 - 苯二甲酸二辛酯（DEHP）的酞酸盐，因其具有潜在

的毒性，已经被永久禁止在 12 岁以下儿童的玩具和护理用品中出现，但仍然存在于医用输液管中。

需要明确的是，当静脉注射成为必要时，你不应该因为担心潜在的酞酸盐暴露而拒绝静脉注射。但是，当静脉注射没有必要时，避免暴露不是应该的吗？

可能的替代方案： 如果你在一个分娩中心分娩，可能根本就不会给予所谓常规静脉注射。大多数的分娩中心都支持妇女的进食和饮水的权利。然而，如果你在医院里分娩，又不想接受常规的静脉注射，那就直接说出来吧。更好的办法是，提前与你的医生或助产士讨论这个问题，并在你的分娩计划中加入"不要常规静脉注射"。请记住，在某些情况下，静脉注射不可避免，例如如果你选择硬膜外麻醉的话。同时也要知道，很多产科医生会坚持这么做，只是为了防止意外发生。

一些护士会给你用"生理盐水帽"或"肝素帽"，而不是把你绑在静脉注射杆上：她们把一根导管（即一根细空心管）接入你手臂的一条静脉，管子的末端有一个内腔，里面装的是盐水或肝素（抗凝血剂）。这种方式有利于随时保持通畅的静脉通路，便于紧急情况时的抢救和给药，同时你也不会被束缚在静脉注射杆上。如果医院的政策规定你必须接受静脉注射，这是你最好的选择。

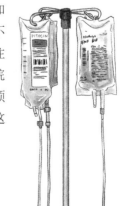

引产术——干预前的干预

对许多妈妈来说，她们经历的第一次干预不是穿上病号服，也不是到达产科病房的那一刻。实际上，干预早在她们进入分娩之前就发生了：那就是当她们作出引产决定的时候。

尽管我们对胎儿在子宫里的发育非常了解，但仍然不清楚在妈妈身上（或者在胎儿身上）究竟发生了什么，从而才触发自然分娩的。其中一个主要的理论是，胎儿的肺发育成熟以后，就开始分泌一种特殊的蛋白质，这种蛋白质使得妈妈的身体释放前列腺素，这种类似荷尔蒙的物质使子宫颈"成熟"并帮助子宫收缩。这种极富想象力的说法可以理解为，当宝宝准备出生时，你的身体和他的身体会进行交流，从而触发一连串独特的（自然的）荷尔蒙信号和化学方面的连锁反应。然而，引产术，即在宝宝和你的身体尚未准备好之前人工诱发分娩——会把这个精巧的机制完全打乱。

因此，引产术可能会引起分娩时间更长、对止痛药物的需求更大，以及最终实施剖宫产的比例更高，这样的结果也就不足为奇了。然而，自 1990 年以来，引产术的比例已经翻了 1 倍多。多达 1/4 的女性通过人工诱发的方式进入分娩，常见的原因包括产妇超过了预产期、胎儿太大，或者对医生来说更方便、日期上更好安排，换句话说，没有明显的医学原因。

当然，在某些情况下，引产术不仅是明智的，而且是必要的。问题是，对你来说有必要吗？我们将会在第 40~42 周更多地讨论相关话题——不同的引产方法、医生建议你接受引产术的各种可能原因，以及自然替代法。

干预二：连续胎儿电子监护

我已经说过很多遍了：连续性的胎儿电子监护会限制你在分娩过程中的活动，并且可能最终导致剖宫产。但这是为什么呢？

在产妇分娩过程中，胎儿的心率会随着产妇宫缩的变化而波动，例如，当子宫肌收缩时，胎儿的血液流动暂时会受到限制。血液流动的减少，反过来又会暂时限制胎儿吸收的氧气量，从而降低胎儿的心率。然而，当子宫不再收缩，肌肉放松时，血液流动会恢复正常，氧气水平会增加，胎儿的心率也会上升。这是一种正常、自然、安全的现象。每个产妇在分娩过程中都会发生小的波动。然而，偶尔，血液流动受到太多或太长时间的限制。在这种情况下，胎儿的心率会显著下降，这可能是胎儿窘迫的征兆。如果胎儿的心率不能恢复正常，那么任何干预措施可

自然好孕

能都是必要的，以确保他的安全分娩，包括紧急实施剖宫产。

明白我的意思了吗？下面的解释还要复杂些：

在 20 世纪 40 年代和 50 年代，人们认为胎儿缺氧是导致死产、胎儿智力发育迟缓、脑瘫和其他类型的新生儿神经损伤的主要原因。那个年代有相当多的婴儿出生时存在这类问题，当时高危产妇比例也高得惊人。但是，监测胎儿心跳的唯一方法是用胎心听诊器（一种类似于听诊器的仪器，贴放在产妇的肚子上），通过一种叫作"听诊"的技术完成。

可以想象，为什么胎儿电子监护（EFM）在 20 世纪 50 年代末被引入后，人们立刻就把它视为一种高级技术。我的意思是，这是一台神奇的机器，比人类的耳朵更准确、更灵敏，可以提供稳定的、源源不断的重要信息！尽管 EFM 最初的目的是针对高危妊娠，但却被迅速推广。到了 20 世纪 70 年代，EFM 已经成为分娩过程中的一个护理标准。今天，它已经被普遍使用。连续性的胎儿电子监护是最常见的分娩干预手段，在美国被用在超过 85% 的分娩中。

然而，随着 EFM 的普及，人们开始研究这种技术在实践应用中的利弊，得出了一些意想不到的结论。例如，胎儿在缺氧的情况下仍然能维持健康的时间比人们原先所认为的要长。具体到脑瘫，由胎儿缺氧引起的脑瘫非常罕见（其更常见的原因是宫内感染）。更复杂的问题是，医生对电子监视器打印出的心率模式所必须做出的解释。换句话说，对于究竟什么情况属于"胎儿窘迫"，并没有一个非常精确的定义。一名医生的解释可

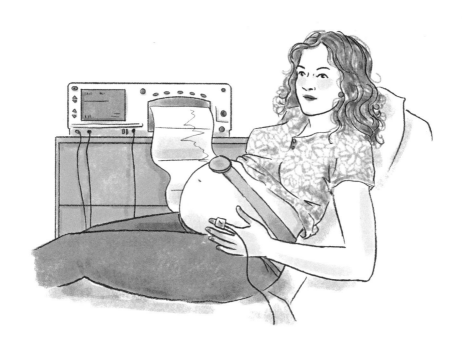

关于干预的五项要点

这么多关于干预的讨论可能让你感到"压力山大"——特别是当你正在忍受分娩的阵痛时。因此，这里特地为你概括了五项要点，把它们记在脑子里，以便当你面临一个需要快速做出的重要决定时，可以用来提醒你：

益处（Benefits）：这项干预有哪些益处？

风险 (Risks)：潜在的风险是什么？

替代方案（Alternatives）：有没有替代方案？（有时只需等待。）

直觉（Intuition）：你的直觉告诉你该怎么做？

不做什么（Nothing）：如果你什么都不做会怎样？也许只是稍作等待？

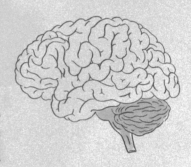

这五项要点的英文缩写就是 BRAIN，即"头脑"之意。最后一点（N）对于生宝宝这样的事情尤其管用。一件件的事情可能会像潮水一样向你涌来，一切都是那么紧迫。而事实上你不需要立刻行动。有时候，你只需说："给我 20 分钟，然后重新判断。"20 分钟后你也许会有一个惊喜。

能与另一名医生的解释大相径庭。这就是 EFM 与"假警报"或"高假阳性率"有关联的原因之一。根据美国妇产科医师学会的数据，通过 EFM 预测脑瘫的假阳性率大于 99%。

这意味着那些没有真正出现窘迫的胎儿更有可能通过不必要的剖宫产被带到这个世界。此外，研究表明，EFM 并不能减少胎儿死亡率，无助于提高阿普加评分，不会减少婴儿进入重症监护室的概率，也不会减少与低氧相关的脑损伤的发病率。换句话说，对低风险产妇来说，胎儿电子监护并不能改善胎儿状况。更糟的是，连续性的电子监护要求妈妈平躺在床上，困在那里，不仅会挤压骨盆，还会影响一些主要血管的血液循环。具有讽刺意味的是，这反而可能会剥夺婴儿的氧气，真的。

可能的替代方案：如果你是低风险产妇，

自然好孕

并且分娩过程进展正常，就可以要求"间歇性的听诊"——也就是说，通过手持式多普勒代替 EFM 间歇地监控胎儿心率。要明白，间歇性的听诊不同于"间歇性的 EFM"，后者需要你每小时必须连在电子监视器上 10 到 15 分钟。也要明白，你能否实现间歇性的听诊，这将取决于医院的政策。一些产科医生会坚持进行连续的电子监护。当然，出于各种原因，一些妈妈可能更喜欢连续的监护。如果你是这类妈妈，你可以了解一下遥测技术——也就是无线监护。这种技术不是所有医院都具备，也不会改善假阳性诊断的风险，但会提高你在分娩时的活动机会。

干预三：加剧分娩

在未用药的、自发的分娩过程中，你的身体会在某一时刻开始产生催产素，这是引发宫缩的荷尔蒙之一。值得指出的是：催产素还有很多其他功能，通常被称为"拥抱荷尔蒙"或"爱的荷尔蒙"，因为它能在宝宝出生后促进母婴情感连接的建立。当人们相互依偎、拥抱或有其他亲密举动时，这种荷尔蒙也会分泌出来。不过，催产素和那些参与胎儿发育的荷尔蒙不同，那些荷尔蒙可能主要是在卵巢和胎盘中产生的，而催产素是大脑分泌的。当它被释放时，就会触发其他荷尔蒙的释放，最明显的是内啡肽——人体的天然止痛药。

然而，当孕妈被施与引产术，或分娩受到干扰时，她的身体往往不能作出像在正常情况下的反应。换句话说，她可能不会产生足够的催产素来进行宫缩。若发生这种情况，医生们有很多方法来加剧分娩。最常见的一种方法是注射人造催产素。

人造催产素是一种合成的催产素，显而易见，两者并不是一回事。例如，目前还不清楚，这种合成物质能否进入产妇的大脑——如果能的话，她的大脑会如何反应。事实上，人们认为，这种人造荷尔蒙的大量注入可能会让她的身体停止分泌天然荷尔蒙。研究表明，在分娩过程中使用人工催产素的妈妈在母乳喂养时分泌的催产素显著减少。

人工催产素的另一个问题是，它会使宫缩过于强烈，因此使产妇更痛苦。这种人为增加的宫缩强度也会引起胎儿窘迫——胎儿在两次宫缩之间没有足够的时间恢复安宁，而血液流动和氧气的持续减少可能会导致他的心率下降。如果产妇此时使用了电子监视器，医生会对胎儿每次的心率下降都高度警觉，这只会增加产妇接受手术分娩的机会。另外，使用人工催产素也会让婴儿在阿普加评分中的得分偏低和入住重症监护病房的风险增大。不过，尽管存在这些不利因素，但自 1990 年以来，人工催产素的使用和引产术一样——已经翻了一番。

可能的替代方案：需要指出的是，人工催产素确实有其用处。用药合理的话，当产妇出现滞产时，人工催产素可以促进宫缩，因此可能使产妇避免其他更具侵入性的干预措施。然而，在同意使用催产素之前，你应该先尝试一下乳头刺激。刺激乳头（通过人工按摩或使用吸乳器）能触发天然催产素的分泌。尽管我第一次分娩时在乳头按摩之后仍然使用了人工催产素，但我绝对感觉到了子宫收缩的加剧。我认为这是个非常有效的方法。

干预四：硬膜外麻醉

硬膜外麻醉是最常用的干预措施之一——有60%到85%的妈妈使用过，原因不难理解。一些妈妈甚至在刚确定自己怀孕的消息后就决定在分娩时使用这种方式缓解疼痛。还有些妈妈只是在注射了人工催产素之后才选择硬膜外麻醉（如同上文中已经提到的，人工催产素引起的宫缩往往更强烈，更痛苦）。

不幸的是，硬膜外麻醉也有其副作用。和其他的干预措施一样，它也会干扰妈妈天然的与分娩有关的荷尔蒙的分泌。因此，如果你在实施硬膜外麻醉后停止了有效的宫缩（由于天然催产素受到抑制），现在可能就需要人工催产素来解决问题了，前提是你还没有被注射催产素。

值得一提的是，现在的人工催产素不像过去（20世纪80年代和90年代早期）那么强效，因为那时的催产素通常含有更浓缩的局部麻醉剂。尽管如此，当需要你屏息用力产出胎儿时，你可能会因为身体过于麻木而无法做到，这时医生可能就会把麻醉药停掉，存在问题吗？如果你没有分泌天然催产素，就不会释放内啡肽（你身体的天然止痛药），这意味着停掉麻醉药会带来剧烈的痛感。这使得支持硬膜外麻醉的观点变得具有争议性。

另一方面，在某些情况下，使用硬膜外麻醉是非常有好处的。举例来说，一些妈妈可能对分娩感到极度恐惧，而硬膜外麻醉则可以帮助她们放松。再比如，有些妈妈由于分娩时间过长，可能会感到精疲力竭，硬膜

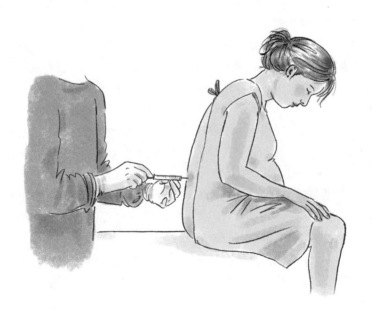

自然好孕

美味乳蛋饼

正在饱受难看的浮肿的折磨？我深有体会。第一次怀孕时，到了孕末期，我的手脚肿得厉害，但是第二次怀孕时，几乎没有出现任何浮肿——说真的，就连我的结婚戒指戴上去也和原来一样。为什么会出现这样的差别？那是因为我提高了蛋白质摄入量，还记得第三周的布鲁尔饮食法吧。当然，肉类是蛋白质的一种优质来源，但还有其他的选择：希腊酸奶、奶酪、豆类、坚果、种子、营养酵母片和鸡蛋。

说到鸡蛋，因为胆固醇含量高，它在 20 世纪 80 年代和 90 年代被妖魔化了，但实际上鸡蛋是世界上最完美的食物之一，富含维生素B_{12}、硒和亮氨酸（一种重要的氨基酸）。鸡蛋也是蛋白质的物美价廉的来源。但是鸡蛋中真正的明星是胆碱，对胎儿的大脑和脊髓的发育至关重要。一些研究表明，胆碱在保护孩子避免出现神经管缺陷时，可能等同于叶酸。鸡蛋有很多种做法：煎、煮或炒，但也可以尝试下面的做法，做出美味的乳蛋饼。

配料：

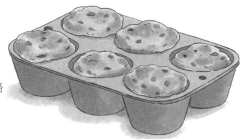

6 个有机鸡蛋

2 杯有机生菠菜，切碎

1/4 杯有机西红柿干，切碎

1/2 杯磨碎的有机切达干酪或科尔比干酪

盐、胡椒和辣酱用来调味

先把烤箱预热到180℃，打散鸡蛋，加入其余的配料，搅拌均匀，倒入一个涂了油（用橄榄油或融化的黄油）的蛋糕模具里，留出 1 厘米用来发酵。烤 25 分钟，或者直到变成浅棕色为止。趁热搭配新鲜水果吃。

外麻醉就可能帮助她们休息（甚至是入睡），这样她们就可以在最后的冲刺阶段重新恢复体力。因此，硬膜外麻醉并不总是有害的或不必要的。然而，我相信，人们对它有太多和太早的依赖了。

可能的替代方案：我们将在第34周深入探讨其他的疼痛缓解方法。现在你只需知道，如果你选择硬膜外麻醉，这不是一项独立进行的干预，你还会被要求进行连续的胎儿电子监护，而且几乎肯定会给予静脉输液（这可以减少产妇血压下降的可能性）。此外，你也可能会被连上一根导尿管。

干预五：剖宫产

上述任何干预措施都有可能增加你最终实施剖宫产的风险。也许，人工催产素引起的宫缩对胎儿来说过于强烈，或者，胎儿电子监护仪的读数显示"胎儿窘迫"（实际上这可能只是一个假警报）。然而，对于初产妇来说，意外剖宫产的首要原因不是胎儿窘迫、胎位不正，或者某种医学并发症，而是分娩进展"太慢"。

下面准备迎接最具讽刺意味的部分吧。

如今产妇分娩的时间——平均为 2.5 小时，比半个世纪前的女性用的时间要长。为什么会这样？美国国立卫生研究院的研究人员把部分原因归咎于分娩干预。换句话说，当我们干预产妇的自然荷尔蒙的连锁效应时，最终人为地延长了分娩过程。

例如，根据 2014 年发表在《产科学与妇科学》杂志上的一项研究，硬膜外麻醉会把分娩时间延长两至三小时（不是人们以前所认为的 1 小时）。我们也知道，现在有相当多的产妇被实施引产术（2010 年接近 24%，而 1990 年则不到 10%），尽管人工引产会带来滞产的风险。

医生们判断所谓正常的分娩时间所使用的标准是一张早在 1955 年出版的图表，名叫弗里德曼曲线。那时，全身麻醉是一种常规做法，但是硬膜外麻醉和人工催产素这类干预手段使用得并不普遍。换句话说，我们通过使用干预措施（通常是不必要的），人为地延长了分娩时间，而当妈妈们分娩进程不够"快"时，我们就会给她们实施手术。

难怪剖宫产率居高不下。

从引产术、胎儿电子监护、人工催产素，

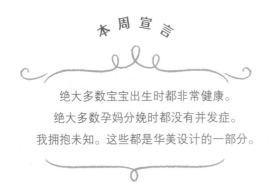

本 周 宣 言

绝大多数宝宝出生时都非常健康。
绝大多数孕妈分娩时都没有并发症。
我拥抱未知。这些都是华美设计的一部分。

直至剖宫产，所有的干预措施都有用武之地。事实上，对于需要这些干预措施的妈妈（和婴儿）来说，它们是天赐之物。然而，大量证据表明，大多数妈妈并不需要这些干预，即使需要，也并不是全部。关键是要知道什么时候该接受，什么时候不该接受。有时这才是最大的难题。

但别担心，妈妈。当你的预产期临近时，我们会更多地讨论如何避免这种级联式干预（或者至少是那些不必要的干预），无论你是在家里，在分娩中心，还是在医院里分娩。

本周宝妈任务清单

- 分娩时不喜欢穿粗糙的病号服，是吗？你未必非得这么做。说真的，没有法律规定你必须穿病号服。如果你不打算穿，那现在就要开始考虑你穿什么。我的建议是，不要管时尚，舒适第一，考虑一下超大号的棉质睡袍，或背心装配一条宽松的裙子。

- 孕妈选择引产术的一个主要原因是已经超过了预产期。担心错过你的预产期吗？预产期有时并不准确，我们很快就会探讨这个话题——以及你可能需要宝宝自己出来的原因。

- 有些孕妈妈的确需要干预，所以如果你的助产士或医生建议你做一项（或几项），不要担心。要知道，在大多数情况下——假设你是低风险的，同时宝宝是健康的——你都可以做出选择。

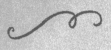

孕 30 周

分娩摄影的兴起
和其他记录分娩的方式

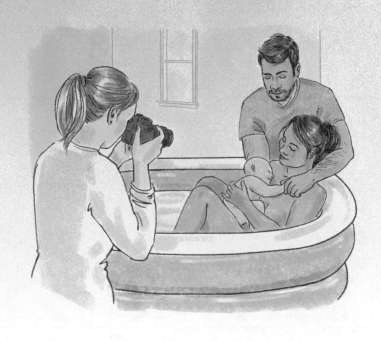

～ 自然好孕 ～

宝宝怎样了?

宝宝的身高仍然在 43 厘米左右徘徊，但他已经越过了 1.4 千克的门槛——所以在过去的几周里，他在身高上只有一个小的跳跃，但在体重上却有了一个巨大飞跃。这种趋势还会持续下去。他还会再长高几厘米，但体重会翻一翻，甚至增加两倍。事实上，从本周开始，他的体重每周会增长约 200 克，一直持续到大日子那天。长吧，宝贝，长吧！他正在积聚的脂肪（现在他增加的大部分体重都是脂肪）会有助于他的皮肤变得光滑些，皱纹少一些。它也会让他保持温暖，这意味着他不再需要那件胎毛做的外套了。胎毛现在已经开始脱落了——如果你和宝宝初次见面时，它还没有完全消失，也不要感到惊讶。即使是足月的婴儿，有一点点残留的胎毛，也是完全正常的。（而且非常可爱！）

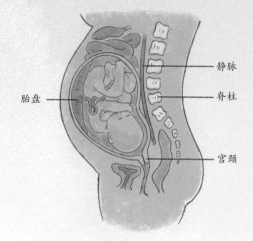

胎盘　　　　　　　静脉

　　　　　　　　　脊柱

　　　　　　　　　宫颈

宝妈怎样了?

如果你正在对付痔疮，很有可能会注意到静脉曲张的出现——出现在你腿部以及臀部的一道道凸出皮肤的，像蚯蚓一样的血管。为什么会这样？因为血容量的增加导致血管扩张，使其变得更加清晰可见，而腔静脉的压力增加了腿部静脉的压力。虽然静脉曲张有时会引起瘙痒或轻微不适，但好消息是，静脉曲张只是一个无关紧要的问题，虽然没有根除的方法，但可以通过避免久坐或长时间站立、左侧卧睡、晚上把腿垫高等方法来减轻不舒服的感觉。定期锻炼也有帮助，因为这样能促进血液循环。

为什么要雇一名分娩摄影师？

可以说，我的两个孩子的出生都可以说有"非典型"的特点。

不，我想说的不是自然和非药物分娩，而是想说，这两次分娩都被拍摄下来了，目的是与世界分享这段录像。

这就是我创建一家关于自然分娩和育儿网站的初衷。

然而，迈克尔和我并不是唯一想要记录我们的大日子的人：事实证明，越来越多的准父母们把一名专业摄影师加入到他们的分娩团队里。没错，分娩摄影——无论是静止还是移动的图像——已经成为分娩室的另一个大趋势。

对于一对夫妇来说，很少有像他们的孩子出生时那样私密的时刻，所以当大多数人第一次听到分娩摄影的事情时，往往会回避这个想法，这是可以理解的。最初的怀疑通常伴随着一个急切的问题："你要雇一个陌生人……把相机对准……那里？"

然而，分娩摄影并不是要捕捉到那些令人不忍直视的镜头（摄影师们通常不会拍

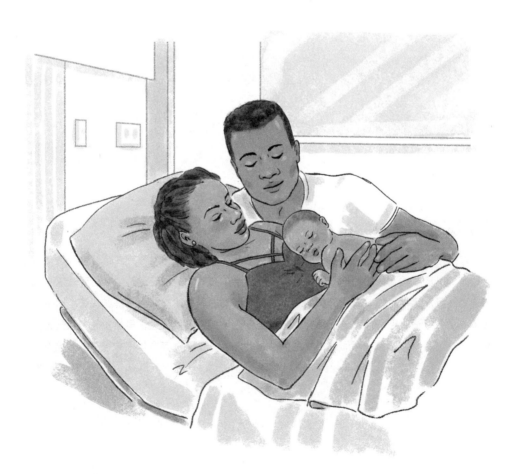

自然好孕

下"登峰造极"的镜头，除非你要求他们这么做）。一旦你克服了最初的排斥心理，就会感觉这是一件很有意义的事情。既然我们雇婚礼摄影师是理所当然的，作为一件同样重要的事情，孩子的出生无疑也该享受这样的待遇。除了确保会得到一张出生公告照片外，有一位专业摄影师在现场还有一些明显优势：

♡ 分娩是一件使人应接不暇、晕头转向的事情。若问大多数妈妈她们的分娩经历，她们通常会告诉你，她们不记得很多细节——即使是那些拖延了八九个小时甚至二十七八个小时的人（比如我！）。婴儿出生后的一两个小时，

时间过得特别快。不管你准备得多么充分，总会有你始料不及的事情发生，以及那些你注意不到的情景：你第一次看到宝宝时脸上的表情；当你的伴侣冲进等候室，把好消息分享给大家时，你的亲朋好友的反应。一位经验丰富的摄影师知道该抓住哪些时刻，他拍摄的照片将有助于以一种更加永恒的方式保存这些改变人生的时刻。

♡ 雇用专业摄影师会减轻你的伴侣的压力。你可能在想，难道不能让我的丈夫拍几张照片或录一些视频吗？是的，你当然可以。但这就意味着，你分娩时他本来应该全心全意帮你——按压

看看其他选择剖宫产后阴道分娩的"自然妈妈"怎么说

杰西卡：我的导乐师兼做我们的分娩摄影师，她抓拍下了我抱着儿子，仰身吻我丈夫的美丽瞬间。我强烈推荐找人为你们摄影——这些瞬间你应该永远保存下来！

阿曼达：我并没有计划拍摄，因为我觉得，把那么赤裸裸的东西出示给朋友和陌生人看，我可能会感觉到不舒服。然而，我第一次分娩时，神奇的事发生了。当我的朋友来医院问候我的时候，我的宫口扩张了大约7厘米，并且正在经历稳定的、强烈的收缩。几乎就在她说"嗨"的那一刻，我感受到了那种巨大的压力，产生一种向下用力的冲动。护士检查了我，看到我的宫口开了10厘米，胎头正在露出。医生和护士急忙围过来准备接生，我的朋友被挤进了房间——她没机会出去了！于是她拿起相机，开始拍摄这一重大事件。那天晚上，她看到了我完全不同的一面，我得到了一些特别棒的照片！

芭芭拉：我可能太放不开了，没有雇专业摄影师，但我确实希望能在分娩后的头几个小时里多拍些照片，尤其是刚把宝宝抱在怀里的瞬间、宝宝的脚印、称体重的情景，等等。

对分娩摄影不感兴趣?
那就考虑一下记录你的妊娠过程

信不信由你,你可能会怀念怀有身孕的这段日子。我知道这听起来有些奇怪,谁会怀念这种饱受晨吐、胃灼热和睡眠不足折磨的日子呢?

让我告诉你吧,我就很怀念。作为一个过来人,我怀念那些点点滴滴的小事:宝宝在肚子里乱踢腾;我拍着自己的大肚皮,或者望着它惊叹;我的胃口大得像一个橄榄球后卫;我正在创造一个奇迹……

所以我鼓励你把这些时刻记录下来。记录下宝宝来到人世间的旅程。相信我,总有一天你会庆幸自己这么做,你的孩子也会为此而感激你! 这里有一些点子供你参考:

孕妇照片

怀孕期间你可能并不总是看上去光彩照人,但你现在就是。我的意思是说,你最近有没有仔细端详过自己? 现在正是通过拍摄孕妇照来抓住这种光芒的好时机。当然,你可以雇用专业人士——事实上,许多分娩摄影师提供孕妇、分娩和新生儿摄影套餐。你也可以

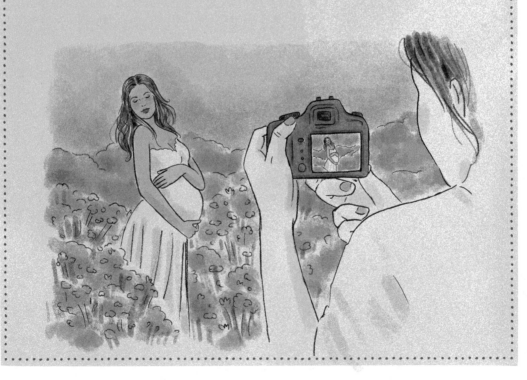

自然好孕

让一个有才华的朋友为你拍摄，或者你也可以让你的伴侣为你拍一些（有品位的）孕期照片。怀孕的女人最具有女人味，这是值得庆祝的。在我怀孕第 34 周时，丈夫给我拍了一些孕期照，虽然当时我有些害羞，但我现在很庆幸有了这些照片。

肚皮石膏模型

你有没有因为摔断了骨头，打过石膏？肚皮石膏模型是一个类似的概念，只不过没有疼痛感，也不用去医院。这些石膏雕塑不仅能把你的孕妇肚形象永远保存下来，而且还能创造出一些真正美丽的艺术作品呢。你可以在网店找到便宜的铸模套件，或者雇一个专业导乐师为你做，甚至有一些石膏艺术家也经常提供这种服务。肚皮石膏模型完成后，你可以不做任何加工，或者用无毒颜料来装饰，或者以后把宝宝的脚印和出生日期加在上面。

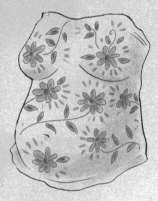

写信

给你未出生的宝宝写封信吧，这封信将成为一件非常可贵的纪念品。写什么呢？可以写点儿你对他未来的希望和梦想，你怀他时的感觉，以及你想成为什么样的妈妈。你可以和他分享你给他起的昵称，或者告诉他你等待她多久了。你也可以告诉他你发现自己怀孕时的感受。实话实说吧，因为这一切都是非常有意义的！

日志或剪贴簿

也许纪念这个过程的一个更简单（或者至少说不太复杂）的办法是准备一本记录怀孕的剪贴簿或日志。你可以按常规条目写，记录你每周的经历（不管你的记忆力有多好，都会忘记一些细节），然后把纪念品收藏起来，比如一绺婴儿的头发。你甚至可以制作一个视频剪贴簿，我和迈克尔就是这样为我们的孩子做的。

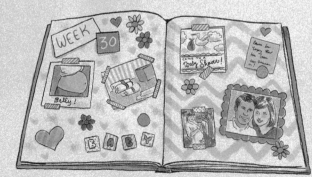

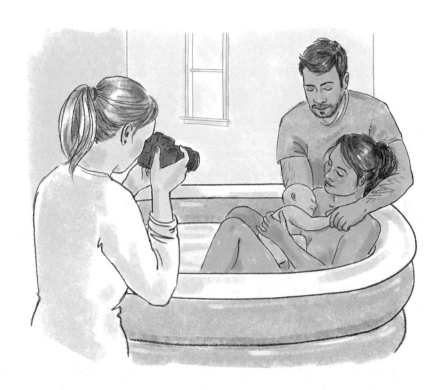

你的背部，监测你的宫缩，在你用力时为你加油，现在却不得不分神。此外，如果不是万不得已，没人愿意透过镜头目睹自己孩子的出生。再说，你的伴侣毕竟不是专业摄影师。专业摄影师可以在光线较暗的情况下拍摄（因为他们不可能在产房里使用照明设备），也可以在窄小的空间里拍摄。只有他们能保证拍摄的画面清晰、逼真。

♡ 拍摄分娩照片可以赋予人力量。过去多少年来，分娩是一件不能公开的、神秘的，而且往往是令人恐惧的事情——甚至连准爸爸都不允许进入产房！但是，雇用一个专业摄影师可以改变人们的看法：分娩变成一件更加快乐的

事情，更值得庆祝和珍惜，而不是让人感到害怕。如果分娩没有按照计划进行，拥有真实可靠的照片证据对妈妈们来说也是莫大的安慰。

那么，分娩摄影师是如何工作的呢？

当然，每个摄影师都有各自不同的安排，但是如果你决定拍摄分娩照片（或录相），程序差不多是这样：预产期前一两个月，你会和未来的摄影师见面，讨论所有的细节和后勤准备工作——客户选择套餐类别、了解费用（就像婚礼摄影一样，可以从几百到几

〜 自然好孕 〜

藜麦比萨

为了满足孕妈妈们的食欲，前面我已经介绍了巧克力、羽衣甘蓝片以及软糖的做法——当然，所有这些食谱都是有利于健康的"新版本"！但如果我把一种终极美食——比萨——漏掉，那就大错特错了。这道食谱使用的不是典型的白面粉，而是藜麦。藜麦是一种古老的谷物，具有催乳功效，所以这道食谱也非常适合你产后食补用。

配料：

    1 杯有机藜麦（洗净并浸泡一夜）

    1/4 杯过滤水

    1 茶匙有机牛至

    1/2 茶匙海盐

    1/2 茶匙有机蒜粉

    1 汤匙融化的食用油，如酥油或传统压榨椰子油

预热烤箱至 220℃，把藜麦沥干水分后放进搅拌机里，加入 1/4 杯过滤水、牛至、海盐和蒜粉，搅拌成光滑的面糊，稠度就像做煎饼的面糊一样。如果太硬，再加一两汤匙水。面糊要能倒出来，同时不至于太稀。

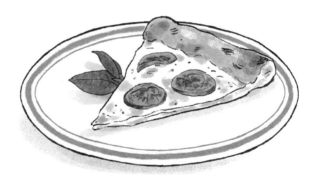

把面糊倒进一个抹了油的比萨盘上。烤 10 分钟左右，或者直至正面被烤熟。从烤箱中取出，把面皮轻轻翻过来，再烤上 10 分钟，或者直到另一面也烤熟为止。

从烤箱中取出，加入装饰性的配料，再烤 10 分钟，就可以享用了！

千美元不等），以及解释你想重点拍摄什么，这一点也许最重要。大多数情况下，摄影师会站在靠近妈妈头部的位置，这样既能抓拍到宝宝降生的情景，也不会拍到令人难堪的镜头。当然，如果你愿意的话，你可以要求近距离特写。由于所有的分娩都是不可预测的，你还需确定摄影师愿意停留多长时间。大多数摄影师都不会把一次超长的分娩过程全部拍摄下来（比如 12 个小时）。相反，他们可能会暂时离开医院或分娩中心一段时间，等到你快临盆时再回来。他们还会在宝宝出生后继续逗留一两个小时，以便拍摄剪断脐带的镜头、宝宝的小脚丫印，以及家人前来探访的镜头。

还有一些摄影师提供通常被称为"前 48 小时"的拍摄项目——而不是拍摄真实的分娩场景。他们会在你分娩一两天之后到达，在你出院之前拍照——对那些想梳洗一番再拍照的妈妈来说，这是一种很好的选择。

然而，在付定金（不可退还）之前，你需要仔细了解你的医院或分娩中心关于摄影和摄像的政策。

有些机构的政策很宽松，而另一些机构可能禁止摄录真实的分娩场景。或者，如果你做剖宫产术的话，医院可能不允许摄影师出现在手术室。务必记住，医院对录像的警惕性比对静态照片的警惕性更高（出于责任问题）。也要知道，医院的官方政策可能和你的产科医生的口头承诺有出入。

做剖宫产的妈妈在手术前后都有很多摄像机会，即使摄像师不能进手术室里拍摄宝宝出生时的真实场景，在你康复的过程中，他们也可以跟踪拍摄婴儿，捕捉所有你可能看不到的特殊时刻。

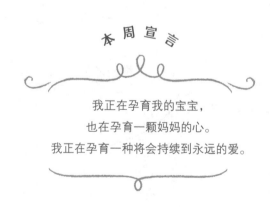

本 周 宣 言

我正在孕育我的宝宝，
也在孕育一颗妈妈的心。
我正在孕育一种将会持续到永远的爱。

在本地找一个分娩摄影师

在最近几年里，越来越多的导乐师（包括莫拉！）开始做兼职分娩摄影师了。一般来说，在你分娩相对平静的时期（那时她们不需要用手辅助你），或者在医生和助产士忙于给你接生时，她们就可以拿起相机。你还可以查看国际专业分娩摄影师协会（IAPBP），该协会拥有一个可搜索数据库，里面有超过1400名会员，通过个人网站的链接，可以看到每个摄影师拍摄的作品。

本周宝妈任务清单

- 现在，当我们谈论摄影话题的时候，也是你决定是否计划新生儿摄影的好时机。专业人士建议在宝宝出生后的头十天至两周内安排这件事，因为这是新生儿睡眠最多的时候，他们的小身体很容易就会摆出一些适合拍摄的造型。

- 猜猜还有什么事情应该开始做了呢？那就是找一个儿科医生。觉得为时过早，对吗？然而，在宝宝出生之前就为她选择好医生，会让你在宝宝出生以后更轻松。向家人和朋友寻求建议，多走访几个医生。不要不好意思。走访儿科医生是完全合适的，就像当初找你的医生或助产士时那样。

纠正胎儿臀位

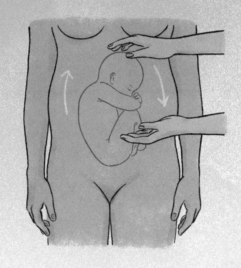

自然好孕

宝宝怎样了？

现在宝宝距离出生大约只剩8周了，他的体重已经接近1.8千克，长度为45厘米。他一直在努力增加体重！但他的大脑也没闲着，里面充满了神经元（或脑细胞）——到出生时，他将拥有1000多亿的神经元。这周，他也在忙着在这些脑细胞之间建立上万亿个连接，或者突触。在出生的时候，他会有大约50万亿个这样的突触。然而，在他生命的前三个月里，这个数字将增加20倍。到1岁时，宝宝的大脑里就会有1千兆突触。打个比方，你需要用超过三万年的时间才能数到1兆。真是不得了！

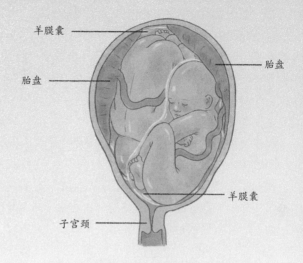

双胞胎中，胎儿臀位很常见

羊膜囊
胎盘
胎盘
羊膜囊
子宫颈

宝妈怎样了？

现在，你可能会开始感觉宝宝的踢腿、翻滚和拳击动作不那么强烈了，这是因为他的房间（也就是子宫）变得日益逼仄了。但是如果宝宝突然不动了，会发生什么事情呢？我第一次怀孕的时候，就被格里芬吓了一跳。那天我到外地出差了，中午过后，我意识到整个上午都没有感觉到他在动。我感到很害怕，于是打电话给助产士，她告诉我喝一杯橙汁，然后躺下。谢天谢地，20分钟后，爱动的小家伙又开始变得活跃了。在妊娠第三阶段，留心胎动状况（但不要神经过敏）非常重要，因为突然的变化可能预示着严重的健康问题。所以，饭后找一个安静的、可以让你聚精会神的地方（假设宝宝是醒着的），舒舒服服地躺下或坐下来，数宝宝的每一个动作（踢腿，翻滚，扭动），直到数10下为止。记住，这可能只需要10分钟，也可能需要近1小时。每天都在大约同一时间这样做。如果注意到胎动有异常变化或明显减少，试着通过喝点果汁或快步走让宝宝活跃起来。如果你仍然感觉宝宝很安静，就抓紧给你的助产士或医生打电话。他们就要进行一次紧急的无应激测试或BPP（胎儿生理评估）——有时这能挽救生命。

为什么会出现胎儿臀位？可是，为什么你会遇到胎儿臀位呢？

对一个想要自然分娩的妈妈来说，很少有什么话能像"你的宝宝是臀位"令她惊慌失措的了。我第一次怀孕期间，到了大约第32周时，一次快速超声波检查证实了我的助产士的猜测：我儿子的头挨着我的肋骨，而不是在我的骨盆附近。

我很震惊，很害怕。坦率地说，也有点儿气急败坏。

我的非药物自然分娩计划怎么办？所有的准备工作——我在过去7个月里一直在做的一切——都将通通被扔到窗外吗？

胎儿臀位不就等于必然要做剖腹产吗？

不一定。通过阴道产出臀位胎儿也是有可能的，只是今天的大多数医生都不会这么做。臀位自然分娩是很棘手的，部分是因为胎儿的头部——他身体上体积最大的部分——理论上可能会被卡在产妇的骨盆内。当胎头先出来时，子宫颈已经得到了充分扩张，而胎儿头部的软骨能够根据产道的形状进行重塑。臀位也增加了脐带脱垂的风险，即在产妇分娩过程中，脐带从子宫颈掉落出来（也就是脱垂），因而可能会受到胎儿身体的挤压，导致胎儿长时间缺氧。这些风险，再加上责任问题和培训的减少（现如今，参与臀位自然分娩已经成为一种失传的艺术），使臀位胎儿的剖宫产率逼近了百分之百的比例。

所以，妈妈，如果你的目标是自然分娩，而你的小宝宝是臀位，那么我们很有必要找到一种方法使宝宝转过来。

在你怀孕期间，宝宝一直在不断地翻跟头、打滚，甚至在你的子宫里"走来走去"。然而，到了第三个阶段的中期时，他的个头已经长得相当大了，以至于不再有足够的活动空间，所以他就会在第32至36周之间的某个时候，在一个更加固定的位置上安定下来。通常情况下，他是头向下停在这个位置上的（这种姿势也被称为"头位"），但有些胎儿是臀部或脚向下——也就是臀位。好消息是，在第37周之前，绝大多数被归类为臀位的胎儿将会自行调整。事实上，只有3%到4%的胎儿到了足月时仍然保持错误姿势。我们不知道为什么这些胎儿会如此固执，但我们知道产妇自身存在一些风险因素，包括：

♡ 产妇子宫的形状。一种影响子宫大小或形状的先天性异常、宫内感染或子宫肌瘤病史，或上一次剖宫产术留下的多余疤痕组织，都可能意味着胎儿在出生之前没有足够的空间调转身体。

♡ 胎盘的位置。覆盖子宫颈的低位胎盘（胎盘前置）可能会妨碍胎儿摆出头朝下的姿势。

♡ 羊水的体积。羊水过少会限制胎儿自由活动，而羊水过多可能会促使他一直不停地翻动，直到大日子那天。

♡ 有胎儿臀位史。出于某些原因，从前怀过臀位胎儿的女性更有可能怀上另一个，有这方面家族病史的女性也一样。此外，现代人久坐不动的生活方式可能

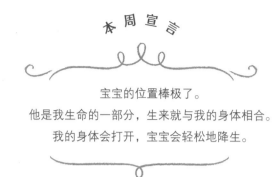

宝宝的位置棒极了。
他是我生命的一部分，生来就与我的身体相合。
我的身体会打开，宝宝会轻松地降生。

是另外一个因素。我们知道，长时间坐在办公桌前或开车会使骨盆失去协调。与之相反，你越活跃，你的骨盆底肌就越灵活和平衡。这可能会促使胎儿的头向下降。

纠正胎儿臀位（或枕后位）的自然技巧

希望你在过去几个月里一直在积极地锻炼骨盆，但如果你并没有这么做，现在开始行动还不算太晚！把你的常规办公椅换成一个分娩球，养成早晨或傍晚绕街区散步的习惯。当你感到胎儿在你肚子里变得不安分时，就双手着地跪下来，做"鸽子操"（见第23周）。如果你从助产士或医生那里得到了允许，你也可以每天尝试做"小狗操"。然而，如果宝宝仍然没有改变姿势，你可能需要做好尝试更进一步的方法的准备。

韦伯斯特技术

随着预产期一天天临近，产妇的重心会随着腹部的变大而前移。与此同时，松弛素——一种能使关节和韧带放松的荷尔蒙，也会使骨骼变得松弛易变，所以产妇的骨盆很容易发生错位，从而可能导致胎儿位置不正。这就是脊椎按摩疗法的用武之地。在此提醒各位，韦伯斯特技术是一种按摩护理，专注于减少支撑子宫的韧带所承受的压力，以及改善骨盆的对称，这可能会促使胎儿调转身体。访问国际脊椎按摩协会的网站，在你家附近找一个具有韦伯斯特认证的按摩师。

臀位外倒转术

临床上证明较为有效的改变胎儿臀位的方法之一是臀位外倒转术，其成功率接近60%，是一种由助产士或医生对婴儿的位置进行手工调整的技巧。换句话说，你的保健服务提供者用双手推动你的腹部，把胎儿从臀部向下的姿势调整为头部向下的姿势。有时候，他们会让你服用某种药物，用来放松子宫，防止宫缩。他们可能还要在实施倒转术前后监测胎儿的心率，只是为了确保胎儿能承受这种压力。这个过程可能会让人感到不舒服，甚至很痛苦，但它也可能把一次剖宫产分娩变成自然分娩。

抢占地盘：宝宝在子宫里可能摆出的各种姿势

说到胎儿在子宫中的位置，除了头向上或头向下，还有很多其他姿势。胎儿的背部与妈妈的脊椎之间方位上的关系，以及他的头部与妈妈的骨盆之间方位上的关系，都会对分娩产生影响。以下是胎儿在出生前几周内可能呈现的姿势。

左枕前位（LOA）

当胎儿头朝下，偏向于妈妈盆骨的左侧，向内面对妈妈的脊柱时，这样的胎位就被认为是左枕前位。左枕前位是分娩的最佳位置，因为它会促使胎儿收起下巴，这样他的头部最小的部位（枕骨）就会先进入产道。

右枕前位（ROA）

胎儿头朝下，面向内，偏向于妈妈盆骨的右侧。虽然左枕前位比右枕前位更常见，但这两个位置都被认为是有利于分娩的。

左枕后位（LOP）

胎儿头朝下，偏向于妈妈骨盆的左侧，但向外面对着妈妈的肚子——换句话说，他的枕骨依靠在妈妈的后部（臀部或脊柱）。枕后位胎儿有时被称为"脸向上"，虽然他们绝对可以通过自然分娩，但分娩可能会更困难一些，更容易出现滞产，而且会更痛苦，因为枕后位宝宝并不总是收起下巴。这会导致产妇宫颈受力不均（导致扩张缓慢）和背阵痛。

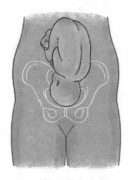

左枕前位

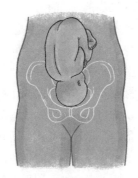

右枕前位

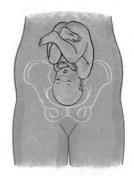

左枕后位

自然好孕

枕后位分娩也与较高的干预率相关，所以，要尽可能使胎儿变成枕前位。记住，婴儿在分娩过程中可以自我调整，许多产妇，尤其是经产妇，都能顺利产下枕后位宝宝。

右枕后位（ROP）

胎儿头朝下，面向外，偏向于妈妈骨盆的右侧。我很确定我儿子的胎位就是这样，这可能是我需要注射催产素的原因。

横位

胎儿横向躺在子宫里，就像在吊床上放松一样，而不是头朝下或头朝上。足月胎儿横位很罕见（特别是对于初产妇来说，因为她的子宫以前未曾扩张过），而且必须实施剖宫产，横位胎儿是不适合通过阴道产出的。

斜位

偶尔，胎儿在子宫中既不是竖立着，也不是横躺着，而是呈现倾斜的姿势。在这种情况下，宝宝的头基本上对着妈妈一侧的臀部。这些胎儿在分娩时或是头先露，或是脚先露。

你的宝宝在什么位置？

让你的助产士或医生用四步触诊法给你演示宝宝的位置（更多信息请参见第329页）。

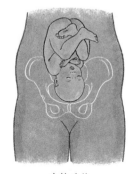 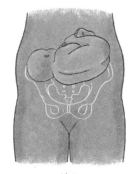 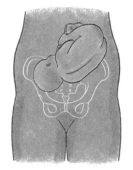

右枕后位   横位   斜位

胎儿臀位的五种类型

✿ 伸腿臀位。这是真正臀部先露的胎位，因为宝宝的腿抬得很高，脚与耳朵齐平。大多数臀位胎儿（大约65%到70%）属于这一类。

✿ 全臀位。胎儿是臀先露，但膝盖弯曲，看上去像盘腿坐在子宫里，双脚在骨盆下部。

✿ 足先露臀位。足先露臀位胎儿不是臀部先露，而是足先露（单足或双足）。足先露臀位一般很少见，但在早产儿中更为常见。

✿ 足先露兼伸腿臀位。胎儿臀部先露，一条腿向上伸（像伸腿臀位），另一条腿弯曲（像全臀位）——多么别扭！

✿ 跪臀位。顾名思义，胎儿基本上是跪在骨盆处。跪臀位非常罕见，所以有时不被认为是真正的臀位。

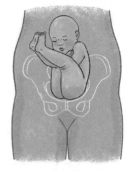

伸腿臀位

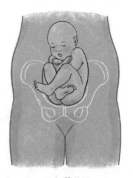

全臀位

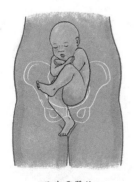

足先露臀位

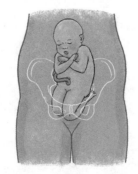

跪臀位

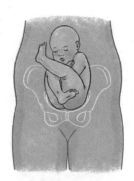

足先露兼伸腿臀位

〜 自然好孕 〜

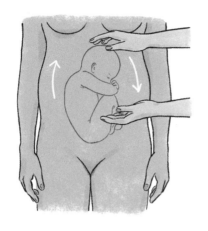
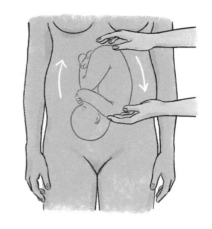

当我的助产士确定格里芬是臀位时，她用臀位外倒转术，一下子就把他翻过来了。（她说这很容易，因为离预产期还早，我的子宫里还很宽敞。）然而，我的儿子之后并没有保持在头向下的位置——这并不罕见。最好在预产期更近的时候，通常在孕 36 到 38 周之间，再做一次外倒转术。人们通常认为，这种方法是比较安全的，但是仍然存在一些风险：脐带缠绕或挤压、胎盘受到压迫、羊膜囊破裂或撕裂。虽然所有这些并发症都很少见，但你必须和你的保健服务提供者谈谈，以确定这种方法是否适合你做。

针灸艾灸

老实说，针灸艾灸是我尝试过的一种最不可思议的方法，也是一种很古老的做法：针灸师在你脚部的不同穴位插上针灸针，然后在旁边点燃熏香（由艾蒿制成的一种草药）。人们认为，烟、热气和针灸的结合会刺激前列腺素的释放，这可能会引发子宫的轻微收缩，从而会促使胎儿移动。这种方法有效吗？我的针灸医生似乎这么认为，他声

称，只有两个胎儿没有被他调转过来（后来发现，其中一个胎儿的脖子上缠着脐带）。从临床的角度来看，有一些证据（尽管只是出自一些小型研究）表明，艾灸与针灸结合在一起是有效的，但不是一次就见效。要知道，艾灸不是一次性的治疗。研究表明，为了取得最大效果，艾灸应该每天重复做一到两次，连做一到两周。

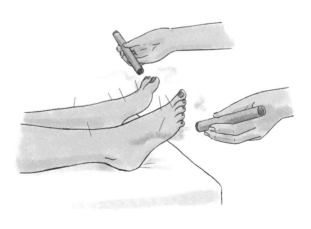

想找一种更DIY的方法来调转臀位胎儿吗？不妨尝试一下这些民间流传的措施：

♡ 在胸腔附近放置一块冷敷布或一袋冷冻豌豆——原理是据说婴儿不喜欢寒冷。

♡ 用手电筒照向两腿之间（一些妈妈相信宝宝会被灯光吸引过来），或者试试声音的效果：让准爸爸用他的声音哄宝宝，或者在准妈妈骨盆附近放一些贝多芬的音乐。（很奇怪，我知道你会这么认为。）

♡ 一些妈妈坚信，在水中重复倒立会促使胎儿调转过来。

♡ 最后，某些顺势疗法药物可能有效，特别是白头翁花。咨询你的保健服务提供者其用法。

看看其他"自然妈妈"怎么说

金伯莉：发现我们的宝宝是臀位后，我的产科医生为我安排了剖宫产手术——并嘲笑我为调整胎位做出的努力——然而，在最后几周里，经过我的脊椎按摩师的几次调整，胎儿竟然调转过来了。

阿曼达：我的宝宝不是臀位，但他的胎位也不是最理想的，是枕后位，而且下巴没有收起。在宫缩时，我的导乐师帮助我拉伸，以便让他向下移动——我不知道她到底做了什么，但成功了！要不是她，我确信肯定要做剖宫产了。

凯莉：在第35周时，我们发现我怀的二胎是臀位。一想到不能自然分娩，我就崩溃了，我尝试了所有的自然方法，甚至安排了一次臀位外倒转术，但我真的很紧张，因为我听说这种方法可能会让人很痛。在走投无路的时候，我和我的产前按摩师安排了一次紧急预约。摸我的腹部时，她告诉我，她认为胎儿的脚卡在下面了。她让我深吸一口气，从1数到3——我数到3的时候，她松开了他的脚，我感觉到他在动！在她的帮助下，我立刻做了一个倒立，马上感觉不一样了。我如约去见了准备为我纠正胎位的医生，果然，胎儿在正确的位置，做好了出生的准备！

自然好孕

分辨不出胎儿的位置？ "利奥"可以帮忙！

不，不是演员莱昂纳多·迪卡普里奥，尽管那样会很不错。我说的是莱昂波德手法（又译为利奥波德氏产科手法），即四步触诊法。它是由妇科医生克里斯蒂安·格哈特·莱昂波德在19世纪晚期发明的。

四步触诊法是一整套通过触摸判定胎方位和胎产式的方法，由四个步骤组成。虽然不是诊断性的，但这种方法可以帮助确定胎儿的位置，对于那些想避免额外超声波检查的妈妈们来说，这是一种选择。

一旦进入妊娠第三个阶段，你的助产士和（或）产科医生就可能会定期用四步触诊法给你做检查。在分娩过程中，这种方法甚至是一种有效的工具，可以帮助助产士确定在哪里放置胎儿监测仪。

下次去做产前检查时，让医生一边进行触诊一边给你解释，这样你就能了解宝宝在你肚子里的情形。记住，四步触诊法只能由训练有素的专业人员来做。

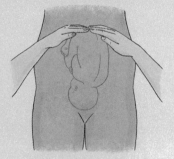

双手置于宫底部

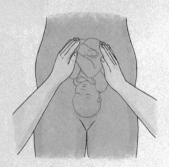

双手置于腹部左右两侧

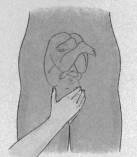

右手的拇指与其他四指分开，置于耻骨
联合上方握住胎先露部

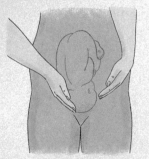

双手分别置于胎先露部的两侧

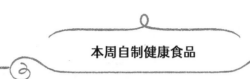
三文鱼蛋糕

　　既然本周宝宝的大脑发育"成为工作重心"，让我们聚焦于有助于他变聪明的食物，比如欧米伽 -3 脂肪酸。或者更确切地说，二十二碳六烯酸（又称不饱和脂肪酸）。

　　真拗口。

　　不饱和脂肪酸是大脑组织的主要组成部分，在怀孕的最后三个月尤其重要。遗憾的是，很多妈妈从饮食中得不到足够的不饱和脂肪酸。如果你吸收的不足，宝宝吸收的也就不足，这就会带来问题。怀孕期间不饱和脂肪酸水平低与早产、出生体重偏低和儿童多动症相关。那么可以从哪里获取这种神奇的营养物质呢？像金枪鱼、沙丁鱼和鳐鱼这样的海洋鱼类的含量都特别丰富，但是三文鱼是最好的选择之一。事实上，这种粉红色的鱼是地球上营养最丰富的食物之一。本周就来享用烤三鱼片吧（不对——应该每周都享用！）或者试着做这种超级简单的三文鱼蛋糕。

配料：

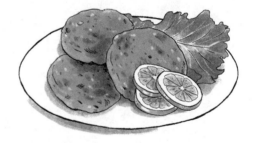

　　0.5 千克的野生三文鱼

　　2 只鸡蛋

　　1 汤匙椰子粉

　　半头洋葱，剁碎

　　半个有机红辣椒，剁碎

　　2 汤匙法式芥末酱

　　2 汤匙新鲜莳萝，剁碎（可选）

　　1 至 2 汤匙橄榄油

　　沥干三文鱼（越干燥越好）。把鸡蛋打进一个中等大小的碗里，加入椰子粉，搅拌至溶解。加入除油以外的其余配料，搅拌均匀。洗净手，把碗中的面糊做成小蛋糕待用。在一个大平底煎锅中放上油，用中火加热，把蛋糕放进去，两面各烤几分钟，直到变成诱人的橙黄色。配上柠檬片和新鲜的塔塔酱食用。太美味了！

我应该担心宝宝的脐带吗?

讨论了调整胎位的话题以后,妈妈们可能对宝宝脐带还有一些担忧——特别是担心脐带打结或绕颈。幸运的是,真正因脐带方面的问题造成的事故很少发生。事实上,脐带结(在新生儿中的发生比例为1%)通常很松散,不会限制胎儿血液的供给。

脐带绕在胎儿的手臂上或腿上,甚至是脖子也不会有太大的问题。

事实上,即使是通过超声波,大多数脐带方面的问题也检测不出来,往往是在胎儿从阴道里产出的那一刻才被发现。而医生在分娩过程中所关注的是胎儿心跳的骤减。打结很紧或缠得很紧的脐带虽然很少见,但可以限制胎儿氧气的输送。如果胎儿的心率骤降,医生会尝试多种解决办法,包括实施紧急剖宫产。然而,在分娩前的几周内,脐带问题表现出的最常见的症状是胎儿在子宫内的活动缓慢。每天坚持数胎动次数,如果感觉到胎动有明显变化,一定要及时告诉你的医生。

∾ 本周宝妈任务清单 ∾

- 即使你的宝宝处于头部向下的位置,也要坚持进行骨盆锻炼,这有助于宝宝下降,并保持下降姿势。

- 在怀孕后期跟踪胎儿的"运动"可以有效地预防出现死胎,甚至美国妇产科医师学会也推荐这么做(特别是高危妈妈)。

- 即使是臀位胎儿,也有可能通过自然分娩。我们将在第39周更多地讨论如何安全地做到这一点。

我能产乳，
你的超能力是什么？

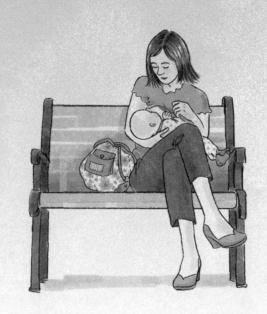

自然好孕

宝宝怎样了？

本周宝宝的体重接近2千克，身长大约有45到48厘米。他的肺还在继续生长和发育，脂肪层日渐增厚，变得饱满起来。他也开始接受妈妈给他的抗体，一旦离开子宫，这些抗体就可以保护他免受某些细菌和病毒的侵害（包括水痘，假设妈妈身上有这种抗体的话）。这被称为被动免疫——因为他将依赖于妈妈的抗体，而不是自己制造——而且这种抗体只会持续几周或几个月。要是有一种方法可以延续这种免疫力该多好啊！别急，办法是有的。这就是所谓的母乳喂养。母乳（尤其是初乳）含有丰富的抗体，可以防止宝宝免受疾病和感染的侵害，直到他的免疫系统变得完善。

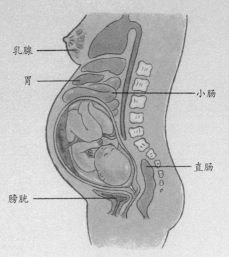

乳腺

胃

小肠

直肠

膀胱

宝宝现在正位于妈妈的膀胱的上方

宝妈怎样了？

前面当我们讨论怀孕可能会从一些方面影响你的睡眠时，我提到了不宁腿综合征（简称RLS）。这是一种人类知之甚少的睡眠障碍，影响了大约15%的准妈妈，其特征是腿和脚上有虫爬样、或瘙痒灼痛的不适感，伴随着想要踢腿和走动的强烈欲望。简而言之，这种综合征令人非常痛苦，特别是常常在夜间睡觉的时候出现。不宁腿综合征在妊娠的第三阶段也是很常见的，所以你现在可能被它盯上了。我们尚不清楚其病因，一些研究表明它可能具有遗传性，属于神经学问题，或者是由于营养缺乏造成的。如果你发现自己有强烈的想踢腿的冲动，一定要保证充足的水分，获取大量电解质（尝试喝椰子汁或骨汤），最重要的是增加镁的摄入量。可以服用补充剂，或者直接把镁油涂在腿上。一些研究人员认为，不宁腿综合征和缺铁存在联系，所以也要尝试多吃红肉、绿叶蔬菜和南瓜子。

母乳喂养的好处

我七八岁的时候，有一次，我母亲的朋友抱着她的刚出生不久的宝宝来我家。她是那种性格泼辣、听到宝宝哼唧两声就会把乳头塞进他嘴里的妈妈。这种女人不怕在任何时间，任何地点，当着任何人的面哺乳。

我记得我被她迷住了。一开始感到震惊，然后产生了兴趣，接着就靠上去看个仔细。

原来妈妈就是这么喂婴儿的，我惊叹道。

现在我知道了，其实这个女人在多年前送给了我一份礼物：她为我揭开了母乳喂养的神秘面纱。在那样一个很幼小，易受他人影响的年纪，我就懂得了妈妈给宝宝哺乳是怎么一回事，发现这只是一件特别平常的事情。从那以后，我就一直认为，有一天我会做同样的事情。当然，我的思想也受到了我母亲的影响，我知道她给我喂了将近一年的母乳，尽管在当时配方奶粉喂养已经成为风尚。

遗憾的是，很多妈妈早期没有像我这样的"启蒙"经历，她们从没就近看过哺乳是怎么回事。因此，这件事情对她们始终保持神秘感和陌生感（有点儿像自然分娩对一些妈妈那样）。

根据加州大学戴维斯分校医疗中心的研究，当需要进行母乳喂养时，超过90%的新妈妈们存在这样那样的问题。

事实上，只有13%的妈妈能够在宝宝半岁之内完全用母乳喂养，这也是美国儿科学会、世界卫生组织和其他一些医疗机构推荐的母乳喂养时间。

鉴于我童年时的经历，你可能会认为我在母乳喂养方面毫无障碍。让我在此澄清一下。我也遇到了问题。举个例子，在给我女儿哺乳时，她有"浅含乳"问题（含吮乳头时未将足够的乳晕部分含入口腔内，而仅仅是含住了乳头的顶部），结果每次哺乳后我的乳头就留下青紫的咬痕。

事实证明，母乳喂养并不像你想象的那样是与生俱来的能力。但好消息是，妈妈，你现在知道这一点还不晚，因为你还有超过6周的准备时间。让我们开始吧！

"母乳最好"，这已经不是什么秘密了。这个在20世纪90年代末提出的小小口号，已经成为支持母乳喂养运动的支柱，运动的发起方有政府、卫生组织、宣传组织、育儿杂志和美国各地医院。他们这么做有极其充分的理由。母乳富含维生素和营养素，还有我提到的那些保护性抗体，能促进婴儿脆弱的、尚待成熟的免疫系统的发育。你可能听说过，母乳喂养对降低产后体重有很大的帮助（每天可以燃烧500卡路里），而母乳喂养的宝宝患哮喘、耳部感染、呼吸系统疾病和肠道不适的概率更低。另外，毋庸置疑，母乳是免费的。

然而，我猜，你可能没听说过母乳喂养对乳房的好处，即使你现在怀的不是头胎。

母乳喂养能避免铁的进一步流失

怀孕期间，胎儿从妈妈体内吸收铁并加以储存。妈妈体内铁元素的持续流失是缺铁性贫血成为孕妇常见病的原因。然而，分娩

自然好孕

之后妈妈体内的铁还会继续流失，因为在至少4到6周之内，她的下体会一直出血，而血液中富含铁。这种出血症状叫作恶露，是所有产妇都要经历的，无论是自然分娩还是剖宫产。用奶粉喂养宝宝的妈妈可以在一两个月后恢复月经（有时恶露一结束，月经就会恢复），而单纯用母乳喂养宝宝的妈妈通常会经历更久的停经。有些妈妈直到完全停止母乳喂养，月经才恢复。停经时间越长，体内的铁恢复得就越多。（我停了14个月。）

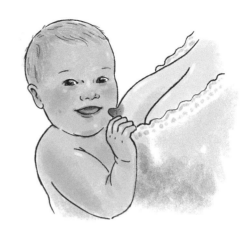

母乳喂养降低婴儿猝死综合征（SIDS）的风险

纯母乳喂养似乎可以降低婴儿猝死的风险原因尚不完全清楚——可能是母乳本身的保护作用，母乳喂养时发生在妈妈体内的荷尔蒙变化，或者从和妈妈的频繁肌肤接触中获得的刺激。根据发表在《儿科学》杂志上的一项大型德国研究，降低的比例不仅是一点点，而是高达50%。

母乳喂养的宝宝的牙齿问题较少

纯母乳喂养的宝宝很少有咬合不正的情况（也就是牙齿错位）和深覆牙的问题，而且将来需要牙套和其他口腔设备的可能性更低。为什么？这与婴儿吮吸乳头时必须移动舌头和上鳄有关。这种不断重复的动作锻炼了他们的上颚和口腔，为牙齿的整齐排列奠定了良好基础。

母乳喂养对妈妈也有长期的健康益处

推迟月经周期的到来不仅有助于女性补充铁元素的储备，也减少了对诸如雌激素这类生殖激素的接触，从而降低了未来患乳腺癌、子宫癌和卵巢癌的风险。根据发表在医学杂志《柳叶刀》（lancet）上的一项研究，就乳腺癌来说，母乳喂养12个月就会使其风险降低4.3%。根据澳大利亚研究人员在《美国临床营养学》杂志（American Journal of Clinical Nutrition）上发表的一项研究，与此同时，在母乳喂养至少13个月的妈妈中，患卵巢癌的风险下降了63%。母乳喂养的时间越长，妈妈就离这类癌症越远。

既然母乳喂养那么好，为什么真正实施却很难？

怀第一个宝宝的时候，我认为母乳喂养是件轻而易举的事情。我的意思是，对于我母亲那位勇敢地袒胸露腹的朋友来说，哺乳似乎很容易。只要把你的乳头塞进宝宝嘴里，就大功告成了，对吧？

不，我错了！为了有效且毫无痛苦地哺

乳，实际上有一些细节是必须留意的。做到这些并不简单，需要进行练习。要摸到门道需要耗时。然而，尤其让人头痛的是，根据疾病防控中心的数据，大多数新妈妈——大约80%——开始母乳喂养时可能抱着很大希望。但这其中的大多数人一旦进展不顺，就会停下来。到宝宝出生第三个月时，只有大约40%的妈妈坚持在用母乳喂养。到宝宝6个月后，这个数字下降到不足20%。

这告诉我们，尽管大多数妈妈都想母乳喂养，但太多的妈妈没有得到她们所需要的支持和教育。

有了自己的切身经历后，我完全理解为什么那么多的女人会放弃母乳喂养，转而使用配方奶粉。我给我儿子喂了两年的母乳，但最初的几周很不顺，以至于我不确定我能否熬过第二个月。

关键是，如果没有掌握要领，不要灰心，也不要放弃。

下面我们来看看一些最常见的母乳喂养障碍。我们将会在"特殊分娩"章节进一步探讨关于母乳喂养的问题。

含乳

宝宝的小嘴巴吮吸乳头的位置不是随机的，这是成功哺乳的基础性要素。事实上，我认为含乳问题是妈妈们对哺乳喂养望而却步的主要原因，因为含乳方式不正确会使本来应该愉快的体验变得极其痛苦。

理想情况下，乳头和乳晕应该都被包裹在宝宝的嘴里。这使得乳头向后贴近软腭，促使宝宝的牙龈挤压乳房组织，用舌头吸奶。

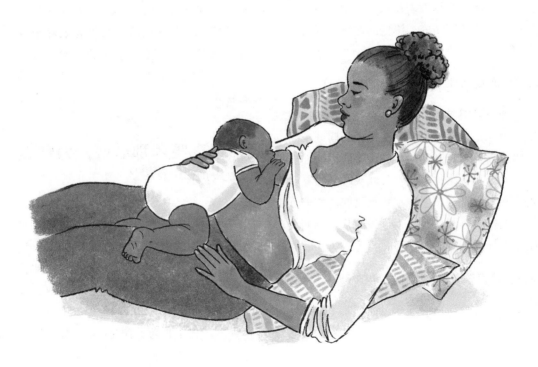

自然好孕

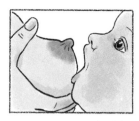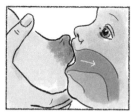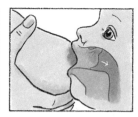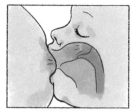

理想的含乳方式是"深含"，也就是宝宝张大嘴巴，把妈妈的乳头和乳晕都含住。

当宝宝出现浅含乳问题时，牙龈会直接压迫乳头，给妈妈带来疼痛。

而人造乳头不需要宝宝含那么深，也不需要上颚和舌头的配合。人造乳头和真实乳头之间的区别会导致"乳头混淆"，这是你最好在前 4 到 6 周内坚持纯母乳喂养的原因之一。

应对措施：尽早寻求帮助！习惯（无论好与坏）形成得都很快，所以尽快弄清楚正确的含乳方式很重要。我很幸运，选择的那家分娩中心有一位非凡的哺乳顾问。助产士和护士也会有很大的帮助。如果感觉有什么不对的地方，随时问！记住，母乳喂养永远不应该是痛苦的。我也强烈建议宝妈雇用一名经过专业认证的哺乳顾问进行一对一的指点。她能辨认出舌系带粘连或唇系带粘连之类的问题，有这两样东西，宝宝深含乳几乎是不可能的。我从她们做的一次家访中获得的知识是惊人的。这些女士们太有帮助了，我称她们为"乳房训练师"。此外，网上有很多免费的资源，可以在国际母乳协会（La Leche League）、母乳喂养学会（the Academy of Breastfeeding Medicine），以及母乳喂养集团（Breastfeeding Inc）的网站看教学视频和教程。更好的办法是，参加国际母乳协会举办的免费会议，或者在

你所居住的城市寻找其分会。

产乳过剩和乳房充血

产后几天妈妈分泌的乳汁并不是真正的母乳，而是初乳，一种浓稠的淡黄色液体，富含各种营养素和抗体。真正的母乳直到产后第三天、四天或五天才"下"，到那时你的乳房可能会突然变得发胀、坚硬，而且——坦率地说——硕大。乳房充血不仅让人感觉不舒服，还会使母乳喂养变得困难。这主要是出于两个原因：

首先，乳房充血有时会与泌乳过快伴随出现，这可能会让宝宝感到难以应对，从而放弃吮吸。其次，你可能还要应对产乳过剩的问题，这有时会导致宝宝吃了过多的前段乳和过少的后段乳（每次哺乳时，刚开始分泌的乳汁叫前段乳，与其对应的是后段乳）。前段乳富含乳糖，对水合作用和能量的快速增加大有好处，而后段乳由于脂肪含量更高，更容易有饱腹感。宝宝吸收过多的前段乳，过多空气就会进入胃里，从而会反复打嗝和放屁。

解决办法：母乳的分泌是一种供需系统，当你和宝宝都适应了某种哺乳模式时，你的乳汁分泌的节奏就会进行自我调节，因此，重要的是坚持下去，不要放弃。跳过一次哺

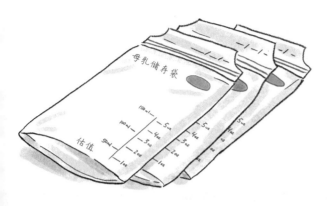

乳只会使充血加重，使母乳喂养变得更加困难。另外，可以用温水浴和轻柔按摩缓解发胀的乳房。

乳头疼痛

如果你正遭受乳头疼痛或皲裂的折磨，母乳喂养绝对会变得令人痛苦不堪。因为我给儿子哺乳时很顺利，所以直到女儿帕洛玛出生以后，我才理解这个问题。当我刚开始体验这种不适时，我还以为是帕洛玛每过一小时就吃一次造成的。虽然是第二次做妈妈，我没有意识的是，帕洛玛是"浅含乳"。所以她才吃得那么频繁，因为每次她都吃不饱。到第三天时，我的乳头痛得令我难以忍受，两个乳头都出现了血泡，甚至到了一想到哺乳我就想哭的地步。哺乳顾问再一次拯救了我。首先，她指出帕洛玛是唇系带粘连，这个问题立刻就通过激光疗法解决了。（每个人在上唇后面都有一个和牙龈相连的索状组织，叫作"系带"。然而，有时系带特别紧，

就把上唇固定住了。舌系带粘连也很常见。）接下来我必须纠正她的浅含乳问题，最终这个问题也解决了，但我得需要做些什么来缓解乳头疼痛。

解决办法：市场上有大量的乳头霜。许多"自然"妈妈只使用普通的椰子油。虽然这两样东西都能提供一定程度的缓解，但我知道必须有一个更好的解决办法。经过一些摸索，我发现了一种具有神奇功效的配方。根据我的体会，这个简单的配方在使用一两次后就可以缓解疼痛，并在 24 小时内完全消除不适。另外，它也是一种预防像鹅口疮之类的感染的好方法，同时也能有效增加宝宝肠道内的益生菌，所以这是一个双赢的办法。但如果宝宝是早产儿或存在免疫缺陷，最好还是坚持使用椰子油。配方如下：

1 汤匙生苹果醋

1 杯过滤水

生椰子油

婴儿益生菌

有机棉球

首先把苹果醋和水混合（可以把溶液放进小喷瓶或玻璃瓶里）。每次哺乳后，用棉球将溶液涂在乳头和乳晕上（这样可以杀死所有有害菌）。接下来，在乳房上涂上少量椰子油（少于四分之一茶匙）。再将少量益生菌倒入洗干净的掌心里，直接抹在涂了油的乳头上。最后，用一小块纸巾盖住乳头，防止油和溶液沾到文胸上。一天重复一次，也可以作为预防措施坚持下去。

自然好孕

万一无法进行母乳喂养怎么办?

在我提到的加州大学戴维斯分校医疗中心的研究中，40% 的受访妈妈担心自己的奶水喂不饱宝宝。我对此毫不意外。研究表明，想象型低泌乳（也被称为想象型母乳不足，简称 PIM）是妈妈们停止母乳喂养和（或）开始使用配方奶的首要原因。但事实是：她们的母乳不足只是她们想象的结果。看不懂宝宝的暗示，不了解宝宝的睡眠模式，感觉自己的乳房不够丰满或不够大，都可能破坏一个新妈妈的自信。这就是为什么教育和支持如此重要的原因，更不用说鼓励了，因为大多数妈妈都能分泌足够的乳汁，而低泌乳量通常可以用某些方法轻而易举得到改善——两次哺乳之间使用吸乳器泵奶，限制人工乳头和奶嘴的使用，以及坚持母乳喂养等。

然而，一些妈妈的乳汁确实分泌太少（通常是由于一些激素问题或腺体组织不足造成的），或者由于其他原因无法进行母乳喂养（如长期服用一种对婴儿不利的药物，或者从事某种使常规泵奶变得困难的工作）。还有一些人只是喜欢配方奶粉。然而，所有妈妈都想给自己的宝宝最好的营养。那么，该怎么做呢? 配方奶粉是唯一选择吗?

绝对不是。

选择一是考虑给宝宝喂捐赠母乳，也就是来自其他妈妈的母乳。值得一提的是，这样做存在一定的风险。一方面可以为宝宝争取最佳营养，另一方面要考虑感染疾病或病原体的可能性，宝爸宝妈必须在这两者之间作出权衡。

选择二是探索有机配方奶。在美国，食品药品监督管理局要求所有的婴儿配方奶粉——甚至是有机奶粉——必须含有某些指定的营养成分，其中一些只能人工合成。你可以在网站上阅读更多关于有机配方奶粉以及自制奶粉的介绍。

另外，一些特别崇尚自然生活的妈妈们自己动手制作奶粉。你需要仔细调配正确的营养成分，缺乏正确的成分（或包含错误的成分）反而会使 DIY 配方变得非常危险。关于如何保证宝宝营养的问题，一定要向儿科医生咨询。

泌乳饼干

　　现在担心母乳的供应还为时过早，但如果手边有一种泌乳饼干的配方，那就太好了——再说也没有规定说必须等到宝宝出生后再尝试。事实上，我已经把这些美味的饼干分享给了我丈夫、我儿子，还有一些来拜访的朋友，但除了我以外，谁也没有泌乳，尽管大家都爱吃这种饼干。好的泌乳饼干的秘密是含有大量的"催乳剂"，就是指促进母乳形成和分泌的物质。虽然没有任何权威研究支持基于食物或草药的催乳剂的功效（与催乳药物相较而言），但是许多许多自然妈妈所获得的好处对我而言就已经足够了。我喜欢冷冻几块生面团，并在必要时烘焙。最棒的是，我们把所有垃圾——麸质，精制糖等统统扔掉了，这些是商店里出售的成品里才有的。

配料：

2 杯有机燕麦片	半茶匙海盐
1/4 杯木薯粉（或用有机玉米淀粉代替）	半杯杏仁黄油
半杯有机椰子糖	1/4 杯和 2 汤匙椰子油，融化
1/4 杯酵母片	2 个鸡蛋
1 汤匙小茴香，磨碎	2 汤匙生蜂蜜
1 茶匙无铝发酵粉	半茶匙有机香草精
半茶匙小苏打	

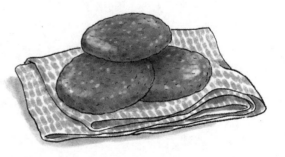

　　烤箱预热到 180℃。将燕麦片放进食品加工机磨碎成粉。把燕麦、木薯粉和其他所有固体配料混合到一个大碗里。在一个小碗里，将杏仁黄油、椰子油、鸡蛋、蜂蜜和香草精混合在一起，倒入盛放固体配料的大碗里，用勺子或手搅拌均匀，拍成一块块银元大小的扁平饼干，放在涂了椰子油的烤盘上。烤15 到 20 分钟，当颜色变成浅棕色时，就大功告成了。

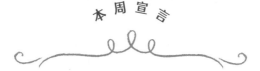

我的身体有它所需要的一切，
来滋养和喂养我的宝宝。
我的身体已经在为母乳喂养做准备了。

本周宝妈任务清单

- 想要测试你的母乳喂养知识吗？可以上网搜索相关知识。

- 你的母乳喂养知识测验得分不高？不需要等到分娩后再了解更多关于母乳喂养的知识，现在就考虑与国际理事会认证的哺乳顾问（IBCLC）见面，你将会获得一些可以马上付诸实践的建议。而且，如果你遇到任何问题，都可以给专家打电话。可喜的是，大多数保险计划都涵盖了这部分费用。

- 如果你有一份全职工作，并且计划进行母乳喂养，可能已经考虑买一个吸乳器了。然而，很多全职家庭主妇也在使用吸乳器：用来促进乳汁分泌，缓解充血，或者吸出乳汁存放在奶瓶里，以便她们的伴侣在夜里分担喂宝宝的工作。现在是买吸乳器的好时机。幸运的是，大多数保险计划也会涵盖这笔费用。

一些缓解
疼痛的小窍门

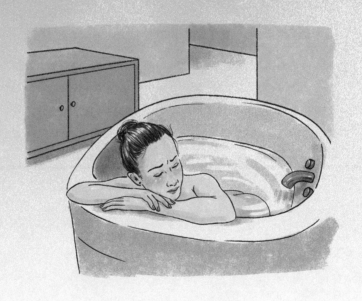

〜 自然好孕 〜

宝宝怎样了？

你的妊娠期只剩下6周左右了！现在宝宝的体积终于超过了羊水的体积。然而，这种液体仍然有一些重要用途：保护他免受颠簸和重击的伤害，防止脐带受到压迫，并让他的小肌肉每天得到锻炼——事实上，可以说漂浮在里面有点儿像水中有氧运动。宝宝还在继续喝这种液体，并以每天大约两杯的量补充它的供应（通过排尿）。为了帮助他完成这个过程，你要确保身体保持充足的水分。大约4%的准妈妈被诊断出羊水过少，这可能会导致怀孕后期的并发症。处理办法包括静脉输液或引产术。所以要多喝水！

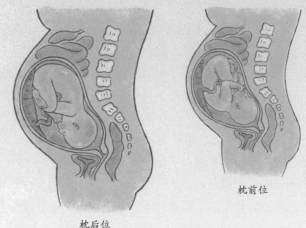

枕前位

枕后位

枕后位会在宫缩造成背阵痛或剧烈的下腰痛

宝妈怎样了？

宝宝并不是唯一经常需要小便的人——你去卫生间的次数也变得频繁了。当然，那是因为宝宝现在正压在你的膀胱上，使得它的储存空间变得更少了。此时，你打喷嚏时可能也会露点儿尿，不要对此感到惊讶。请注意，在分娩前的几周里，你需要解小便的急迫感和频率可能还会增加。不要急着减少你的饮水量，以为这样会给你带来一些缓解——一定要保持水分！一定要考虑减少夜间的液体消耗，以帮助减少夜间上卫生间的次数。如果你有尿意，但排尿困难，请与助产士或医生联系，因为这可能是尿路感染的征兆。

分娩的疼痛

有一个关于分娩的老笑话：如果有人能记住所经历的痛苦，世界上没人再愿意多生孩子。

这是无法避免的：生孩子要承受疼痛。尽管对许多妈妈来说，痛苦感并没有紧张感强烈。遗憾的是，关于"可怕的"分娩的恐怖故事在互联网上比比皆是。正如我们已经讨论过的，在电影中，分娩的场面几乎总是恐怖到了滑稽的地步。即使是在分娩"秀"，"紧急"分娩的情形也占了很大比例（这是为了……唉，收视率）。

结果呢？许多女人都惧怕生孩子。即使是想要走自然之路的妈妈，也会在宫缩开始前就同意使用服用药物，因为她们只是不确信自己能承受这种痛苦。

有一件事也许有所帮助，那就是把疼痛看成是一种积极的分娩体验。

毕竟，每一次宫缩都只会让你更接近你的宝宝。另外需要指出的是，分娩让人感到不舒服不是无缘无故的。事实上，疼痛在这一过程中起着至关重要的作用：

♡ 在野外，不断加剧的宫缩告诉动物妈妈，该是找个远离捕食者的安全空间蹲下来的时候了 —— 对我们人类来说，疼痛让我们知道，是该去分娩中心或医院的时候了。如果丝毫感觉不到痛苦，很多妈妈将会在车里和超市里分娩。

♡ 分娩的疼痛也向我们暗示，如何让宝宝以最好的方式出生。不舒服可以让我

们改变姿势，帮助婴儿顺利通过产道。而仰面平躺着不仅会挤压骨盆，还会妨碍你按照身体发出的自然信号去做。毫无疑问，不断走动的妈妈往往分娩更快，痛苦更少。

♡ 疼痛是身体内部的微妙舞蹈的一部分：它在向你的大脑发出信号，一方面使大脑释放更多的催产素，从而使宫缩变得更有效率和效果。另一方面，它会触发内啡肽的释放，这有助于缓解疼痛，在宝宝降生的那一刻，你会产生一种欣快感。疼痛还具有保护功能，暗示你什么时候该停止用力或晃动，换成一个新的姿势，以防止会阴撕裂。

换句话说，疼痛只是你的身体对你说话的方式。因此可以说，掩盖疼痛或者借助麻醉药麻痹痛感就等同于把手指塞进耳朵眼里同时大喊"我听不到你！"如果任意使用硬膜外麻醉和麻醉止痛药物，会产生无法预计的后果。

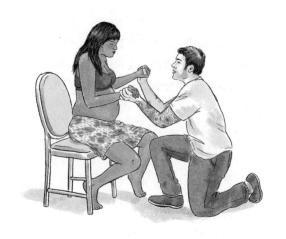

硬膜外麻醉的利与弊

你听说过"半麻醉"吗？

半麻醉是德国医生在20世纪初发明的，据说这是一种彻底根除与分娩有关的痛苦的方法。产妇被注射了少量的吗啡（用来止痛）和东莨菪碱的混合剂，东莨菪碱能清空产妇对整个分娩的记忆。

问题在哪里？一方面，妈妈不能马上抱起自己的宝宝，和他进行亲密接触，用母乳喂养他，也回忆不出孩子的出生过程。另一方面，这些药物会抑制婴儿的中枢神经系统，往往导致呼吸困难。

除此之外，接受半麻醉的产妇也变得有些失常。

原来，吗啡并不足以减轻疼痛——产妇仍然非常痛苦——她们只是对它没有记忆而已。然而，药物的副作用使她们表现得像个疯子，会乱打乱叫，又抓又挠。她们必须像精神病人一样被绑起来，以免自我伤害。事实上，人们普遍认为，如果在那个年代丈夫被允许进入产房，他们肯定不接受这种做法，当然，它肯定也不会持续这么久。

为了满足日益增长的需求，越来越多的医生（接受培训的越来越少）开始提供固定的——而非因人而异的吗啡和东莨菪碱剂量，这导致了越来越多的并发症、伤害和副作用。在20世纪60年代末，半麻醉最终失去了人们的青睐，就在那时，一种新的疼痛缓解形式——硬膜外麻醉——隆重登场。

多年来，这种做法已经有了长足发展，

如今"硬膜外麻醉"实际上指的是三种不同的做法中的一种。

硬膜外麻醉：这个名字有点儿误导人（至少对非专业人士来说），因为"硬膜外麻醉"不会让你失去知觉，"硬膜外"也不是指一种特殊的止痛药物，而是身体的一部分。在分娩过程中接受硬膜外麻醉的妇女首先在下腰部位被局部麻醉。然后，麻醉师将一根稍粗的针插入位于硬脊膜和椎管内面的骨膜之间的"硬膜外隙"，将一根细若发丝的导管从中穿过。事实上，硬膜外麻醉有点儿像把静脉注射到你的背部——导管（而不是针）会固定在那里，药物将会持续或定期注射。

至于药物本身（以及你所接受的药物剂量），医院之间会有差异。典型的麻醉药物包括像利多卡因或布比卡因这样的局部麻醉剂，但它们可能与麻醉药物结合使用，如芬太尼、吗啡或冷丁。一些医院允许产妇自己控制药物的剂量（通过床边的一个小按钮）。有趣的是，来自长滩纪念医学中心的研究人员的一项研究表明，当被允许控制剂量时，产妇会选择使用较少的药物（并且剖宫产率也随之降低）。

腰部麻醉：与允许持续给药的硬膜外麻醉不同，腰部麻醉是一次性地把麻醉药物直接注入到脊髓液中。腰部麻醉通常会持续两个小时，所以，当医生清楚地知道你需要多长时间的麻醉时，往往会使用腰部麻醉。例如，当你被推进手术室做剖宫产手术时。

腰硬联合麻醉：也被称为"行走的硬膜外麻醉"，顾名思义，腰硬联合麻醉是把腰部麻醉（也就是一次性给药）与硬膜外麻醉

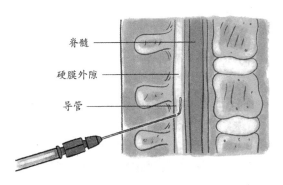

脊髓

硬膜外隙

导管

硬膜外麻醉

（在下腰部植入导管）相结合。当一次性注射的麻醉剂耗光或量不足时，硬膜外麻醉就起效了。这种麻醉的优势在于，患者腿部会有更多的感觉，并且有更多的活动自由。但是，尽管它被称为"行走的硬膜外麻醉"，你站起来四处走动的可能性很小。

很明显，现代的硬膜外麻醉是一种比上面提到的半麻醉更安全、更有效的方法——患者不会出现失控行为。硬膜外麻醉使妈妈们保持清醒，参与宝宝的出生。随着时间的推移，这种技术越来越完善（主要体现在注射的麻醉剂量越来越少，使产妇拥有更大的活动自由）。如今，硬膜外麻醉是分娩过程中产妇要求使用最多的疼痛缓解方式，比例占 60% 到 85% 不等。

但是，和以前所有的缓解疼痛的方式一样，硬膜外麻醉也有其副作用。

♡ 其中最常见的一种副作用是降低母体血压，这可能会破坏富氧血液流向胎儿。为了预防这种情况，在接受硬膜外麻醉之前，产妇要先接受静脉输液，血压会被例行监测。一旦血压突然下降，

她可能会被给药，输入更多液体，或者补充氧气。

♡ 硬膜外麻醉需要使用连续的胎儿电子监护，以确保胎儿的心率不受影响；产妇在剩下的分娩时间里可能不得不在床上或在床边度过。她可能也需要配备导尿管。

♡ 一般来说，现代的硬膜外麻醉术不应该完全限制产妇在时机成熟时用力产出婴儿的能力。然而，因为并不是所有的硬膜外麻醉术的效果都一样——而且不是所有的妈妈都对它们有相同的反应，因此，当需要用力时，有可能妈妈没有足够的感觉进行有效地用力。在这种情况下，麻醉药物的注入可能会放缓或者完全停止——既然妈妈的身体没有产生内啡肽，这么做会给她带来剧烈的疼痛。硬膜外麻醉往往也会打断宫缩或削弱宫缩的强度，所以很多妈妈需要注入人工催产素催进宫缩。总之，这些干预措施增加了你最终需要进行剖宫产或仪器助产的可能性（如产钳或真空吸引助产术）。

♡ 更罕见的副作用包括头痛、严重的"脊柱性头痛"、发烧、耳鸣、颤抖、瘙痒、嗜睡、恶心、感染、出血和神经损伤。

♡ 在分娩过程中使用的任何麻醉药物都可以穿过胎盘到达胎儿。然而，胎儿究竟受到多大影响，却很难确定——同样，药物的种类、剂量和胎儿的耐受力也会因医院而异、因人而异。根据美国妊娠协会的说法，有证据表明，胎儿可能在子宫内变得昏昏欲睡，而

自然好孕

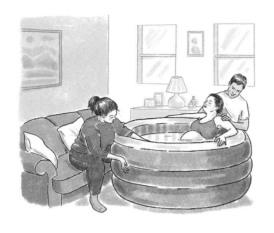

硬膜外麻醉会导致呼吸窘迫和（或）降低胎儿的心率。

♡ 建立母乳喂养关系最重要的时间是在宝宝出生后的几分钟和几小时内；然而，硬膜外麻醉会使婴儿昏昏欲睡，而昏昏欲睡的婴儿进行母乳喂养时不会很顺利。硬膜外麻醉也与"浅含乳"和吸吮反射受到抑制有关。

♡ 最后，根据一项发表在《妇科与产科》上的研究，我们知道，硬膜外麻醉会延长分娩时间——至少两到三个小时。

不会影响分娩的疼痛缓解办法

20 世纪 70 年代为我们带来了第一批针对非医学疼痛缓解的项目，包括拉玛泽呼吸法和布拉德利分娩法。慢慢地，妈妈们开始在分娩过程中重新获得一些主动权。非医学性疼痛缓解方法的最大好处是不会破坏分娩的进程。非麻醉性的干预不会干扰身体自然的化学连锁反应，不会人为地延长分娩过程，也不会危及母亲或婴儿的健康。

关于非药物疼痛缓解方法最好的一点是，你可以把这些方法结合起来使用。

一、水疗

水中分娩呈上升趋势，这是理所当然的——《考科蓝回顾》上的一项研究综述证实，浸泡在水中不仅是一种有效的缓解疼痛的方法，而且实际上减少了对硬膜外麻醉的需要。（我对此并不感到吃惊——我们当中有谁没有通过泡澡来舒缓疲倦和酸痛的肌肉呢？）但是，除了缓解疼痛之外，泡在浴缸里分娩还有一些好处：浮力有助于你保持直立姿势（这样你就可以借助重力，而不是与之对抗），同时也能减轻压力。泡在温热的水里也能让人放松，你越不紧张，分泌出的与恐惧有关的荷尔蒙就越少，这种荷尔蒙可能会造成滞产。

当然，即使你不打算在分娩池里分娩，也可以从水疗法中获益。我第一次分娩时，花了一些时间淋浴，让水淋在背上，这对我有很大帮助。你也可以尝试坐在浴室凳上，哪里最需要放松就冲哪里。

二、变换姿势

阵痛会引导妈妈做出最适合宝宝出生的姿势。例如，如果宝宝下来得太快，许多妈妈会本能地躺下。当宝宝的出生需要借助重力作用时，妈妈们通常更喜欢站着、坐着或蹲着。如果宝宝的位置不利于分娩，妈妈弓起背趴着会有所帮助。四处走动可以帮助宝宝进入骨盆，促进宫口打开。不管是什么样的姿势，只要适合分娩，分娩球、分娩台和分娩凳都会有所帮助。当妈妈可以自由地借

什么时候硬膜外麻醉是你所需要的？

当然，你可能正在想象一次幸福、安宁、"兴奋"的自然分娩，但是，并不是所有女人都有这样的经历。我生第一个宝宝时就没有！分娩的过程混乱而复杂，是不可预测的。而且它不会总是屈从于你的愿望。所以干预的存在对我们来说是一大幸事。在某些情况下，硬膜外麻醉实际上可以帮你省掉进手术室挨一刀的痛苦：

❧ 通过让一个紧张的妈妈得到放松，硬膜外麻醉可以帮助打开骨盆通道。

❧ 对于那些阵痛已经持续很长时间的妈妈们来说，硬膜外麻醉可能会让她们得到一些急需的休息，然后才有体力用力分娩。

❧ 分娩有时是一件特别折磨人的事情——身体上、情感上、脑力上，甚至精神上。对一些妈妈来说，硬膜外麻醉能提供一种应对办法，带来一种平静的感觉。

重要的是要记住，硬膜外麻醉并不是我们的敌人，只是需要了解它的用途和副作用。

你决定选择硬膜外麻醉？问问你的医生能否给你提供一个"花生球"，就是那种形状像一颗大花生的分娩球。在分娩过程中（即使你被困在床上），在双腿之间放一个花生球，有助于保持骨盆打开，促使婴儿下降。发表在《围产期教育》杂志上的一项小型研究表明，花生球可以把硬膜外麻醉辅助分娩缩短近 2 个小时。

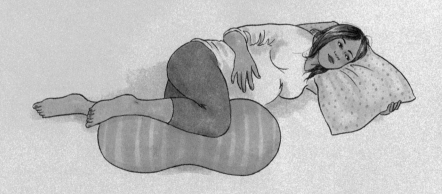

自然好孕

作为一种缓解疼痛的方式，一氧化二氮，也就是笑气，已经使用了几个世纪。不过它在牙医诊所比在分娩中心更常见。然而，这种情况可能正在改变。

2011年，美国护士助产士学会宣布，有足够的研究支持笑气在分娩过程中的合理安全性和有效性，建议助产士接受使用它的训练，并建议将其作为一种缓解疼痛的选择推荐给待产妈妈。

笑气比硬膜外麻醉或麻醉剂的风险更低，因为其有效半衰期很短。当产妇把笑气呼出时，它就离开了她的身体。请从你的助产士或医生那里了解更多信息。

助重力促进宝宝的移动和旋转时，分娩往往会更快，痛苦会更少。

三、按摩

你并不需要专业的按摩师，以期从治疗按摩中获得巨大的益处。然而，在分娩过程中进行有效按摩的关键是，动作应该缓慢且重复，以刺激催产素的产生（剧烈的或强度大的深层组织按摩则不会产生此类效果）。让你的伴侣或助产人员在你进入分娩之前就练习，这样就可以帮助他提前了解怎么做才能让你最放松。

为了让你享受更高层次的按摩，我来介绍一个简单但非常有效的小装置：网球背部按摩器。这是一个分娩教练教我的，虽然这个装置看起来有点儿笨拙，但好处简直令人难以置信。要做一个，你只需要有两个网球、

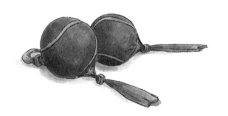

一把剪刀和一条旧连裤袜。

从连裤袜上剪下一条裤腿，在离袜头大约10厘米的地方，打一个结。把一个球塞进袜筒里，一直往下按，按到打结处，然后在球的另一边再打一个结（这两个结应该把球牢牢地固定在中间）。第二个网球也如法炮制。然后把两条裤腿的另一个末端绑在一起。让你的伴侣用网球按摩你的下腰处，就像用擀面杖擀一样，这种特定部位的反向压力具有极好的缓解疼痛效果。

四、穴位按压法

穴位按压法是一种传统中医疗法，就是对身体的特定部位进行按压。尝试用你的手指、指关节或肘关节（或者让你的伴侣帮忙）持续按压下图中所示部位——在你进入第37周之前不要尝试。另外，按压时指法要轻柔，坚持做下去，直到你真正进入分娩。

♡　按压拇指和食指之间的脂肪垫。（在穴位按压术语中，这个穴位被称为合谷穴。）按压这个穴位在分娩的早期阶段以及产妇用力时会有所帮助。

♡ 让你的伴侣按压你的下腰部脊柱两边的部位，也就是肾俞穴（在臀肌上方）。如果你正遭受背阵痛，或者正经历急剧宫缩，按这个穴位会缓解疼痛。

♡ 我们的小腿内侧有一个穴位，在脚踝上方大约四指宽处，摸起来很柔软——这就是所谓的三阴交穴，按压这个部位对滞产特别有帮助。

♡ 涌泉穴在脚掌中间，位于跖骨球下方的凹陷处。据说按压这个部位可以促进分娩时用力，并有助于缓解压力和焦虑。

五、顺势疗法

顺势疗法药物是由来自植物、动物和矿物的稀释物质制成的，这种药物非常温和，在分娩过程中使用通常很安全。然而，如果不熟悉顺势疗法，你可能需要咨询一下这方面的专业人士和（或）你的助产士或医生。

以下是我塞进分娩袋里的药品：

♡ 升麻：用于宫颈扩张。

♡ 葫蔓藤和白头翁花：用于分娩缓慢或停滞。

♡ 山金车花：用于产妇用力娩出胎儿时缓解疼痛和疲劳。

♡ 碳酸钾：用于缓解背阵痛。

♡ 磷酸钾：用于缓解全身疲劳。

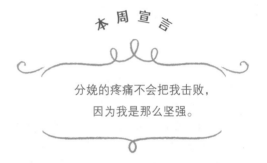

本 周 宣 言

分娩的疼痛不会把我击败，
因为我是那么坚强。

分娩过程中的按压穴位

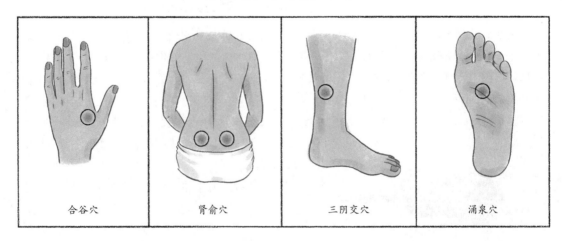

| 合谷穴 | 肾俞穴 | 三阴交穴 | 涌泉穴 |

〜 自然好孕 〜

丁香大米布丁

　　大家知道丁香的辛辣味，可能是在隆冬时节喝到温暖的苹果酒。但你知道丁香是一种有几百年历史的止痛药方吗？忘记奴佛卡因（麻醉剂）吧，古代牙医是用丁香麻痹牙痛的（试着嚼一瓣丁香，你会感到轻微的麻木感）。丁香也富含抗氧化剂，同时也是一种强效的消化辅助剂。我最喜欢的一种食用丁香的方法就是做这种散发着奶香的丁香大米布丁。

配料：

1 杯有机长粒糙米（最好发芽）　2 汤匙枫糖浆

2 杯过滤水　　　　　　　　　　1 杯椰子汁

2 根肉桂棒　　　　　　　　　　少许肉豆蔻和海盐

1 茶匙丁香　　　　　　　　　　2 个鸡蛋（可选）

1/4 杯葡萄干

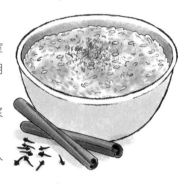

　　在一个平底锅里加入米饭、水、肉桂棒和丁香，在室温下浸泡一夜。早晨用旺火烧开，然后把火调成微火，用漏勺小心地将肉桂棒和丁香取出。盖上锅盖，煮 45 分钟，直至米饭完全煮熟，水完全蒸发掉。加入葡萄干、枫糖浆和椰奶，掀开锅盖后再另煮 15 至 20 分钟。如果喜欢的话，可以在最后 5 分钟加入鸡蛋，以获得更多的蛋白质。拌入少许肉桂、肉豆蔻、海盐和一块黄油，趁热吃。

呼吸和想象中的乐园

在任何货真价实的分娩课上，你都会听到"呼吸"作为一种应对疼痛的方法。老实说，我曾认为这是天方夜谭——也就是说，在分娩最疼痛的时候，我认为呼吸绝不可能帮助我。

结果证明我错了——证明这一点的不仅是我自己的经历，还有大量的医学研究。

例如，圣约瑟夫医院和医疗中心的一项研究发现，患有疼痛症状，如纤维肌痛的女性若专注于把呼吸控制在较慢的速度，疼痛会减轻（可能是因为专注的呼吸能使交感神经系统平静下来，而交感神经系统是负责疼痛的）。另一方面，其他研究表明，专注呼吸实际上提升了我们的疼痛阈值。

我们的呼吸是有节奏的，实际上和分娩时的宫缩很相似，有高峰（最大吸气）和回落（呼气）。如果你能保持"最大吸气"——也就是说，保持你呼吸的节奏——那么你就有很好的机会控制你的分娩。虽然有很多你可以学习和研究的呼吸模式，但我认为最简单的方法就是最好的：用鼻孔持续吸气几秒钟，再持续呼气几秒钟。每天至少有意识地练习5分钟（睡前是练习的好时机）。你会明显感觉得到放松了。有规律地进行练习，你就可以把这种平静和专注的呼吸带进分娩中去。盆腔力量姿势（见孕23周）也很适合这个练习。

好，你正在练习呼吸，对吧？现在去找你的乐园吧。

当你练习呼吸时，闭上眼睛，这样就会很容易地在脑海里想象一些画面。有些妈妈喜欢在脑海中描绘一幅宁静的场景，然后在分娩最艰难的时刻"拜访"那个地方。当你专注于一种宁静的幻景时，你的身体就会释放积极的内啡肽，正如当你在看恐怖电影时，身体就会释放压力荷尔蒙和肾上腺素一样。

所以尽情想象你的乐园吧，把它想象得生动逼真：景象美丽、声音悦耳，气味芬芳、感觉舒畅。把这个乐园"打造"得美美的，这样当你练习呼吸的时候，就可以"去"那里，分娩的时候就更不必说了。

看看其他"自然妈妈"怎么说

金伯莉：我已经生了 5 次了，而且每次都疼得厉害。我觉得最有效的方法包括使用分娩球，采用蹲式以及手脚并用伏在地上用力分娩。我的丈夫告诉我他爱我，他迫不及待地想见到我们的孩子。生第 5 个宝宝时，我实际上尝试了硬膜外麻醉，结果不得不躺在床上分娩。我讨厌这种做法！这次分娩最终成为 5 次分娩中时间最长的，而我现在是自然分娩的积极倡导者！

阿曼达：我的分娩有点儿特殊，因为我的宝宝是头横位（头朝下，但面朝一侧），而且不愿意转过去。正因为如此，我的分娩极其漫长——47 小时！——而且比我想象的要痛得多。最后，我收到了最后通牒：要么接受硬膜外麻醉，让身体休息一下，要么最终实施剖宫产。我为不得不做出决定感到伤心，有一阵子，我觉得由于没能避免使用药物，对宝宝造成了极大的伤害。但我认为，"自然"妈妈们需要明白的是，硬膜外麻醉并不一定只是为了缓解疼痛而发明，而是为了像我这样的情况：当妈妈需要一些帮助，以避免进一步的并发症和干预时。我至今回想起来仍然感到很难过。我有时会想，如果我再等一个小时呢？但是，尽管我坚定地想走自然之路，宝宝却不可能横着生下来——那样就是行不通。

帕特丽夏：分娩的痛苦远没有我想象得那么强烈。这反而让我感到更担心，因为事情没那么糟，我一直在想，也许更糟的事情在后面。但它始终没有出现！

本周宝妈任务清单

- 想看网球背部按摩器是如何使用的吗？去看一段快速演示的视频。

- 还有一种缓解疼痛的小窍门：保持水分。我知道，这听起来很简单，在高强度的训练之后，你是否有过严重的腿抽筋？这是由于电解质和葡萄糖不足造成的，因为我们的肌肉需要葡萄糖进行有效的收缩和放松。当妈妈连续几小时不吃东西、不喝水的时候，会在不知不觉中影响宫缩。所以，把椰子汁或加糖的覆盆子叶茶放在手边！

- 安装婴儿汽车座椅了吗？检查过安装工作了吗？在你家附近找一个合格的检查员。当地的警察局和消防队有时也有经过认证的安装人员。直接给他们打电话询问此事。

- 如果你想在分娩过程中尝试一些顺势疗法，那就考虑去拜访一位理疗师吧。

孕 35 周

你是 B 族链球菌阳性吗？

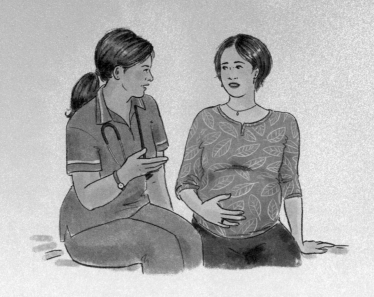

自然好孕

宝宝怎样了?

2.5千克重，将近50厘米长，你能相信宝宝有这么大了吗？如果你怀的是个男宝宝，本周将要发生一些大事：他的睾丸将从腹腔（它们一直在这里生长）降至阴囊。既然我们在谈论男孩的性器官，现在是谈论包皮环切术的好时机。有些人希望这么做，有些人不希望这么做。还有一些人则认为宝宝应该向他的爸爸看齐。当我和丈夫发现我们有一个男孩时，我丈夫最初的想法是"他当然要做"。但经过一番研究之后，我们决定让我们的儿子保持原样。有两件事要记住：包皮环切术在医学上是不必要的——事实上，有些说法并不可信，比如割过包皮的生殖器容易保持清洁。这种做法现在也不像大多数人认为的那样普遍。第四部分会有更多关于这方面的信息。

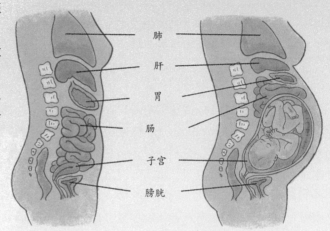

肺
肝
胃
肠
子宫
膀胱

怀孕期间身体各个器官位置移动变化

宝妈怎样了?

越接近预产期，我就越觉得自己无法呼吸。当然，我对即将到来的分娩以及随新生儿同时到来的一些不可避免的变化感到紧张，但这并不是我气喘如牛的原因——那种感觉就像我儿子正在我的肺上做"哈林摇"一样。有些妈妈会在妊娠第一阶段或第二阶段就会感到呼吸急促，这通常是荷尔蒙的上升导致身体深呼吸的结果（别忘了，胎儿的肺里充满了液体，所以你在怀孕期间是"为两个人呼吸"）。然而，第三阶段的呼吸急促是由一个更明显的"罪魁祸首"引起的：增大的子宫已经开始挤压内脏，包括肺。不过，下面要告诉你的是一些好消息。在接下来的几周里，宝宝可能会开始下降到你的骨盆里。这种现象被称为"胎儿下降感"，它会减轻一些你肺部的压力，让你进行更轻松自如地呼吸。

什么是 B 族链球菌

过去的几个月里，为完成各种产前筛查和诊断性测试，你已经被折腾了无数次。尽管前几周可能有了一点儿喘息的机会，但很快就会被叫去做 B 族链球菌测试。医生会要求你用棉签擦拭你的生殖器和肛门（从前往后擦），用来采集样本。有时医生或护士替你采集。所以，这个过程本身很简单。

那么如何对待检测结果呢？可做的也不多。

先来看看什么是 B 族链球菌吧。

B 族链球菌（即 GBS）是一种特殊类型的细菌——顺便说一下，这不是导致链球菌性咽喉炎的细菌，它在肠道、尿道、阴道和（或）直肠中自然存在。大约有 25% 的女性是携带者，尽管这种细菌往往不会引发任何症状或健康问题。事实上，大多数女性甚至都不会意识到它的存在。然而，它毕竟是一种细菌，因此对那些免疫低下者来说是存在风险的，比如老年人、患有慢性病的人，还有——你猜对了——新生儿。

据说婴儿在通过产道时，最有可能感染 B 族链球菌，尽管大多数婴儿就像他们的妈妈一样——永远不会出现任何症状或健康问题。然而，在羊膜囊破裂后，婴儿最容易出现 GBS 感染，特别是羊膜囊破裂后很久婴儿才出生的话（超过 18 个小时）。在这些情况下，感染通常是细菌从阴道转移到羊水中的结果，因为婴儿可能会吞咽或吸入羊水。

GBS 感染引起的并发症包括发烧和呼吸问题、肺炎、败血症和脑膜炎（脑脊液感染）。

简而言之，GBS 感染有可能导致危及生命的疾病，这就是所有孕妇都要通过阴道和肛门拭子接受检测的原因——通常在孕 35 到 37 周之间。偶尔，在例行的尿检中，也会发现 GBS，在这种情况下，妈妈将被归类为"重定植者"，并被认为是 GBS 阳性。

测试结果若是 GBS 阳性怎么办?

早在 20 世纪 70 年代早期，GBS 感染就出现了（原因不明）；在那时候，一个受感染的婴儿的预后很可怕——多达一半的婴儿死亡。面对如此严峻的统计数据，医学界立刻动手研究对策。在整个 20 世纪 80 年代进行的临床试验和观察研究表明，在分娩过程中使用抗生素治疗"高危"产妇（即把 GBS 传染给胎儿的风险较高的产妇）可以预防婴儿感染。到 20 世纪 90 年代中期，美国疾病预防控制中心发布了新的指导方针，给产科医生和助产士提供了两种选择：要么遵循风险管理办法（即在分娩过程中只对存在一定危险因素的产妇使用抗生素），要么实施普遍筛查，并对所有检测结果呈阳性的产妇使用抗生素。

2002 年，美国疾病预防控制中心认为普遍筛查优于风险管理，并修订了其指导方针。

这就把我们带到了今天。如果你在怀孕期间检测到 GBS 阳性——无论是通过拭子检测还是尿检——大多数助产士和医生都将遵循疾病防控中心的建议，并建议你在分娩期间通过静脉注射抗生素进行治疗。有必要指

~~ 自然好孕 ~~

出的是，这种方法似乎起了作用：自20世纪90年代以来，GBS感染数量急剧下降，从每千名婴儿中感染1.7例下降到0.25例。换句话说，在美国出生的婴儿中，有0.025%的婴儿会感染上危及生命的GBS。

然而，普遍筛查并不是一个完美的解决方案，我们往往很少听到关于广泛使用抗生素的风险。

以下是你需要知道的关于GBS的知识：

♡ 婴儿感染GBS的情况是很少见的，即使是没有接受治疗的妇女所生的婴儿也是如此。虽然大约一半的GBS阳性的妈妈会传播这种细菌，但是其中只有1%到2%的婴儿会出现严重的感染。目前，受感染婴儿的死亡率在1%到2%之间，尽管在33周之前出生的早产儿的死亡率要高得多。

♡ GBS筛查并非万无一失。因为GBS细菌可以随时出现或消失，即使在做了筛查之后，你的状况仍然可能发生改变。例如，一个在第35或36周检测呈阳性的妈妈在分娩的时候可能会变成阴性（在这种情况下，她所接受的抗生素治疗就多余了）。反之，一个检测结果为阴性的妈妈可能会在分娩的时候感染上GBS细菌，但却得不到任何治疗。实际上，一篇发表于《新英格兰医学杂志》（New England Journal of Medicine）上的针对80多万活产的调查发现，在所有感染GBS的婴儿中，其中高达61%的婴儿的妈妈分娩之前的检测结果为阴性。只有18%的婴儿的妈妈之前没有接受过筛查。

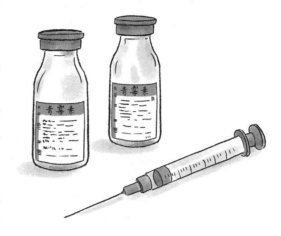

♡ 抗生素似乎并不能降低婴儿死亡率。我们在分娩期间使用抗生素的大部分依据来自那些在20世纪80年代进行的临床试验和观察研究。然而，《考科蓝回顾》（Cochrane Review）最近一项关于这些试验的回顾表明，尽管随着抗生素的使用，GBS感染的数量显著下降，但婴儿死亡的数量仍保持不变。

♡ 抗生素有自己的副作用。较小的风险包括母亲和婴儿酵母菌感染的发生率升高，以及过敏反应的可能性（不可否认，这种情况实属罕见）。然而，更大的隐患是，由于广泛使用抗生素，可能会产生抗药性细菌。例如，另一项发表在《新英格兰医学杂志》（New England Journal of Medicine）的研究表明，尽管近年来GBS感染有所下降，但大肠杆菌感染可能正在上升。

♡ 抗生素可能会影响肠道菌群。我们知道，通过阴道娩出的婴儿会获得具有长期益处的保护性细菌。我们也知道，出生后不久就使用抗生素的婴儿，体内具有的这些保护性细菌的数量似乎较低。然而，关于在分娩过程中使用抗生素可能对婴儿的微生物群的形成的影响，我们所知甚少——事实上几乎一无所知。这仍然是一个新兴的医学研究领域。

助产士辛西娅对于 GBS 检测的思考

我对 GBS 筛查有一种爱恨交加的情感。一方面，宝宝因接触这种细菌生病的风险非常小，另一方面，万一宝宝真的生病了呢？结果往往是灾难性的。例如，宝宝若患上 GBS 脓毒症，细菌就会进入他的血液，导致多处感染和多器官衰竭，甚至死亡。

作为一个保健服务提供者，我看到过婴儿因感染 GBS 生病的情况；我看到过婴儿死于 GBS 感染的情况。

这种情况经常发生吗？

不。

这就是问题所在。

像许多助产士的做法一样，我遵循疾病防控中心提出的筛查和治疗建议：妈妈在妊娠初期接受尿检，此后若出现泌尿感染症状（这也可能是由 GBS 引起的），要再次接受尿检。如果她的尿液中出现了 GBS 细菌，那么在她剩下的妊娠期里，这位妈妈将被认定为 GBS 阳性。否则，她将在第 35 到 37 周之间通过阴道采样进行筛查。对于检测结果呈阳性的妈妈，我们建议在分娩时使用静脉注射抗生素。

确实有一些崇尚自然疗法的医务工作者推荐了替代疗法。但是，尽管这些方法可能会减少阴道内的 GBS 细菌数量，但研究表明，它们对改善新生儿的状况毫无帮助。从临床的角度来看，无论妈妈是选择了替代疗法，还是选择不接受治疗，都改变不了受感染的婴儿的数量。这就是我推荐使用抗生素的原因。然而，如果病人拒绝这么做，我们会对她采取风险管理。

自然好孕

如何进行会阴按摩——以及为什么要这么做

关于分娩的一大谜团是：我们如何能从两腿之间挤出一个西瓜大小的婴儿，却不会把他挤破？

若想回答得简单，那就是我们的身体具有神奇的能力。不管怎样，你都能生出你的漂亮宝贝。

更复杂（当然不那么令人愉快）的回答是，分娩肯定会付出代价。阴道和会阴撕裂是相当常见的，尤其是第一次做妈妈的时候（会阴是阴道和肛门之间柔软的皮肤。由于它靠近产道，加上产妇在用力产出婴儿时施加的压力，这片脆弱的区域在分娩时可能会经历相当多的创伤）。但并非所有的撕裂都是一样的——有些很小很轻，而另一些则需要进行缝合，需要几周的时间才能愈合。这就引出了一个问题：会阴撕裂能预防吗？

也许吧。

这种方法被称为"会阴按摩"，就是字面的意思：按摩会阴。据说在分娩之前的几周内，轻柔地拉扯这片皮肤可能会增加其灵活性，从而减轻创伤。是的，有一些研究支持这种说法。2013 年《考科蓝回顾》对 4 项独立临床试验所做的一项回顾发现，从第 35 周开始，每周一至两次的按摩，可以把初产妇会阴缝合的风险降低大约 10%。对经产妇来说，这么做似乎对会阴撕裂没有太大影响，但在分娩后的几个月里的，有助于减轻会阴疼痛。

我的建议是，这绝对值得一试！下面是具体步骤：

- 首先，把身体浸泡在温水里，或者用热毛巾敷这个区域，使其放松（10 分钟左右就可以了）。然后平躺在床上或地板上，膝盖弯曲。用枕头支撑背部，必要时用镜子。

- 把手洗干净，用双手的大姆指蘸少量无刺激按摩油（椰子油或橄榄油是不错的选择），然后塞入阴道，轻轻按摩、撑开会阴。

- 持续撑开会阴几分钟。用指尖来回摩擦阴道壁一到两分钟。

- 每周重复一到两次，直到分娩。

杧果奶昔

　　我记得和迈克尔第一次出去吃印度菜时，我点了一份杧果奶昔——基本上就是一种用杧果做的奶昔或冰沙——我的味蕾爆了。它特别甜，特别可口。我回家后立刻动手开发了一种家庭自制版本。结果呢？我的杧果奶昔里不仅富含维生素 C、胡萝卜素和钙，也会给你带来大量益生菌（如果你想避开 GBS 的话，这是个好消息）。

配料：

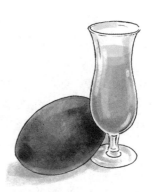

　　　1 杯全脂酸奶

　　　半杯全脂牛奶

　　　1 杯冷冻杧果，切成立方块

　　　1 大汤匙生蜂蜜

　　　1 撮小豆蔻

　　　益生菌胶囊（我喜欢 Klaire Labs 牌或 BioKult 牌）

　　在搅拌机中加入酸奶、牛奶、杧果和蜂蜜，搅拌至均匀。倒入一个大玻璃杯中，把益生菌胶囊粉倒进去，搅拌后加入少许小豆蔻，就可以享用了。

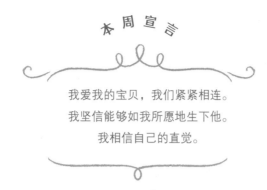

我真的需要抗生素吗?

从统计学上来说，GBS 检测值达到 200 的妈妈就需要接受抗生素治疗，以防止婴儿感染——这也许会免去将来使用更多抗生素的可能性。可以理解的是，一些"自然"妈妈可能会拒绝静脉注射疗法。你也可以拒绝 GBS 常规筛查。然而，如果发现了感染迹象，你就必须使用抗生素——后面还会讨论这一点。还有些妈妈们可能更愿意尝试替代治疗方法。但仍然有些妈妈被检测出阳性后觉得用抗生素更安心（毕竟，不管婴儿感染的概率有多低，风险总是存在）。GBS 感染的风险是很严重的，每个妈妈都应该慎重对待，并与助产士或医生讨论各种治疗方法的利弊。

一、风险管理方法

尽管美国普遍使用 GBS 筛查，但其他国家（特别是英国）仍然使用基于风险的管理办法。产妇在妊娠第 9 个月不做阴道拭子，而是若具有以下任何一种危险因素，在分娩

过程中将使用抗生素:

♡　在妊娠期间，尿液中曾检测出 GBS。（重定植者更有可能将细菌传染给婴儿。）

♡　出现早产症状。（未满 37 周出生的婴儿感染的风险要高得多。）

♡　分娩时发烧。（这是感染的典型症状）

♡　已经破水并超过 18 个小时。

♡　以前曾生过患有 GBS 感染的婴儿。

值得一提的是，不管存在何种风险，有时产妇根本无法使用抗生素。（例如，如果产妇在即将临盆时到达医院，分娩时间很短，来不及注射抗生素。）在这种情况下，疾病防控中心并不建议立即给新生儿注射抗生素，而是建议密切监测他们有无感染迹象。所有的妈妈都应该熟悉 GBS 感染的症状，但是对于那些拒绝或不能接受抗生素治疗的妈妈来说，能够识别这些症状是尤其重要的。

二、洗必泰

在崇尚天然疗法的助产士之中，最受欢迎的替代疗法是一种叫作"洗必泰"的药物，这是一种外用消毒剂，能杀死细菌。为了治

疗 GBS，许多助产士建议用稀释的洗必泰溶液冲洗。

首先要从医生或助产士那里得到许可。当然，步骤很简单：在 200 毫升水里加入两茶匙洗必泰（4% 的洗必泰溶液），用冲洗器冲洗阴道以及肛周。记住，这两处应该分别冲洗，以免交叉感染！

洗必泰的问题在于，冲洗器无法清除肠道内的 GBS 细菌，因此阴道和肛门可能会被感染。由于这个原因，分娩开始时必须进行冲洗，而且每 4 至 6 小时重复一次，类似于注射抗生素，直到婴儿出生。

至于这种方法是否真的有效，目前还没有定论。研究表明，洗必泰确实能降低婴儿被感染的风险。然而，没有临床证据表明它能减少 GBS 感染的数量。另外，你还需考虑这种杀菌的冲洗剂对婴儿肠道内微生物群的形成方面可能造成的副作用：如果它能杀死"坏"细菌，也就能杀死有益菌，只是我们在这方面尚缺乏足够的研究。

三、益生菌

在崇尚自然疗法的群体中，补充大量的益生菌的做法正变得越来越流行。人们认为，通过提高体内有益细菌的数量，我们的身体自然就会对有害菌产生免疫力。事实上，有几项研究确实表明，较高水平的益生菌可能会抑制 GBS 的生长，尽管目前还没有专门针对婴儿的研究。不管怎样，这是我推荐的一种治疗方法，因为益生菌还有大量其他好处。

当然，你可以和你的助产士或医生谈谈服用益生菌补充剂，但要确保每天吃一种发酵食品，包括泡菜（前面有自制泡菜的食谱）、开菲尔酸奶、格瓦斯、酸黄瓜和酸奶。

四、额外的免疫系统支持

人们认为，强壮的免疫系统可以防御病菌的侵入，所以每天要补充维生素 C（选择富含维生素 C 的食物，如柑橘类水果和卡姆果粉）、饮用一定量的生苹果醋、吃几瓣蒜（按照你喜欢吃的方式），这样做也许能提高益生菌和其他自然疗法的疗效。回头看第 12 周介绍的其他免疫增强策略。

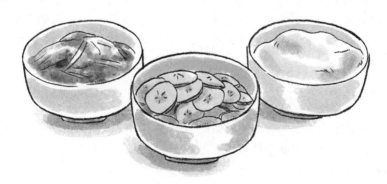

富含益生菌的发酵食物

本周宝妈任务清单

- 花些时间了解使用抗生素以及其他疗法治疗 GBS 细菌感染的优点和缺点，并与你的保健服务提供者交流你的看法。记住，无论是经阴道娩出还是剖宫产娩出，GBS 的筛查和治疗都是一样的。

- 婴儿床、摇篮、婴儿房都准备好了吗？

- 你还在坚持数胎动次数吗？

- 想知道更多吃生大蒜的方法吗？看看第 22 周的香蒜沙司食谱。

等等——
我临产了吗?

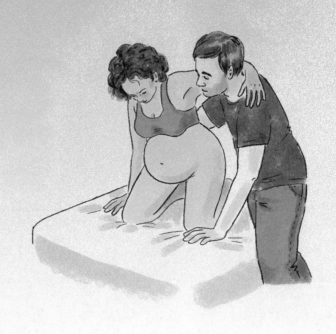

宝宝怎样了?

这似乎不太可能,但宝宝的体重真的已经达到 2.7 千克了!如果宝宝还没有变成头朝下的姿势,那么本周他就很有可能会变过来。如果他在第 37 周时仍然是臀位的话,你可能得和你的保健服务提供者讨论一下外部纠正胎位的利弊。尽管他踢腿伸胳膊的力度可能比之前要小一些(这是因为子宫内没有足够的空间),你可能会注意到下腹部有一种下坠感,有时候甚至感觉宝宝随时会自己掉下来。对大多数妈妈来说,这是完全正常的,但是如果你感到下体的压迫感十分强烈,就要给医生或助产士打电话咨询。还要记住的是:尽管宝宝的动作可能变轻,变得不易觉察,但并不意味着胎动次数的减少。

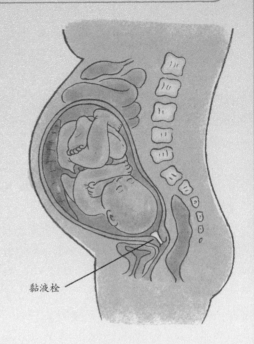

黏液栓

宝妈怎样了?

宝妈,你猜怎么了?我们的宝宝不仅跨过了 2.7 千克的门槛,而且我们也已经到达了第 9 个月的里程碑!这意味着宝宝可能在 3 到 5 周内就会降临,但这也意味着,乘机旅行以及大量的汽车旅行几乎是禁止的(请记住,如果你必须旅行,大多数航空公司都需要你的医生出具证明。你还需要携带你的医疗记录以及你的助产士或产科医生的联系信息)。幸运的是,大多数妈妈都喜欢待在家里,把它归功于筑巢本能吧!

分娩的三个阶段

有件事情正在发生。

离我女儿的预产期还有 4 天时，我醒来时感到子宫里有一种紧绷感。这种感觉并不是我所说的宫缩——肌肉没有真正松开，紧绷感也不是像浪潮一样一阵一阵的。我没有感觉痛苦，也没有感到特别的不舒服。事实上，我上午去购物了，然后和我妈妈一起吃午饭，尽管这种痉挛的感觉持续了好几个小时。

第二天早上，我醒来时的感觉和头一天完全一样。我想这可能是我的身体为分娩做准备的方式，所以我还和平时一样。但在第三天傍晚，我正在超市购物时，感到下腹部先是一阵发紧，接着立刻又舒展开了。

我想，这一定是一次宫缩。

对吧？

事情是这样的：在分娩前几天甚至几周内，你会感到子宫发紧或者腹股沟处感到隐隐发痛。这就是假宫缩，对一些妈妈来说，它甚至可以发生在孕 20 周。所以，如果你感觉到下腹部有动静，谁知道是真是假？你需要马上给助产士或医生打电话吗？还是听之任之呢？

有没有可能你已经临产，却还蒙在鼓里呢？

放心吧，妈妈。本周我们将讨论分娩的过程，以及分娩前的症状（这些症状你现在随时有可能开始体验），以便你明白什么情况下是正式的"演出"，而不仅仅是一次彩排。

尽管每个女人的怀孕和分娩经历都是独一无二的，但分娩的过程却惊人地相似。因此，除非做剖宫产，否则你必然要经历以下三个阶段，也叫三个产程：

第一产程：该产程无疑是最长的产程——但未必是最艰苦的。第一产程包括三个明显的时期：早期或潜伏期、活跃期及过渡期。在早期或潜伏期，宫颈逐渐变薄，宫口逐渐扩张至 6 厘米。早期的宫缩可能极其轻微，而且异常不规则——两次宫缩之间间隔 5 到 30 分钟。什么感觉？每个妈妈感觉不一样，我感觉到有一种集中的受压感和紧绷感，有点儿像痛经。

一旦进入活跃期，即第一产程的第二期——宫缩就会增强，持续时间变长，间隔时间变短——每次持续 40 到 60 秒，两次宫缩之间间隔 3 到 5 分钟。与此同时，宫口将继续扩张，从 6 厘米扩张到 8 厘米。

"过渡期"是第一产程的末期，时间最短，但最难熬。这一时期的宫缩急剧增强，中间几乎没有停顿，宫口继续扩张，从 8 厘米扩张到 10 厘米。

第二产程：这个阶段被称为胎儿娩出期，需要产妇用力娩出婴儿。幸运的是，你的身体将产生一种强烈的、自发的想用力的冲动——事实上，初产妇常常被自己那种急于娩出婴儿的迫切愿望所惊倒。与此同时，宝宝将穿过骨盆进入产道。他的进程将以"位置"（很快会对此作进一步解释）来衡量，直到他的头出现在阴道口的那一刻，这被称为"着冠"。

第三产程：这是分娩的最后阶段，指宝宝出生后到胎盘娩出的一段时间。

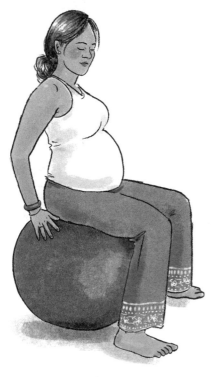

第一产程

看起来很简单，对吧？然而，早在这一切发生之前，你的身体就已经开始为这个大日子做准备了。事实上，对一些妈妈来说，与临产相关的身体变化可能会在婴儿出生前一个月就出现了，而对另一些妈妈来说，也许仅仅是提前几个小时出现。换句话说，分娩的阶段也许能够提前预测，但是每个阶段要花多长时间则因人而异，无法预测。

一定要查看一下本书第四部分的分娩手册，里面有关于分娩的各个阶段的更详细的描述——以及有用的建议！

识别临产前的征兆

在分娩前几周里，你可能会经历：

能量的激增。尽管不是每个妈妈都会表现出这种"筑巢"本能——就是那种想要擦洗和整理物品的强烈欲望，但对于那些确实如此的妈妈来说，这种欲望往往会在怀孕后期达到顶峰，有时也预示着分娩的即将到来（尽管不一定准确）。尽情利用这种新发现的能量来完成最后的准备工作吧，只是要悠着点儿——分娩的时候能派上用场！

胎儿下降。在最后阶段的产检中，你的保健服务人员会监测你的产前迹象，他们观察的其中一项就是宝宝是否已经"下降"和"入盆"了。前者指宝宝开始进入骨盆的时候（对你来说通常是一种解脱，因为这样你的呼吸就变得轻松了）。在你进入产房之前，宝宝可能已经下降很久了，但即使宝宝下降，也不一定入盆。

如果你想有一个直观印象，就看下面的插图吧。从图中能看出，我们的骨盆看起来有点像蝴蝶。最上面有两块圆形骨头（髂骨）从脊柱底部向外弯曲，下面有两块较小的骨头（坐骨）向内弯曲，看起来像蝴蝶的翅膀，对吧？当宝宝的头到达骨盆的中间位置（专业术语称坐骨棘）时，被称为是"完全入盆"或者"零位置"。如果他进入了这个位置，基本上就算固定了下来，不太可能再发生改变了。一旦分娩正式开始，他穿过骨盆进入产道的过程将用厘米来测量。例如，你可能听说过"宫口全开，S+2"，这意味着宫口扩张到10厘米，宝宝的头在坐骨棘平面下

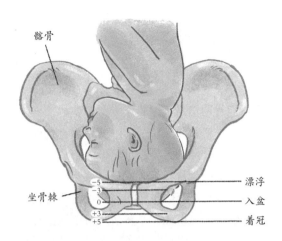

髂骨

坐骨棘

-5
-3
0
+3
+5

漂浮
入盆
着冠

分娩位置

方 2 厘米处。一旦你到达了最后的位置，即 +5，宝宝的头就会露出。

另一方面，负数——从 -5 到 -1——意味着宝宝已经进入骨盆边缘，但还没有完全固定下来。在这种情况下，医生可能会告诉你宝宝的头还在"漂浮"。重要的是要记住，每次妊娠都不一样——有些宝宝直到妈妈的宫缩正式开始时才会下降或入盆；另一些宝宝则提前几周下降或入盆。由于这个原因，"完全入盆"并不是一个可靠的产前征兆，但绝对能表明宝宝的出生临近了，或者至少越来越近了。

宫口扩张和宫颈消退。在分娩的前几天或前几周内，大多数初次生育的妈妈宫口会逐渐扩张，宫颈会逐渐消退，所以你的医生或助产士可能还会在最后阶段的产检中检查你的宫颈——通过内诊检查，但究竟什么是宫颈检查呢？助产士或医生怎么能知道你的宫颈是否开了，变薄了？

请允许我解释一下。怀孕期间的宫颈大约有 2 到 3 厘米长，并下垂到阴道里。

当分娩临近时，宫颈长度就开始缩短。当它的尺寸缩到平时的一半时，叫作"消失 50%"。当它变得像纸一样薄时，叫作"消失 100%"。这些都是粗略的估计，而不是精确的数据。换句话说，只是检查者的大概估计。

至于宫口扩张程度，助产士会通过手指宽度来测量。如果子宫口处能放进一根手指，代表扩张 1 厘米，两根手指代表扩张 2 厘米，以此类推。再说一遍，每次妊娠都不一样。有些初产妇在分娩前几周内宫口就可能已经扩张 1 至 2 厘米了；而有些经产妇直到宫缩开始时才扩张。

在分娩开始前的几天，你可能会经历：

腹泻或大便频繁。前列腺素是一种类似荷尔蒙的化学物质，它能软化（或"催熟"）子宫颈，帮助子宫收缩——但它们也能引起肠道痉挛，这就是为什么有些产妇在分娩前会出现腹泻或大便频繁的原因（你是否曾注意到，来月经时往往会腹泻？这应该归咎于前列腺素，因为它会在你每次来月经时引起子宫收缩）。尽管没人愿意频频去卫生间，但这种症状实际上是好事。现在清空肠道意味着你不必在分娩过程中忍受便秘的不适，也可能会免除你在产房里大便的尴尬。

黏液栓的消失。在怀孕期间，子宫被一层厚厚的凝胶状黏液所密封，从而把细菌、病原体甚至精液隔离在外面。然而，当子宫口开始扩张，宫颈消失时，黏液栓将不再固定在原来的位置，实际上，它会在分娩到来的几天前或几周前脱落——有时是一下子全脱落，有时是一块块脱落。你也许根本注意不到这种看起来就像一团浓稠鼻涕的分

〜 自然好孕 〜

宫口扩张和宫颈消失

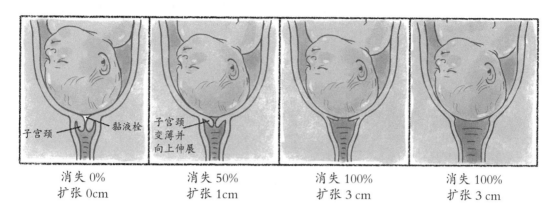

子宫颈　　　黏液栓

消失 0%
扩张 0cm

子宫颈变薄并向上伸展

消失 50%
扩张 1cm

消失 100%
扩张 3 cm

消失 100%
扩张 3 cm

泌物。

事实上，黏液栓看起来有点儿像——原谅我这么说——一大团鼻屎。

对于大多数妈妈来说，当黏液栓脱落时，任何事情也不必做——你可以告诉你的助产士或医生，但没有必要抓起行李冲向医院或分娩中心。宝宝仍然有羊膜囊保护着，子宫颈也会不断产生新的黏液（是的，这个塞子实际上可以自我再生）。然而，如果黏液栓脱落发生在 37 周之前，有时可能是早产的迹象。如果发生这种情况，务必给你的助产士或医生打电话，只是为了安全起见。如果你根本没有注意到它是什么时候脱落的，也无关紧要。

布拉克斯顿·希克斯收缩加强。 布拉克斯顿·希克斯收缩是一位名为布拉克斯顿·希克斯的英国医生在 19 世纪晚期发现的，本质上就是练习性收缩，是子宫肌肉为分娩做准备时的方法。一些妈妈可能早在第 20 周就开始经历这样的宫缩。当预产期临近时，收缩可能会在频率和强度上都有所提高。对于第一次做妈妈的女性来说，即使做了无应激试验后，往往也感觉不到布拉克斯顿·希克斯收缩，这是很常见的，所以如果你没有经历过这种现象，也不必担心。你可能会注意到子宫顶部在微微收紧。一些妈妈可能会注意到，当布拉克斯顿·希克斯收缩发生时，通常圆圆的肚子看起来有点儿变形。我女儿出生前我很可能就有这种经历。

但是如何区分练习性收缩——也就是假分娩——和真收缩呢？

除非医疗所需，否则你可以考虑在怀孕的最后一个月里减少宫颈检查。一些研究发现这么做可能会引起感染和羊水早破。另外，知道宫口扩张了 3 厘米（或者根本没有扩张），有时会引起不切实际的期望，促使你提前进入产房。

与"真正的"宫缩不同的是，如果你变换姿势，布拉克斯顿·希克斯收缩通常就会停止，所以，如果你一直坐着，那就站起来一会儿；或者，如果你一直在四处走动的话，那就躺下一会儿（喝杯水也会有所帮助）。另外，布拉克斯顿·希克斯收缩往往不频繁、不规律，且不可预测；换句话说，没有明显的节奏或模式。另外，如果在你变换姿势或者喝水之后宫缩并没有消失，如果它变得越来越强烈、持续时间越来越长、间歇时间越来越短，这就说明你可能进入分娩了。

前驱阵痛。前面说过，由于布拉克斯顿·希克斯收缩只是练习性的，妈妈们通常不会感到疼痛，但前驱阵痛则不同。有些妈妈骨盆底部会出现疼痛或不舒服的收缩。即使喝了水或者把脚抬高，收缩也不会停止或减缓——但也不会加剧。一些助产士认为，如果胎儿位置不正，或者妈妈的子宫有点儿易激惹，就会出现前驱症状。虽然前驱阵痛可能会让一些妈妈抓狂，但有时会缩短实际分娩时间，毕竟你的身体在大日子到来之前已经做了很多"前期工作"。

在分娩阵痛发作之前，你可能会经历：

见红。关于黏液栓脱落和见红是不是一回事，人们总是有些困惑。两者并非是一回事。见红（我知道这是个可怕的名字，但却是一个完全正常的产前征兆）是指下体流出的少量深红色或棕色血液，通常与少量的分泌物或黏液混在一起——所以导致人们分辨不清。有些妈妈可能先是流出一种透明的，白色、灰白色或者淡黄色的黏液，过了几天又注意到她们的内裤或手纸上沾了点

儿血渍。另一些妈妈则注意到，她们流出的黏液中夹带着血丝——这说明她们可能在同时经历这两种现象。不管是哪种情况，血都是由于子宫颈变薄并扩张引起小血管破裂的结果。只要没有出现大量失血（超过一两汤匙），而且分泌物不是鲜红色的，你就可以放心——但不能掉以轻心。和单独的黏液栓脱落相比，见红往往是一个更可靠的指标，预示着即将到来的分娩。

破水。有多少部电影中曾出现这样的镜头：怀孕的女主角正在忙着——吃午饭、外出办事、和搭档聊天，突然之间，砰！她的羊水破了，这种场景过于夸张了。事实上，大约85%到90%的女性在羊膜囊破裂时就已经进入分娩活跃期了。就拿我自己来说吧，第二次分娩时，直到我女儿露出脑袋我的羊水才破裂！有时候，羊膜囊永远不会破裂。

有些宝宝出生时身上还裹着完整的羊膜囊，这种现象叫作胎膜内分娩。

然而，偶尔羊膜囊可能会在分娩前的12到24小时内破裂。更罕见的是，羊膜囊已经破裂，却没有发生阵痛。

羊膜囊的本质，是外部世界和宝宝之间的最后一道防线。所以，如果你的羊水已经破了，而阵痛还没有开始（这种现象称为胎膜早破），就要给你的保健服务提供者打电话。你还必须保持阴道的清洁和干燥，避免往里面塞异物——包括卫生棉条和手指（不要试探是否能摸到婴儿的头）。同房当然也是禁止的。

为什么？因为等待分娩的时间越长，

是羊水，还是尿液？

当你最终破水时——无论是离分娩还有些日子，还是很快就需要你用力娩出婴儿——都不要期待羊水会像瀑布一样哗哗流出来。大多数妈妈只会注意到点点滴滴的渗漏，或者随着每次宫缩冒出一股。实际上和遗尿有些相似，因此羊水经常被误认为是尿液。如何区分呢？羊水可能是无味的，或者有一丝甜味（而尿液的气味则更刺鼻，类似于氨）。你也可以试着憋尿：如果这么做还有液体流出来，那就是羊水。

如果你的羊水在37周之前就破裂了，这被认为是胎膜早破，你应该立即联系你的医生或助产士。幸运的是，这种情况并不常见，只出现在不到3%的妊娠中。如果你的羊水破了，而且宫缩也已经开始，就没有什么可担心的了——你可以给助产士或医生打电话汇报情况，但可以（而且也应该！）继续待在家里，直到必须去分娩中心或医院时为止。然而，如果羊水呈褐绿色，马上给医生或助产士打电话，因为这通常表明胎粪的存在。就其本身而言，胎粪并不是胎儿窘迫的决定性指标，因此没有必要恐慌，但你的助产士或医生会非常密切地监控你和你的宝宝，以防万一。

感染的风险就越大。记住，许多有自然理念的医生会乐于让你等待24至48小时（有时甚至等待72小时），看看是否会发生自然宫缩——因为在绝大多数情况下会发生。这种做法用专业术语叫作"期待疗法"，是美国护士助产士学会所认为的一个非常安全的选择，前提是产妇没有妊娠并发症，属于低风险类别，没有感染迹象（包括发烧），不是GBS阳性，而且胎儿的心率正常。与此同时，助产士可能会通过应激试验监测胎儿的健康状况。然而，阴道检查应该保持在最低限度——最好在阵痛开始之前完全避免——因为这会显著增加感染的风险。

遗憾的是，尽管有证据支持期待疗法，

许多在比较保守的医院工作的产科医生和助产士会在破水6到18小时内（或者更早）使用人工引产促进分娩。事实上，有些医生会在产妇破水后立即引产。需要指出的是，至少在这种情况下，引产术被认为是一种"基于证据的"选择（意思是，有临床证据支持这种做法）。同样需要指出的是：在羊膜囊早破后进行引产有可能避免最终的剖宫产或仪器辅助分娩。无论哪种方法——期待疗法或引产术——都可能是你的合适选择，你应该和助产士或医生讨论一下它们各自的利弊。然而，如果你出现发烧、寒战、心率过快、阴道分泌物的颜色或气味发生变化，或者胎动减少的状况，应该马上向医生或助产士报告。我们会在第 40 至 42 周进一步讨论引产术。

如果已经开始真正的宫缩了，应该什么时候去分娩中心？

对一些妈妈来说，第一产程的第一阶段——即早期或潜伏期（从子宫颈的逐渐消失和宫口的扩张开始），可能只需要几个小时。然而，对另一些妈妈来说，却需要几天。所以，如果没有伴随其他症状的话，完全没有必要在一有宫缩的迹象时就冲向医院。实际上，如果你没有进入（或接近）活跃期——也就是说，两次宫缩之间间隔 3 到 5 分钟，宫口扩张至少 4 到 5 厘米，有些医生甚至拒绝接收你。遗憾的是，我们这个社会总习惯

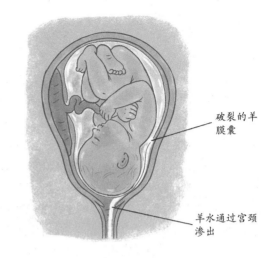

破裂的羊膜囊

羊水通过宫颈渗出

于把分娩看作是一种医疗事件，让有些妈妈觉得必须马上冲到医院去。

宝妈，不要这么做。

如果阵痛发生在 37 周之前怎么办？

37 周之前的分娩被认为是早产，尽管有许多危险因素可能会导致早产——如酗酒、吸毒、阴道感染、先兆子痫和双胎妊娠——但有时却不知道是什么原因引起的。幸运的是，大多数出现早产症状的妈妈实际上不会早产——相反，她们会再坚持几个星期。但关键是要尽早发现症状。

如果在第 37 周之前你出现以下症状：持续的收缩（不是布拉克斯顿·希克斯收缩，而是通过改变姿势或喝水也不会减弱的宫缩），下体流血，有羊水渗漏，感到骨盆压力增加，像痛经一样的绞痛，尽快给你的助产士或医生打电话。针对早产症状采取的治疗方法包括卧床休息、静脉输液、使用抗生素（在子宫或阴道感染的情况下），以及服用停止宫缩的药物——不过这些措施通常只有在超早产的情况下才使用，比如 34 周之前。

自然好孕

分娩早期大部分时候在家里度过不仅让你感觉更舒服，实际上往往更有成效。

在野外，动物妈妈们会寻找安全而隐蔽的场所生宝宝，但是一旦发现危险迹象——比如潜伏的捕食者——它们就会释放一种叫作儿茶酚胺的应激物质，这种物质会使分娩中断（大概是为了让动物们安全迁移）。事实证明，当我们人类的妈妈感到紧张或害怕时——当我们的隐私受到威胁时，当我们被迫去抵挡那些不想要的干预时，我们也会释放出完全相同的荷尔蒙。换句话说，医院里缺乏隐私的环境、明亮的荧光灯，以及令人焦虑的机器和监控器的哔哔声，实际上可能会让你分娩的进度慢下来。

理想情况下，当你已经进入活跃期，宫口已经扩张5至6厘米时，再去也不迟。

然而，每个人的分娩都和他人有所不同，而且，要准确判断分娩进程也不容易，尤其是对新妈妈来说。所以，如果你已经接近预产期，而且宫缩已经开始了，问问你自己以下的问题：

可能是布拉克斯顿·希克斯收缩吗？ 你是不是站立时间太长？坐下休息一会儿吧。如果你已经坐了几个小时，就站起来活动活动。喝杯水，或者吃点小点心。收缩停止了吗？如果停止，表明时候没到。

收缩是否在加剧，持续时间是否延长，间隔时间是否变短？ 如果不是，你可能正在经历前驱阵痛。时候还是没到。

宫缩有规律吗？ 当你从分娩初期向下一阶段进展时，两次宫缩之间的间歇会变得越来越短，越来越短，所以你要开始计时（测量相邻两次宫缩的间隔时间）。如果间隔时间持续保持在4分钟，每次宫缩持续1分钟，并且这种模式已经保持了1小时——这就是所谓的"4-1-1"规律，可能是时候整装待发了。暗示你需要行动的其他迹象还有：

♡ 你发现在宫缩过程中说话很吃力。

♡ 宫缩让你无心做别的事情。

♡ 你的助产士说，是时候进去了！

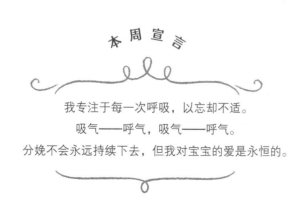

本 周 宣 言

我专注于每一次呼吸，以忘却不适。

吸气——呼气，吸气——呼气。

分娩不会永远持续下去，但我对宝宝的爱是永恒的。

看看其他"自然妈妈"怎么说

克里斯蒂娜：我的医生告诉我，羊水在阵痛开始前不会破——"那样的事情只有在电影里才会发生。"是他的原话。所以，当夜里的某个时候我的子宫开始轻微收缩时，我没有惊慌，而是一直挺到我不能再忍受为止。结果我刚到医院，宝宝就出生了。想象一下，当我走进电影院时，却破水了，我该多么惊讶！

梅根：我从分娩中心被送回家两次，因为宫口只有 2 厘米的扩张。我希望有人能事先告诉我，阵痛刚发作时不影响正常生活。

莉莎：我感到一阵突然的疼痛，和其他时候的感觉都不一样。因为我上次的分娩也是突如其来的，所以我就给医生打了电话，接着就住院了。我的宫口已经扩张到 7 厘米，尽管宫缩仍然没有规律。

塔莎：怀孕的时候我的肚子特别大，但我一直能正常走路。所以当我开始感觉走路吃力，而且感觉肚子像是在收紧时，我确信已经进入分娩状态了。第二天早上我去了医院，结果发现宫口的扩张还不到 1 厘米。医生说，我要么接受人工引产术，要么回家等待。我回到家，宫缩一晚上都没停，第二天早上我又回到了医院——但宫口只扩张了 1 厘米，所以我同意用催产素。很明显，我不知道到底什么时候去医院最合适。

本周宝妈任务清单

- 与其用手表或挂钟来测定宫缩，不如考虑在手机上下载一个应用程序。有很多免费和价格不贵的应用程序可供选择，但我喜欢"宫缩计时器"（Contraction Timer）和"足月"（Full Term）这两款。

- 想知道黏液栓长得什么样？去上网搜索几张照片吧。

- 如果你不确定是否已经进入分娩——不管本章你读了多少遍——不要犹豫，赶紧给你的导乐师、助产士或医生打电话，即使是凌晨 3 点，以防万一。安全总比事后后悔好。相信我，你不是第一个有这种经历的妈妈。

自然好孕

当宫缩变得越来越强烈，时间越来越长，

间歇时间越来越短时，你就知道自己已经进入分娩期了。

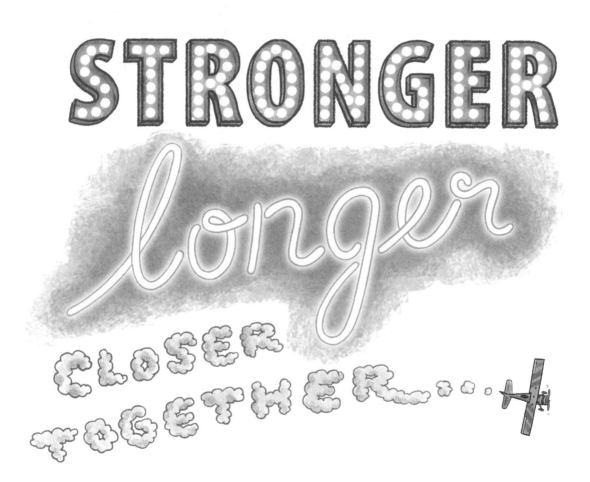

为大日子打点行装

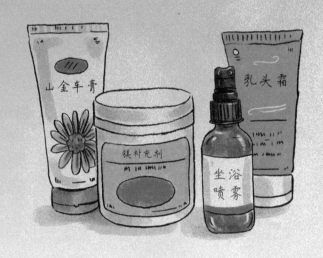

自然好孕

宝宝怎样了?

宝妈,本周宝宝可能有 48 厘米长,将近 3 千克重了,但是他仍然在生长(信不信由你),每天体重大约增加 30 克。然而,即使他在本周出生,也是非常健康的。事实上,在不久以前,第 37 周出生的婴儿还被认为是足月的。这个词在 2013 年被重新定义了(在美国妇产科医师学会和母婴医学协会共同制订的一项决议中),目的是为了减少不必要的人工引产和剖宫产。现在,直到第 39 周婴儿才被认为是足月。研究表明,你"烤箱里的小面包"烤得再久点儿会更好。

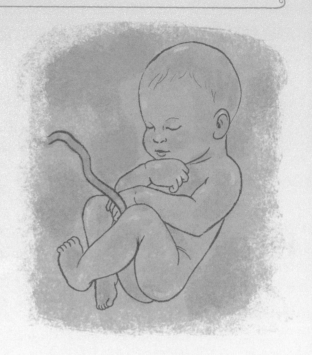

宝妈怎样了?

到第 37 周时,大多数妈妈的体重不再明显增加(尽管宝宝们肯定还在生长)。我怀孕的最后一个月,体重增加不到 0.45 千克。我记得当时感觉很害怕,直到我的助产士向我证实一切都很好,我才放心。原来是,由于胎儿越来越大,妈妈肚子里的羊水就会变少,更不用说空间了。不过,如果你还在继续增加体重,要知道这也是正常的。如果你担心自从怀孕以来体重增加过多,尽量不要这样。我怀第一个宝宝时增加了 18 千克,第二个宝宝大约 16 千克,而我嫂子增加了 27 千克,后来她成功地在短时间内恢复了原来的体重。所以,如果你的体重略微高于或低于平均水平,也不要紧张。

你的分娩计划以及其他资料

哪次外出让你在打点行装时最兴奋？

我来告诉你吧：是准备去生宝宝。

帮自己一个忙，本周把你去医院或分娩中心要带的行李打包好，以应对随时会出现的宫缩（如果你打算在家分娩，也要把需要的东西置办齐全）。下面是一个自然妈妈可能需要的一切。

既然你已经为你的分娩计划付出了很大努力，那么千万不要忘记把它打印出来，随时带上，要多准备几份。（护士们的值班周期通常是 8 到 10 个小时，在宝宝出生前，你可能会遇到几个护士。）你现在也应该联系要去的医院或分娩中心，以便填写预登记资料，并提供你的保险信息。一旦进入分娩活跃期，妈妈最不想对付的事情就是文书工作和烦琐的手续。

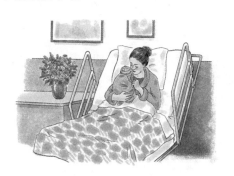

你和宝宝的衣物

第一次做妈妈的人通常会觉得她们的肚子会在分娩后立即收缩——就像把空气从气球里放出来一样。最后提醒你，妈妈：不会这样的。急性肿胀消退只需要几天时间，而子宫收缩到怀孕前的大小则需要几周时间。

你也会流血——专业术语是恶露，指产妇在产后 1 到 8 周里的阴道分泌物（污血、黏液和子宫组织的混合物）。你究竟该带多少衣物，这当然取决于你打算在分娩中心或医院待多久。我至少带了够穿两个晚上的。但无论你带什么，都要确保舒适宽大。我的建议是：

♡ 一套分娩装。如果愿意，你可以穿医院里的病号服，也可以穿你自己带去的。我女儿出生时我准备得太仓促，所以就穿着去医院时穿的那件衬衫——就是这样。但是，如果你打算穿自己的衣服分娩，那就挑选一些你事后不介意扔掉的，以及和宝宝进行皮肤接触时很容易脱掉的衣服。有些妈妈选择一件哺乳或运动文胸和一件质地轻软的旧裙子；有些妈妈干脆什么都不穿。这完全取决于你自己。

♡ 游泳背心或运动文胸（如果你计划在水中分娩，并且不想赤裸上身）。

♡ 宽松的、带纽扣的前开口衬衫，便于哺乳。

♡ 宽松的运动裤。

♡ 一件运动衫、罩衣、帽衫，或者开襟羊毛衫。

♡ 睡衣（如果你不喜欢穿平常的衣服）。

♡ 1 至 2 件哺乳乳罩和一些护理垫。

♡ 袜子。带一双舒适的袜子用来躺在床上穿，再带一双旧的（最好是耐磨袜），以便在分娩中心或医院产房里溜达时穿。

♡ 不系鞋带的、舒适的鞋子。

内裤。大多数医院和分娩中心都会给新妈妈提供宽大的一次性网状内裤（是的，网状）。这样的内裤既宽松又透气，而且大得足够放下你在分娩后的几天和几周内一直垫的超大号护垫。有些妈妈对它们爱不释手。很多妈妈甚至建议储存它们，就像储存那些来自高档酒店里的小瓶洗发水一样。而另外一些妈妈却没有那么喜欢。有超级自然理念的妈妈们可以选择大容量的布垫和一些超大的孕妇内裤（至少比正常情况下大一码）。无论你选择什么，都要记住，一定要保证透气性和舒适感，因为产后下体会肿痛。与此同时，做剖宫产的妈妈们要穿不会在伤口愈合的时候摩擦或加重伤口的内裤。

至于宝宝的衣物，可以准备以下两种：

♡ 回家时的衣服。一件连体衣和连袜裤是不错的选择（不需要多么花哨）。不过，如果你是在大冬天分娩，一定要确保宝宝穿上暖和的衣服，裹上厚厚的毯子。医院通常会给婴儿提供一顶帽子和一条毛毯或者襁褓，但你最好带上自己买的。

♡ 布尿片或者无毒一次性尿片和湿巾。当然，医院也会给你的小家伙提供尿片——事实上，很多妈妈会把医院的尿片储存起来，就像储存那些网眼内裤一样（都是免费的）。如果你偏爱环保或无毒的品牌，那么就有必要带你自己买的。记住，宝宝最初的几次排便有些黏糊糊的，就像焦油一样（这就是我们一直在谈论的胎粪），因此，

在最初的十天里，我们选择用环保型的一次性尿布，之后再换成布尿片。

饮料和零食

在分娩过程中补充体力的重要性已无须赘言，无论你是否计划自然分娩。第一次分娩时，我9个小时没吃没喝，我永远也不会忘记，当我的导乐师给我一些苹果汁时，我突然能量激增。液体营养往往是最好的——身体更容易吸收，而且你在宫缩加剧时也没有想饱餐一顿的食欲。

如果你计划在一家观念比较保守的医院分娩，要是不允许进食怎么办？无论如何带些吃的。

分娩后，他们肯定会允许你吃东西，如果是在凌晨两点，你就不用在自动售货机里搜寻些果腹的东西。换成我，一定要带下列东西：

♡ 覆盆子叶茶。在制冰格里冷冻一些（如果你在分娩过程中只允许吃冰片的话，这是一个不错的选择）。

♡ 椰子汁。

♡ 红枣和枣糕。

♡ 蜂蜜棒。对妈妈们来说，蜂蜜棒就像小精灵——当你不想吃东西的时候，它会让你快速提神。

♡ 坚果、果仁奶油和（或）什锦干果。

如果你认为可能会在医院或分娩中心待得时间长一些（比如两到三天），或许应该考虑在一个迷你冰箱里装一些更正宗的食物

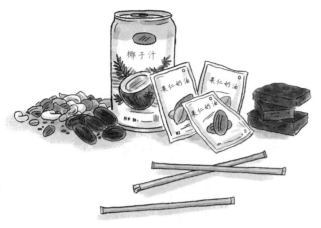

小物件及消遣解闷物品

在大日子期间，你可能会觉得有点儿无聊，这听起来似乎很奇怪，但是你不可能预测你的产程会持续多久——最好是做好等待的准备：

♡ 分娩宣言
♡ 音乐。尽管我很喜欢听我的分娩宣言的舒缓配乐，但发现也需要一些快节奏的摇滚乐。记住在你的智能手机或MP3播放器里下载些不同类型的音乐。
♡ 书籍、杂志或电影（主要是为你的伴侣准备）。
♡ 相机。
♡ 充电器——用来给手机、相机、笔记

带去。众所周知，医院的自助餐厅通常不会提供优质饭菜，而且也不善于照顾有特殊饮食需要或注重健康饮食的人。请记住，大量的外卖店将会送餐到医院——这是我和迈克尔在两个宝宝出生后所选择的。

看看其他"自然妈妈"怎么说

琳西：我感到最高兴的是带着希腊酸奶和健康的蛋白棒到了分娩中心。这些小吃使我在分娩时有了力气。而且，我虽然没胃口吃别的，这两样东西却合我的胃口。

艾琳：橄榄油！这是从我们的分娩课老师那里得到的。课程结束时他给了所有夫妇一个小瓶子。宝宝出生后不久就在他们的小屁屁上擦点儿（每次换尿布后都擦），这样就很容易把宝宝的便便擦干净。

蕾哈娜：吸管杯很有帮助，我可以在任何位置喝水——在宫缩的间隙，我丈夫就会把它递过来，鼓励我抿上几口。

安妮卡：我很后悔没为我丈夫准备些食物——医院里没有他吃的东西，他也脱不了身。当他设法溜出去的时候，商店都打烊了！

本电脑或任何你可能带去的电子产品充电。

分娩工具，后期护理产品，顺势疗法药物

大家已经知道我的女儿出生得很容易，然而，胎盘的排出并非那么简单。我不得不把漂亮的小宝宝交出去，蹲下来，全力以赴地把它排出来。为了加快进程，我的助产士建议用鼠尾草精油——幸运的是，我碰巧有一些。

顺势疗法药物是传统医学的一种很好的补充，它可能会减少或消除你对某些干预的需求。当然，带多少完全取决于你自己，不过，在这里给各位看看我带的自然分娩产品：

分娩工具

- ♡ 自制网球背部按摩器（参见第34周）。
- ♡ 米袜（见本章后面）。
- ♡ 长围巾（见本书第四部分）。

精油

- ♡ 用来促进子宫健康收缩的鼠尾草精油

（警告：这东西药性强，在你进入活跃期之前不要使用）。
- ♡ 用来提升能量的橙子或柠檬精油。
- ♡ 用来放松的薰衣草精油。
- ♡ 用来缓解肚子痛的薄荷油。
- ♡ 用来醒脑提神的乳香精油。
- ♡ 用来缓解肌肉酸痛的黑胡椒精油（背阵痛）。
- ♡ 扩散器或个人吸入器。

后期护理品

- ♡ 坐浴喷雾。坐浴可以缓解阴道、痔疮或伤口（如果有阴道撕裂的话）发炎，但是在医院里或分娩中心坐浴不太方便。深受妈妈们喜爱的坐浴喷雾是一件神奇的替代用品。说真的，我非常喜欢这件东西。只是在分娩后喷洒，以缓解疼痛。
- ♡ 产后舒缓酊（AfterEase）是经产妇的必备品。这是一种非转基因的无谷蛋白草本药物，可以缓解产后宫缩和阵痛（第二次分娩的时候会更疼——所以这是我的救命之物）。
- ♡ 乳头油或膏。
- ♡ 山金车膏（很适合肌肉酸痛）。

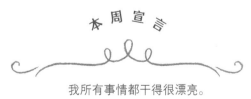

本周宣言

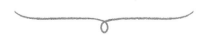

我所有事情都干得很漂亮。
我带着感激、喜悦和爱迎接宝宝的到来。

肉酱千层面

　　给新妈妈送便于加热的食物是很贴心的支持——正如雪中送炭一样。要过一阵子才能储备起已经耗尽的营养储备，但是你又太累，而且要忙着照顾宝宝（至少对大多数妈妈来说），所以做饭成了靠边站的事情。可是你会感到饿啊，特别是选择母乳喂养的妈妈，往往会有像大胃王一样的胃口。所以，这里有个建议：不要只依赖朋友和家人。现在就开始准备够吃几周的，营养丰富的食物，然后储存在冰箱里。我始终最喜欢的一道食物是经典的意大利肉酱面，再添加一种充满能量的配料：牛肝。肝脏富含铁、维生素 A、B、C、D 和 E、微量元素和矿物质，以及必需的脂肪酸 EPA 和 DHA。它真的是自然界中最不可思议的食物之一。但是别担心。你甚至尝不出它的味道。我保证。

传统意式肉酱配料：

　　2 汤匙橄榄油

　　1 大头洋葱，剁碎

　　4 瓣蒜，剁碎

　　0.7 千克草饲绞碎牛肉

　　0.2 千克牛肝（在肉店磨碎或回家剁碎）

　　两罐容量为 500 毫升的有机腌料

　　两罐容量为 200 毫升的有机番茄酱

千层面配料：

　　1 盒无麸质面条

　　2 磅有机乳清干酪或白软干酪

　　2 个鸡蛋

　　半杯欧芹，切碎

　　1 千克有机瑞士奶酪，切片

　　1 杯磨碎的帕玛森干酪

　　先做肉酱。在大锅里加入橄榄油，用中火加热。加入洋葱和大蒜，烧至半透明。加入碎肉和肝末，烧至棕色。盛出 1 杯留作腌汁，把剩下的酱汁和所有番茄酱都加到锅里，搅拌好，慢慢炖。

　　把烤箱加热到 180℃。在一口大汤锅里加满水，烧开，下入面条，煮大约 10 分钟，熟后捞出沥干，淋上橄榄油（防止发黏）。与此同时，在大碗里将乳清干酪、鸡蛋、欧芹、盐和胡椒混合在一起。

　　接着做千层面。在一个规格为 33X23 厘米的烤盘里放上油，舀一勺肉酱汁洒在上面。铺一层面条，浇上肉酱；再铺一层面条，浇上乳清干酪，然后是瑞士奶酪。如此重复，直到每层都铺好，最后洒上预留的腌汁和帕玛森干酪。烤 55 到 65 分钟，直到面条冒泡，表层呈金黄色。冷却后放入冰箱冷藏。

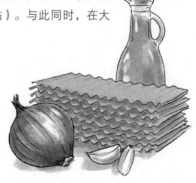

♡ 镁补充剂（Natural Calm）。对新妈妈们来说，很容易出现便秘——部分是由于局部创伤，部分是由于焦虑。分娩后第一次排便时会感觉不太适应或者疼痛，因此可能不敢用力（可以理解）。因此我会立刻服用天然镁，以促进排便，另外这种天然镁比大多数医院提供的要温和。

个人洗浴用品

医院和分娩中心将提供基本的洗漱用品（肥皂、洗发水、牙膏等），但许多妈妈更喜欢带自己的——毕竟这些虽不起眼的小东西往往会给我们带来最大的舒适感！然而，即使是素面朝天的妈妈，也应该把这些额外的东西塞进包里：

♡ 唇膏。医院里的空气干燥是出了名的。同时，在分娩过程中的急促呼吸也会使你的嘴唇变干。

♡ 皮筋或发带。

♡ 如果不能下地洗澡，干洗香波可以救急。

♡ 婴儿指甲剪。医院没有义务提供指甲剪，但你想不到刚出生的宝宝的指甲有多么长，多么锋利，很容易就会抓伤自己。

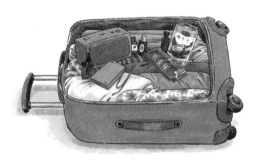

本周宝妈任务清单

● 相信我：在宝宝出生之前，你准备的食物越多越好。请到相关网站查看更多食谱，包括美味的味噌虾配燕麦和绿叶蔬菜馅饼。

● 收拾行李的时候，不要忘记你的伴侣。爸爸可能需要一些基本的洗漱用品、一台笔记本电脑、一些零食，或者一套换洗衣服。当助产士的助手也是一项艰苦的工作！

温柔式剖宫产

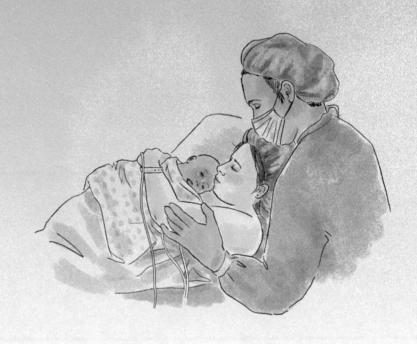

自然好孕

宝宝怎样了?

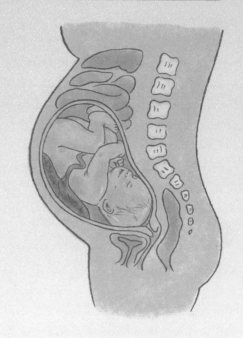

　　宝宝的体重大约在 3.2 千克左右,长度为 48 到 51 厘米,如果用水果打比方,他的体积大约和菠萝差不多。就人类而言,这意味着他几乎完全长大了。然而,尽管他的预产期不远了,但最近几周对他的发展仍然至关重要。例如,他的大脑还在发育,正在建立重要的神经连接。事实上,37 周出生的婴儿的大脑比足月新生儿的大脑要小得多。最近发表在《儿科学》(Pediatrics)上的一项研究发现,在孕 37 或 38 周出生的婴儿在三年级数学和阅读的标准化测试中得分明显较低。此外,宝宝还在继续生产表面活性剂,这种类似肥皂的物质可以帮助他的肺排出液体,充满空气,这样他就可以轻松呼吸了。所以,宝妈,别催宝宝!他还有工作要做。

宝妈怎样了?

　　我们正处在冲刺阶段!实际上,你的宫口已经开始扩张,宫颈开始消失了,宝宝可能已经下来,进入你的骨盆了。你可能感觉到自己像个庞然大物。需要更多证据证明大日子即将来临吗?下次洗澡的时候,试着从乳房里挤出些乳汁来——就当给自己做个乳房按摩。看到了吗?你的乳房里已经充满我们一直在谈论的神奇的灵丹妙药:初乳。女人的身体真是不可思议!

使剖宫产术自然化

感谢现代剖宫产术。

剖宫产术过去曾是一个相当残酷的过程——准确地说，是极其残酷，因为有那么多妈妈甚至认为她们都熬不过这一关，而现在它已经变成一种安全无菌、几乎没有痛苦的分娩方法，用来娩出那些原本可能无法存活的婴儿。我就是一个剖宫产儿，如果我妈妈没有做手术，我今天可能就不会在这里了。但是对于那些计划进行自然的阴道分娩的妈妈来说，得知自己需要接受剖宫产术时可能会感到沮丧。

剖宫产术的缺点当然十分明显：外科手术需要的住院时间和康复时间更长，并且伴随着种种行为限制，比如不能提重物和开车，更不用说罹患慢性并发症的高风险了。但更大的代价往往是情感方面的。在剖宫产手术实施过程中，妈妈们被连接到一组机器上，全身被裹在毯子里，只露出脑袋（手术室里都很冷），胳膊频繁地被绑在手术台上。而且手术后通常会和宝宝分开。根据妈妈的健康状况、宝宝的健康状况和医疗方案，妈妈可能需要等5分钟至几小时后才能接触到宝宝、建立情感连接，以及给宝宝哺乳。事实上，一些医院规定了一段强制性的母婴分离期，在此期间，新生儿可能会被喂食补充配方奶粉。难怪，做剖宫产的妈妈有时会为她们的分娩经历感到失望！

很多女性都有这种感觉。如你所知，33%的新生儿是剖宫产娩出的，有些是出于迫不得已（如胎儿窘迫或医疗紧急情况），有些却是可以避免的（如胎儿体重高于平均水平）。事实上，剖宫产是美国最常见的外科手术，每年有100多万例。

妈妈们可以尽其所能避免干预，但事实是这样：不是每个婴儿都能通过阴道娩出。

那些别无选择的妈妈是不是唯有认命，放弃自然分娩的理想，放下悲痛，义无反顾？

就在几年前，这些问题的答案几乎是肯定的。但是现在，多亏了外科医生态度的改变——看起来妈妈们不需要这样做。

毫无疑问，自然分娩有着显著而重要的优势。想一想也合情合理，毕竟这种巧妙的设计出自大自然母亲之手，这些优势包括：

♡ 胎儿艰难地通过产道时，肺部受到挤压，这样可以帮助他排出羊水。这不仅有助于促进他的呼吸，而且可以降低他今后罹患呼吸道疾病的风险，比如哮喘。有趣的是，有些妈妈是在尝试进行自然分娩失败后，最终才进行剖宫产手术的，她们的宝宝患呼吸系统疾病的风险也得到了降低。换句话说，从长远来看，任何程度的自然分娩都对婴儿有好处，哪怕没有成功。

♡ 通过自然分娩的宝宝也会从阴道中获取保护性细菌，这些细菌会定殖于他们的皮肤上和肠道中，这种细菌转移的缺失也许能解释为什么剖宫产的婴儿更容易出现过敏、哮喘、某些免疫疾病、肥胖和其他健康问题。

♡ 通过阴道娩出的婴儿一出生就被送到妈妈怀里抱着，这很重要，因为新生儿不能调节自己的体温。事实上，他们可能很快失去大量热量，所以通常用襁褓把他们包裹起来，并且戴上一顶小帽子。然而，妈妈的怀抱能稳定婴儿的体温、心率及呼吸。直接的皮肤

自然好孕

接触（有时被称为"袋鼠式护理"）也带来许多其他方面的好处：减少婴儿啼哭，使妈妈产生较少的压力荷尔蒙皮质醇和更多提升母爱的催产素，体重增加，睡眠质量更好。有几项研究表明，皮肤与皮肤的接触甚至可以缓解或预防产后抑郁症。

不幸的是，手术分娩的局限性——对无菌环境和干预会用到所有设备的需要——意味着剖宫产儿不会得到同样的好处。

不过，过去他们无法获得这些好处，现在情形则不同了。

伦敦帝国理工学院的妇产科教授尼克·菲斯克博士是第一批质疑现代剖宫产术的医生之一。鉴于英国不断攀升的剖宫产率，菲斯克博士想知道，如果父母有机会更多地参与到这个过程中来，是否能使手术变得更有意义。在 21 世纪初，他开创了所谓的"皮肤接触式剖宫产"（也被称为"温柔式剖宫产""以家庭为中心的剖宫产"）。这样做的目的是为了使剖宫产更像是自然分娩，而不只是外科手术，同时也能模拟自然分娩的情形。在过去十年里，这种技术变得越来越流行。

要记住，手术过程会因医生而异，因医院而异，但常规剖宫产和温柔式剖宫产的区别体现在以下诸多方面。

标准式剖宫产

♡ 在接受硬膜外麻醉或脊髓麻醉之前，妈妈和一个静脉注射支架连在一起，手臂上缠着血压袖带，胸部则放着用来监测心率的心电图电极。

用阴道拭子修复婴儿的微生物群

我们知道，通过阴道娩出的婴儿会获得具有长期益处的保护性细菌，而通过剖宫产娩出的婴儿则会错过自然分娩带来的这份大礼。

问题是：我们能解决这个问题吗？

2016 年发表在《自然医学》上的一项具有开创性意义的研究表明，答案或许是肯定的。怎么做呢？即，用棉签收集妈妈阴道的分泌物，涂抹在婴儿的皮肤上以及口腔周围。这个过程被称为"阴道播种"，正如名字本身所暗示的，阴道播种似乎能促进健康的微生物群落的形成（人们认为，妈妈的微生物有助于训练婴儿的免疫系统）。另一种方法是，在第一次给婴儿哺乳之前，用棉签涂在乳头上。

无可否认，这是一种新颖的做法，并且正在开展更多研究，以证实它的功效。研究人员还指出，这绝对不是一个 DIY 的过程。换句话说，不要在家里尝试这种方法——你可能无意中会把有害菌传播给婴儿（接受试验的妈妈对已知的病原体进行了预筛选，并给予抗生素）。但这绝对是你应该和助产士或医生讨论的问题。如果你不能做阴道播种，也没关系，要知道母乳中同样充满了活的有益菌。

看看其他"自然妈妈"怎么说

艾希莉：我有一些很波折的分娩故事和大家分享。生第一胎时，我过了预产期 9 天才开始有动静，在一个周四的早上开始出现宫缩，最后在周五晚上被送进了医院。我的宫口扩张没超过 3 厘米，所以他们给我注射了催产素。我从周五晚上 10 点到周六下午 4 点一直在努力——但我的女儿是枕后位，她卡在那里一动不动。在我用力两个半小时，却毫无进展的情况下，她的心率开始急剧下降，我接受了紧急剖宫产术。

生第二胎时，我过了预产期 5 天才开始有动静，一开始一切都很顺利，我在没有人工干预的情况下度过了阵痛期，直到进入用力阶段。再一次，我感觉就像在推一堵砖墙——这次的进展还不如上次。我又做了一次紧急剖宫产术。她全身发青，脖子上缠着脐带，直接被送进了新生儿重症监护室，和我丈夫一起在里面待了两个小时。

由于过去 5 年里我做了 2 次剖宫产，生第 3 个宝宝时也计划要行剖宫产术。然而，我却成为纳什维尔的洗礼医院里第一个通过"自然剖宫产"分娩的妈妈。现在，当我听到一位妈妈说想要自然分娩时，我百分之百地支持她，但我也鼓励她考虑紧急剖宫产的可能性。很多时候，女性都不知道她们在手术室里有发言权。接受剖宫产术并不意味着你在手术过程中完全被动。我的第三次分娩非常棒，我的女儿从没有离开过我身边，尽管不是自然分娩。

♡ 外科手术的帷帘是用来保护无菌操作环境的，同时也阻止妈妈看到手术情景（当然也就阻止了她看到宝宝的出生）。

♡ 医生会在妈妈腹部皮肤上做一个切口，切开脂肪层和组织，然后在子宫上做一个切口，尽可能快速且安全地把宝宝取出来。

♡ 脐带被夹住并立即剪断。

♡ 医生可能会举起婴儿，让妈妈透过帷帘上方偷偷看一眼，然后再交给旁边的护士抱走。

♡ 医生移除胎盘，开始缝合切口。

♡ 婴儿被抱到附近的一个保温箱里，由几名护士进行健康评估、称体重、包裹起来（手术室里温度很低）。

♡ 在妈妈康复过程中，婴儿可能会被送到育婴房，并且可能会喂食配方奶粉。

♡ 除了新妈妈和新爸爸，手术室里禁止其他人入内。

温柔式剖宫产

♡ 静脉输液设备、血压袖带和心电图电极将被放置在不妨碍妈妈看见和拥抱婴儿以及给婴儿哺乳的区域。

♡ 帷帘是透明的，在宝宝出生前被升起，这样妈妈就可以看着宝宝出生了。或者，一些医院使用可分离式手术帷帘，可以从中间打开，婴儿可以从医生手

自然好孕

里传递给妈妈。

- ♡ 医生会先让婴儿的头露出子宫，却不急于从里面取出他的身体，这样可以让他的躯干受到挤压，有助于排出肺部的液体（模仿自然分娩的情形）。
- ♡ 脐带被完好保存几分钟，以确保婴儿仍旧能从胎盘中获得含氧的血液。
- ♡ 用从妈妈阴道里取出的保护性细菌擦拭婴儿。
- ♡ 直接把婴儿放在妈妈身体上，进行皮肤接触。如果妈妈处于全身麻醉中，爸爸可以代替妈妈与宝宝进行皮肤接触。
- ♡ 为了母婴之间的皮肤接触，所有新生儿程序都被推迟（除非发生紧急医疗情况）。婴儿躺在妈妈怀里做健康状况评估，就像普通的自然分娩一样。
- ♡ 妈妈可以立即开始母乳喂养，并且可以在缝合切口时继续进行母乳喂养。
- ♡ 在妈妈康复过程中，妈妈、爸爸和始终在一起。
- ♡ 允许导乐师（可能兼摄影师）陪妈妈进入手术室。

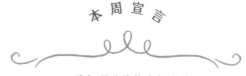

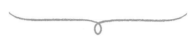
请求做温柔式剖宫产

温柔式剖宫产手术仍然是一种相对较新的做法，尽管它现在越来越受欢迎，你的医生可能对于这种做法缺乏经验，或者你去的那家医院没有正式提供这样的服务。甚至有可能你的医生闻所未闻。妈妈，不要因此而气馁，和你的分娩团队的成员谈谈，尽量争取一些或所有这些措施。你可以成为一个开拓者！

本周宝妈任务清单

- 阅读有关温柔式剖宫产的介绍——即使你的医生对这个过程不熟悉，他或她也可能愿意接受你的一些（或全部）请求。
- 把婴儿要穿的小衣服准备好了吗？
- 2015 年，弗吉尼亚州里士满地区的三名护士发明了一种拥有专利的手术帷幕，帷幕中间有一个可密封型开口，医生可以通过这个开口把婴儿传递给妈妈。你可以在网站上了解更多关于她们的这种独创性发明的信息（以及下载一份申请表格交给你的医生）。

假如……
消除对分娩的常见恐惧

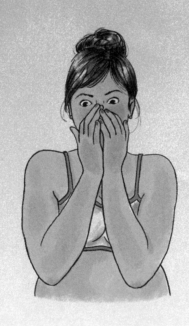

宝宝怎样了？

一切正常！是的，"自然宝宝"现在正式进入"足月"，并为子宫外的生活做好了准备（我想你也做好了准备）。他的体重大约是 3.2 到 3.6 千克，身长大约有 51 厘米——这些数据今后可能不会有太大变化，即使他决定继续冬眠一到两周。我敢打赌，你肯定已经想象到他降临的那一刻发出的嘹亮哭声。但有一样东西你在大日子那天看不到：眼泪。婴儿的泪腺至少在一到三个月内不会起作用。听起来很奇怪。谁知道怎么回事？

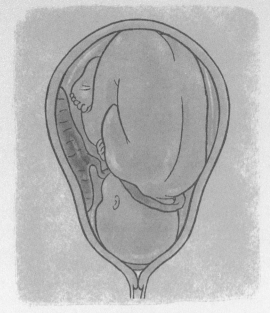

大约三分之一的婴儿出生时有脐带绕颈现象，这几乎不会造成什么问题

宝妈怎样了？

这周会是分娩周吗？当然可能，妈妈，所以要留意临产的迹象：腹泻或大便不成形、黏液栓的消失、"见红"，当然还有宫缩。如果宝宝果真已经准备好了他的处子秀，尽量不要太紧张。静下心来，吃好喝好，睡个好觉。对于大多数初次生育的妈妈来说，分娩早期或潜伏期可能需要 6 至 12 小时——或者更长时间。也不需要马上成为秒表（或宫缩计时应用软件）的奴隶，而是定期地测量宫缩，以便了解你的分娩进程，打电话告诉你的导乐师你的进展，心情放轻松——你可能要等待很长时间。

分娩时会排出大便吗？

我想让你知道一个小秘密。

如果你对分娩过程中可能发生的所有奇怪或可怕的事情感到害怕，那么你并不孤单。我这里说的不只是疼痛。我记得在生儿子之前，我花了大量的时间阅读、研究和尝试，以赋予自己力量，但仍然感到战战兢兢。有那么多的未知数，我不确定我是否已经准备好了。当然，无论我是否已经准备好，都无关紧要，因为宝宝总会以某种方式降生的。你也一样。所以，本周——随着你的预产期迅速临近——我们将打破一些神话，粉碎一些恐惧，并为迎接这一天的到来做最后的准备。以下是那些你一直害怕或羞于启齿的问题及其答案。

我想你们已经注意到了，我过去曾不止一次暗示过，分娩过程中存在排出大便的可能性。是的——想想多么尴尬啊——有些女人在生孩子时会排出大便，就在医院的轮床上或者在分娩池里。虽然这可能会在你列出的"可能发生的最尴尬的事情"清单上名列前茅，但真的不值得大惊小怪：把一个婴儿推出去的那块肌肉，也会让你的肠子排空。

在过去，产妇在分娩早期会被灌肠，以预防这种情况的发生，但这种做法在很大程度上已经失去了人们的青睐。为什么？因为事实证明，灌肠对分娩中的女性没有任何好处。它不会减少分娩时间（以前人们认为会有这种效果），也不会降低感染的风险（来自粪便的污染，也就是说，由于肛门渗漏，这样做实际上可能会增加感染风险）。一个

妈妈在孕 40 周时最不想做的事情是什么？那就是把冰冷的液体灌进肠子里。

那么，妈妈该怎么做呢？首先，要知道，虽然在分娩过程中你完全可能排出大便，但也很有可能不会。你可能还记得，你的身体释放的前列腺素可以促进宫颈消失和子宫收缩，也会引起肠道的反应。我进入正式分娩之前的 24 小时里，上厕所的次数不少于 12 次——当我用力时，肠子几乎是空的。退一步说，就算这样的事情真的发生了，你可能甚至都不会意识到这一点。护士和助产士都有丰富的经验。说真的，她们什么都看得一清二楚，但不会因此受到影响，而是快速做好清理工作，继续下一步。所以你只需把注意力专注于分娩任务上。我也可以告诉你，一旦进入活跃期，你唯一的念头就是把孩子生出来，别的都不会顾忌了。我原本是个很内敛的人，但那时却赤身裸体地走来走去，像老虎一样咆哮着，根本不在乎被谁看到。分娩的强度会降低你的抑制力。然而，如果你真的担心弄脏自己，在用力分娩时可以在马桶上坐会儿。顺便说一下，很多妈妈觉得这样做很舒服。无论如何，都不要因为害怕出丑而不敢用力。如果你因此而退缩，可能会延长分娩时间，加剧疼痛，增加干预的可能。

万一不能及时赶到分娩中心怎么办？

每个不打算在家分娩的女人都想过：如果我在停车场里生了孩子怎么办？或者更

糟——在车里！这样的念头当然也曾在我的脑海闪过，生第二个宝宝时，我的这种担心几乎成为了现实：我女儿出生那天，在我们驱车赶往分娩中心时，我差点儿让我丈夫靠路边停下，因为我感觉宝宝就要出生了。幸运的是，我们来得正是时候——宫口全开，胎头位置是 S+2——而且几乎把我女儿生到了轮床上。

然而，尽管这些担心完全正常、可以理解，但第一次做妈妈的人很少有等待那么久才去医院的。

事实上，你反而更有可能去得太早，结果却发现宫口几乎没有扩张。一个很好的经验法则是：如果你在宫缩时依然能够谈笑自如，那么很可能离临产还有一段时间。有没有糟糕的情况发生呢？很多妈妈在赶往医院的途中生了孩子，结果平安无事——要是不信，搜索"在车里生孩子"，就知道我说的是真是假了。所以，万一宝宝真的飞快地出生了，以下是你要做的事情：

♡ 保持冷静。信不信由你，如果宝宝出生得如此之快，说明一切都很好，分娩往往十分顺利。

♡ 靠边停车。你和你的伴侣最应该避免的事情就是在高速公路上发生事故。

♡ 拨打报警电话。接线员会和你（或者最好是你的伴侣）保持电话联系，直到

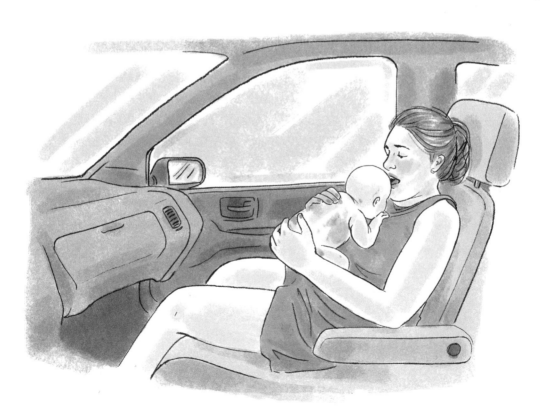

宝宝出生。他或她可以针对你的特殊情况提供有价值的指导。

♡ 准备好"抓住"宝宝。他的头会先出来，在他的身体出现之前，可能会有一段停顿期（此时你的身体正在准备再次宫缩）。不需要做任何花哨的动作——当然不能把宝宝硬拉出来。你只需要顺其自然，并确保宝宝降生时不会从你手中滑落。

♡ 不要硬拉宝宝的头、身体或脐带（如果你碰巧注意到它缠绕在宝宝的脖子上）。当宝宝娩出后，再小心地解开脐带。

♡ 宝宝一旦出生，立刻让他接触你的皮肤（如果你不能敞开胸口，腿或肚子上的皮肤也可以），然后用毯子、衬衫或外套盖住他。（你还要留意宝宝的出生时间，开出生证明时用得着。）

♡ 如果宝宝不能立即呼吸或哭泣，不要惊慌——他仍在从脐带中接受氧气。用力把他擦干（擦他的鼻子和嘴巴）以帮助刺激呼吸。

♡ 宝宝出生后你的下体会流出一股血和水的混合物，量看起来很大，这其中一部分就是羊水。

♡ 排出胎盘可能需要5至30分钟的时间。这段时间里，急救服务也许已经赶到了。与此同时，不要拉扯或剪断脐带。

♡ 乘救护车去医院，以便大人和宝宝接受医生检查，并祝贺你自己有了一次难忘的分娩经历！

万一宝宝臀位怎么办?

你见了有专业认证的脊椎按摩师，做了胎位纠正术，还煞费苦心地做了骨盆练习。但是，当你的预产期眼看就要到来时，宝宝却仍然处于臀位。该如何是好呢，妈妈？

好吧，你有以下两种选择：

第一种选择是接受现状，放下悲伤，并通过温柔式剖宫产分娩。

第二种选择是找一位处理臀位分娩经验丰富的医生。

的确，大多数产科医生不再接受为臀位婴儿接生的训练。由于阴道臀位分娩的风险增加，再加上人们常说的医疗法律方面的压力（即医疗事故诉讼的威胁），使得剖宫产成为绝大多数臀位病例的首选方法。然而，最近的研究表明，在具有某些条件的情况下，阴道臀位分娩的风险并不比计划性剖宫产的风险更大。事实上，美国妇产科医师学会在2006年改变了对阴道臀位分娩的态度，并宣称对经验丰富的医生来说，这是"合理"选择。此前，该学会推荐所有臀位婴儿进行剖宫产。

根据美国妊娠协会的说法，要想安全地尝试阴道臀位分娩，应该符合以下标准：

♡ 妊娠至少已经到第37周。

♡ 婴儿处于伸腿臀位。一些医生可能会同意这种臀位的婴儿进行自然分娩，因为这种胎位出现的概率仅次于头位。

♡ 当密切监控婴儿心率时，没有发现任何窘迫迹象。

♡ 婴儿不太大，可以安全地通过产道。一

自然好孕

般来说，婴儿不应该超过 4 千克。

♡ 已做好麻醉准备，在紧急情况下可进行剖宫产。

♡ 分娩是自发的，且持续进展。

如果你选择尝试自然分娩，要知道，如果你遇到一个技术熟练，并且采取"不干涉"态度的医生，你的机会将大大提高。有自然分娩经历的妈妈成功的概率将大于初产妈妈。

如果你选择剖宫产，与你的医生讨论延迟手术到自发分娩开始的潜在好处（记住，任何程度的自发分娩对婴儿都是有益的）。尽管可能性很小，但不排除在孕 39 周后臀位胎儿发生倒转的可能性。

万一出现背阵痛怎么办？

那么，什么是背阵痛呢？顾名思义，它指的是分娩时阵痛似乎都集中在后腰，即骶骨正上方。根据美国妊娠协会的说法，背阵痛经常伴随着不规则的子宫收缩、分娩进程缓慢以及产妇用力至胎儿娩出阶段延长。

听起来像我第一次分娩时所经历的一样，是不是？

这是因为导致背阵痛的最常见的原因是胎儿的位置。更具体地说，是"枕后位"——正是我儿子出生前的位置——婴儿头骨最硬的部位正好压在妈妈的尾骨上。说实话：这种感觉不好受，并不是无法忍受，只是极其不舒服。

那么我们该如何解决这个问题呢？

重要的事情先做。如果你认为正在经历背阵痛，就要站起来，开始行动。

仰面躺着只会导致宝宝的全部重量都压在你的脊柱上。如果你必须躺下，试着侧躺。另外，四处走动、蹲着、弓步，或者手和膝盖着地趴下，做一些骨盆练习，可以促使宝宝旋转到一个更有利的位置。

至于缓解疼痛，对抗压力会产生奇迹。让你的伴侣、助产师或护士使用我们在第 34 周讨论过的网球按摩器，或者对位于脊柱两边的点施加压力。淋浴时试着身体前倾，让热水冲洗背部。也可以用加热的"米袜"来舒缓背部肌肉。这大致相当于一个 DIY 的热水瓶：把一些生米倒进一只袜子里，在上面系一个结，然后在微波炉里加热到想要的温度。最后，"围巾摩擦法"（见后面的分娩手册）可以帮助改变枕后胎位。

万一滞产怎么办？

在第 29 周，当我们讨论干预级联时，我提到初产妇接受紧急剖宫产术的头号原因是分娩进展太慢。我还提到，医生们用来确定"正常"分娩持续时间的标准已经严重过时了。

这个标准被称为弗里德曼曲线，是在 1955 年发明的，哥伦比亚大学的伊曼纽尔·弗里德曼博士研究了 500 名初产妇的分娩过程，计算出每个产妇宫口扩张 1 厘米所用的平均时间，并在图表上标出这些数据。根据他的分析，很显然，一旦宫口扩张到 4

厘米，分娩速度就会显著加快。事实上，产科医生们是从弗里德曼的研究衍生出了"分娩早期"和"分娩活跃期"这样的术语。尽管他的研究成果已经出现60余年了，但仍然被认为是产科的黄金标准。今天，那些宫口扩张进程没有达到弗里德曼的标准的妈妈——每小时约1厘米——可能会被诊断为"未能取得进展"，并准备接受紧急剖宫产手术（一般来说，所有非计划性剖宫产都被认为是"紧急剖宫产"，即使没有出现任何危及生命的危险）。

当然，问题在于，20世纪50年代的分娩与新千年的分娩几乎毫无相似之处。毕竟，当时是一个半麻醉时代——在弗里德曼的研究中，超过95%的女性用了药物，处于某种形式的镇静状态。她们也比现在的产妇年轻（平均年龄是20岁），而且体型更瘦，胎儿个头也较小。她们更有可能获得产钳助产服务，而不太可能用催产素促进宫缩。换句话说，在当今时代，我们的所谓"正常"分娩的观念，是完全错误的。

所以美国妇产科医师学会和母婴医学协会于2014年发布了新的指导方针，重新界定分娩活跃期为宫口扩张到6厘米（而不是4厘米），并且敦促医生在胎儿没有出现窘迫的情况下允许产妇延长分娩时间。根据新的标准，如果接受了硬膜外麻醉，应该允许初产妈妈用力3小时。

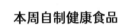

本周自制健康食品

覆盆子叶茶（助娩版）

几个月来，我一直对覆盆子叶茶大加赞赏，现在是时候和大家分享我那超浓烈、超浓缩的助娩茶的配方了，它对我来说非常重要，因为帕洛玛就是在我开始喝这种茶的第二天出生的。说真的，这种茶刺激性很强。你需要先从助产士或医生那里得到许可——你不能在宝宝尚未准备好穿过"出口"之前过度刺激子宫——但是或许你可以在预产期到来的那一周开始喝。

制作方法：在茶壶中放入1杯半散装覆盆子叶茶和4杯过滤水，煮沸，改成小火，盖上盖子，煮20至30分钟，过滤掉茶叶。如果喜欢的话，可以加入一种天然的甜味剂，白天啜饮。

噢，准备随时拨打你的助产士的电话吧。

自然好孕

然而，这些改变涉及到思维方式的转变，实施起来需要时间。你的医生可能仍然坚持旧的标准。那么，你怎么能减少做不必要的剖宫产的可能性呢？

首先，要记住，只要安全可行，就必须待在家里。（导乐师将再次派上用场！）初产妈妈最终做剖宫产的主要原因之一是分娩进程"过于缓慢"——尽管我们用来衡量"正常"分娩的标准已经过时了。你待在医院里的时间越少，你就越不可能被强制在固定时间内分娩。

一旦住院，就要尽量创造一个宁静放松的环境。把灯光调暗，听一些舒缓的音乐，使用你最喜欢的精油，默念你的分娩宣言。排除周围的干扰，可以帮助你创造一种安全感，从而减少导致分娩停滞的压力荷尔蒙的分泌。

如果你的分娩在某个阶段确实停止了进展，转向自然疗法促进宫缩——乳头刺激法和顺势疗法都可以在此时尝试。

万一会阴撕裂怎么办？

我不确定是否有比会阴撕裂更糟的事情——听起来让你毛骨悚然，是不是？但这无可逃避：产妇分娩过程中，阴道和会阴必须扩张，有时那片脆弱的皮肤扩张度不够大。根据美国护士助产士学会的说法，40%到85%的通过自然分娩的女性在分娩过程中会经历某种程度的撕裂，尽管撕裂的严重程度可能相差很大，可以分为四个等级：

一度：一度撕裂是最轻的，只涉及皮肤，

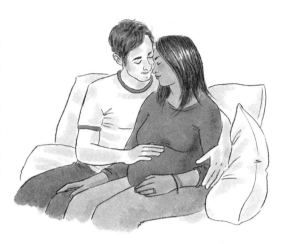

即使需要缝合，所用缝针也是最少的。伤口会在一两周内完全愈合。

二度：二度撕裂稍微有点儿严重，因为会涉及皮肤和皮肤下的肌肉，通常需要缝合几针，并在两到三周内痊愈。

三度：三度撕裂包括皮肤、会阴部肌肉和肛门周围的肌肉（肛门括约肌）。

四度：四度撕裂程度最严重，涉及皮肤、会阴肌、肛门括约肌以及直肠的组织。"重度"撕裂（三度或四度）不太常见——发生率为2%到4%——但需要相当长的愈合时间，并且与长期并发症的较高风险有关。

就像过去给产妇灌肠用来预防在分娩过程中排大便一样（直到人们发现这样做没有实际意义为止），老派的医生们也有一种防止会阴撕裂的方法，那就是外阴切开术。这种手术在20世纪60年代和70年代流行，即在会阴处切一个开口。这么做的依据是，如果在阴道撕裂之前先行切开，伤口就会更容易缝合，也会更快愈合。

但就像灌肠一样，外阴切开术并不是一个好主意。事实上，它会让事情变得更糟。

做了会阴切开术的产妇更容易出现更严重的、自发的撕裂。手术切开的伤口也可能需要更长的愈合时间，引起更厉害的疼痛，并且增加患并发症的风险，包括大便失禁和性交时不适。2006 年，美国妇产科医师学会发布了新的指导方针，敦促医生们限制外阴切开术的使用，所以如今这种做法已经不太常见了。不幸的是，很多医生仍然会这样做，通常是出于错误的原因，而且往往没有事先征得病人的同意。

尽管听起来很奇怪，自然撕裂几乎总是你最好的选择。

你当然可以拒绝做外阴切开术，现在和你的助产士或医生谈谈他或她对外阴切开术的看法是一个好主意。如果你的医生告诉你，他在接生时一贯这么做，那么这无疑在释放一个危险信号。请记住，在某些情况下，切开术可能是必要的：特别是当婴儿窘迫，需要立即娩出时。

想降低会阴撕裂的风险吗？我希望能给你一个万无一失的解决方案（有百分之百的退货保证）——但遗憾的是，没有。你可以继续进行常规的会阴按摩（见第 35 周），并选择自然分娩（硬膜外麻醉和催产素都与较高的撕裂风险有关）。实话告诉你，就分娩来说，会阴撕裂是我的第二大恐惧，仅次于剖宫产。你猜怎么着？结果我出现了二度撕裂。好消息是，我还没有感觉到，它很快就愈合了。我的助产士解释了她对阴道富有弹性功能的爱和感激："捏在一起缝上几针，它就又完好如初了。"

是的，她确实说过这句话。

而且，我发现她的话是真的。

万一我不爱我的宝宝怎么办？

你不会听到很多妈妈公开承认有这种担心，但它却普遍存在。用谷歌搜索"我担心不爱我的宝宝"，看看结果如何。一个接一个的留言板和互联网论坛弹跳出来，里面充满了焦虑的准妈妈们，她们害怕自己会变成那个对宝宝冷淡的女人。这些可怜的女人还没有生孩子，就已经确信她们会变成没有爱心的妈妈。

不过，她们不会变成这样的妈妈。你也不会。事实上，担心自己是一个坏妈妈，这本身就意味着一种相当强烈的母性本能的存在。

事情是这样的：在女性怀孕的时候，有大量的社会压力迫使她们做出某种特定表现——确切地说，是有某种特定感受。例如，当你得到阳性早孕测试结果时，理应欣喜若狂（即使是计划外怀孕）；看到那些可爱的婴儿鞋时，理应爱不释手。我的意思是，这理应是你一生中最幸福的时刻，因为没有什么比怀上宝宝更能让人满足的了，因为——噢，天哪，这是前所未有的最好的事情……对吧？

事实是，并非人人都有这种感受——至少不是马上有这种感受，不过这算不了什么。激增的荷尔蒙，身体上的巨大变化，梦见自己生一台烤面包机的怪梦，伴随所有分娩的一切未知因素，试图走自然之路的压力……这一切都可能让你感到万分焦虑，而不是充

万一需要产钳助产或真空引产会怎样？

助产士辛西娅

　　曾经，并非在很久以前，几乎所有的医生都使用辅助工具促进婴儿的头部快速下降和娩出。产钳——看起来有点儿像一副大沙拉钳——是主要的工具，尽管现在我们也可以选择使用真空吸引术。（顺便说一下，真空吸引术就像它的名字所暗示的一样：把一个小小的真空吸盘吸附在婴儿头上，帮助他娩出。）在我的从业史中，我们很少需要这样做。一般情况下，它的使用仅限于婴儿的头在会阴处可见，但需要立刻娩出的情况（例如，当婴儿的心跳持续处于危险的低水平时）。遇到这种情况时，我有幸能与一位擅长同时使用这两种工具的医生一起工作。

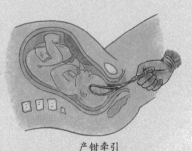

产钳牵引

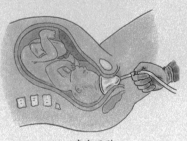

真空吸引

　　真空和产钳助产都存在真正的风险：例如，真空吸引术会引起头皮撕裂和某些类型的脑出血，而产钳则可能导致颅骨骨折和面部神经损伤。但是，在熟练的操作者手中，这些工具可以改变婴儿的出生方式：从剖宫产变成自然分娩。不幸的是，工具助产术正在变成一种失去的艺术，许多医生都没有接受过使用这些工具的训练。这就是为什么你要对你的医生和助产士的技能有所了解的原因。最安全最好的工具应该是他或她接受过最全面的训练，用起来得心应手的工具。

满母爱，这完全正常。

然而，对于大多数的妈妈来说，这些担心会在她们注视宝宝的一瞬间消失，而其中大部分原因归功于荷尔蒙。自然分娩的最大好处之一是，你体内的内啡肽会激增（一种能引发兴奋的荷尔蒙），在分娩后几分钟、几小时甚至几天内产生更高水平的催产素。（我们知道，那些在分娩过程中被给予人工合成催产素的妈妈开始哺乳时，分泌的真正催产素较少。）

但这里还有一件很多妈妈都不愿承认的事情：对一些妈妈来说，那种无所不包，愿意为之付出生命的爱，是不会立刻产生的。在爱的闸门打开之前，可能需要几天（甚至几周）的时间。这也很正常。

产后抑郁症——每7个新妈妈中就有1个——也会妨碍母子亲情连接的建立，我们会在后面"特殊分娩"一章专门讨论这个问题。

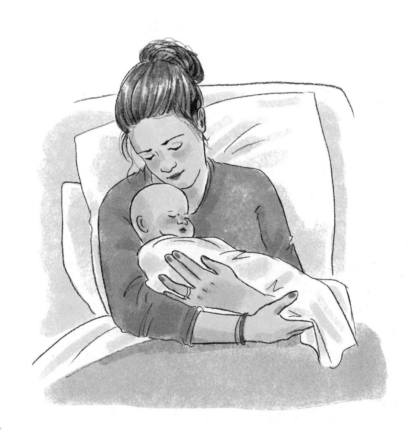

～ 自然好孕 ～

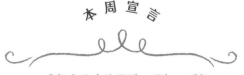

我把心思专注于爱，吸气，呼气，

感受着每次宫缩，

享受着它所带来的各种体验。

本周宝妈任务清单

● 如果你还没有，现在是时候为大日子安排孩子们的看护了——当然，我是说假如你
已经有了一两个宝宝，又不打算带他们去看你分娩的情况下。如果你家养宠物，去
医院或分娩中心前也需要把它们安顿好。

● 别忘了每天吃 6 颗红枣。如果还没有开始吃，或者中断了，没有问题——现在就开
始吧！

● 读一些自然妈妈写的积极的、能鼓舞人心的分娩故事，来消除你的恐惧；你可以在
网站上找到很多这类文章。

宝宝还没动静？

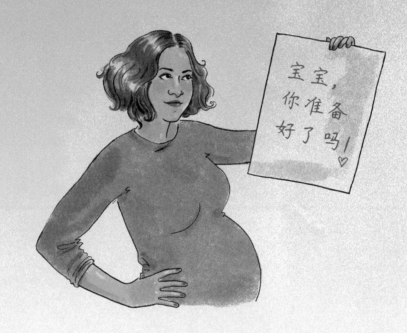

～ 自然好孕 ～

宝宝怎样了?

你成功了！你已经到达官方认定的（如果不是实际的）孕期终点，宝妈！这是一次多么疯狂的旅程啊！在过去的几天里，宝宝只是浸泡在自己的"果汁"里，所以他的官方统计数据——体重 3.2 至 3.6 千克（或超过 3.6 千克），身长 48 至 56 厘米——应该和 39 周的时候差不多。即使是"过期妊娠"宝宝也未必会增加明显的体重。"过期妊娠"宝宝更有可能被归类为"巨大儿"——一个用来描述超大婴儿的专业术语，但是体重超过 4 千克的宝宝才算巨大儿。说到果汁，现在羊水增添了新的味道。你看，在过去的 10 周里，宝宝一直在忙着褪掉他的胎毛外套，现在他又在忙着褪掉他那蜡质的，油光光的皮脂外套了。这些脱落的物质进入羊水里，然后进入宝宝体内，再通过尿液排出——就像胎粪一样。宝宝"浸泡"的时间越长，出生时剩下的胎毛或皮脂越少。

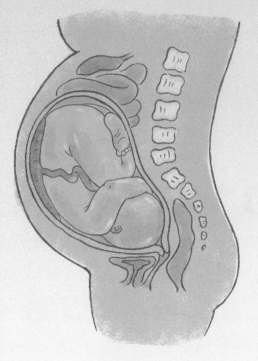

宝妈怎样了?

我一直觉得奇怪的是，许多育儿手册和怀孕应用程序到孕 40 周就结束了。当然，40 周是妊娠的平均时长——但是不能保证到那时你的"小面包"会被完全"烤熟"（并且准备好出炉）。到预产期那天，你如期分娩的机会只有 5%。即使进入预产期那周，也只有 60% 的机会。事实上，"预产期"这个术语在这里并不是最贴切的（若问我的想法，我觉得用"推测期"更合适）。所以，虽然等待也许会让人感到煎熬，不过，你应该放松心情，做个深呼吸，相信宝宝会在适当的时候降临的。

引产术的历史

　　出于某种原因（也许是我的肚子大得出奇），我丈夫相信我会提前把儿子生下来。在孕期最后几周，他也说服我相信了这一点。我在高度警觉的状态下度过了第 38 和 39 周。肚子里的每一点风吹草动，似乎都是我们儿子即将降生的明确信号。但是日子一天天过去，预产期越来越近，可是，什么也没有发生。至于办公室竞猜，所有人猜的日期都过去了，孩子却没出生。

　　现在回想起来，我不太清楚为什么我们会那么性急。我儿子在预产期前一天来到了这个世界。我的一个好朋友，第一胎一直怀到第 44 周。

　　原来，妊娠期限并不像我们曾经认为的那样固定。

　　事实上，妊娠期限的个体差异似乎非常大。美国国家环境健康服务研究所的一项小型研究表明，这种个体差异可能会高达 5 周。有各种各样的原因可以解释为什么准妈妈们会远远超出预产期。

　　例如，遗传学似乎是一个因素。荷尔蒙问题和肥胖似乎也起了一定作用。第一次做妈妈的人孕期有可能更长。但是，过期妊娠的首要原因却不是你的基因、宝宝的健康状况以及你所怀的胎儿数量。

　　过期妊娠的首要原因是预产期不准确。也就是说，算错预产期了。

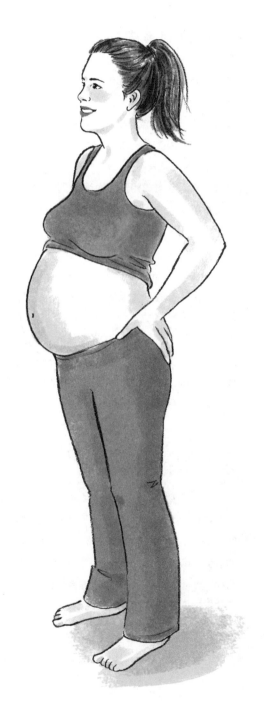

自然好孕

这是一个问题，因为有太多超出 40 周的妈妈可能成为引产术的考虑对象。

在过去的几个月里，我们讨论了剖宫产的古老起源，缓解分娩疼痛手段的漫长而曲折的历史，以及改变臀位胎儿的古老方法。因此，当我们得知引产术——即当分娩无法自行开始时，设法诱导子宫收缩——并非是现代产物时，真的不应该感到震惊。

希波克拉底（通常被认为是现代医学之父，尽管他在公元前 370 年就已经去世）建议用刺激乳头和机械扩张宫颈的方法诱导分娩。一位罗马时代的医生，以弗所的索兰纳斯，在公元 2 世纪写了一篇关于人工破水的文章。20 世纪初，医生们已经在试验各种形式的激素和药物诱导分娩术，特别是注射奎宁和垂体提取物（合成催产素的一种前期形式）。

所有这些诱导术产生的原因是什么？在当时，几乎都是为了产妇的健康。与怀孕相关的疾病，包括先兆子痫、妊娠期糖尿病、极度肿胀、出血和感染等在过去都是——而且现在仍然是——让婴儿及早娩出的充分理由。直到最近，医生们才开始发现过期妊娠（即超过 42 周）的潜在危险，哪怕产妇看上去状态良好。

主要的潜在危险是胎儿窘迫和死产。研究表明，孕 41 周以后，这两种情况的风险都有所上升。额外的风险包括巨大儿（从理论上讲，过期胎儿可能长得过大，以至于不能安全通过产妇的骨盆）；胎粪吸入（过期胎儿更有可能在子宫内第一次排便）；还有

一种叫作"过度成熟综合征"的问题，其特征包括皮肤干燥、变薄、脱落、过度生长的指甲、细长的四肢，以及由于胎粪污染而导致皮肤呈现淡绿色或淡黄色。

考虑到这些风险，你就可以理解，为什么用来防止过期妊娠的诱导术不仅变得越来越普遍，而且已成为产科护理的一个标准。但是随着诱导分娩技术在这些年里变得越来越先进，医生们开始有了一种新发现：诱导分娩提供了一定程度的便利。再也不用如坐针毡地等待分娩开始或在凌晨 3 点开车去医院了。在过去几十年里，分娩变得可以安排时间。

所以，猜猜发生了什么？如果你猜是选择性诱导分娩大量激增（绝非出于医学原因的诱导），恭喜你答对了。自 1990 年以来，诱导分娩的比例增加了一倍多，"早期"诱导（发生在 37 到 38 周之间）的比率也在上升。

不幸的是，这些趋势有重大的健康隐患。

首先，我们现在知道（与之前的医学共识相反），第 37 和 38 周对婴儿的发育至关重要；在第 39 周之前出生的婴儿通常不如那些足月婴儿健康——他们更有可能出现呼吸系统疾病、感染和低血糖，更有可能需要进入新生儿重症监护室，而且更有可能出现长期的健康问题。为了应对早期选择性诱导分娩的惊人增长，事实上，美国妇产科医师学会和母婴医学协会改变了足月妊娠的定义。在过去（我的意思是在 2013 年秋以前），孕 37 周至 42 周之间被认为是"足月"。现在，人们使用以下参数对妊娠作了更准确地

界定：

　　足月妊娠早期：在 37 周和 38 周 6 天之间
　　足月妊娠期：在 39 周和 40 周 6 天之间
　　足月妊娠晚期：在 41 周和 41 周 6 天之间
　　超预产期妊娠：42 周及以后

　　顺便说一下，这些改变似乎起到了一定的作用——在过去几年里，早期诱导分娩有所下降。然而，很多医生还是喜欢在产妇一进入孕 39 周时就实施诱导分娩。这样做并不适合所有的情形。

　　还记得我说过过期妊娠的头号原因是推算日期不准确吗？你可能还记得，现代的预产期不是从怀孕的精确时刻开始计算的，而是从妈妈最后一次月经的第一天开始计算。这种推算预产期的方法被称为内格莱氏法

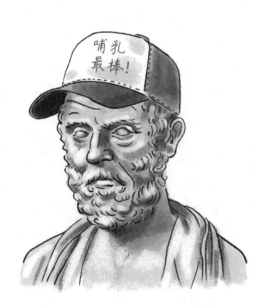

则，虽然它能够让我们很好地算出胎儿出生的时间，但它是在假定月经周期为 28 天的基础上——但不是每个女人都是这样。这意味着一个孕龄为 42 周的胎儿实际上可能更接近 41 周。而一个孕龄为 39 周的胎儿实际上可能更接近足月妊娠早期或不及足月，在这种情况下，在子宫里多待一段时间对他肯定有好处。

　　有人担心过期胎儿会长得太大，无法通过阴道娩出。这种情况有可能发生，但很少见。

　　在美国，只有不到 2% 的新生儿体重超过 4.2 千克。然而，尽管妈妈们生过大宝宝的可能性很小，但很有可能被告知宝宝个头"太大"。2013 年的一项对新妈妈的调查显示，32% 的妈妈受到过关于这种可能性的警告，但她们那被预测个头超大的宝宝出生时的平均体重却少于 3.6 千克。

　　超声波测量胎儿体重不准确已是人尽皆知，我这么说并不是在开玩笑。

　　至于死产，当产妇过了 41 周后，其风险确实会上升。然而，有必要指出的是，尽管统计数据有显著增长，但死产的"绝对风险"仍然非常非常低——事实上，还不到 1%。

　　然而，选择性诱导分娩的最大问题是什么呢？对初产妇来说，最终做剖宫产的风险将增加一倍。

～ 自然好孕 ～

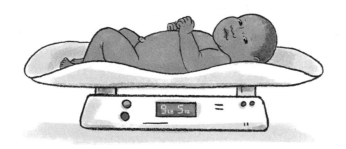

在美国，只有不到 2% 的新生儿体重超过 4.2 千克
却有 32% 的妈妈被警告宝宝的个头可能"太大"

现代医学诱导分娩的过程

虽然我们还没弄清是什么触发了自发的分娩，但我们知道的一件事是，除非子宫颈已经准备好，否则自然分娩是不会发生的。许多妈妈在分娩前几周子宫颈就开始扩张和消失，而另外一些妈妈却不会。子宫颈没有变薄变软，而是依然保持闭合和坚硬。诱导分娩的第一步通常是尝试催熟子宫颈——被称为膜剥离，你的医生可能在第 39 周后的任何时候提议这种做法（如果不是更早的话）。

过程很简单：在你某次的例行产检中，医生会把一根手指插入你的子宫颈，扫上一圈，把羊膜囊与子宫下段分离。从理论上讲，这可能会触发前列腺素的释放，实际上却没有太多证据支持这一论点。《考科蓝回顾》（Cochrane Review）发现，从 38 周开始做的例行剥离"似乎并没有产生临床上的重要

益处"。

除了膜剥离，你的医生可能想要尝试局部给予前列腺素，即人工合成的前列腺素——地诺前列酮（cervidil）最受欢迎。对于一些妈妈来说，使用一次（通过类似卫生棉条的东西送入）就可能足以引发宫缩。在极少数情况下，局部施用前列腺素的作用太强，以至于过度刺激子宫（并可能导致胎儿窘迫）。有时候作用则不那么明显。

假如准妈妈的羊水还没有破，人工破羊膜囊可能是下一步要做的，过程非常简单：医生会把一个羊膜钩探入阴道深处，在突出子宫颈的羊膜囊上戳一个小洞。这可能会让人感到不适——就像所有的阴道检查一样——但不至于感到疼痛，因为羊膜囊没有神经末梢。一旦羊水被戳破，医生做的阴道检查就会减少，以降低感染的风险。

诱导分娩过程的最后一步通常是使用催产素。一开始剂量较低，然后逐渐增加，直到宫缩开始。当然，你已经知道了其中的风

比效普评分的计算方法

有时候，让胎儿继续留在子宫里比诱导分娩风险更大，例如，先兆子痫、宫内生长受限、胎盘功能下降等都是实施引产分娩术的合理因素。但是你怎么知道诱导分娩术能否成功呢？如果你对这种做法犹豫不决——比方说，你已经到第41周零5天了，你的妇产科医生正手持羊膜钩准备戳破你的羊膜囊——你如何决定诱导分娩是否适合你？

那就计算一下你的比效普评分吧。

没错，比效普评分是20世纪60年代中期的一个叫比效普的博士发明的，这是一种用来预测自发分娩是否很快发生，以及如果有必要的话，诱导分娩术是否会成功的方法。该评分综合了阴道检查的5个项目，根据宫颈成熟度给每个项目打分。你的分值越高，通过诱导分娩术引发自然分娩（而不是剖宫产）的可能性就越大。8分或高于8分表明成功诱导的可能性很大。反之，5分或低于5分则表明分娩不太可能在短时间内自发，诱导也不太可能成功。

以下是根据你最近的阴道检查计算比效普评分的方法：

					得分
宫颈位置	后 0分	中 1分	前 2分		
宫颈硬度	硬 0分	中 1分	软 2分		
宫颈管消退	0~30% 0分	31%~50% 1分	51%~80% 2分	>80% 3分	
宫口开大	0cm 0分	1~2cm 1分	3~4cm 2分	>5cm 3分	
先露位置	−3 0分	−2 1分	−1或0 2分	+1或+2分 3分	
				总分	

自然好孕

险：强烈的、间歇时间过于短暂的收缩，以及对疼痛缓解药物的更大需求。事实上，此时你恰好处于联级干预的中间环节。难怪诱导分娩术往往会把分娩时间平均延长 3 至 5 小时——并且经常失败。正如我之前提到的，根据发表在《妇科与产科》（*Journal of Obstetrics & Gynecology*）上的一项研究，接受选择性诱导分娩的初产妈妈，会使她们最终做剖宫产的风险增加一倍。

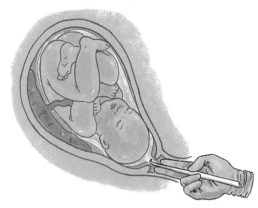

人工破羊膜囊

替代医学诱导分娩的自然方法

既然诱导分娩存在种种风险，我们应该尽量避免采用，即使已经过了预产期——除非迫于医学原因。大多数妈妈可以在第 42 周安全产下一个健康宝宝。（有些人会选择等待更长的时间，还记得我那个到第 44 周才分娩的朋友吧！）关键是要密切监测你和宝宝的健康状况，这就是为什么你的助产士或医生可能会在你进入足月妊娠晚期时，要求你反复做无应激试验和（或）胎儿生理评估的原因（顺便说一下，你可以主动要求做这些检查）。

但说老实话，妊娠最后几周你会感觉非常不舒服。

你的肚子太大了，睡不着，背痛，可能急于想见到你的孩子。所以……难道你只能坐在那里，无所适从吗？绝不是！事实上，与存在风险的医学诱导分娩不同，一旦你到

达第 40 周，以下的自然诱导方法通常被认为是安全的：

♡ 性生活。精液中含有前列腺素，这种类似荷尔蒙的物质与你的身体所分泌的、引起宫缩的物质相同，也与在地诺前列酮之类的宫颈催熟药物中发现的活性成分相同。[1]

♡ 刺激乳头。你已经知道刺激乳头是一种改善滞产的方法，因此，用它来诱导分娩也就不令人感到意外了。然而，增加催产素的最有效方法是刺激整个乳房，而不仅仅是乳头。试着缓慢而有节奏地按摩乳房，集中在乳晕后面的区域。

♡ 月见草油。这种草药补充剂含有前列腺素，可以口服（以胶囊形式）或局部用于阴道和子宫颈——但其使用存在争议，因此在使用前一定要先咨询你

---

[1] 同房是可以起到一定的催产效果，但是这种方式是不建议的。——编者注

关于自然诱导分娩的思考

助产士辛西娅

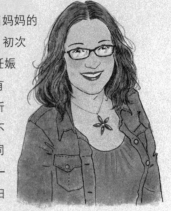

宝贝并不急于进行首次亮相，是不是？对于第一次当妈妈的人来说，这种情况并不少见。事实上，有一些研究表明，初次生育的妈妈通常会超过预产期——最多可达 10 天。过期妊娠存在一定风险（我们通常建议妊娠不要超过 42 周），但有人可能会反驳说，早产的风险也同样多。正如吉纳维芙所提到的，对一个"孕龄较长"的婴儿来说，诱导分娩是不受证据支持的。简而言之，妈妈们多少年来一直在生育同样大小的婴儿。怀疑胎儿"太大"或产妇的骨盆"太小"——在没有任何其他医疗状况的情况下——并不能作为给产妇实施诱导分娩的理由。

如果诱导法确实是必要的，有很多方法可以尝试——除非出现紧急情况，你总是可以选择先尝试一些自然方法。（我通常建议到孕 39 周时再实施这些方法，以促进子宫颈成熟。）诚然，大多数自然方法经常被认为是无稽之谈，而且很多都缺乏强有力的随机对照试验数据，但在实际生活中，人们发现其中许多方法都能有效地促进分娩。另一方面，医学诱导方法通常只有在医院的环境下进行，是在医院的政策和规程指导下实施的。我的建议是，如果医生推荐你使用诱导法，就和他们开诚布公地讨论一下：你要弄明白为什么要接受诱导分娩，并确保了解你所有可能的选择。

的医生。虽然对月见草油有效性的研究是有限的，但有一些迹象表明，口服可能会导致胎膜早破，甚至延长分娩时间。

♡ 蓖麻油。这是另一种经典的诱导分娩方法，也是一种你需要咨询你医生的方法。蓖麻油本质上是一种泻药；它会刺激肠道的收缩，因此相应会引起子宫的收缩。（通常的剂量是一汤匙，

混合进果汁里，以掩盖味道）。这种方法似乎真的管用，我认识很多使用这个古老方法成功诱导分娩的妈妈。但它同时也具有副作用：包括非常严重的腹泻，最轻的结果是感到不舒服，最坏的结果是导致脱水。如果你的分娩团队准许你用这种方法，那么一定要大量饮水以保持水分。

♡ 享受和放松。保持平静、放松和做好迎

接宝宝的心理准备是很重要的——另一方面，担心和焦虑会引发肾上腺素和其他压力荷尔蒙，从而阻碍分娩。因此，尽管这些方法缺乏硬科学支撑，但有大量的实例表明：深呼吸、引导冥想、针灸、穴位按压和按摩都是很好的自然诱导分娩形式，同时不要忘记背诵你的分娩宣言哟！

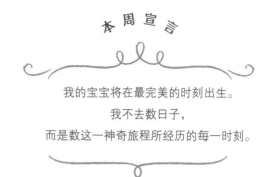

本 周 宣 言

我的宝宝将在最完美的时刻出生。
我不去数日子，
而是数这一神奇旅程所经历的每一时刻。

本周宝妈任务清单

- 如果你有兴趣尝试顺势疗法，先和你的助产士或医生谈谈。

- 在分娩之前的最后几天或几周内尽可能多地休息。多打盹，尽量多睡，或者看看电影。保持放松的状态。

第四部分

特殊分娩

第1章

分娩手册

自然分娩详细步骤指南

第一产程：开口期

第一产程前期：早期

经过数小时、数天甚至数周的时间，你的子宫颈会逐渐变薄并扩张。在这个过程中，你可能会注意到越来越频繁，也越来越强烈的布拉克斯顿·希克斯收缩，但也有可能你没有太多感觉，尤其如果这是你第一次生育的话。然而，很快你就会经历第一次"真正"的宫缩，接着就会反复经历了。记住，宫缩一开始可能非常没有规律——间隔时间从5分钟到20分钟不等——但会逐渐加强、持续时间变长、间歇时间变短。子宫颈会继续扩张，直到扩张到6厘米。

产程早期的其他标志：

- ♡ 强烈的、痛经一样的痉挛
- ♡ 背部钝痛
- ♡ 腹泻或稀便
- ♡ 阴道分泌物增多或黏液栓消失
- ♡ 下体见红
- ♡ 下体流出液体或者羊膜囊破裂

宝宝的状态

宝宝正往骨盆里下降——如果他还没有"下降"和"临盆"，很快就会的。与此同时，来自他头部的压力将有助于子宫颈的消失和扩张。他也可能在出生前几个小时开始旋转。

~ 自然好孕 ~

在分娩早期可以尝试的动作

保持体力固然重要，但现在不是一动不动地仰面躺着的时候。这样做只会挤压骨盆，并促使枕后位胎儿进一步挤压你的脊柱。尝试以下动作：

卧姿放轻松。躺着的时候采取左侧卧位，臀部和肩膀下倾，腹部贴着床面，这样你会感到舒服一些。弯曲右腿膝盖，放在床上、沙发上或地板上（如果需要的话，用枕头支撑）。这种姿势可以舒展下半身的肌肉，让你在休息时不至于压迫腔静脉，还可能促使不理想的胎位发生改变。

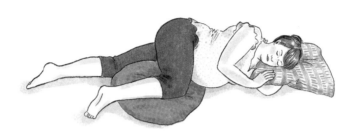

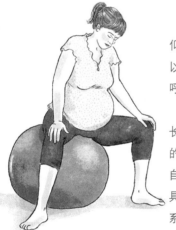

坐分娩球。尝试坐在分娩球上轻晃身体，而不是懒洋洋地仰靠在舒适的椅子或躺椅上。你也可以试着转动臀部，这样可以减轻下背部疼痛，保持骨盆打开和对称。（一些妈妈喜欢转呼啦圈或跳肚皮舞促使宝宝下降！）

长围巾摩擦法。长围巾是西班牙妇女戴的一种传统服饰，也是自然分娩世界的流行工具。没有长围巾？没关系——一条大号围巾、披肩，甚至婴儿裹巾都可以。四肢着地，让你的伴侣把长围巾绕在你的腹部，轻轻地来回拉动，来摇晃子宫。这有助于放松与分娩有关的肌肉，也有助于婴儿的旋转和下降。大多数导乐师也精通这种技巧。

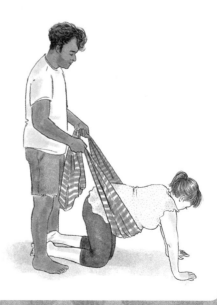

妈妈能做什么？

当分娩开始的时候，你感到能量和肾上腺素激增是很正常的（孩子终于要出生了），但是要尽量保持放松——毕竟，你可能要经历一场马拉松式的分娩。如果是半夜，那就尽量睡个好觉。如果是中午时分，让自己舒服点。在接下来的几个小时里，你还需要做：

♡ 测定你宫缩的周期，看是否出现了一种模式。

♡ 打电话给你的导乐师，你们一起来决定她来见你的时间。

♡ 保持充足的水分。

♡ 吃些东西。当阵痛变得越来越强烈时，你会失去食欲，所以现在就试着摄入一些蛋白质和健康的脂肪。你稍后会需要这些能量的。

你的伴侣能做些什么？

分娩早期就是要保持放松和舒适。爸爸可以做一些轻微的按摩（如果需要的话，拿出你的网球按摩器），练习测定宫缩时间，让准妈妈吃一顿有营养的饭，或者在她打盹、看书或看电影的时候陪着她。

会持续多久？

这无法预测，可能持续几小时，也可能持续几天。

看看其他"自然妈妈"怎么说

阿什顿：羊水突然破的时候，我知道我要分娩了：就在圣诞节那天，在我公婆家的客厅里！

塞布丽娜：我感到子宫受到压迫——比来月经的时候重一点。当压力似乎在增加时，我知道有些事情要发生了。

克莱尔：后来，我的助产士们取笑我，因为我整晚都没睡，以为自己只是患了腹胀痛。第二天早上，当我如约去见医生时，我一直试图让他们相信我并没有进入分娩状态。他们看了我一眼就知道我是。为了证明我不是患了腹胀痛，而是子宫在收缩，他们甚至动用了检测仪。我回到家，休息了一天。大约24小时后，宫缩更加强烈，黏液栓掉了下来，我知道是时候去住院了。

自然好孕

第一产程中期：活跃期

进入分娩活跃期时，宫缩会变得更加强烈，持续时间更长，间歇时间更短。当两次宫缩之间始终间隔 4 分钟，每次宫缩持续 1 分钟，并且这种模式保持至少 1 小时的时候，通常是该去分娩中心或医院了。但是要记住，4-1-1 模式只是一个指导，有些妈妈从来不会固定在某个明确的模式。如果你对自己的分娩进程不确定，不要犹豫，抓紧给你的助产士或医生打电话。

活跃期的其他标志：

♡ 骨盆压力增加
♡ 强烈的下背部不适
♡ 宫缩时无法开口说话
♡ 不能再在宫缩时分心，它需要你全身心地投入
♡ 破水发生

宝宝的状态

宝宝继续向骨盆里下降，对子宫颈施加越来越大的压力，使宫颈再扩张 2 到 3 厘米。

妈妈能做什么？

当宫缩加剧时，你可能会感觉它逐渐攀升到一个高峰——那一刻宫缩变得最强烈——然后逐渐消退。当宫缩变长时，高峰期也会延长，所以此时该把那些我们已经讨论过的环节疼痛的技巧派上用场了：水疗、深呼吸、顺势疗法、穴位按压。尽最大努力保持放松，让你的肌肉松弛——在宫缩过程中呻吟可以帮助你避免肌肉绷紧或屏住呼吸。你也可以试着做"马唇"（一种由著名助产士和自然分娩倡导者艾娜·盖斯金发明的放松法），在呼气时抿住双唇。这样可以使嘴巴和下巴保持放松，防止身体绷紧（也可以促进子宫颈打开）。如果你感到强烈的背痛，洗个热水澡，让水直接冲在下背部，或者让你的伴侣给你做一些反向按压或按摩。

你的伴侣能做什么？

营造宁静、舒适的分娩氛围很重要；妈妈越是感受到安全和支持，产生压力荷尔蒙的可能性就越小（压力荷尔蒙有可能阻碍她的分娩）。伴侣们可以调暗灯光，关上房门，不时地端茶送水（加点儿天然甜味剂来提升妈妈的能量），播放舒缓的音乐，在发散器里加一些精油，做做按摩，并为她加油打气。

会持续多久？

活跃期往往要短得多，但强度要大得多——平均而言，从 4 小时到 8 小时不等。（非初产妈妈可能会更快。）

第一产程后期：过渡期

快到用力的时候了，妈妈，但首先我们要度过分娩中最艰难的阶段：过渡期。在这个阶段，你的宫缩会变得非常强烈，非常密

在活跃期可以尝试的动作

你的身体会引导你摆出有助于婴儿旋转和下降的姿势，使你的宫缩更有效率，分娩更舒适，所以就"心随身动"吧。你可能发现俯身在分娩球上或四肢着地趴着特别有用，但不妨试试以下动作：

支撑式膝胸卧位。这是一种用来纠正已经临盆但被"卡住"的婴儿的好方法。如果分娩进展顺利，或者宝宝没有临盆，不要这样做。双膝跪地并分开，尽量降低腹部，把头和胸部贴在床上或沙发上，需要的话垫个枕头。与此同时，你的伴侣轻拉长围巾。依靠他的支撑，提起臀部。

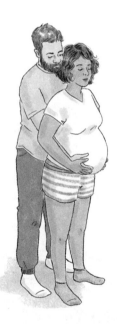

腹部上提。只有当你有背阵痛或宝宝没有进入骨盆时才应使用这个动作。当宫缩到来时，引导你的伴侣或导乐师轻轻抱起你的肚子，向上提，再向脊柱方向推，就像把婴儿从盆骨里提出来一样。当宫缩结束时，引导你的辅助人员轻轻放开你的腹部。做这个动作时可以借助长围巾，也可以不用。

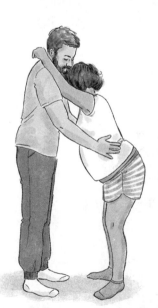

支撑式慢舞。妈妈们在宫缩时经常本能地摆动臀部；挨着伴侣，让他们帮助支撑身体也是一种抚慰。同时，站姿也可以凭借重力帮助婴儿下降。

集，大约每 2 分钟发生一次，每次持续 75 到 90 秒，其间很少停顿。有些女性可能会经历双重高峰（即宫缩逐渐增强，达到顶峰，然后稍微减弱，但在结束前再次达到顶峰）。飙升的肾上腺素也可能导致一些女性打战或发抖。

过渡期的其他标志

♡ 恶心或呕吐。

♡ 脾气变坏（在过渡期对别人大喊大叫的现象并不少见）。

♡ 心情变沮丧或情绪化。

♡ 可能突然要求硬膜外麻醉、剖宫产或其他干预措施。

♡ 可能会说出一些失去理智的话，比如"我要死了"或"我要回家"。

宝宝的状态

当子宫颈完成最后几厘米的扩张时，宝宝将通过盆腔出口下降到阴道的下部。他可能还在旋转，为娩出阶段寻找一个更好的位置。

妈妈能做什么？

过渡期可能是一个转折点。在这时候，一些"自然"妈妈可能会想，为什么不直接

如果做了硬膜外麻醉，你可以尝试这些动作

来自助产士辛西娅的建议

做了硬膜外麻醉的妈妈们在分娩时通常无法站立或走动，但仍然可以利用许多姿势来帮助婴儿下降。事实上，许多助产士和导乐师建议每半小时左右轮番做 4 个动作：坐起来（或半躺着），身体右侧卧，四肢着地趴着，左侧卧。事实证明花生球可以缩短产程（并降低最终剖宫产的风险），因为躺着时把花生球放在两腿之间有助于保持骨盆开放。

当需要用力娩出时，做了硬膜外麻醉的妈妈们没有必要平躺着分娩。许多医院的病床可以抬高，以便让妈妈处于立姿或坐姿（借助重力帮助婴儿下降）。有些医院还配备安全抓手——能够支撑自己体重的妈妈（即使时间很短），为了在宫缩和分娩时蹲着，可以使用这些抓手来保持身体的平稳。和你的助产士或医生谈谈在大日子那天你可能会用到的分娩工具。

过渡期可以尝试的动作

活动可以帮助胎儿进入产道，使过渡期尽早结束，所以让你的身体引导你。特别有效的动作包括：

弓步或下蹲。在分娩凳甚至马桶上做下蹲动作，利用重力促进分娩。试着利用椅子或床沿做弓步，但要确保你的伴侣在身旁，辅助你的身体保持平衡。

反向按压。四肢着地趴下，让你的伴侣直接按压你的骶骨（用手掌、温暖的米袜或者网球按摩器），骶骨是后腰处的那块大而扁平的骨头。

挤压双髋。四肢着地趴下，让你的伴侣用力按压你的髋骨，迫使它们内收。这种姿势非常适用于滞产、胎位不正和腰痛，因为它可以打开骨盆，为婴儿腾出更多空间。

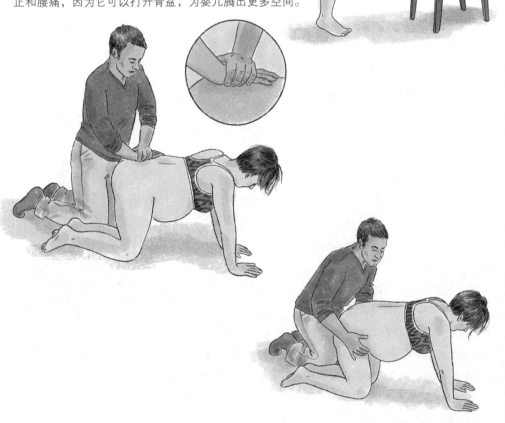

使用催产素——通常她们会感到不知所措、害怕、极度疲劳，或者只是被吓坏了。然而，重要的是要记住，这种感觉完全正常，实际上，这是一个非常好的征兆。人们不是总说"黎明前总是最黑暗的"吗？从现在开始事情只会变得更好。留意每次的宫缩，专注于你的呼吸，想象去一个快乐的地方。进入分娩池里也可以缓解紧张感。

你的伴侣能做什么？

如果妈妈需要，可以给她做按压，把浴缸装满水，喂她几口果汁，或者在宫缩间隙给她吃些零食。妈妈在过渡期最脆弱，所以要帮助她保持专注和信心——她快到达终点了。事实上，她离宝宝仅一步之遥。也许最重要的是，如果她命令你躲开（或者更糟），不要生气。有些妈妈就是不想在这个时候被打扰。给她所需的空间，但也要给她一些祈祷或正能量。

过渡期会持续多久？

短则一刻钟，长则几小时。

火圈

有没有听过有经验的妈妈谈论"火圈"？她们指的不是约翰尼·卡什的歌，而是一种分娩前常见的现象：当婴儿着冠，通过阴道口的时候，你可能会感到一种干干的、火辣辣的胀痛感，因此就有了这个名字。但是就像蜡烛的火焰可以在瞬间熄灭一样，疼痛很快就会消失。到那时，大多数妈妈都会如释重负：宝宝终于生下来了！因此，出现这种火辣辣的感觉是好事。

第二产程：胎儿娩出期

啊，终于轻松了！对大多数妈妈来说，分娩最困难的时期已经结束了，是时候用力把宝宝生出来了。幸运的是，大多数妈妈会感到能量的激增和想向下用力的强烈欲望，还有强烈的直肠受压感（生宝宝有时感觉就像一次很费力的排便）。在用力娩出阶段，宫缩间隙通常会再次扩大，变成每2到5分钟一次，同时，由于子宫颈已经完全扩张和消失，你会感觉更舒服。事实上，你可能会为自己进入了更积极主动的分娩状态而感到欣喜。不再被动地受宫缩的折磨，终于可以做些事情了。耶！

宝宝的状态

当宝宝进一步往下降时，他头部的软骨会发生改变，以适应产道的形状，并撑开妈妈的阴道组织。宝宝的头先出来，然后是肩膀和身体的其他部分。然后，医生应把他直接放在你怀里，以便你和他立即进行皮肤接触。当他躺在你怀里时，护士会用毯子裹住他，开始评估他的健康状况和呼吸。

妈妈能做什么？

可能所有的指导对你来说都是多余的——相信我，你很可能会自然而然地就想用力，但你确实应该在宫缩之间休息。一定要坚持喝水，集中精力呼吸。间歇性的蹲坐或者趴下来前后摇晃身体可以帮助婴儿下降。记住，硬膜外麻醉有时会干扰身体的信

号传导，所以如果你感觉不到想用力娩出的欲望，你的助产士或医生可以帮助确认你的子宫颈已经完全消失、宫口已经完全扩张，并引导你用力。有时人们称这个过程为"趴着生"，它有助于防止妈妈过度疲劳甚至阴道撕裂。

你的伴侣能做什么？

帮助妈妈做出最适合她用力的姿势——使用枕头，蹲凳，或者你自己的身体来支撑她，使她保持平衡。在宫缩期间给她一些喝的，用鼓励的话语给她加油打气，比如"你做得太棒了！""我们漂亮的宝贝就要出生了！""我真为你感到骄傲！"你也可以要一面手镜。看到宝宝露出脑袋对一些妈妈来说是巨大的鼓励——但要确保先得到她的许可！

胎儿娩出期会持续多久？

平均来说，第一次当妈妈的人至少需要1至2小时；而接受硬膜外麻醉的妈妈可能需要更长时间（至少2到4小时）。有经验的妈妈可能只需要几分钟。

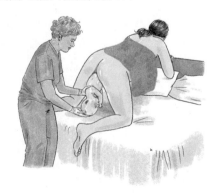

自然好孕

娩出期可以尝试的姿势

有些妈妈四肢着地趴着会感觉很舒服，但重要的是要找到最适合你的姿势。不妨试一试以下动作：

蹲坐。在伴侣帮助下，借助安全抓手或蹲凳、你的伴侣，以及长围巾，试着深蹲，蜷曲上半身，挤压腹部，用力把婴儿推出来。隔段时间休息一下，因为长时间深蹲会导致肿胀。

支撑式半坐。曲膝至胸前，借助你的伴侣、一摞枕头，或者把床头抬高来支撑你的背部。

侧躺。对于经历了很长时间的分娩，体力消耗很大的妈妈来说，一个很好的选择是：曲膝侧躺着，抬起上面那条腿，膝盖靠向胸部。

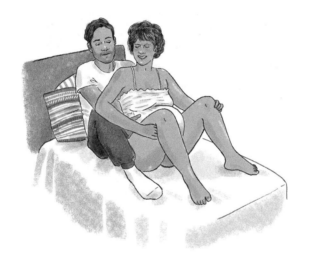

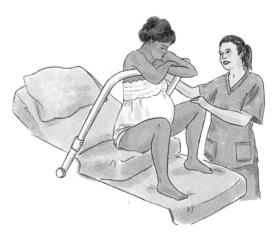

说说分娩期间发生的那些事儿

助产士辛西娅

　　直至今天，我还为女人在分娩过程中身体所发生的不可思议的变化感到震惊。事实上，能被邀请到他人的分娩现场去，我一直觉得自己很幸运。一个分娩的妈妈周围总有一种明显的氛围——我所了解过的大多数医生、护士和导乐师也都有这种感觉。它会使在场的人随着宫缩而有节奏地摇摆。房间里的每个人都沉浸在这种温暖而亲切的氛围中。

　　但除此之外，我所见证的每一次分娩都是独一无二、各不相同的。有一次，我和新妈妈的十几位家人一起经历了一个婴儿的出生过程，在新妈妈用力娩出婴儿时，她的所有家人都在跳舞、欢呼。还有一次是在新妈妈家里，在宝宝出生之前，房间里严格禁止噪声出现，每个人都静静地等待着。当婴儿降生时，爸爸在宝宝耳边低声说了第一句话，一句祈祷。

　　总的来说，在我所目睹的分娩当中，更多是不同而不是相似。我们不可能准确地预测一次分娩会持续多久，妈妈会如何应对，或者在分娩过程中她喜欢什么，讨厌什么。

　　有些产妇的分娩时间很长，有些只持续几个小时。有些妈妈会呕吐或腹泻，有些则完全不会。有些产妇喜欢某种姿势，而另一些产妇却讨厌它们。从服务提供者的角度来看，我选择不去为小事烦恼。我的工作是确保妈妈的健康和宝宝的安全出生，所以如果你想裸体分娩，或者从头至尾都在大喊大叫，我都不会介意。你是以你想要的方式分娩。我可能会不时地提出建议，但除非有什么重大的医疗问题，我并不一定希望妈妈照我说的去做。我的信条是要有耐心，给她空间去做自己觉得自然的事情。

自然好孕

看看其他"自然妈妈"怎么说

梅根：我是趴着分娩的。我只是像那样趴在床上，把头埋在枕头里。我有点儿害羞和内向，这样做让我觉得我是在自己的空间里。

玛瑞斯卡：我是在分娩凳上生的。重力帮了大忙！我有一种掌控感，感觉比躺在床上有力量多了。我真的感觉到每次宫缩都会把宝宝向外推出一些，所以我认为这是最自然的分娩姿势。

凯尔斯：我一进入过渡期，就趴在了床上。我想在水里生，所以在两次宫缩的间隙，我丈夫和助产士扶我进了分娩池，最终我是用半趴和半蹲的姿势生下了宝宝。我只是跟着直觉走。

洛齐：我是在家中浴缸里分娩的，我本以为自己会蹲着或趴着分娩。在宫缩过程中我变换了不同的姿势，但是当婴儿娩出期到来时，我感到渴望靠着浴缸壁分娩，对此我很惊讶。瞧！你的身体会确切地告诉你，它需要怎么做来帮助宝宝降生！

不要剪掉脐带

在你的整个怀孕过程中，婴儿的肺部都充满了羊水。当然，在水下呼吸是不可能的，所以他唯一的氧气来源就是你——氧气从你的血液中经由胎盘输送到他的血液中，然后通过脐带进入他的身体。

然而，在他出生的那一刻，一切都改变了。

当婴儿第一次大声啼哭时，液体就会从他的肺部排出，肺泡（那些葡萄状的小囊）就开始充满空气。与此同时，他心脏里的血液开始流向肺部，以获取氧气。这是一个神奇的转换，没有太多的误差余地。但纵然有小小的误差，也是有保险的。在出生后的最初几分钟里，婴儿会通过两种不同的来源获得氧气：一是拥有新功能的肺，二是胎盘。当进入外部世界的过渡期结束时——也就是说，一旦婴儿的呼吸能够掌控——经由脐带的血液流动就会自行停止。

你可能会想，为什么常见的做法是在婴儿出生后几秒钟就把脐带剪断？在过去，这么做其实是有许多原因的。

例如，在20世纪50年代，即"半麻醉"时代——给妈妈们使用的药物往往足以引起新生儿的呼吸困难，婴儿需要立即复苏的情况并不少见。及早剪掉脐带可能也与剖宫产的兴起有关，毕竟，（至少对医生来说）剪断脐带、将婴儿从手术场所移开，更便于继续完成手术的其余部分。然而，人们认为，尽早剪断脐带的主要好处是可以加速胎盘的分娩，降低产后出血的风险。

不过，最后一个原因并不科学：研究表明，产妇出血和剪脐带之间没有联系。我们现在也知道了有很多理由让我们延迟这种做法。

首先，等上几分钟再剪断脐带会增加新生儿体内的铁含量——会有高达30%的富含铁的血液转移到宝宝体内，大大降低他患贫血的风险。他还会获得更多的干细胞和母体抗体，呼吸窘迫的风险也会降低。在早产儿中，延迟断脐与产后出血的减少和最终需要输血的情形的减少有关。2015年发表在美国医协会《小儿科》杂志上的一项研究表明，延迟剪断婴儿脐带可能与多年后他在精细运动和社交技能上的突出表现有关。事实上，这么做的好处是如此显著，以至于世界卫生组织现在建议"延迟断脐"——在婴儿出生后1到3分钟内实施——除非婴儿需要立即复苏。奇怪的是，美国妇产科医师学会尚未更新其指导方针，

→

自然好孕

但建议早产儿延迟 30 至 60 秒。

　　如果你想延迟断脐，就需要把这条列在你的分娩计划中，并与你的医生或助产士以及导乐师讨论一下你的愿望。应该等待多长时间再剪断，这完全由你决定。

　　许多"自然"妈妈选择延迟到脐带停止供血，或者至少推迟 3 到 5 分钟，这大约是婴儿接受全部输血所需要的时间。其他人可能选择等待胎盘娩出。要记住的一件重要事情是：如果你打算捐献或储存宝宝的脐带血，也许不能延迟（或者可能无法延迟很长时间）。关于提取脐带血和延迟断脐之间的关系，目前没有医学共识，但是流入婴儿体内的血液越多，可供采集和储存的血液就越少。你需要决定哪种做法对你来说最重要——要么婴儿现在接受这些额外的干细胞，要么你现在收集起来并支付储存费用。

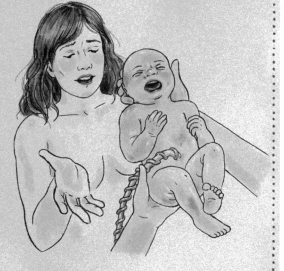

第三产程：和宝宝的见面（以及娩出胎盘）

在过去的 9 个月或 10 个月里，你一直是在等待、担心和好奇中度过的。然后扑通！你的宝贝降生了。接下来的几分钟将会非常神奇（我称之为"产后狂喜"）。但即使你已经完成了分娩，你的工作并没有完全结束。事实上，子宫仍然在收缩——尽管你可能根本没有注意到，因为你正沉浸在分娩后的兴奋中。然而，当胎盘从子宫壁脱离，准备出来时，一些妈妈会经历一些轻微的痉挛和直肠压力。

宝宝的状态

除非有任何医疗并发症，宝宝此时应该躺在你怀里，和你进行皮肤接触。他很可能正在探索周围的世界，用小手抓住你的手指，甚至可能表现出准备哺乳的样子。但有一件事你不会经常听到妈妈们承认或说起：尽管宝宝们既可爱又珍贵，但新生儿有时看起来有点儿难看，尤其是在顺产后。毕竟，他们是经历了一番磨难才来到人间的。所以，如果他的头有点儿像锥形；毛发长在不该长的

看看其他"自然妈妈"怎么说

莱安诺：分娩是难以形容的。我感到这个小小的人儿离开了我的身体。突然之间，我 9 个月来梦寐以求、日思夜想的宝贝就蜷缩在我怀里了！他呼吸着，眨着眼睛，当我触摸他时，他竟然有所反应！

凯思琳：我一想到这件事就忍不住要哭。我是坐在分娩池的凳子上生的。整个过程非常顺利，我刚一用力，助产士就把宝宝送到我怀里了。我哭着，笑着，吻着我的丈夫，激动得难以自已，以至于我们都忘了看是男孩还是女孩！直到一位护士问我们，我们才想起看看他的性别。

特内尔：那改变一生的时刻是多么令人难忘，是语言所无法描述的。强烈的爱——你所感受到的最强烈的爱。兴奋。肾上腺素激增。巨大的成就感。狂喜。我们的儿子和女儿的出生，都易如反掌，那些时刻我将永远珍惜。

自然好孕

地方（比如出现在背上和手臂上，而不是在头上）；如果他有点儿水肿（尤其是你在分娩期间接受静脉输液的话）；或者如果他的皮肤有斑痕或瘀伤，你不要感到惊讶。所有这些在新生儿当中都是很常见的现象，一般在几天或几周内会自行消失。

妈妈能做什么？

皮肤接触有助于促进催产素的产生，加速胎盘的娩出（从而帮助子宫收缩到正常大小，减少出血）。为了加快这一进程，医生或助产士可能会按揉你的腹部，也可能在轻轻拉动脐带的同时让你用力。（一些妈妈可能会被注射一点儿催产素，以促进宫缩。作为一种替代方法，你可以试着将少量的鼠尾草精油和椰子油混合在一起，直接涂抹在腹部。）胎盘娩出后，助产士或医生会检查其完整性。子宫壁上一定不能残留胎盘，因为这可能导致并发症。如果你打算把胎盘带回家，现在该让你的伴侣或助产士拿出塑料袋或冰袋了，因为胎盘需要冷藏。最后，医生或助产士会为你缝合所有撕裂伤。

你的伴侣能做什么？

拍些照片，如果妈妈在忙着娩出胎盘，爸爸可以和宝宝进行皮肤接触，并且做好新生儿检查和筛查的准备——稍后会继续谈论这一点。

第三产程持续多久？

平均 5 到 20 分钟。

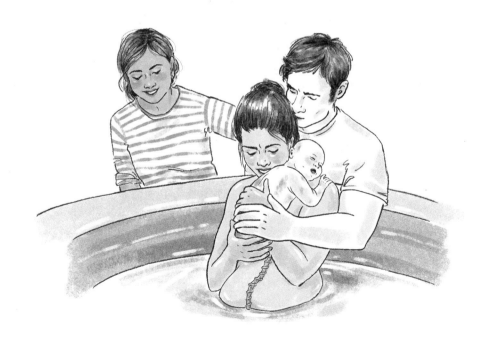

第 2 章

产后干预

新生儿体检和筛查

妈妈们往往太过专注于怀孕过程以及避免分娩时不必要的干预，以至于常常忘记在分娩后也会面临大量的选择。现在来看看从宝宝出生的那一刻到你们离开分娩中心或者医院之前可能会做的常规测试、干预和筛查。现在就把这个清单过一遍，并且在宫缩开始前和你的保健服务提供者讨论一下你的偏好——一定不要在没有做研究的情况下就对宝宝的健康作出重要决定！

阿普加评分

宝宝出生后，医生应该将他直接放在你胸前或肚子上进行皮肤接触。新生儿不能很好地调节自己的体温，但是和妈妈的亲密接触不仅能让他保持温暖，还能降低他的压力荷尔蒙的分泌，使他和你产生催产素，促进母乳喂养。护士可能会把婴儿弄干一点儿，然后给他盖上小毯子。在你们亲密接触的时候，护士也会对宝宝的健康进行一个标准的评估，叫作阿普加测评。

阿普加这个名字来源于 20 世纪 50 年代早期发明这一程序的麻醉师弗吉尼亚·阿普加（Virginia Apgar），这是一种用来快速判定新生儿是否需要紧急医疗护理的方法。阿普加英文缩写（APGAR）本身还代表了需要在 0 到 2 之间打分的 5 项指标，总分最高为 10 分：

♡ 肤色（Appearance）：是浅粉色，还是青紫色？后者说明血液循环不良。

♡ 心率（Pulse）：是强而快还是缓慢无力？

♥ 对刺激的反应 (Grimace response)：也称反射。

♥ 四肢肌张力 (Activity)：是四肢动作活跃，还是"软绵绵的"？

♥ 呼吸 (Respiration)：是呼吸不规则，还是呼吸均匀，哭声嘹亮？

阿普加评分 7 分以上代表整体健康状况良好（记住，满分 10 分是非常罕见的）。在 1 分钟内，3 分或以下的分数表明需要紧急医疗干预，包括但不限于复苏。出生 5 分钟后，阿普加测评将再次进行和重新估算。未能改善的低分婴儿可能需要非常密切的监控或额外干预。

我的自然选择是什么？

除非出现紧急医疗情况，否则应该让宝宝躺在你胸前的同时进行阿普加测评——当新生儿状态稳定时，没有任何医疗理由把他和妈妈分开，或者把他移到恒温箱或辐射保暖台里。事实上，即使是那些不能完全自主呼吸的婴儿（比如说需要辅助呼吸），如果允许他们和妈妈在一起，并且不立刻剪掉脐带，他们往往会表现得更好。你需要在你的分娩计划中表明你想立即进行皮肤接触（"袋鼠式护理"），并与助产士或医生讨论你的愿望。因为，不幸的是，过去的标准做法是（在某些情况下，现在仍然是）：把婴儿送到暖箱里，擦干净，称体重，印脚印，裹上襁褓，然后才还给妈妈。有时，宝宝只在妈妈怀里停留片刻就被送到育婴房做进一步观察。

如果妈妈不能和宝宝进行皮肤接触（比

方说她正在接受全身麻醉），应该允许爸爸做这件事。

额外的例行程序——给婴儿称重、印脚印等——可以推迟到一个小时后再做，那时妈妈和宝宝已经亲密接触过，并且可能已经开始哺乳了。请记住，在娩出胎盘的时候，你可能需要把宝宝交给医生。就拿我来说吧，在生下我女儿后，我需要从床上爬起来，站着，用力娩出胎盘。不过，这种情况相当罕见。

抗生素眼膏

在美国护士们习惯于在辐射保暖台上对婴儿进行评估的日子里，她们也在忙着实施其他的产后干预措施。其中之一就是给他们涂眼药水或眼药膏，这么做可以预防新生儿患与性传播有关的眼部感染，其中某些感染可能会导致失明。过去，标准的治疗方法是使用硝酸银（具有刺激性，具有讽刺意味的是，这种药物本身也可能会导致感染）。如今，婴儿被涂抹一种更温和的抗生素——通常是红霉素。

我知道你在想什么——我在怀孕期间（怀孕前期和怀孕末期）已经做了性病检查，包括梅毒、淋病和衣原体感染，所以只有在我的检测结果呈阳性的情况下，宝宝才需要这么做，对吧？你错了。所有的婴儿——甚至剖宫产婴儿——都被给予这种药膏，不管妈妈的性传播感染检测结果如何。在一定程度上，这是因为你理论上可以感染某些性传播疾病，但并没有表现出症状。另一方面是因为婴儿接触了阴道内健康的细菌后，有时会有轻微的结膜炎。然而，这种措施并不是百分百有效，在美国以外的许多国家，包括英国，也不是标准程序。

我的自然选择是什么？

谁想一出生就在眼睛里留下一堆黏稠的东西？听起来不舒服！一些人甚至认为，红霉素会使新生儿本来就很差的视力变得更差（也更模糊），这在理论上可能会影响新生儿和妈妈建立亲情连接以及哺乳的能力。出于这个原因，一些自然妈妈们选择推迟一两个小时使用眼药膏，或者直到他们能够开始觅乳时。当然，还有些妈妈们可能更倾向于不给婴儿使用任何不必要的抗生素。如果你在怀孕期间做的所有性传播感染方面的检测均呈阴性，并且确保始终没有受到这方面的感染，你应该能够安全地拒绝这种干预。要知道大多数州法律要求使用抗生素眼膏。一些医院和分娩中心会欣然接受你的拒绝（你

可能需要签署医疗豁免书），但有些会打电话给儿童保护机构（或威胁说要打电话，作为一种恐吓战术）。提前和你的保健服务提供者讨论一下你的愿望，并在你的分娩计划中注明。

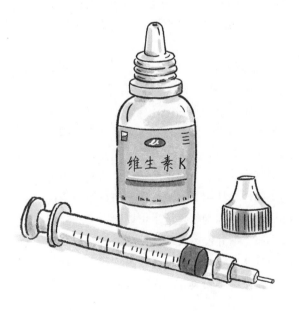

注射维生素 K

成年人获得维生素 K 的途径有两个：一是饮食（绿叶蔬菜是一个很好的来源）；二是肠道中的细菌。然而，新生儿的微生物群落仍处于定植状态，而且他们也不怎么吃菠菜和甘蓝，所以通常都一定程度上缺乏维生素 K，这是一个问题。维生素 K 对凝血至关重要，缺乏这种重要的营养物会导致自发性地严重内出血。这种情况被称为维生素 K 缺乏性出血症（VKDB）或新生儿出血性疾病（HDN），虽然罕见，但非常严重。早发型维生素 K 缺乏性出血症在婴儿出生 24 小时内发生；典型的维生素 K 缺乏性出血症发生在产后 1 至 7 天；晚发型在出生后 2 周至 6 个月内发病。为预防这种疾病，美国儿科学会从 20 世纪 60 年代起就开始推荐注射维生素 K——一种在婴儿出生后数小时内注射到婴儿大腿上的肌肉注射剂。

我的自然选择是什么？

在崇尚自然的圈子里，关于注射维生素 K 有两个主要的担忧。第一个担忧是，这是一次大剂量的注射（但需要指出的是，与注射相关的副作用非常罕见，几乎闻所未闻）。第二个担忧是，这种注射剂中含有人工合成

的维生素 K，还有一些不太好的成分和防腐剂。不过，在互联网上，关于注射维生素 K 可能会增加婴儿患白血病的风险的担忧已经被完全否定了。

肌内注射维生素 K 不是唯一方法：

♡ 你可以询问分娩中心或医院，能否提供一种不含防腐剂的注射剂（但仍然含有一些不太理想的药剂）。

♡ 你可以询问宝宝口服维生素 K 滴剂事宜。有几种不同的口服维生素 K 的方案。有些人建议服用三剂，分别在出生时、出生一周及出生一个月后服用。若按照丹麦方案，需要在前三个月内每周服用一剂。研究表明，尽管不如注射那么有效，但口服维生素 K 滴剂能有效地预防维生素 K 缺乏性出血病。你还应该知道，美国没有食品药品监督管理局批准的口服维生素 K。一些助产士可能会提供口服维生素 K，或者可以在网上购买。然而，互联网上销售的滴剂是作为补充剂销售的，因此不受食品药品监督管理局的监管。

♡ 或者，你可以拒绝给宝宝注射维生素 K，就像你可以拒绝任何干预一样，但要确保你完全了解其中的风险。同样有必要指出的是，许多州都规定使用维生素 K。有些州（尤其是纽约）不允许你通过弃权或宗教豁免来拒绝注射。

爆料：我没有给我的孩子们注射维生素 K，但如果让我重来一次，我肯定会改变主意。我可能会选择口服滴剂。虽然我喜欢避免任何不"自然"的东西，但我相信这种做法的回报大于带来的风险。有趣的是，在过去的几年里，我们看到维生素 K 缺乏性出血的病例出现了小小的激增，特别是在父母拒绝干预的婴儿中。维生素 K 缺乏性出血的后果可能是灾难性的，特别是晚发型的病例，通常是致命的。除非你已经和你的保健服务提供者进行了非常详细的讨论，否则不应该拒绝注射。要把剂量降到最低，你也可以考虑在分娩后的几周或几个月内补充维生素 K。有一些极其有限的证据表明，妈妈每天大量补充维生素 K 可能会提高母乳中维生素 K 的含量，然而，人们尚不清楚新生儿究竟能吸收多少，也没有关于哺乳期妇女这么做与维生素 K 缺乏性出血病例之间的关系的研究。最后要记住的是，纯配方奶粉喂养的婴儿几乎不存在患维生素 K 缺乏性出血的风险，因为婴儿配方奶粉中富含维生素 K。

新生儿第一次洗澡

在宝宝出生后的几小时里，护士们很可能会给他洗澡。多年来，为了基本的卫生目的，也为了审美的原因——也就是说，为了擦掉所有黏黏的，奶酪般的残留物，人们总是刻不容缓地给新生儿洗澡。然而，在过去几年里，我们了解到更多关于胎儿皮脂的神奇好处：它富含抗菌素，可以防止感染；它还是一种很棒的天然保湿霜；另外，它有助于调节婴儿的体温；如果保存完整，可以带来更加成功的母乳喂养。

甚至世界卫生组织现在也建议将婴儿的第一次洗澡时间推迟至少 24 小时。

鉴于这种新发现，一些医院已经开始将婴儿的第一次洗澡时间从 4 小时推迟到 12 小时；然而，有些医院还是会迫不及待地给他们洗澡。

我的自然选择是什么？

婴儿出生时并不"脏"，可以适度地将他们的第一次洗澡推迟一两天。你甚至可以等上整整一周，或者等到宝宝第一次把尿布弄脏时。在此之前，用毛巾轻轻擦去他们身上的羊水、血迹或胎粪就足够了。你需要在你的分娩计划中明确你的愿望，并与负责在产房照顾宝宝的护士讨论这些愿望。记住，尚未洗澡的婴儿的摇篮上可能会贴上小贴纸或标签，用以指示所有工作人员在接触婴儿时戴上手套（以防接触到任何残余的血液或体液）。如果推迟 24 小时后你还没有出院，并选择在医院里给宝宝洗澡，建议你使用自己带去的个人护理用品（医院经常使用化工肥皂，可能含有苯甲酸酯、月桂酸钠和硫酸盐）。也要避免使用含滑石粉的婴儿爽身粉，因为这种爽身粉可能掺杂其他成分，包括石棉，对婴儿肺部会造成伤害。

乙肝疫苗

乙肝是由乙肝病毒引起的肝脏感染。幸运的是，大多数被感染的人将能够战胜这种疾病，之后将拥有终身免疫力。然而，另一些人，特别是儿童和新生儿，可能发展成慢性病，从而导致严重的并发症，包括肝硬化和肝癌。在儿童中，最常见的传播形式是在分娩过程中的母婴传播，因此，在离开医院或分娩中心之前，为新生儿注射乙肝疫苗已经成为一项标准的护理程序。美国疾病预防控制中心建议在婴儿 1 个月和 6 个月时注射加强针。与此同时，感染了乙肝病毒的母亲所生的婴儿也将接受乙肝免疫球蛋白注射，这有助于抵抗病毒。

我的自然选择是什么？

正如我们之前讨论过的，疫苗在过去几年里已经成为一个热门话题。然而，乙肝疫苗特别有争议，因为乙肝通常被认为是一种成人疾病，往往通过两种最常见的传播途径传播：与感染者发生性关系或共用一根毒品注射针。由于婴儿既没有性行为，也不可能吸毒，许多信奉自然选择的父母想知道为什么非要为新生儿接种疫苗。但是公共卫生倡导者有很多这么做的理由。

首先，即使你在怀孕期间接受了乙肝测试，却存在一个很小的窗口期，即你可能已经感染了乙肝病毒，却尚未检测出来。在这种情况下，理论上你可能会把乙肝病毒传染给新生儿。其次，在输血过程中总有（尽管很罕见）传播病毒的可能性——万一你的宝宝需要输血，这可能会进一步增加他对乙肝疫苗的需求。再次，性和吸毒并不是乙肝病毒传播的唯一途径。例如，它可以在儿童之间传播。在日托中心有一些儿童之间传播乙肝病毒的例子，通常是通过体液传染，同一个家庭的兄弟姐妹之间也可能相互传播。

自然好孕

传播的风险高吗？答案是否定的。

可能传播吗？答案是肯定的。

这就是问题所在：被感染的幼儿患危及生命的并发症的风险要高得多。及早注射乙肝疫苗也是为了尽量排除早期无症状的病毒携带者以及根除病毒。和育儿方面的大多数事情一样，归根结底在于做研究，为你的宝宝做出最好的选择。

作为一种替代方案，你可以选择推迟接种疫苗，短则几个月，长则至宝宝上托儿所或幼儿园之前，因为那时他的传播风险可能会增加。但如果宝宝在出生时已经接种了疫苗，要确保他的身体状况健康稳定。实际上，美国疾病预防控制中心建议，对于体重不足2000克的早产儿，乙肝疫苗注射应推迟到出院前，或者推迟到出生后一个月。当然，你也可以拒绝接种疫苗，就像你可以拒绝任

何干预一样。要知道，一些医生和（或）医院会坚持使用疫苗，有些会打电话给儿童保护机构（或威胁要打电话，作为一种恐吓战术）。和你的分娩团队谈谈怎么做对你的宝宝最好。

新生儿筛查项目之一：足跟采血测试

在出生后的 24 到 48 小时内——不能提前，也不能推迟——医护人员会刺破婴儿的脚后跟，采集几滴血来检测各种罕见的遗传性、发育性和代谢性疾病。这个过程通常被称为"足跟采血测试"，也被称为苯丙酮尿症测试（PKU），因为它检测的一种疾病是苯丙酮尿症，这是一种遗传性疾病，可导致

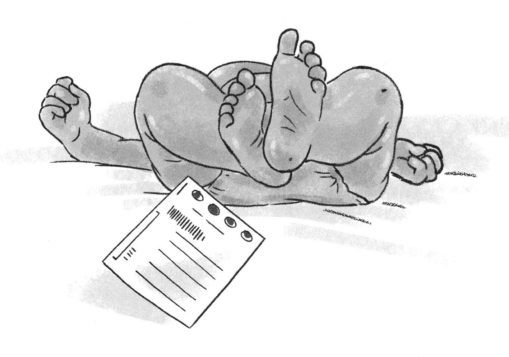

智力障碍（过去称为智力发育迟缓）。

那么，如果你已经在怀孕期间接受了所有的基因测试和筛查，为什么宝宝还必须做这项筛查呢？道理很很简单：大多数这类疾病在出生前很难发现。虽然都是些罕见病，但如果发现得早，很多疾病都能得到治疗。例如，半乳糖血症是一种遗传性疾病，会阻止婴儿分解半乳糖，半乳糖存在于各种乳汁中，包括母乳。如果及早发现，就可以适当调整宝宝的饮食。反之则是致命的。

在美国，所有州都要对新生儿做这项筛查，尽管确切的测试涂片因州而异。因为这不是诊断性测试。要知道，结果不是结论性的。阳性结果仅仅表明需要进一步测试。就像所有的筛查一样，假阳性也是可能的。

我的自然选择是什么？

你不必拒绝做足跟采血测试——因为它不会引发其他干预，不用注射药物或服药，只是采集几滴血而已，尽管婴儿可能会哭闹（这也不好玩）。你可以要求在你的房间里进行，这样你就可以抱着宝宝，随时安抚他。

新生儿筛查项目之二：听力测试

常规新生儿筛检的另一项是听力测试，虽然这看起来似乎是多余的——我的意思是，我们真的需要测试一个刚出生一天的孩子的听力吗？听觉障碍实际上是一种相对常见的先天缺陷。这也是你需要尽早发现的问题：未确诊的听力丧失或耳聋可能会带来长期的后果，包括语言发展迟缓的问题。

新生儿听力测试有两种类型，根据你所在的医院或分娩中心的政策，他们可能会向你提供其中一种或两种都提供：

♡ 一是耳声发射（OAE）测试，用来判定婴儿的耳朵对声音的反应。在测试期间（可能需要 5 到 10 分钟），一个微型耳机和麦克风被塞入婴儿耳内，然后播放一些声音。当婴儿有正常听力时，回声反射回耳道，继而被麦克风捕捉。没有回声可能表示听力丧失。

♡ 二是听性脑干反应（ABR），用来评估婴儿大脑对声音的反应。在测试过程中，一个微型耳机将塞入婴儿耳内，婴儿头上还会放置一些电极，然后播放一些声音。婴儿大脑中缺乏一致性的反应可能表明存在听力问题。

未通过测试的婴儿可能需要再次筛查，例如，如果婴儿没有通过耳声发射测试，他可能要做听性脑干反应。多次没有通过的婴儿应该找听力方面的医学专家进行更全面的测试。记住，新生儿第一次未通过是很常见的，婴儿耳朵里的绒毛会被弄湿，从而影响回声。帕洛玛第一次就没通过。几个小时后，我们给她重新做了测试，结果顺利通过。

我的自然选择是什么？

美国大多数州都要求新生儿进行听力测试。然而，有些医院并不这么做，在这种情况下，你可以主动要求进行测试。哪怕是似乎对你的声音或房间里的噪声反应良好的婴儿，有时仍然会有一定程度的听力损伤。幸运的是，听力测试是完全无创的，实际上可以趁宝宝睡觉的时候完成！在测试过程中，你和（或）你的伴侣也可以在房间里。

新生儿筛查项目之三：先天性心脏病（CCHD）

新生儿筛查的最新项目是先天性心脏病的检测，这实际上包括一组心脏缺陷，在常规体检中很容易被忽略，但如果不被发现或得不到治疗，这些缺陷就可能会危及生命，甚至可能致命。检查很快，完全无创无痛且无风险，用一台叫作脉搏血氧仪的机器只需花几分钟时间就能完成。

其实你是见过的。

在你怀孕的某个阶段，或者你住院以后，护士有没有用一个小夹子夹在你的食指末端？这就是脉搏血氧仪，用来测量你血液循环过程中的氧气量。在对新生儿进行测试时，夹子（通常更柔软）是夹在婴儿的手或脚上，以便获得准确的读数。

我的自然选择是什么？

当我写这本书的时候，在美国，并非所有州都在新生儿筛查项目中加了脉搏血氧仪检测，所以你可能不得不要求这么做——我鼓励你这样做。这项测试最好在出生后24小时左右进行。检测结果异常的婴儿将被重新筛检（可能是几次），然后再由儿科医生或专家进行检查，并进行更全面的检测。

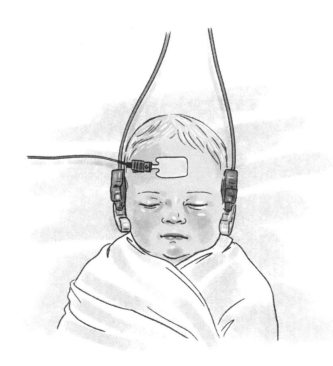

由于美国各州对助产士的业务水平的要求有很大差别，你能否在家中进行新生儿测试和筛查也取决于你的居住地。有些助产士也能够在第二天再去你家中进行足跟采血（在出生后 24 到 48 小时内采集，测试结果最准确）。有些助产士甚至能做听力筛查和脉搏血氧测量。作为一种替代方案，这些筛查可以由宝宝的儿科医生或在当地医院的门诊进行。先问问助产士她能做什么检查，但一定要在大日子到来之前和儿科医生联系。一般建议你在宝宝出生后 48 小时内带他进行快速检查。计划在家里分娩并不意味着你不能进行常规的新生儿检测，只是可能会给你带来些额外的跑腿工作。

黄疸

我们的身体每天都会分解衰老的红细胞，这个过程会产生一种叫作胆红素的废弃物，然后肝脏会把它从血液中过滤掉。然而，新生儿的肝脏尚未成熟，因此往往不能有效地来完成这项工作。婴儿体内胆红素的积累会导致黄疸。黄疸的主要症状是皮肤发黄，有时眼白也发黄。这是一种很常见的疾病——会影响多达 60% 的婴儿——而且几乎无法预防。幸运的是，婴儿黄疸一般比较轻，能自行消除，不会留下后遗症。然而，在非常罕见的情况下，异常高水平的胆红素会发展成一种叫核黄疸的疾病，这种病会导致大脑损伤。由于这个原因，所有的婴儿都要接受黄疸监测——要么通过视觉观察，要么通过血液检测，要么通过经皮胆红素测量（TcB），会用测量仪探头发射光线到婴儿皮肤上，以测量胆红素水平。患有轻度黄疸的新生儿可能会接受光疗，即把婴儿裸体放在专门的紫外线灯下。

我的自然选择是什么？

如果医生建议用光疗法治疗轻度黄疸或作为预防措施，妈妈们也许应该放弃。这是因为 2016 年发表在《儿科学》（*Pediatrics*）上的两项相关研究都表明，光疗法可能会略微增加儿童患癌症的风险。需要指出的是，这些都是初步的研究，而且结果还远未达到结论性的程度，但为了以防万一，你仍需谨慎。

另外，轻度黄疸很容易通过两种自然疗法来治疗：第一种疗法是晒太阳，当然不是在阳光下暴晒——过多的光照很容易晒伤婴儿娇嫩的皮肤。而是给婴儿脱去衣服，放在关闭的窗边，每次 15 分钟，一天晒几次。第二种疗法是增加喂食的频率，以促进更频繁的排便（这是身体"排泄"多余血细胞的方式）。患有黄疸病的、用母乳喂养的新生儿应该经常喂食——至少一天中每2小时左右喂一次，直到病情好转。

包皮环切术

多少年来，例行的婴儿包皮环切术在美国一直是一种文化规范。很多父母在给刚出生的儿子行包皮环切术时都不会有丝毫犹豫。在发现怀了男宝宝之前，我对于这件事从没有想太多。

然而，在全球范围内，新生儿包皮环切术并不是一种规范。世界上大约70%的男性是完整的，也就是说，带有包皮。支持包皮环切术的医学论据似乎越来越可疑。

事实上，世界上没有一个医疗组织推荐例行性的婴儿包皮环切术，但它却是美国最常见的外科手术。

包皮环切术有医学上的益处吗？

包皮环切术在医学上的好处可能没有人们想象得那么多。例如，许多医生和研究人员批判了"包皮完整的男孩会患尿路感染"的观点。尽管包皮完整的婴儿在一岁之内患尿路感染的可能性会略有增加，但总体风险仍然很低。有趣的是：女性患尿路感染的可能性是男性的8倍，但完全可以用自然疗法或抗生素加以治疗。

包皮环切术的另一个基本依据是可能有助于预防性病。在非洲开展的一些研究表明，包皮环切术可以将男性感染艾滋病毒的风险降低约60%，但美国疾病预防控制中心发现，在美国，男性割包皮和感染艾滋病毒的风险之间毫无关联。此外，美国的艾滋病毒的感染率是北欧的2至6倍，而欧洲的大多数男性都没有做过这种手术。

虽然包皮环切术可以降低男性患生殖器疱疹的风险，但研究结果在统计上并不显著。

此外，一项关于性传播感染和男性包皮环切的荟萃分析得出结论："任何针对普通人群的、以预防性传播感染为目的的包皮环切措施在医学文献中都找不到证据支持。"

包皮的功能

当我开始研究包皮环切术的话题时，意外地发现了包皮的所有功能，其中包括：

保护作用

阴茎头本来就是一个内部器官，类似于眼皮下的眼球。包皮作为一道屏障或套筒，可以帮助阻止细菌、有害微生物、污染物和其他有害物质远离阴茎头和尿道。包皮还能保持阴茎温暖湿润，特别是在寒冷、干燥或恶劣的气候下。

润滑作用

包皮的内黏膜层能保持阴茎头的湿润，有助于防止阴茎擦伤，这种症状在行包皮环切术的男性中很常见。有了这种天然润滑剂，在过性生活时，包皮完整的男性通常不需要使用润滑剂。女性也可能从中受益，尤其是进入中老年之后。

增加性敏感度

包皮像手掌或嘴唇一样敏感，因为它含

有 1 万至 2 万个（有些人说是 7 万个！）神经末梢——比阴茎其他部位的神经末梢密度更大、种类更多。对那些后来做过包皮环切术的男性的研究表明，没有包皮的男性对性的敏感度和满意度较低。

做包皮环切术的风险

做包皮环切术并非没有风险。当麻醉药使用不足时，副作用可能包括出血、感染和疼痛（不幸的是这种情况经常发生）。不太常见的副作用包括包皮过度切除、尿道口发炎、尿道变窄和包皮环切疤痕边缘的包涵囊肿。

其他国家的看法

加拿大儿科学会

这种做法通常会引起伦理和法律上的顾虑，部分原因是这么做会产生终身后果，而且是对一个无法征得其同意的孩子实施的。加拿大儿科学会不建议对每个新生男婴进行常规包皮环切术。

英国医学协会

先前所声称的医疗益处并没有得到令人信服的证实，普遍（包括英国医学协会在内）的看法是，这种外科手术有医疗和心理风险。

荷兰皇家医学会

荷兰皇家医学会认为，对男性未成年人进行非治疗性包皮环切术是对身体完整性的侵犯，是对禁止对个人实行强制性的身体整形的宪法权利的侵犯。

瑞典医学协会

瑞典医学协会的道德和责任委员会现在一致支持一项声明，即在未经当事人同意的情况下终止男性包皮环切术。如果要做，也应该等到孩子十二三岁的时候做。

如果割礼是你的宗教信仰的一部分呢？

这是你、你的信仰之间的事。对于正在寻找其他选择的父母们，可以考虑 brit shalom（希伯来语，意思是平安之约）。这是一个不包括割礼在内的希伯来人的祝福仪式。底线是：在遵守你自己的宗教传统下，尽量做对你自己和你的家庭有利的事情。

我的自然选择是什么？

你最自然的选择当然就是不伤害你的儿子。有一点你可能有兴趣知道：在美国，近 50% 的新生男婴现在都不做这种手术。还在犹豫不决？继续和你的伴侣一起做研究吧。

包皮完整，勿动！

护理包皮完整的男宝宝很容易：什么都不用做。给宝宝洗澡时，用温水清洗他的私处即可。不必使用肥皂。更重要的是，不要强行把包皮往后推，因为这样会导致严重的问题（确保你的儿科医生也不会这样做）。随着孩子年龄的增长，包皮会自然地缩回。

第 3 章

建立亲情连接以及康复

和宝宝相处的前 48 小时……以及今后

所有分娩的"狂风巨浪"已经平息，现在只有你、宝宝和亲密的家人。这几天是开始皮肤接触、母乳喂养以及练习给宝宝穿衣等等的最佳时期。

母乳喂养和袋鼠式护理

2010 年春天，一名澳大利亚妇女生下了一对早产了 13 周的双胞胎，一个男孩，一个女孩。她的女儿是这对小不点儿中的第二胎，这个小女孩尽管个儿很小，却很健康。然而，男孩没有呼吸。医生、护士和整个医疗专业团队花了近半小时试图让新生儿复苏，但只是徒劳。于是这个名叫杰米的婴儿被宣告死亡。而那位母亲强忍巨大的悲痛，要求抱抱她的儿子，给他告别。她解开他的褪褓，把他直接放在她的胸前，并指示她的丈夫也脱掉衬衫，爬到床上。她只是出于本能地想给儿子温暖。

正是这种本能救了她儿子的命。

大约 5 分钟后，杰米喘了口气。过了一会儿，他动了一下。医生们认为他这些细微的动作只是应激反应，并警告这位母亲不要抱有希望。但是，在出生两小时后，仍然躺在妈妈怀里的杰米睁开了眼睛。医生们再也无法否认——孩子还活着。今天，他是个健康、活泼、正常的孩子。事实上，他的身体非常棒。

这就是皮肤与皮肤接触的力量，也被称为袋鼠式护理。正如你所看到的，它远远胜

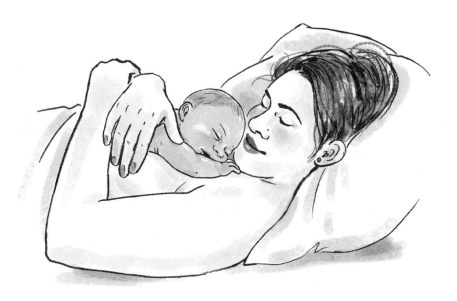

过了依偎。当新生儿与妈妈分开时，他就表现出痛苦的迹象。然而，当你把他放在妈妈胸前时，他就得到了安慰。出生后立刻与妈妈或爸爸进行皮肤接触的婴儿较少哭闹，释放的压力荷尔蒙也较少。正如我一再提到的，袋鼠式护理有助于调节婴儿的体温。令人惊讶的是，妈妈的胸膛不仅会散发热量来温暖身体发冷的婴儿，而且当婴儿身体太热的时候，又能给他降温——这种现象被称为热同步。妈妈和宝宝的呼吸和心跳也会同步。这种亲密的接触会引发催产素的大量分泌，促进母婴之间更好的结合，实质上巩固或激发了母性本能。我们也知道，袋鼠式护理也会促进母乳喂养。事实上，促成第一次喂食成功的通常是宝宝。然而，尽管皮肤接触有这些重要好处，根据美国疾病预防控制中心的数据，对于无并发症出现的自然分娩，只有大约40%的医院把母婴皮肤接触作为一种护理常规。

开启喂奶模式

如果把婴儿放在妈妈胸部（用毯子盖住，但不要用襁褓包裹），健康婴儿的反应大致相同：他们会哭，这有助于肺部扩张，排出羊水，然后他们会变得平静和警觉。如果让他们的肚子贴着妈妈的肚子，趴在乳房下方，他们就会向乳头靠近。这种现象被形象地称为"乳爬"。如果把他们放在妈妈的肚子旁边（妈妈搂着），他们就开始"寻找"——也就是说，本能地转过头，张开嘴。当宝宝找到乳头后，他可能会先舔、触摸，或按压乳房，然后自己衔住乳头。整个过程可能需要一小时左右，中间不断停顿，以便恢复体力——宝宝的出生是很耗体力的！但这是原始本能。只要婴儿健康，就没有必要催促他，强迫他去吸乳，或者把他和妈妈分开，为他称体重、印脚印或做检查。一切都可以等待。

自然好孕

乳汁分泌过程

❧ 初乳，一种营养丰富的"预乳"，是婴儿的第一道食物。它富含蛋白质和抗体，有助于保护婴儿的肠道，增强婴儿的免疫力。

❧ 在产后2到5天，初乳会变白，因为它会变成过渡乳，蛋白质含量低，天然糖和脂肪含量高。这可以把宝宝们可爱的小脸蛋变得鼓起来。

❧ 大约在产后两周，成熟的乳汁就会分泌出来，这种乳汁的前半部分水分和碳水化合物含量较高，可快速补充能量和水分，而后半部分则富含容易产生饱腹感的、高热量的脂肪。

　　记住，母乳是一种不断变化的食物——它会不断自我改善以满足宝宝成长的需要。看到了吗？妈妈真的有超能力！

新生儿的胃

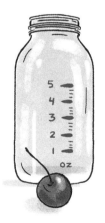 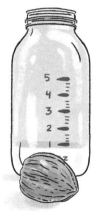 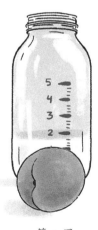 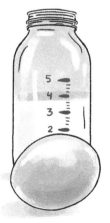

第1天
像樱桃般大，
容量为1~1.5汤匙

第3天
核桃般大，
容量为22~30毫升

第1周
杏般大
容量为44~58毫升

第1个月
鸡蛋般大，
容量为74~148毫升

宝宝很饿吗？

在出生后一个小时左右，宝宝不是很饿。一个出生一天的婴儿的胃大概有一个樱桃那么大。在最初的几次喂食中，他只会吸到少量的初乳。这种乳汁是蛋白质、营养物质和母体抗体的完美结合，以支持他在子宫外的新生活——换句话说，这时候分泌的乳汁量恰好可以满足宝宝的需要。在接下来的几天里，他的胃就会变大，当他准备好一口气吃更多的时候，猜怎么着？你的乳汁量也会提升的。

哺乳频率如何掌握？

因为宝宝的胃很小，他不需要吃太多，但他确实需要经常吃——在第一周内至少每2小时吃一次（在24小时内间隔时间不超过4小时）。然而，新出生的婴儿通常都非常困倦——老实说，出生是很累人的！所以你可能需要弄醒他，以便给他哺乳。只要婴儿在积极地吮吸就不要强行让他停下来。吃饱后，他通常会接着睡觉。

如果母乳不够吃怎么办？

不太可能发生，只要你经常哺乳（这是与宝宝同屋的诸多好处之一，而不是让婴儿睡在婴儿房里）。尽管如此，母乳不足或婴儿吃不饱仍是新妈妈们最关心的母乳喂养问题，也是许多女性急于给宝宝添加辅食的主要原因之一——即用一点儿配方奶粉增加婴儿的摄入量。

如果可能的话，你有很多理由去避免这样做。

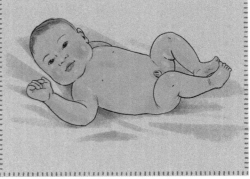

在宝宝出生后立即建立亲情连接的好处是如此显著，以至于这段特殊时期被称为"黄金时刻"。尽可能减少打断和干扰，直到孩子最终依偎在你身旁并开始吮吸母乳。

第一，持续吮吸乳房会触发催乳素的释放，催乳素是一种促进母乳生成的激素。间断性哺乳可能导致泌乳量的减少，那才是真正的麻烦。

第二，过早使用奶瓶会给婴儿带来乳头混淆。由于人工乳头不需要同样的下颌和舌头协调，宝宝可能更喜欢奶瓶。更重要的是，奶瓶中奶的流动速度比母乳的流动速度快得多，因此宝宝可能很快形成一种快速吮吸偏好。快滴奶瓶（尤其是那种大多数医院使用的奶瓶）也意味着宝宝在吃饱的状态下也很难停止。

第三，所有的宝宝在出生后的最初几天都会减轻一些体重，部分原因是体内水分的减少。婴儿已经在羊水里漂浮了9个月。研究表明，在分娩过程中的静脉输液也可能会

自然好孕

当心第二夜：哺乳小技巧

来自护士兼导乐师莫拉

刚生下宝宝的 24 小时是幸福的。当然，妈妈们往往特别兴奋，但是，由于出生过程十分不易，宝宝们通常在白天或晚上的大部分时间里都会睡觉。

然而，第二个晚上就完全不同了。到那时，宝宝已经知道他不在子宫里了，而这个明亮、嘈杂、热闹的世界可能有点儿过于刺激。你乳房的气味和心跳的声音吸引着他，所以他会渴望温暖和依偎。一旦你喂好他，让他躺下睡觉，他就会醒来，求你再给他喂奶，反反复复。你会发现他吃一会儿就睡着了，当你把他放下时，他就会大声抗议。

因为很可能你的奶水还没有下来，大多数新妈妈都担心宝宝会饿肚子。事实上，很多妈妈——甚至那些计划纯母乳喂养的妈妈——会在第二个晚上决定用配方奶粉作为补充。实际上，你的初乳提供的营养已经足够了。另一方面，补充配方奶粉则会影响你的身体长时间分泌乳汁，也会干扰宝宝对母乳的自然需求，转而偏好人工乳头和奶嘴。

那么，如何度过可怕的第二晚呢？下面是一些小技巧：

- 婴儿们首先会进入浅睡状态（因而很容易醒来），所以，在他结束哺乳后不要立刻放下他，尽量不要打嗝——直到他进入更深层的睡眠。然后就可以把他转移到摇篮或床上。

- 宝宝的小手会给你带来舒适感，所以不要给他戴上连指手套。相反，让他用小手和手指触摸和按压你的乳房，这会进一步刺激催乳素的产生。

- 观察宝宝的排便量能让你看出他是否已经吃饱。在他出生后的第二天，正常情况下他会弄湿两张尿片，弄脏两张尿片。

- 记住，这只是一个阶段——不会永远持续下去。确保接下来会有人帮你，这样你就可以得到充分休息，让身体得到恢复。

人为地增加婴儿出生时的体重。婴儿还在学习进食，吃得很少，睡得很多。只要婴儿减重不超过体重的10%，并且没有表现出嗜睡或异常烦躁的迹象，就没有理由补充配方奶粉。

如果你在某个时候把宝宝送到育婴房里，比如做新生儿筛查时，确保告诉助产士和医护人员你只愿意用纯母乳喂养。否则，他们会认为你允许他们使用奶瓶。

剖宫产手术会影响母乳喂养吗？

如果你做的是温柔式剖宫产，应该能够立即与宝宝进行皮肤接触，并开始母乳喂养。然而，如果出于某种原因，你需要做全麻，或者在分娩之后需要医疗上的护理，爸爸可以（也应该被允许）代替你。当然，男人是无法用母乳喂养宝宝的，但他们绝对可以为他提供一些同样的好处，包括稳定血糖和调节体温。爸爸可以脱下自己的衬衫或者解开衬衫扣子——他觉得怎么舒服就怎么做吧。

万一宝宝需要进新生儿重症监护室怎么办？

有很多原因可能导致宝宝需要在新生儿重症监护室里待上一段时间。例如，如果他需要额外的呼吸帮助，他可能只需在里面待几个小时。或者，如果他是极度早产儿，他可能会待上几个星期。然而，如果给他们机会和妈妈（或爸爸）进行皮肤接触，几乎所有进重症监护室的婴儿都会有更好的表现。事实上，袋鼠式护理的好处对于那些处在危险边缘的婴儿来说更明显。研究表明，即使是短时间的护理——每次不少于一小时，以防止婴儿窘迫——也有助于婴儿的生长和体

如何判断宝宝吃饱了？

观察宝宝每日的排便量可以确定他是否吃得很饱。

第1天：至少要尿湿一张尿片（"湿"相当于3汤匙尿）。

第4天：尿湿6张尿布，至少排3至4次大便。

第14天：宝宝恢复了出生时的体重（或超过出生时的体重）。

重的增加、减少感染、改善睡眠以及减少哭闹。袋鼠式护理也能降低妈妈的压力水平，这一点很重要（压力过大、忧心忡忡的妈妈可能更难与宝宝建立亲情连接）。说到母乳喂养，进重症监护室的婴儿可能还没有力气吮吸母乳，但他可以通过喂食管吸收母乳——无论如何，你都要定期挤出母乳，以便回家后泌乳量充足。和你的保健服务提供者谈谈，随着宝宝变得越来越大，越来越健康，如何尽可能多地给他哺乳和进行肌肤接触。许多新生儿重症监护室都有单独的哺乳顾问——问问你所在的医院里是否也有。最后，不要惧怕和其他同病相怜的妈妈们交谈，因为她们可以给你提供大量的指导、力量和支持。

接下来的几天以及几周会怎样？

如果你的分娩中心或医院有哺乳顾问，她可能会在你分娩后的24小时内来看你。当然，你也可以提出这样的要求——你应该

你应该知道的各种哺乳姿势

在产后的几天里，用一两种哺乳姿势就够了——毕竟，要掌握母乳喂养的窍门需要一段时间。不过，一旦你和宝宝彼此适应后，偶尔换换姿势也不错。轮换使用不同的姿势可以改变婴儿附着的方向，也能变换他的下巴放在乳房和乳头上的位置。如果你感到疼痛的话，这样做会有好处。所以，言归正传，让我们来看看最受欢迎的五种哺乳姿势，还有特地为有幸双喜临门的妈妈们准备的福利吧：

1. 悠闲式

这个姿势在宝宝出生后的第一周左右可以成为救星。在这段时间里，宝宝仍在探索附着技巧，而你的身体尚未复原，依旧感到虚弱。这种姿势对那些乳汁分泌过快的妈妈们来说也是一个巨大的帮助。因为宝宝的头是朝上的，乳汁受到重力作用，流速就会减缓。试着斜躺在床上或舒适的椅子上——用枕头垫在后背，这样你就能以45度左右的角度躺着休息——让宝宝趴在你肚子上。他可能会自己寻找乳头，但如果需要，你可以帮助他。

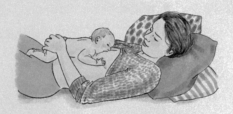

悠闲式

2. 摇篮式

在所有的哺乳姿势中，最经典的姿势是让宝宝躺在你臂腕里，用前臂支撑他的头部、颈部、脊椎和臀部。不过，要用枕头或椅子扶手支撑前臂——即使是这么小的婴儿也比你想象得重得多！在这种姿势下，宝宝的整个身体应该面对你。换句话说，他的头不应该转向一边。但是要记住，摇篮式对那些还在学习附着的婴儿来说是很棘手的，所以你在头一个月可能需要用交叉摇篮式。

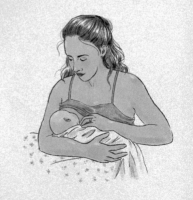

摇篮式

3.交叉摇篮式

交叉摇篮式是在经典摇篮式基础上衍变而来：妈妈用乳房另一边的手臂支撑着宝宝——也就是说，如果他在吮吸右乳，你就用左臂轻轻托住他的脖子和肩膀，同时用空出的右手稍微托起或放低乳房，以帮助婴儿附着。一条重要提示：要坚持把宝宝托起去靠近乳房，而不是把乳房放低去靠近宝宝，这样做会导致错误附着和姿势不良。

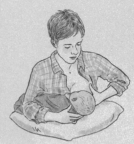

交叉摇篮式

4.抱橄榄球式

对于正在从剖宫产手术中恢复的妈妈来说，这种姿势可以提供一些急需的放松——不需要在腹部施加任何压力或重量。用枕头垫着宝宝，让他躺在你旁边，把他夹抱在腋下，就像抱橄榄球一样。（不会抱橄榄球？那就想象夹一个钱包。）如果宝宝在吮吸右乳，就用右手托住他的头和脖子。千万别强行把他的头举高。在他吸住乳头之前，鼻子应该和你的乳头平齐。

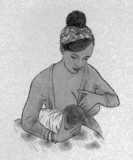

抱橄榄球式

5.侧躺式

不用起床就能哺乳！这种姿势对缺少睡眠的妈妈来说特别适用。和宝宝面对面并排躺着，把他搂到身边。你可以用手托着他的头。记住，这种姿势对新生儿来说可能需要一些练习。

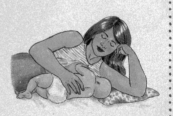

侧躺式

6.双人组式

或者用另一种称呼：双橄榄球抱法。生双胞胎的妈妈——或者除新生儿以外还有一个学步期孩子的妈妈——可以选择双人组式哺乳法。是的，这是可以做到的！同时给两个宝宝哺乳不仅能减少你的工作量，还能增进兄弟姐妹之间的感情。如果你生了一对双胞胎，试试把两个宝宝放在一个哺乳枕的两侧，用手托住他们的头。如果其中一个宝宝是蹒跚学步的幼童，当你抱着新生儿的时候，他的小哥哥或小姐姐可以用半坐的姿势蜷缩在你身边。

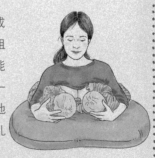

双人组式

宝宝穿衣入门课程

　　把婴儿挂在身上——即用吊带、背巾、布或背袋（以下统称背巾）裹着宝宝挂在胸前——在过去几年里重新流行起来，对妈妈来说，这么做最大的好处之一就是方便：你既可以给宝宝温暖的怀抱，同时又能把双手腾出来做别的事情。相信我，这很重要。你可以打电话、叠衣服、准备晚餐，或者只是去散步（而且由于宝宝的体重增加，你会燃烧额外的卡路里！）把婴儿挂在胸前也不误哺乳，因为宝宝贴近妈妈的乳房。研究表明，一贯带在身边的宝宝比较温顺，不怎么哭闹。

❧ 一旦把宝宝放进背巾里，要确保他的气道畅通无阻。千万不要为了看到他的脸而移动或调整肩带，也不要把他的前额紧贴着你的胸口（你可以轻轻转动一下宝宝的头，让他的耳朵贴着你胸部）。你也要留意他的下巴：绝对不能让他的下巴抵着他的胸口，而应该向上翘起。

❧ 宝宝应保持向上的姿势，膝盖应始终高于臀部（只要头部位置高，且看得清楚脸部，新生儿可以横躺着）。不要用使宝宝的脸面向外的背巾或让宝宝的腿悬下来的背巾，因为这些都是不正确的姿势，可能会导致宝宝髋关节发育不良。

❧ 无论是新背巾，还是二手背巾，要定期检查有没有磨损或破裂迹象。

❧ 要知道熟能生巧。当你尝试使用背巾（或新的携带方式）时，要站在床前或柔软的沙发前，直到你对这个方法有信心，或者旁边有人盯着。

❧ 也可以考虑加入一个新妈妈群——你会得到无偿的提示、技巧和支持，也会有机会在花钱购买之前尝试不同的背巾。

安全使用背巾方法

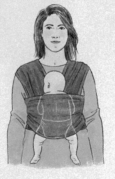

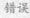

错误

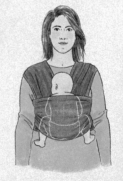

正确

了不起的襁褓

　　用襁褓包裹婴儿是世界各地都有的一种古老做法，也是医院产科病房的一个常规——你有没有注意到所有的婴儿都被紧紧地裹在小毯子里，就像小卷饼一样？这样做的部分原因是它给宝宝带来了类似于子宫里的舒适感。另一部分原因是，把婴儿紧紧裹起来，会抑制他们的莫罗反射。正如婴儿本能地去探索乳头一样，他们也很容易因较大的声响、突然的移动以及跌落的感觉受到惊吓。这是一种无意识的保护机制，在宝宝第6个月左右就会消失。但是在此之前宝宝很容易惊醒。研究表明，襁褓中的婴儿较少哭闹，睡得更踏实，所以你需要掌握这个技巧！

　　请记住，襁褓中的婴儿应该总是能够弯曲膝盖，在毯子里自由活动双腿和臀部。过去9个月里他一直蜷缩在子宫里；突然伸直双腿（比方说，绑得太紧）会使他尚不成熟的髋骨脱离髋臼，导致髋关节发育不良。

　　同样有必要指出的是，如果你打算和宝宝一起睡，就不要再用襁褓。虽然大多数婴儿似乎都喜欢襁褓，但不知出于什么原因，少数婴儿却不喜欢。如果你的小家伙不喜欢襁褓，不要强迫他接受。你也许需要试试小睡袋。

如何用襁褓包裹宝宝

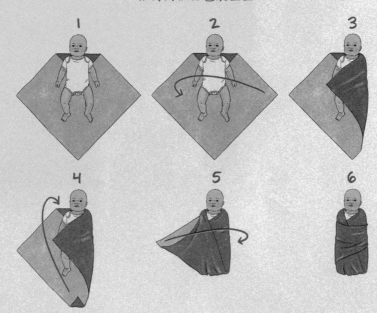

自然好孕

这样做！要知道，并不是所有医院都有哺乳顾问在非工作时间和周末提供服务。但是，在没有哺乳顾问的情况下，一定要向助产士和护士寻求母乳喂养方面的帮助。在最初的尝试后，重要的是要确保宝宝的衔乳姿势正确以及你在哺乳时不会感觉到疼痛（肯定会有点儿酸痛和触痛感，但不是剧痛）。现在得到帮助对母婴之间建立成功的关系有很大帮助。你也可以在出院后的短时间内寻找家庭咨询服务。

即使你没有选择母乳喂养，仍然应该多和宝宝进行皮肤接触。

事实上，你可以把与宝宝的皮肤接触和哺乳结合起来——用一种被称为"悠闲式"哺乳姿势（或"半躺式哺乳姿势"）。试着躺在床上，用一堆枕头垫在背部，把宝宝放在你的两只乳房之间，在他身上盖一条薄毯子为他保暖。采用这种姿势，他可以随时满足需要。如果你感到不好意思，可以穿一件开襟衬衫。当宝宝趴在你胸前哺乳时，可以把衬衫打开，但你的背部、手臂和身体两侧仍然会被遮住。

要知道，当你把宝宝带回家时，袋鼠式护理也不应该停止。至少在前三个月——通常被称为怀孕的第四阶段，宝宝渴望这种持续的亲情连接。如果你在医院里无法提供更多的皮肤接触，现在还为时不晚！像护身符一样的婴儿背巾让这一切变得超级简单：只需给婴儿垫张尿片，不用穿衣服，然后用背巾兜住，紧贴你裸露的胸部。如果宝宝饿了，你可以把他抱出来喂他，或者直接让他待在背巾里喂他。

最后，确保爸爸在宝宝出生后的最初几周或几个月里也要经常和宝宝亲密接触。提供袋鼠式护理时，爸爸们体内的催产素也会增加。爸爸和宝宝之间建立更好的亲情连接也会减轻妈妈的压力——当宝宝发脾气时，不是只有妈妈才能给予安慰。

在母乳中发现了数百种（如果不是数千种的话）不同的生物活性分子，这些活性分子可以防止感染和炎症，还可以增强免疫系统，促进器官成熟，帮助建立健康的微生物群落。乳房真的很伟大！

休息与恢复

宝宝终于来到你身边了，千真万确！你久久地凝视他美丽的眼睛。你已经成功完成了第一次喂食。你甚至可能换了一两张尿布。但现在宝宝进入了深度睡眠，这意味着是时候照顾一下你自己了，妈妈！

行动起来

在接下来的几天里，尽可能多休息，多睡觉。是的，生宝宝是一件令人兴奋的事情。很自然，你想给所有认识的人打电话，在脸书上发布上千张照片，与来访的亲朋好友畅谈。不过，你的身体刚刚经历了一场"浩劫"，夜里每隔几小时就要起床喂一次奶，所以这一点我怎么强调也不为过——趁宝宝睡觉的时候尽量睡觉，哪怕打个瞌睡也有好处。下面看看当你开始下床活动的时候，身体将如何恢复吧！

哦，这就是我们说的产后出血？

当你生下宝宝后第一次站起来的时候，可能会感觉到下体在流血。没错——你辛辛苦苦创造、孕育和生下一个婴儿，得到的回报却等同于来了一次月经量很大的"例假"。恶露是一种用于描述这种血淋淋的、黏液状的分泌物的专业术语（可能含有大块脱落的子宫内膜）。所有新妈妈们都会有这种经历——甚至包括那些通过剖腹产分娩的妈妈。出血来自子宫壁的"伤口"，也就是胎盘脱落的地方。你可能会注意到，当你开始哺乳后，出血似乎会立即加剧；这是因为催产素"指示"子宫收缩，将多余的血液和组织挤出，实际上加速了伤口愈合。恶露可能会持续 1 到 6 周，然后逐渐消退。在最后的几周里，你只需要穿一条衬裤就可以了。不过，与此同时，你还需要添置一些奇特的新内裤：网眼内裤、普通（超大）内裤，或

看看其他"自然妈妈"怎么说

金伯莉：在第一个宝宝出生后，我有点儿担心，因为我不知道我在做什么。在接下来的 4 小时之后呢？我只想说，让我离开这里吧，这样我就可以睡觉了！

艾琳：我们的第三个孩子是在家里出生的。助产士们在我分娩后待了大约 2 小时，然后，趁宝宝酣睡时，我和我的丈夫美美地睡了一觉。语言真的无法描述当时的情景是多么宁静和温馨！没有陌生人打扰我们，没有机器，没有电话，没有噪声，没有访客。只是天堂般的宁静。

芭芭拉：我们在医院里待了 48 小时。回到家我很兴奋，但也很紧张，因为我不知道宝宝会带给我什么。我记得我回到家，盯着她，等着她做点儿什么，这样我们就可以为她做点儿什么。

艾莉森：我们在医院待了三天，因为我对母乳喂养没有信心。但我感觉最强烈的情绪实际上是一丝哀伤——第一部分经历结束了。我想好好感受一下，我还没有准备好结束这一切！

萨拉：在医院里待了 48 小时后，我想回家。我想和我的小宝贝住在我自己的房子里，开始做一个真正的母亲。他们在医院里为你做了很多事，直到你回家后才算成为"真正的"母亲。

关于产后抑郁症，你应该知道些什么

来自助产士辛西娅的指导

虽然分娩后最初的喜悦和兴奋是人之常情，但一旦为人父母的现实开始降临，许多妈妈就会苦于应对。睡眠不足（是的，每隔一两个小时，宝宝确实需要喂一次奶）、身体恢复方面的问题以及荷尔蒙波动会带来一场"完美风暴"，为产后情绪障碍的出现打下基础。在宝宝出生后的前两周，很多新妈妈都会经历一种轻微的"产后忧郁"——她们可能会大声哭，小声啜泣，或者感觉情绪像坐过山车。然而，若产后超过 6 周，这种症状仍然持续，表明是时候寻求帮助了。

根据我作助产士的经验，我认为人们低估了产后情绪障碍的严重性。在我们的社会里，关于精神健康障碍有一种社会偏见。当一些妈妈和我谈论精神健康问题时，她们常常描述自己感到孤立和孤独。在本该快乐的时候，她们却感觉自己不够好、情感纽带受损易怒情绪增加。对于其中的许多女性来说，拥有一个"后援团"（无论是直系亲属还是一群妈妈朋友）会让一切变得不同。我真正认同"抚养一个孩子需要全村人的努力"这句话。历史上，家庭生活在部落中，不管有没有血缘关系，人们都互相照顾。但现在这已经不再是司空见惯的事情了。家庭与家庭之间并不总是住得很近；很少有几代人同堂的现象。一些新妈妈是单亲母亲，她们努力去独立扛起家庭重担。基于所有这些原因，作为一名保健服务人员，我会在妈妈们妊娠期间就尽最大努力去消除产后情绪障碍的风险因素，而不是等到把宝宝带回家的时候再做这件事。

有抑郁症或焦虑症病史的女性产后抑郁和焦虑的风险会相应增加。有未经治疗的双相情感障碍病史的妇女更有可能患上最严重的产后情绪障碍：产后精神病。说起来容易做起来难，但如果你正在努力抗争，第一步就是主动联系你的医生。如果你在下班时间需要通话，那就使用在线寻呼或紧急呼叫系统。如果你觉得对自己或周围的人构成了危险，马上拨打急求电话或直接去急诊室。你不应该独自承担。给朋友打电话，或者给信任的家人打电话。如果有经济能力，那就雇一个产后导乐师吧——没错，导乐师不仅仅是提供分娩支持。有些女性可能需要抗抑郁药或抗焦虑药帮助调节情绪和改善症状。你可以和你的医生讨论一下这些药物在哺乳期的安全性，因为有些被认为是低风险的。做过产后第 6 周的体检后，如果你的身体状况已经恢复正常，那么就恢复以前的锻炼和活动吧。对许多女性来说，走出家门，与朋友交往，或者与其他新妈妈聊天可以帮助她们减少孤独感。对另一些女性来说，重新投入工作中去，与其他成年人交流将会改善她们的情绪。在家务、做饭和跑腿方面寻求他人的帮助。给自己留点儿时间以及和你的伴侣独处的时间。需要时请立刻拨打相关热线电话。

者一张超级大的护垫，或者是一次性的内裤与护垫组合。

不正常现象（或者需要给助产士或医生打电话的情况）：一小时内至少需要更换两次卫生巾，并且这种状况持续两小时或以上；分泌物恶臭，或者是很大的血块。血流强度也可以作为需要减慢生活节奏的标志。我发现，如果我白天站的时间多，或者产后早期走得路多，出血量就大。我认为这是在提醒我放松下来，给我的身体充分的时间使其恢复。

为什么出这么多汗？

这里还有一件关于生宝宝的有趣事情：你不仅在恢复、休息、流血，还在流汗，甚至比马拉松运动员流得还多，即使你几乎一动不动。你的腋窝可能也比平时臭。

虽然出一身冷汗并不好玩，但产后大汗淋漓的原因有很多。首先，还记得你怀孕期间积蓄的多余液体吗？好吧，它总得有个去处。频繁小便的冲动也不可避免——这种感觉你现在肯定已经很熟悉了。分娩后出现的荷尔蒙激增现象也在这种过度出汗中起了推波助澜的作用。然而，流汗过多会使你脱水，所以不要吝啬补水。不管怎么说，你需要足

够的液体来支持母乳喂养。

不正常现象（或者需要给助产士或医生打电话的情况）：发烧或寒战。

为什么频频放屁？

哦，妈妈。在你怀孕之前，没有人告诉你这些事情，是吗？肠胃胀气是另一种超级常见的生育副产品，它是由很多因素引起的。首先，你的肠道和消化器官在过去几个月里一直遭受挤压，现在它们开始放松下来，进入正常状态——所以就让它们发出一点儿庆祝的声音吧！便秘是另一个因素，这在产后几天或几周里很常见（别急——我们会讲到的）。分娩过程也对盆底肌肉、直肠和肛门施加了大量压力。当这些肌肉变松弛时，气体就很容易逸出。你可能会注意到阴道中甚至也有空气外逸现象。

不正常现象（或者需要给助产士或医生打电话的情况）：遗憾的是，这是正常现象。然而，严重的疼痛或不适感则不正常。

那个地方缝针了怎么办？

无论你在自然分娩时有没有撕裂阴道，还是做了需要缝合的外阴切开术，你的阴道和会阴都会疼几天的，如果不是一周的

话。为了缓解基本的疼痛，尝试定期用温水坐浴，或者喷洒坐浴喷雾（如果你遵照我的"住院物品指南"去做，它应该已经在你的背包里了）。坐在枕头上可以减轻受累部位的压力，侧卧或敷冰块也一样。

说到清洗和护理会阴缝合，有点儿复杂。幸运的是，在你回家的前几天，你的助产士和护士应该给了你事无巨细的详细指导——从穿衣到洗澡，以及定期监测你的私处，及时发现感染迹象。她们会指示你经常更换卫生护垫，还会给你一个私处冲洗瓶（也就是一个别致的挤压瓶）。由于尿液是酸性的，会刺激伤口未愈的敏感皮肤。然而，小便的时候用冲洗瓶对准会阴喷洒水滴，可以缓解灼烧感。最后，坐浴后拍干私处，不要用力摩擦。轻微的撕裂通常会在一周后愈合。

不正常现象（或者需要给助产士或医生打电话的情况）：肿胀、极度疼痛、发红或散发恶臭，所有这些都可能是感染的迹象。

为什么害怕排大便？

刚才说过，生完宝宝后的几天或几周内，肠胃气胀是很常见的现象，便秘也一样。原因大致相同：分娩的创伤会削弱骨盆底和直肠的肌肉，还会使你的消化系统有点儿紊乱。然而，关于第一次产后排便的最大问题通常是恐惧。在用力产出一个婴儿后，许多妈妈最不愿意做的事情就是向下用力。有些妈妈甚至担心内脏会被排出，掉进马桶里（绝对不可能发生），因为内脏会恢复到正常的位置。还有些妈妈害怕伤口会被撑开，需要重新缝线（这也不会发生）。第一次排便需要的时间越长，你的焦虑就越严重，便秘就越严重。所以，下面是你要做的事情，它们能让这件事有个好的开端：

♡ 多喝水。大量液体有助于避免大便干结。
♡ 生完宝宝后立即开始增加镁的摄入量（当然，要征得医生或助产士的同意）。许多医院和分娩中心会提供大便软化

给爸爸的提示：不要做一个"沉默"的伴侣

没有人比你更了解你的伴侣，因此如果妈妈情绪上有波动，消沉，或者在宝宝出生后的几周里跟她以前有些不一样，那就跟她谈一谈。鼓励她跟你说说她的感受。帮助她花些时间做些她特别喜欢的事情，比如，去公园散步，或者一起去看一场电影。确保你会照料好宝宝，以及家里的其他事务（列出一张在需要时可以寻求帮助的外援清单）。帮助他寻求专业的支持和引导。当妈妈陷入孤立时，产后抑郁会变得愈发严重，因此一定要尽最大努力让妈妈相信，她并不孤单，一直有你陪在她身边。

剂。就我个人而言，我更喜欢服用优质的镁补充剂，因为它没有刺激性。需要强调的是：马上服些东西来软化和（或）促进排便，以确保不会有任何如厕问题。

♡ 每天吃两个梨。你需要吃富含纤维的食物：全麦、豆类、坚果、新鲜水果和蔬菜都是不错的选择。尤其是梨，它的通便作用是人人皆知的。

不正常现象（或者需要给助产士或医生打电话的情况）： 腹部胀痛或便血。

剖宫产后的恢复期会怎样？

在剖宫产后的前 24 小时左右，切口将会用无菌绷带盖住。医护人员可能会给你一个帮助消肿的冰袋以及一些止痛药，并且嘱咐你在床上躺 4 到 24 小时。不过，很快你就会坐起来，然后站起来（当然是在别人的帮助下），但你需要放松。在你住院期间（剖宫产平均需要 3 到 4 天），护士会监测切口部位并更换敷料。她们也会在你回家之前给与你很多指导，比如建议你保持伤口的清洁和干燥，避免在淋浴时揉搓或摩擦伤口（用肥皂水冲洗即可），并在头一两个星期里在伤口上放个吸水垫，用来吸汗和吸水。

不正常现象（或者需要给助产士或医生打电话的情况）： 发烧、疼痛增加、发红、肿胀，或者在切口处渗出液体。

接下来的几天或几周会发生什么？

当然，你在分娩中心或医院需要待多久，这取决于很多因素：你分娩的情况，你的保险涵盖范围，你的个人偏好，等等。不过，

不管你在这里待多久，你都不会空手而归：你的护士会给你提供很多信息和日用品（婴儿毛毯、卫生用品等）。她们会教会你换尿布，提醒你注意哪些体征和症状（比如黄疸发作），教你如何护理婴儿脐部，甚至教你如何把婴儿正确地放进婴儿汽车座椅中。

然而，当你终于要带宝宝回家时，你可能会感到有点儿紧张和焦虑，这完全正常。每一位新妈妈都时不时地怀疑自己的能力，感到不知所措。在接下来的几天、几周、几个月里，你将会和宝宝一起学习，也会互相学习。与此同时，你与儿科医生的第一次预约应该就在眼前了。从现在算起的 4 到 6 周后（如果你做了剖宫产术，可能会提前一点儿），你要去做一次产后体检。你的助产士或医生会查看你的阴道、会阴和切口疤痕（假如有的话），以及触诊子宫。她会检查你的乳房，记录你的体重，监测你的血压。她也会解答你所有的疑问——所以，记住带上一张问题清单。

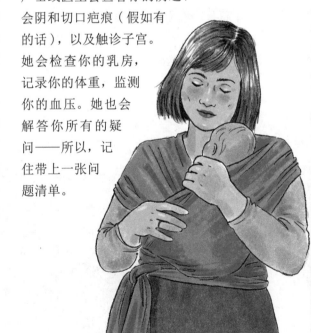

产后忧郁症和抑郁症的自然疗法

　　崇尚自然之道的妈妈们正在努力适应为人父母的生活，她们可能想尝试一些自然疗法来促进和调节自己的情绪——这就对了。在尝试药物治疗之前，你可以尝试以下方法，或者，除了服用医生开的药物之外，你也可以把它们作为一种辅助治疗方法。不过要记住，产后抑郁症是你应该远离的。如果你感到忧郁，即使你走的是全天然路线，仍然需要助产士或医生的密切关注。

　　增加欧米伽–3 的摄入量 [尤其是来自多脂肪鱼类的二十二碳六烯酸（DHA）和二十碳五烯酸（EPA）的摄入量]。越来越多的研究表明，欧米伽–3 脂肪酸在调节情绪方面是有用的，新妈妈经常消耗欧米伽–3 脂肪酸。在怀孕期间，你的身体会将大部分二十二碳六烯酸输送给宝宝正在发育的大脑。即使你在怀孕期间服用鱼肝油感到不舒服，现在既然宝宝已经出生了，它仍是你获得欧米伽–3 的重要来源。你也可以每周吃两到三次富含油脂的鱼，比如沙丁鱼和鲑鱼。

　　增加 B 族维生素。这些能量和情绪营养素也会在产后急剧下降（尤其是叶酸和维生素 B$_{12}$）。和你的助产士或医生商量服用补充剂的事情。如果你有叶酸还原酶突变，寻找甲基化形式。你也可以吃营养酵母片或动物肝脏，它们都富含 B 族维生素。

　　动起来。信不信由你，研究表明，每天锻炼和抗抑郁药一样有效。不幸的是，对于一个抑郁的妈妈来说，要找到让自己出汗的动力是很困难的。考虑找一个朋友每天和你一起散步。如果照顾孩子是个问题，那就用婴儿车或背巾带着宝宝。

　　吸收一些光线。光疗法对治疗抑郁症也很有效。尝试每天早上起床后立刻在户外待 10 分钟。不要戴太阳镜、隐形眼镜或普通眼镜，这样效果会更好。

　　试试针灸。坊间证据表明，每周做一次针灸可以帮助抑制悲伤情绪。

　　休息一下。一个朋友、家庭成员，甚至一个付费的帮手都可以让你每天偷闲一个小时左右；如果你有个爱哭闹的宝宝，这么做对你尤其有帮助。

　　找一个咨询师。和其他人谈谈你对生宝宝后的生活的感受是非常重要的。找一个训练有素的咨询师，他可以帮助你建立情感连接，提供应对过渡阶段的方法；如果需要的话，他还可以把你推荐给心理医生。

第4章

结束语

好了，宝妈，四十周后，我们到达了终点

能陪你一起走过这段特殊的日子是我的荣幸，尽管只是走了一小段路。我希望你的分娩经历如你所愿。但在你投入照顾新生儿的工作之前，我希望你能花点儿时间感谢自己出色地完成了这项工作。是的，感谢你自己。拍拍自己的背。拥抱自己。对着镜中你那张美丽的脸露齿而笑。你走了这么远。你付出了全部。而现在，你得到了一个大大的奖励。

"女本柔弱，为母则刚"，虽然做母亲是件令人畏惧的事情——有时甚至是非常困难的——但你要知道，你已经准备好了迎接前方的一切。你会学到一些让自己大吃一惊的东西，比如新生儿便便的不同颜色及代表的意义，或者，你真的可以提着一个婴儿车座兼4袋杂货，同时还能打电话。有些时刻会把你击倒在地——当你面对一个不愿睡觉的婴儿，或者正在与产后忧郁症抗争时。你会精疲力竭，神志不清，脾气暴躁。你也会因爱而兴奋、狂喜。一切都是那么美好。

要知道，做母亲从来就不是一场独角戏。一路上你会需要帮助，所以不要羞于开口。加入到其他"自然"妈妈社区中来吧。相信上帝有一个神圣的计划。投入你生命中这个神奇的季节中，敞开你的心扉，迎接未来的所有礼物。

希望我们再次相遇，祝福你和你可爱的家人！

自然好孕

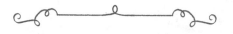

若分娩和计划的不一样怎么办?

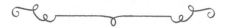

你把这本书从头到尾读了一遍。你做了该做的练习,找了脊椎按摩师,上了分娩课程。你甚至吃了红枣,喝了覆盆子叶茶。然而,你的分娩并不像你所预期的那样。

很抱歉,妈妈。

如果你感觉不好受——允许自己难过一会儿吧,这样你就能释怀了。

我知道说起来容易做起来难。对于一些妈妈来说,这是非常困难的。因为在生儿子的时候用了人工催产素,很长一段时间我都不能原谅自己。但我要说的是,如果没有医疗干预,我仍然无法成功。

关键是,干预可以救命。例如,根据世界卫生组织的数据,10% 的剖宫产率不仅是正常的,也是健康的。当剖宫产率下降到 10% 以下时,这就意味着母亲和婴儿会因为缺乏高质量的医疗护理而面临死亡。感谢上帝,我们有干预措施。

"自然"妈妈俱乐部有时会让人觉得有点儿泾渭分明。你要么是她们中的一员,要么不是。但让我告诉你吧:我的孩子们讨厌用婴儿背巾,我们从来没有练习过同床,我也不喜欢吃胎盘。而有些人却认为我超级自然。所以,想想吧。这实际上是指一种自然的生活方式,做一个"自然"妈妈决非仅限于生宝宝这件事。你现在刚刚踏上这条漫漫长路的起点,真的。

一个简单的事实是,把一个新生命带到这个世界上,需要力量、耐心、勇气和决心。但最重要的是,需要爱。不管你的分娩情况如何,你都是一个斗士。你即将领受人生中最伟大的礼物之一:做母亲。它会以最奇妙的方式改变你,会治愈你。

第五部分

约见助产士或导乐师，以及考察医院和分娩中心时间的问题

约见助产士时问的问题

也许从简历上看，你约见的助产士非常棒——接受过专业训练，具有丰富的经验、辉煌的业绩——但如果你们在性格方面不相融，就要继续寻找其他人。在挑选助产士时，你可以询问下列问题。记住，当你参观未来的医院和分娩中心时，这些问题也可以问。

○ 你有从业执照吗？

○ 你获得认证了吗？是从哪里获得认证的？

○ 你能描述一下你的助产培训过程（学校或学徒项目）吗？你上继续教育课程吗？

○ 您是否完成了关于新生儿复苏的培训？

○ 你从业几年了？

○ 你接生过多少婴儿？平均每年接生多少？

○ 你是否有处理产后出血、肩难产、臀位分娩或脐带脱垂等问题的经验？

○ 你提供水中分娩服务吗？

○ 你接生过 VBAC 产妇吗？（剖宫产后自然分娩——我们已经在第 26 周详细讨论过。）

○ 在什么情况下，你的客户会因为风险太高而无法继续合作？

○ 你的病人中有多少人最后选择硬膜外麻醉？

○ 你的剖宫产率是多少？产钳助产及真空引产的比例呢？

○ 你在接生时出现过婴儿或母亲死亡的情况吗？

○ 你和咨询医生一起工作吗？你和医生有合作协议吗？如果我变成高危孕妇，你和哪些医生联系？你和他们有私人关系吗？

○ 你有医院的特权吗？

○ 你鼓励妈妈雇用导乐师吗？

○ 我将有多少次产前预约？

○ 每次预约的内容是什么？

○ 你会要求产妇做超声波和（或）阴道检查吗？

○ 你要求使用多普勒吗？你有胎心听诊器吗？

○ 我可以带家人来赴约吗？

○ 参与产前护理的只有你，还是有一群助产士（如果是在分娩中心的话）？

○ 我分娩时，是你来照顾我，还是有随叫随到的助产士？

○ 如果我过了预产期，或者我必须实施引产，你会怎么办？

○ 在处理分娩过程中的疼痛时，我有什么选择权？

○ 如果我决定用硬膜外麻醉，会怎么样？

○ 你的病人分娩后的第一个小时是什么样的？你鼓励宝宝和妈妈进行皮肤接触吗？是否允许延迟断脐？延迟给宝宝洗澡呢？你鼓励妈妈母乳喂养吗？你们有哺乳顾问吗？

○ 你们提供什么样的付款计划？费用包括哪些？

○ 我选择你做我的助产士有哪些理由？

以下附加问题是为参加家庭分娩的助产士准备的：

○ 你是否建议我在怀孕期间去看医生？你是否专为此与咨询医生合作？

自然好孕

- 你支持在家中进行剖宫产后自然分娩和胎儿臀位分娩吗？什么时候不建议在家分娩？
- 你们有职业过失保险吗？
- 在婴儿出生的那天，你会带什么物品？
- 我需要提供什么物品？
- 我家里需要做什么准备？
- 遇到什么样的情况你会安排转到其他地方分娩？
- 如果不是紧急转移，我怎么去医院？万一遇到紧急情况怎么办？

约见导乐师时问的问题

正如在约见未来的助产士时要做的那样，你也要找一个和你能产生共鸣的导乐师。想一想，当你在生活中感到压力山大、不知所措或困惑迷茫时——是什么让你重回自我的？是一只温柔的手，还是一只重重的拳头（当然是比喻意义上的），或者是介于两者之间？下面的问题可以帮助你找到那些受过良好训练的合格导乐师，但是到了最后关头，很多妈妈往往是凭直觉作出选择。

- 你获得认证了吗？你在哪里获得认证的？
- 你参与过几次分娩？你有处理分娩并发症的经验吗？
- 你参与过最终实施剖宫产的分娩吗？
- 你参与过家庭分娩吗？
- 你如何描述你的"风格"或对待病人的态度？
- 你能提供哪些疼痛缓解或疼痛管理技术？
- 对于和准爸爸一起工作，你的观点是什么？
- 描述一下你是如何与助产士或医生一起工作的。如果我们不得不违背我的分娩计划怎么办？
- 你提供产前随访吗？提供几次？
- 在怀孕期间，我可以打电话或发邮件问你问题吗？
- 在分娩期间，我什么时候应该给你打电话？如果我在半夜分娩呢？
- 你会来我家，还是在医院或分娩中心见我？
- 你有后备人手吗？她经验如何？我能见见她吗？
- 你有哺乳咨询方面的经验，接受过这类培训吗？
- 你提供产后护理吗？费用包括在里面吗？
- 你收取多少费用？提供付款计划吗？

考察分娩中心时问的问题

不管你是去考察独立的分娩中心，还是医院附属的分娩中心，或者两者都考察，你都需要就你所期望得到的护理问很多问题。要求他们直接回答——数字、数据、百分比；如果接待你的工作人员不知道或者不能告诉你，那就考虑去别处看看。

- 该中心有许可证吗？（未经许可的机构应该谨慎对待——它们是否经过认证？

有保险吗？助产士有认证吗？不要不好意思——去问吧！）

○ 该中心是否通过了分娩中心认证委员会的认证？

○ 该中心有自己的工作人员吗？（意思是，你做产前护理时，需要去找分娩中心附属医院的医生吗？）

○ 该中心有产妇可以定期咨询的医生（妇产科医生及围产期医生）吗？

○ 该中心和当地医院有转院协议吗？哪家医院？（注意这家医院离分娩中心有多远。）

○ 我什么时候，什么情况下会被转移到医院？

○ 我进入分娩后多久需要转到医院？（有些分娩中心不会让产妇无限期地拖延分娩，因为并发症和感染的风险会增加，尤其是在破水之后。独立的分娩中心通常允许你坚持更长一段时间，然后再实行强制性药物干预，如催产素）。

○ 助产士在医院有特权吗？

○ 该中心何时会求助于医院工作人员（如果是附属于医院）？医院工作人员会停留多久？

○ 该中心转院率是多少？（提示：不应该超过 10% 到 15%。如果超过这个范围，问清楚原因。）

○ 该中心的剖宫产率是多少？（提示：不应该高于 10% 到 15%。）

○ 我可以带自己的导乐师吗？

○ 我可以带摄影师吗？或者分娩中心允许拍照吗？

○ 产房里允许进多少人，比如朋友和家庭成员？对探视人员的年龄有限制吗？（意思是，允许儿童在场吗？）我的访客在我恢复期间能和我在一起吗？

○ 在分娩过程中，我需要连接胎儿电子监护仪以及静脉输液设备吗？

○ 普通分娩产后需停留多久？（如果当天能回家就更好了。但是，如果你愿意在那里休息一两个晚上，他们也应该允许你这么做。）

○ 该中心提供什么样的产后护理？提供出诊吗？

○ 该中心提供母乳喂养帮助吗？分娩团队中有哺乳顾问吗？

考察医院时应该问的问题

妈妈，注意了：下面的问题是专门针对医院（而非分娩中心）的。

○ 该医院是"母婴友好医院"吗？（这个词很准确，"母婴友好"指的是医院和分娩中心优先考虑母亲和婴儿的亲情连接和母乳喂养。）

○ 我可以由助产士照顾吗？

○ 该医院的剖宫产率是多少？（根据世界卫生组织的标准，理想的剖宫产率是 10% 至 15% 之间；然而，33% 的美国妇女最终会接受剖宫产手术。任何高于 30 至 35% 的医院都应该引起警觉。剖宫产率越低越好。）

○ 该医院的硬膜外麻醉率是多少？（有些医院的硬膜外麻醉率高达 90%——在这

种情况下，你可能更难拒绝干预。）

○ 你们有全天候随时待命的麻醉师吗？假如没有，如果我想要硬膜外麻醉怎么办？（一些小规模医院只在办公时间提供硬膜外麻醉。）

○ 该医院有新生儿重症监护室吗？［新生儿护理分为四个不同级别，从为健康足月新生儿提供基本护理的 I 级，到可以治疗最严重的急性病症（包括复杂的先天性缺陷）的 IV 级。］

○ 临产时我能吃东西或喝水吗？

○ 开始分娩后我可以四处走动或自由活动吗？

○ 持续胎儿电子监护是医院的规定吗？那静脉输液呢？

○ 我能选择自己想要的分娩姿势吗？

○ 自然分娩过程有时间限制吗？（注意，如果你分娩时出现停滞，或者进展比医生的标准慢，一些医院会强制你使用催产素或其他助娩药物。）

○ 我可以带自己的导乐师吗？（在任何情况下，导乐师都是了不起的支持者，对于在医院里进行的分娩，她们对你尤其

有帮助。想了解更多有关导乐师的信息，请参看第 16 周。）

○ 该医院有自然分娩设备吗，比如分娩球或分娩凳？

○ 该医院允许使用录音设备吗？我可以带摄影师和（或）摄像师来吗？

○ 该医院提供待产房间和（或）产后恢复房间吗？我能一直待在同一个房间里吗？

○ 我的宝宝能和我一起"住"（意思是过夜）吗？

○ 宝宝出生后，爸爸（或朋友及家人）可以在此过夜吗？

○ 医院的探视时间是什么时候？

○ 对可以进入产房的人有限制吗？孩子有年龄限制吗？

○ 一般来说产后能停留多久？

○ 医院支持母乳喂养吗？分娩团队中是否有国际认证的哺乳顾问（IBCLC）？

第六部分

妊娠丢失
流产和死产

当意料之外的事情发生时——如何应对流产和死产

你通过超声波看到了未出生的宝宝，听到了他的心跳，想象着亲吻和抱着他的样子，并且已经开始为宝宝的未来做打算。然而，有一天你的这些梦想却被夺走了，这是沉重的打击。妊娠有时会过早结束，人们称之为妊娠丢失。尽管令人心碎，这样的情况实际上比你想象的更为普遍。在所有事先已经知道的妊娠中，有10%到25%的会以流产告终。令人宽慰的是，几乎所有妊娠丢失都是一次性的，而大多数经历过流产或死产的妇女都能生下非常健康的孩子。

你并不孤独，尽管有时你会有这种感觉。妊娠丢失很少被公开讨论，很多女性直到怀孕中期才对外宣布怀孕的消息，所以，如果出现妊娠丢失，很多女性从来不会向亲密的朋友和家人以外的人透露。一些女性可能选择完全保守秘密。

本章将致力于谈论各种类型的流产和死产，妊娠丢失后会发生什么，以及帮助你消除悲痛的方法。

早期流产

在胎儿能够在子宫外存活之前，自然终止妊娠就是流产。早期流产发生在妊娠早期。绝大多数早期流产——大约50%到75%——发生在胚胎着床后不久。在这种情况下，染色体异常会阻止胚胎正常着床，胚胎就会从子宫里排出，就像正常的月经一样。因此，许多女性甚至可能没有意识到自己怀孕了。

这就是所谓的"生化妊娠"。除此之外，流产可以划分为不同的类别。

完全流产：完全流产是指萌芽状态的生命在没有任何帮助的情况下，自发地排出子宫。完全流产通常引起大量出血及腹绞痛，并可通过超声证实。

不完全流产：发生不完全流产时，胎儿在子宫内死亡，但没有从子宫里排出。直到常规超声波检查显示胎儿没有了心跳，一些女性可能才意识到自己流产了。还有一些人可能不再有妊娠的"感觉"，并可能经历各种妊娠症状的减轻，包括晨吐。流产可能会在几天或几周内自然发生，或者可能需要手术切除（稍后会详细介绍）。

习惯性流产：大多数经历过流产的妇女都不会继续经历下一次。然而，大约有1%的试图怀孕的夫妇会经历习惯性流产，即两次或两次以上的流产。

假性妊娠：也被称为枯萎卵妊娠，指受精卵虽植入了子宫壁，但胚胎没有发育的现象。孕妇可能会注意到妊娠迹象，但是超声

早期流产的征兆

下体见红或流血

流出粉色黏稠物质

腹绞痛或后腰痛

阴道中排出组织或血块

妊娠症状减轻

波显示妊娠囊是空的，或者没有胎儿心跳。流产可以自然发生，也可能需要手术去除。

异位妊娠： 当受精卵在子宫腔外着床发育（以输卵管最为常见），就会发生异位妊娠。有必要进行治疗，以阻止卵子的发育，从而避免给孕妇健康带来危害。

葡萄胎妊娠： 是由受精过程中基因混乱引起的——胎盘过度生长，变成一团杂乱的细胞（称为葡萄胎），而胚胎根本没有发育。有必要进行治疗，把葡萄胎从子宫中清除，从而避免给孕妇健康带来危害。

晚期流产和死产

大多数人都知道，在分娩过程中死亡的婴儿被称为死产，但死产实际上被定义为在妊娠20周之后发生的所有胎儿死亡。在妊娠中期的第一阶段（14至20周）发生的胎儿死亡被称为晚期流产。

晚期流产和死产的症状通常与早期流产的症状相同。然而，最常见的症状是胎动的停止。晚期流产和死产可通过超声确诊。

如何找出流产的原因？

根据你怀孕的进程，你的保健服务提供者可能会尝试通过身体检查、实验室检测、羊膜穿刺术（检查染色体异常）、组织取样和（或）尸检来确定流产或死产的原因。你可以和你的助产士或医生讨论所有这些选择。然而，即使是彻底的检查也可能会给你留下更多的问题而不是答案。谈到妊娠丢失，有时我们真弄不清楚原因。

如何防止这样的悲剧再次发生？

大多数流产都是偶然的、一次性的，没有人能预料到或避免其发生。然而，在晚期流产或死产发生后进行检查，可能会提供对未来妊娠有帮助的信息。例如，宫颈机能不全的妇女可能需要接受一种叫作环扎术的手术，缝合宫颈以防止流产或早产。如果是因为糖尿病、高血压或抗磷脂抗体综合征（一种可能导致反复流产的自身免疫性疾病）等慢性病，可与你的医疗团队一起，对这些疾病进行严格管理和监测。经历过习惯性流产的女性也可以要求或接受遗传咨询。好好照顾你的身体也能降低流产的风险。怀孕前让你的助产士或医生为你做次体检，也有助于你发现并治疗任何可能威胁未来怀孕的问题。

流产之后怎么办？

在完全流产的情况下，你的身体会自然地把妊娠物排出体外，所以整个过程可能在你去看助产士或医生之前就结束了。然而，有时妊娠物可能会留在子宫内。这就是所谓的不完全流产，它需要某种形式的干预以降低感染和出血的风险。与此同时，经历晚期流产或死产的妈妈可能需要选择某种分娩胎儿的方式。你的助产士或医生将帮助你决定哪种方法最适合你，你的选择将取决于胎儿的胎龄、你的健康状况，以及与你的具体情况相关的其他因素。以下是一些可供你选择的方法。

自然流产。 如果超声波证实胎儿没有心

关于自然流产

护士兼导乐师莫拉的故事

当我发现自己再次怀孕时，我立刻知道我将再次选择在家分娩——那种经历太珍贵，太鼓舞人了。但是到了头三个月末时，我突然出现腹绞痛和下体见红的症状，我知道有些不对劲。超声波检查证实没有胎心跳，于是我决定让流产在舒适和私密的家中自然发生。

尽管悲痛不已，但我发现，让自己的身体来处理这个过程，这么做本身就很有意义。我走得够远了，宝宝已经初具模样，还有胎盘。在家里自然流产也给了我某种宽慰感。

如果你面临即将到来的早期流产，我鼓励你和你的医生谈谈你的选择，除了外科手术或药理方法外，还有自然流产。你们应该讨论与各种草药方法相关的潜在风险或好处（我用了一种黑升麻酊剂来加速这个过程）。与此同时，天然的辅助疗法，如覆盆子叶茶（对子宫起到调理作用并有助于宫缩）、热米袜（缓解痉挛）或美格福德血液生成剂（一种富含铁的复合维生素）可能会缓解一些身体症状。无论你到了妊娠的哪个阶段，悲伤都是治愈过程中正常、健康的一部分。允许自己去体验任何悲剧所带来的情绪过山车吧。让我的妊娠在家里，而不是在医院里终止，对我来说是最好的、最舒适的选择。

跳，但流产过程还没有开始，你可以选择等待它自然发生，这也被称为"期待管理"。大多数妊娠早期的流产会自行发生，但这可能需要几天到几周的时间。有些人则可能选择加快这一过程，部分原因是为了早日走出悲伤，尽快康复。注意，对于妊娠 10 周之后的不完全流产，风险会上升，这种情况可能需要使用药物或做手术。

药物流产。一些女性可能会选择通过药物加速流产，而不是等待流产完全自行完成。最常见的药物是米索前列醇，可以口服或作为阴道栓使用。这种药会引起子宫痉挛和收缩。

手术摘除（D&C）。扩张刮除术（Dilation and curettage, D&C）是一种使用仪器（也许除了药物之外）扩张宫颈，刮取子宫内膜的手术方法。手术本身只需 10 到 15 分钟，但需要使用某种形式的麻醉（局部麻醉或全身麻醉）。副作用很罕见，感染的风险很小。

手术摘除（D&E）。扩张吸引术（Dilation and evacuation, D&E）是一个类似于扩张刮除术的过程，不过通常用于妊娠中期流产或死产，并且经常和引产术结合在一起使用。手术过程通常需要近 30 分钟。

引产术。处于妊娠中期或晚期的妈妈——尤其是那些接近预产期的妈妈——可以选择等待分娩自发开始，或者选择引产（在某些情况下，引产可能是最安全的选择）。分娩过程与其他任何自然分娩没有太大区别。一些女性可能更喜欢这个选择，因为它可能带来一种自然的宽慰感。分娩后医院的工作人员会问你是否愿意看看、摸摸或

抱抱胎儿。没有非此即彼的做法。一些家庭可能会选择给胎儿拍照留作纪念。

剖宫产。如果胎儿的胎位使自然分娩变得困难（例如，横位），接近预产期的母亲可能需要通过剖宫产分娩。选择性剖宫产也是一种选择。

为妊娠丢失而悲伤

无论什么时候发生妊娠丢失，你都有权利尽情悲伤，只要对你的健康有益。要知道，尽管悲伤情绪在你预料之中，其他各种情绪也会蜂拥而至，让你大吃一惊。例如，你会感到羞愧、内疚或愤怒，因为你的身体"辜负"了你；或者嫉妒那些准妈妈或已经有小宝宝的朋友。即使是你最亲近的人可能也不确定如何才能减轻你的痛苦。善意的安慰，比如"别难过，下次你会成功的"，在你听来也许只是冰冷冷的敷衍。

妊娠丢失是一种非常私人化的经历，每个人都会以不同的方式处理它。没有哪种方法是唯一"正确"的，也不可能让人感到过度悲伤或毫不悲伤。然而，以下信息可能有助于你疗伤。

需要多少时间就花多少时间。如果可能的话，可以休假一段时间；或者，如果你想一个人静静，可以让朋友帮忙照看你的大宝宝。如果你只想让你的伴侣陪你，也要让他知道。避免去参加那些让你触景生情的活动，比如宝宝派对或宝宝一岁生日派对。这不是自私的行为，而是自我保护。你这样做大家都能理解。

找些纪念宝宝的办法。如果你还没有给宝宝起名字，那就考虑起一个——即使你不知道孩子的性别。你可以联系非营利组织"现在我躺下睡觉"（Now I Lay Me Down to Sleep），该组织提供纪念摄影。你也可以考虑是否举行一场追悼会或私人仪式来纪念离去的宝宝。

寻找一个支持系统。和你的伴侣、家人、朋友，或者心理治疗师、咨询师、心理顾问聊聊发生的事情。许多医院和社区中心提供集体性的悲伤辅导；与那些了解你所经历的事情的人交谈可能也会有所帮助。在线支持小组也可以提供安慰。

注意身体症状。悲痛可以在身体上表现出来。如果你开始出现失眠、疲劳、头痛、食欲不振、浑身酸痛或其他与压力有关的症状，不要犹豫，立刻与你的保健服务提供者谈谈。

服从内心感受。即使你的情绪让你感到惊讶，或者你认为这些情绪不应该有，也要知道这些情绪恰恰适合你。经历过悲伤后，你的内心才能归于平静。

风暴过后

大多数经历过流产或死产的妈妈后来都会生下非常健康的孩子。事实上，这种经历是如此普遍，以至于人们给在流产、死产或婴儿夭折后出生的宝宝专门起了个名字——彩虹宝宝，因为他们在暴风雨后带来了希望和安慰。如果你选择再次怀孕，要知道你仍然可能会经历悲伤、恐惧、内疚，甚至愤怒。在这段时间里，和拥有彩虹宝宝的妈妈们联系会非常有帮助。可以上网查看非营利组织"妊娠丢失后再孕支持"（PALS）网站上的信息，也可以联系"希望妈咪"（Hope Mommy）或 M.E.N.D.（经历新生儿死亡的妈妈），这两者均为基督教组织，有地方分会提供面对面的心理辅导。

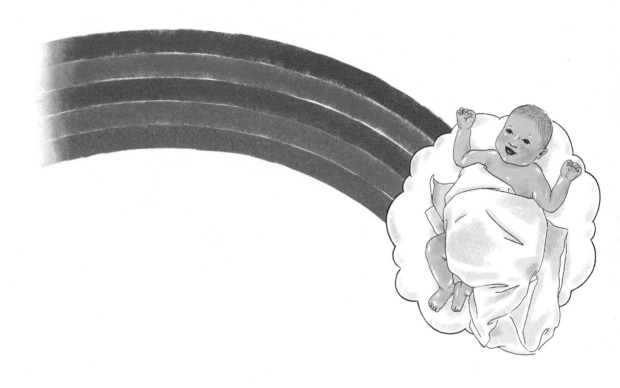

致 谢

一部作品的诞生如同一个宝宝的诞生一样。

第一阶段充满了兴奋和期待，伴随着一丝担忧：亲爱的，我们必须写这本书！一定非常有趣！（但有人需要吗？）

在图书"分娩活跃期"，情形变得愈加严重：天哪，这比我想象的要难得多。我们真的能完成吗？

到了过渡期，我完全进入了崩溃状态：我真的力不从心。能让别人来接手吗？我要去打个盹儿；完事后知会我一声就行！

最后，到了临近期限的冲刺阶段时，每次编辑都会让我距离终点线更近一步。我迫不及待地想看到我的宝宝！（但说实话，这很煎熬！）

现在，这本书终于问世了。和其他新妈妈一样，我也要感谢很多人，因为我不是独自在战斗！

首先我最应该感谢的是迈克尔，我生命中挚爱的伴侣。在这本书的创作过程中，我们一直牵着手。如果没有你，我不可能生下这个"孩子"。感谢你将你的卓越智慧带到这个项目中，并成为战略架构师。你还出色地完成了这本书的视觉和设计元素。你是我所知道的最好的丈夫、朋友、父亲。我爱你！

感谢"自然"妈妈社区：能和你们并肩前行是一种荣幸。你们坚持自然生活的态度不断激励着我，带给我惊奇和挑战。感谢你们一直以来的爱和支持，这对我来说意义重大！

致考特妮·哈格雷夫：谢谢你对图书内容的审阅，并用你熟练的技能使其更加完善。我喜欢你的幽默、智慧和风格——以及你在压力之下的出色表现。（换句话说，感谢你在无数的深夜中的耕读！）是你引导我们在出版业这个陌生的世界中航行，我们对此不胜感激！

致北极星之路的米歇尔·马丁：你真的是这个项目的"北极星"。从第一次见面开始，你就指明了方向，成为我们最大的支持者。你的好意于我们而言犹如阳光一样温暖，使整个过程变成了一次愉快之旅。

致我的编辑戴安娜·文蒂米格利亚：感谢你在整个过程中的耐心和坚定。很幸运能遇到这样一个非常尊重、支持和鼓励作者的团队和出版社。

致供稿人辛西娅·梅森和莫拉·温克勒：感谢你们对这部手稿的仔细审阅，并分享了你们的重要见解。这本书非常需要你们的观点，我很钦佩你们所从事的工作。很荣幸成为你们的朋友。谢谢你们！

致插画师爱丽丝·卢瑟福：我太佩服你了。你才华横溢，极富创造力，完美地捕捉到了我们在这本书中所呈现的自然生活观。感谢你用三百多张插图使这本书变得生动起来，也感谢你的封面艺术！你的水平专业，态度认真，总能轻松而出色地如期完成所有任务。

致我们的设计师卡拉·贝克尔：每一页都能感受到你的喜悦、乐观和创造性。我知道给这样一本杂乱无章的手稿做设计很难，但你做到了。谢谢你所展现的才华！

致克里斯蒂·瑞巴尔斯蒂，我的创意总监兼朋友：你对这本书封面的形成起了关键性作用，并推动我们寻找完全适合这本书的插图风格。谢谢你！

致代理人史蒂夫·特罗哈：感谢你为我们开启了这一旅程，并在对的时间将项目提案交到对的人手中。我们非常感谢！

致瓦尼·哈里（又名"食物宝贝"）：你比我们更有远见！谢谢你坚持把我们和史蒂夫联系起来。

致玛吉·格林伍德·鲁宾逊：谢谢你帮助我们拟了一份一流的出版申请。这本书能够问世，你功不可没！

致蕾切尔·梅诺赫：谢谢你测试了这本书的许多食谱，并为我们家打扫卫生。

致我的朋友和同事凯西·格伦南、卡罗尔·戈达特、茱莉亚·普赖斯、阿里·尼德康、苏珊娜·鲍文、凯蒂·威尔斯、希瑟和丹尼尔·蒂森格、凯蒂和克里斯·金伯尔、艾米丽和安东尼·巴特利特、斯蒂芬妮和瑞恩·朗格弗德、赛斯·斯皮尔斯、艾琳和奥多姆、嘉莉·维特、莎拉·麦克福、贝基·韦伯、劳伦·卡塔内塞以及凯特·达布勒：感谢你们做我的朋友，并鼓励我在工作和生活中成为最好的自我。上帝保佑你们！

致所有助产士、导乐师、哺乳顾问，以及那些具有整体观念，在现场以非凡的关怀赋予女性力量、支持婴儿的妇产科医生们：非常感谢你们所做的工作！

致所有支持世界上最危险社区的孕产妇和新生儿护理的非营利组织：你们做出了巨大的贡献！

致我的了不起的姑姑们（有福气的玛利亚·玛格丽特和五位神奇的欧汉利姐妹），所有的堂兄妹们，可爱的婆婆桑迪·斯帕克斯，以及其他亲戚们：我怎么这么幸运呢？感谢你们对我们的疯狂梦想的信任，并且始终坚定地支持我们。我爱你们！

致我的老朋友——贝丝、朱莉、苏茜、吉尔、卡丽、亚历克西斯、凯丽、蒂凡尼和《淑女之夜》剧组：你们是我的根，是爱和欢笑的源泉。

致我的妈妈、爸爸和哥哥：不管风风雨雨，你们无条件地爱我，永远支持我。你们教会了我如何去爱，去分享，去做一个更好的人。我爱你们！

致我亲爱的宝贝，格里芬和帕洛玛，你们赋予了我生命中最宝贵的角色。我仍然不敢相信能有幸引导你们走过人生。没有你们，这一切都不可能。你们是我永恒的灵感。我永远爱你们！

作者简介

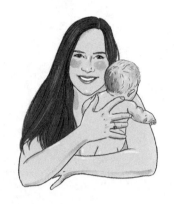

吉纳维芙·豪兰德 (Genevieve Howland) 是"自然妈妈"(Mama natural) 网站第一博客和优兔频道的主持人。她的作品曾在《奥兹医生秀》、ABC 新闻、《每日邮报》、《新闻周刊》等杂志上发表。这是她出版的第一本书。吉纳维芙将她所获利润的 10% 捐给了支持母婴健康的慈善机构。

出版说明及特别致谢

本书英文版出版于 2017 年，是作者吉纳维芙·豪兰德（Genevieve Howland）分享的她在美国备孕、怀孕、备产、分娩、产后护理等前后 42 周的孕产全过程的生育经历。美国与我国国情不同，书中内容仅供参考，特此说明，请广大读者朋友们在实际生活中仍需遵医嘱。

在本书中文版出版过程中，我们得到了海南医学院张帆教授及团队成员老师的帮助和支持，特此致谢！

国际文化出版公司

2023 年 8 月